HK Textbook of

CLINICAL CHEMISTRY

(임상병리사 및 ASCPi 시험 대비)

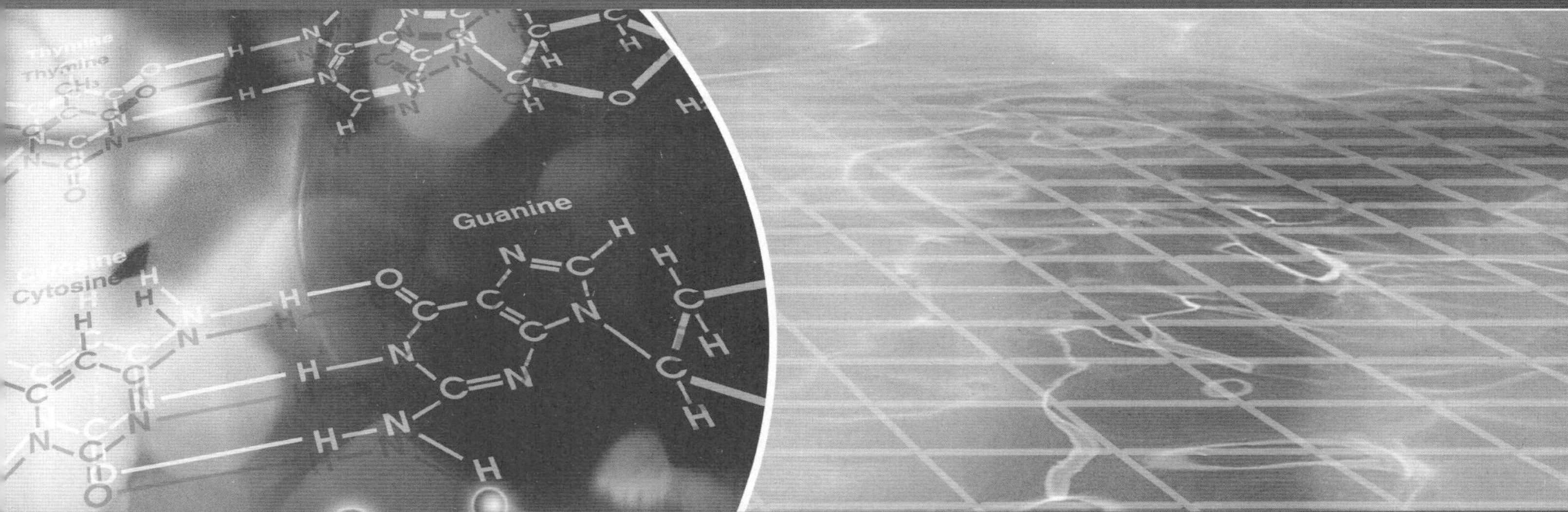

5th Ed.

Clinical Chemistry Research Council(CCRC)

CHUNG KU PUBLISHER

머리말

2020년 3월 HK CLINICAL CHEMISTRY 제5판 개정판을 출간하게 되었습니다. 본 임상화학 교재는 그간 어려운 임상화학을 이해하는 길라잡이로서의 역할을 충실하게 해왔음에 나름대로 자부심을 느끼며 독자들의 호응에 부응하기 위해 새로운 내용을 담은 개정판을 내게 되었습니다.

본 교재의 주된 목적은 임상화학의 핵심내용을 쉽게 이해하여 각종 시험, 즉 임상병리사, ASCPi, 전문임상병리사 등의 시험에 충분히 대비할 수 있도록 돕는 데 있습니다. 이에 따라 크게 5개의 부분, 즉 1부는 임상화학 총론, 2부는 임상화학 각론, 3부는 체액 및 요검사학, 4부는 핵의학검사학, 그리고 5부는 ASCPi 대비 실전문제로 구성하였으며, 각 부분별로 문제와 해설을 충분하게 실었습니다. 본 교재의 내용정리와 문제는 세계적으로 임상화학 분야에서 가장 권위적인 참고서들을 참고하여 점검하고 보충하였습니다.

최근에는 1년이 멀다하고 새로운 검사기법들이 등장하고 있으며, 또한 실무에 적용되고 있습니다. 뿐만 아니라 임상화학에서 병태생리학을 중요하게 취급하고 있기에 그러한 내용도 추가했습니다. 이러한 추세에 따라 대학이나 임상화학 파트에서 근무하면서 이러한 새로운 내용을 습득하지 못하면 낙오자가 될 수밖에 없습니다.

이러한 실정을 감안하여 본 연구회에서는 그간의 임상화학Ⅰ과 임상화학Ⅱ에 이어 새로운 내용들을 추가한 새로운 교재를 신속히 출판하기로 결정했습니다. 새로 출판되는 교재는 임상화학Ⅰ과 임상화학Ⅱ과 함께 학생들에게 많은 도움이 될 것이라고 생각합니다.

정리를 끝내고 나니 앞으로도 독자들의 호응을 받는 교재가 될 수 있도록 더 잘 준비해야겠다는 또 다른 책임을 느끼게 됩니다. 부디 이 작은 책자가 학생들과 실무자들에게 작은 도움이라도 되길 간절히 바라며, 여러 선배제현들의 아낌없으신 성원과 각별하신 지도편달에 깊이 감사드립니다.

끝으로 본 교재뿐만 아니라 임상화학 관련도서를 30년 넘게 계속 출판해서 임상화학교재 발전에 공헌하신 청구문화사 대표 이상태 사장님께 깊이 감사드리며, 아울러 본 교재의 편집을 맡아 수고하신 편집디자이너 안상희 과장님, 그리고 김기린 대리님께 고맙다는 인사를 전합니다.

"임상화학을 공부하는 모든 독자들께 이 책을 바칩니다."

2020년 3월

임상화학연구회 저자대표 정 헌근

CONTENTS

임상화학 / 7

1. 총론 : 기본 원리 ········ 9
2. 탄수화물 ········ 53
3. 아미노산 및 단백질 ········ 70
4. 지질 ········ 79
5. 효소 ········ 87
6. 비단백질성 질소 ········ 107
7. 전해질 ········ 113
8. 혈액가스, pH, 완충계 ········ 120
9. 생체 색소 ········ 130
10. 약물 검사 ········ 139
11. 호르몬 ········ 146
12. 간 기능 검사 ········ 155
13. 콩팥 기능 검사 ········ 156
14. 종양 표지자 ········ 158
15. 비타민 ········ 162

부 록 ········ 167

체액 및 요검사학 / 179

핵의학 / 215

ASCPi 대비 실전문제 / 227

임상화학

HK강의노트 임상화학

총론 : 기본 원리

1. 단위와 계산

● SI(국제단위계) 기본 단위

측정에서 단위는 측정 결과를 나타내는 척도이며 비교의 기준이 되는 일정 크기의 양이다. 임상화학에서는 미터계와 국제단위계(Systeme International d'Unites, SI 단위)의 사용을 권장하고 있다.

표 1 SI 기본 단위

물리적인 양	단위 이름	기호
질량	킬로그램	kg
길이	미터	m
시간	초	s
열역학적 온도	켈빈	K
광도	칸델라	cd
전류	암페어	A
물질량	몰(mole)	mol

부피(용적)는 기본 단위가 아님(1 mL=1 cc, 1 L=10^{-3} m^3)

표 2 유도 단위

양	이름	기호
면적	평방(제곱)미터	m^2
체적	입방(세제곱)미터	m^3
밀도	입방미터당 킬로그램	kg/m^3
농도	입방미터당 몰	mol/m^3
압력	파스칼	Pa
전기저항	옴	Ω
셀시우스 온도	섭씨	℃=(K−273)

* K = ℃+273, 1 mmHg = 1 Torr

● 단위에 사용하는 주요 접두어

수치가 크거나 작은 것은 10의 지수를 나타내는 접두어를 사용하여 표기한다.

표 3. 미터계에서 크기를 나타내는 접두어

접두어		기호	계수
페타	peta	P	10^{15}
테라	tera	T	10^{12}
기가	giga	G	10^{9}
메가	mega	M	10^{6}
킬로	kilo	k	10^{3}
헥토	hecto	h	10^{2}
데카	deca	da	10
데시	deci	d	10^{-1}
센티	centi	c	10^{-2}
밀리	milli	m	10^{-3}
마이크로	**micro**	**μ**	**10^{-6}**
나노	**nano**	**n**	**10^{-9}**
피코	**pico**	**p**	**10^{-12}**
펨토	femto	f	10^{-15}
아토	atto	a	10^{-18}

● 임상화학에 필요한 계산

▶ 몰 농도 이해하기

1. **몰(mole)**
   어떤 물질(원자 또는 분자)이 **아보가드로수**만큼 있을 때의 양이이다. 어떤 물질의 그램 원자량이나 분자량 내에는 원자나 분자마다 크기는 다르지만 모두 동일하게 아보가드로수를 포함하고 있다. 예를 들어, 글루코스 1그램분자량인 180 g과 NaCl 1그램분자량인 58 g에는 동일하게 6.02 × 10^{23}개(아보가드로수)의 분자가 포함되어있다.
2. **몰농도(molarity, M)**
   용액 1L 내에 물질 1 mole이 용해되어있는 것이 몰농도이며, 단위는 **mol/L**이다. 만일 용액 1kg 내에 물질 1 mole이 포함되어 있으면 **몰랄농도(molality)**라고 한다.
3. 몰 용액(molar solution)
   일정 몰 농도의 용액을 가리킨다.
4. 노르말농도(normality)
   용액 1L 내에 물질 1당량(equivalent weight)이 용해되어 있는 것으로, 단위는 **Eq/L**이다.
   $당량 = \frac{원자량}{원자가}$ *** N = M × 원자가**
5. **오스몰농도(osmolarity)/오스몰랄농도(osmolality)**
   용액 1 L에 어떤 물질(용질)의 입자 수가 1아보가드로수만큼 포함되어 있는 것이 오스몰농도(Osmol/L)이고, 용액 1 kg에 어떤 물질(용질)의 입자 수가 1아보가드로수만큼 포함되어 있는 것이 오스몰랄농도

(Osmol/kg)이다. 혈장 및 소변의 삼투압 측정에서는 주로 Osmol/kg를 사용한다.

[혈장 오스몰랄농도 구하기]

혈장의 주요 삼투 물질은 Na^+, Cl^-, 글루코스, 요소이므로 다음 공식으로 계산할 수 있다.

$$\text{mOsmol/kg} = 1.86[Na^+(\text{mmol/L})] + \text{글루코스}[\text{mg/dL}]/18 + \text{요소 N}[\text{mg/dL}]/2.8 + 9$$

* 1.86은 NaCl은 삼투계수가 0.93이며 입자수가 Na^+와 Cl^- 두 개이므로 '2 × 0.93 = 1.86'으로 된다.
* 9 mOsmol/kg은 K^+, Ca^{2+}, 단백질 같은 삼투적으로 활발한 물질의 오스몰랄농도이다. 일부에서는 9를 넣지 않기도 한다.

▶ 단위 전환

% 농도 → 몰 농도(molarity, M) → 노르말 농도(normality, N)

예제 1. Ca 10 mg/dL를 몰 농도(mmol/L)와 노르말 농도(mEq/L)로 전환하라. 단, Ca의 원자량은 40으로 한다.

M: 10×10/40 = 2.5 mmol/L
N: 10×10/20 = 5 mEq/L

예제 2. 혈청 글루코스(포도당) 90 mg/dL를 mmol/L로 전환하라. 단, 글루코스의 분자량은 180으로 한다.

90×10/180 = 5 mmol/L

* 1몰(mole) = 해당 물질 그램분자량 내에 6.022×10^{23}개(아보가드로 수) 포함
* 1 mol = 1000 mmol

예제 3. Na 299 mg/dL를 mmol/L와 mEq/L로 전환하라. Na 원자량 = 23

299 × 10/23 = 130 mmol/L(130 mEq/L)

▶ 중화 반응

예제 4. 2M H_2SO_4 10 mL를 중화하는 데 1M NaOH 몇 mL가 필요한가?

* M 농도를 N 농도로 전환한 후 공식(NV = N'V')에 대입하여 계산한다.

$4 \times 10 = 1 \times x, \quad x = 40$

▶ 응용

예제 5. 글루코스 1M 용액 500 mL에 포함되어 있는 글루코스는 몇 g인가? 글루코스 분자량 = 180

1M = 180 g/L = 90 g / 500 mL

예제 6. 농황산 1L의 M 농도는?(비중 1.84, 순도 96%), H_2SO_4 분자량 = 98

1000 × 1.84 × 0.96/98 = 18.02 mol/L

예제 7. 글루코스 1 mol/L과 NaCl 1 mol/L은 각각 몇 Osm/L인가?

* 비해리성 분자 1 mol = 1 Osm
* 해리성 분자 1 mol = 몰 수 × 해리 후 입자 수 = ? Osm
  따라서 글루코스 1 mol/L = 1 Osm/L이고,
  NaCl 1 mol/L = 1 × 2 = 2 Osm/L

예제 8. 1M NaOH 용액은 몇 %(W/V)인가? 단, Na=23, O=16, H=1로 한다.

NaOH 1M 용액은 40 g / 1000 mL이므로 4 g / 100 mL가 된다. 따라서 4%(W/V)이다.

예제 9. 0.85% NaCl 용액은 몇 mOsmol/L인가?

1) %농도→몰농도: 0.85×10/58=0.146
2) 몰농도→오스몰농도: 2×0.146=0.292 Osmol/L
3) 292 mOsmol×0.93(삼투계수)=272 mOsmol/L

2. 용량 기구

1) 피펫(pipet or pipette)
2) 용량플라스크(volumetric flask): 시약, 표준 용액, 완충 용액 조제(100 mL ± 0.15 mL)(TC)
3) 뷰렛(buret): 산염기 적정
4) 눈금실린더(graduated cylinder): 대략적인 양 측정(TD/TC)
5) 비커(beaker): 대략적인 양 측정, 용액 혼합

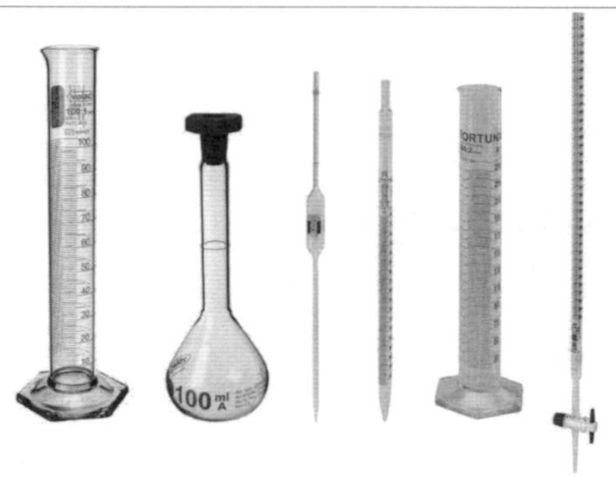

그림 2.1 용량기구(좌측 → 우측)
1) 눈금실린더(유리), 2) 용량플라스크, 3) 용량피펫, 4) 피펫, 5) 눈금실린더(플라스틱), 6) 뷰렛

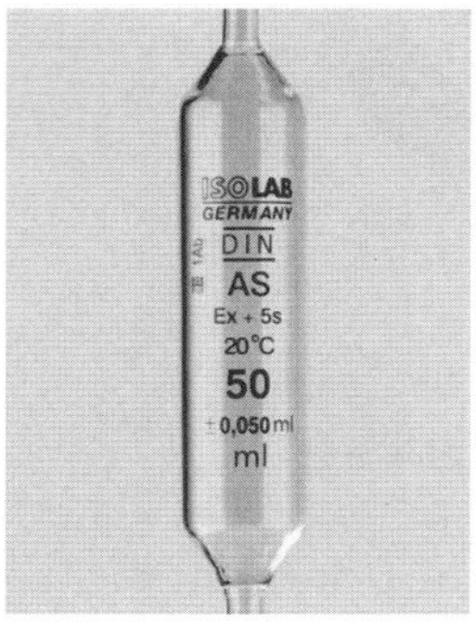

그림 2.2 용량피펫 표시
: Ex + 5s → 배출 시간 5초
Ex ; external(TD)

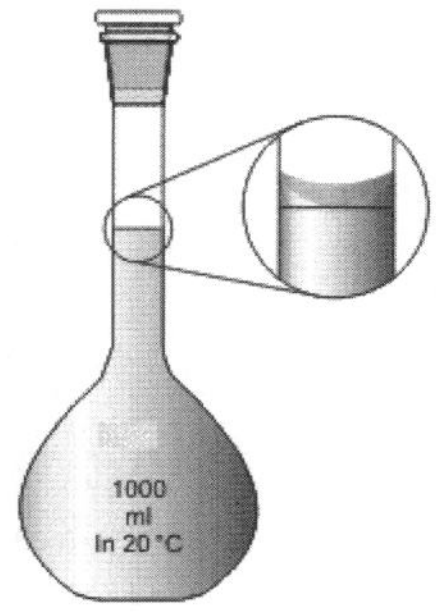

그림 2.3 메니스커스

● 피펫

피펫 종류: 용량 피펫, 오스트발트-폴린 피펫, 모아형(화학용) 피펫, 혈청학용 피펫, 반자동 마이크로(에펜도르프형) 피펫

[용어]

- **TC(to contain, 수용) 피펫**: 마이크로 피펫, 용량 플라스크, 눈금실린더
- **TD(to deliver, 출용) 피펫**: 혈청학용 피펫, 용량 피펫, 모아형 피펫, 오스트발트-폴린 피펫
- **Blow-out (마지막 방울 제거) 피펫**: 혈청학용 피펫, 오스트발트-폴린 피펫
- **Wash-out/Rinse-out 피펫**: 마이크로 피펫
- **점액(viscous fluid) 측정**: 오스트발트-폴린 피펫
- **표준 용액, 완충 용액, 시약 등 조제 시 필요한 용량 기구**: 용량 피펫, 용량 플라스크
- **트랜스퍼(transfer) 피펫**: 용량 피펫, 오스트발트-폴린 피펫
- **미지의 양을 측정하는 계량 피펫(measuring pipet)**: 혈청학용 피펫, 모아형 피펫

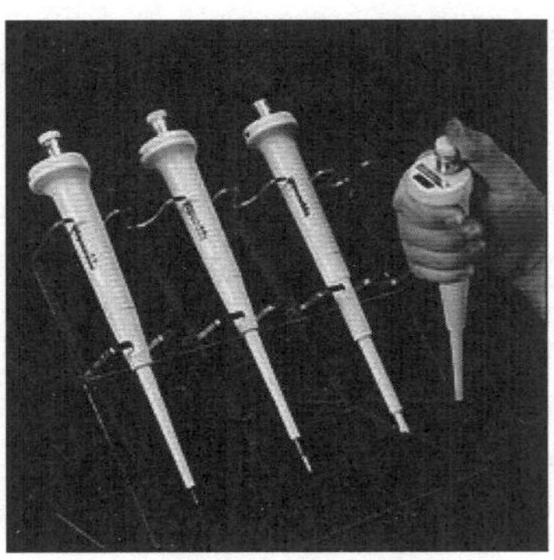

그림 2.4 반자동 마이크로 피펫
TC(to contain), wash-out(rinse-out)

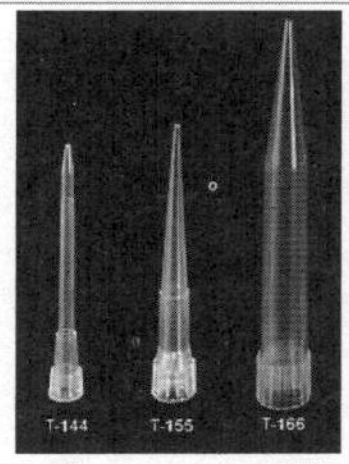

그림 2.5 피펫팁
white : 2~20 μL
yellow : 20~200 μL
blue : 100~1000 μL

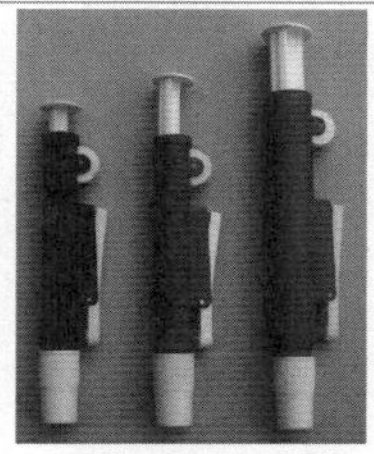

그림 2.6 피펫 필러

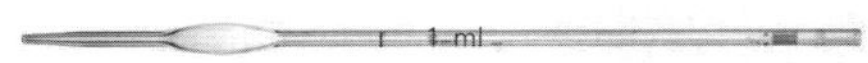

그림 2.7 오스트발트-폴린 피펫(Ostwald-Folin)

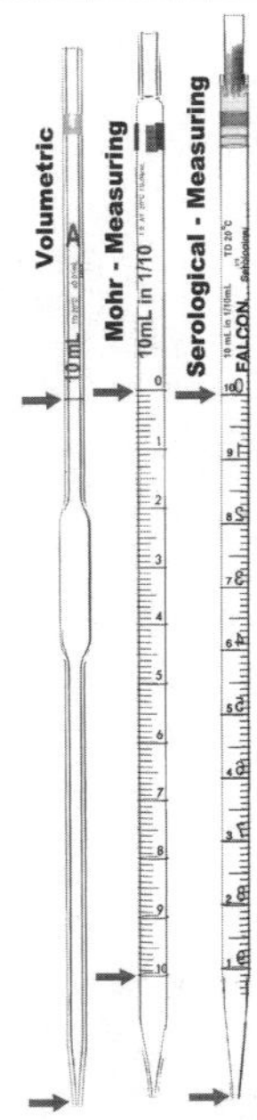

그림 2.8 피펫. 좌→우: 1) 용량 피펫(transfer), 2) 모아형(chemical) 피펫(measuring), 3) 혈청학용 피펫(measuring)

3. 원심분리기

임상화학에서는 주로 혈청을 분리하는 데 사용되고 있다. 혈청 분리는 약 1,500-2,000 G로 10-15분 동안 실시한다.

Q : 상대적 원심력(RCF, g)을 구하는 데 필요한 2가지 요소는? RCF = Relative centrifugal force

A : 반경, rpm(revolution per minute)

- **원심분리의 기준은 rpm이 아니라 RCF(g)이다.**

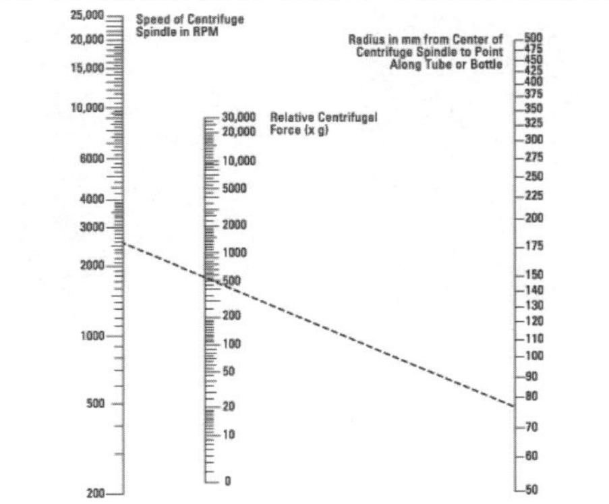

그림 3.1 RCF(G) 노모그램

- 저중속원심분리기: 8,000 rpm까지
- 고속원심분리기: 30,000 rpm까지
- 초원심분리기: 30,000 rpm까지
- 시료를 넣은 버킷을 돌리는 축을 **로터(rotor)**라고 하며 각고정형과 수평형이 있다.

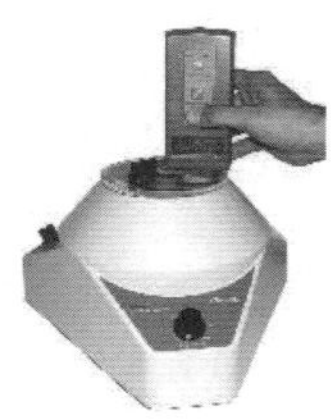

그림 3.2 속도측정계(Tachometer)

4. 진공채혈관

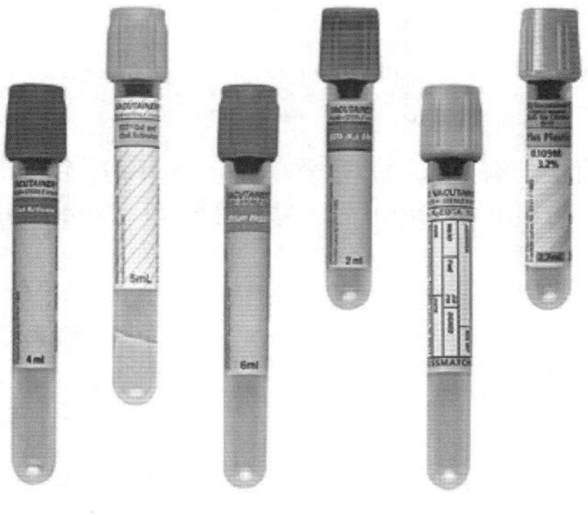

1) **2)** 3) 4) 5) 6)

그림 4.1 진공채혈관(vacutainer)

1) Plain tube(red): 혈청
2) SST(serum separator tube, **yellow**): 혈청 분리 젤 및 응고촉진제 함유
3) Lithium heparin(**green**): 혈장
4) EDTA-2K 또는 -2Na(violet)
5) EDTA Crossmatch tube(pink, 혈액은행): 혈장
6) Coagulation tube(blue): 혈장
* 헤파린 함유 주사기: 동맥혈의 가스 측정

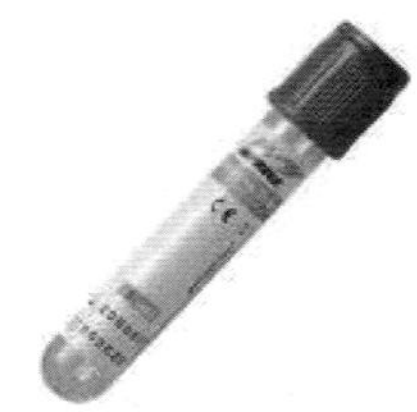

그림 4.2 혈당측정용 진공채혈관
NaF(플루오린화나트륨) 함유

Q : 젤과 응고촉진제가 들어있는 진공채혈관의 뚜껑 색깔은?

A : 황금색

Q : 헤파린 진공채혈관의 용도는?

A : 혈액 가스(분말 및 액체 헤파린), 전해질 측정

Q : 뚜껑이 회색인 진공채혈관의 용도는?

A : 혈당 측정(NaF는 해당계 효소인 에놀레이스를 저해한다)

Q : EDTA-2K 진공채혈관의 혈장으로 측정했을 때 영향을 받는 성분은?

A : Ca(↓), CK(↓), ALP(↓), K(↑)

5. 분석시약

시약(reagent)이란 화학분석, 임상검사 등 이화학적 시험에 사용되는 특정 순도의 약품류를 가리키는 말이다. 시약은 분석 시약, 임상검사 시약, 임상진단 시약, 의약품, 의약부외품 등 사용 목적에 따라 명칭을 사용하고 있다. 임상화학검사에 사용하는 「분석시약」은 광의로 검량에 사용하는 표준물질도 포함된다.

● 표준물질

표준물질(reference material)은 기준 측정 조작법과 함께 임상검사 표준화 요소 중 하나이다.

정의: "분석기기의 공정 · 정도관리, 측정 대상 물질의 정량, 측정법의 평가나 검사재료에 값을 부여하는 데 이용되며, 1가지 이상의 지정된 특성에 대해 충분한 균질성을 갖는 동시에 안정되며, 측정 프로세스에서의 사용 목적에 맞도록 작성된 물질"을 말한다. 즉 함량이나 순도가 명확히 알려져 있어서 농도의 기준으로 삼을 수 있는 것이다. 구체적 성능으로 다음의 조건을 갖추고 있는 것이 바람직하다.

① 비교적 쉽게 화학적 고순도품을 얻을 수 있다.
② 건조처리에 의해 변질되지 않는다.
③ 칭량할 때 수분, 이산화탄소 등을 흡수하지 않는다.
④ 칭량 오차를 작게 하기 위하여 당량이 크다.
⑤ 안정성이 우수하며, 빛, 온도, 공기에 의해 변질되지 않는다.
⑥ 반응이 정량적으로 특이성이 높다.

◆ 국제순수응용화학연합(International Union of Pure and Applied Chemistry; IUPAC)에서는 표준물질의 순도를 다음과 같이 분류하고 있다.

- grade A: 원자량 결정용
- grade B: 최순표준
- grade C: 1차 표준**(100±0.02%)**
- grade D: 사용 표준(100±0.05%)
- grade E: 2차 표준(1차 표준을 이용하여 순도를 결정함)

화학분석의 표준물질은 99.95% 이상의 순도를 가진 것을 이용한다.

◇ 인증표준물질(certified reference material; CRM): 1가지 또는 그 이상의 특성치가 기술적으로 타당한 수순을 밟아 확정된 표준물질로, 인증을 실시하는 단체에 의해 발행된 인증서가 첨부되어있다. 국제임상화학연합(International Federation of Clinical Chemistry and Laboratory medicine)의 혈장 단백질 국제표준품(IRMM DA 470)이나 검사의학표준물질기구의 Hb_{A1c} 측정용 1차 실시 시료표준물질(JCCRM 411 ; JDS Lot4) 등이 이에 해당된다.

● 물의 순도와 규격

임상화학 검사에서 사용하는 시약 제조용 물이나 자동분석기에 공급되는 물은 검사에 대한 신뢰성 때문에 높은 순도의 것이 요구된다. 일반적인 수돗물은 염분, 잔류염소, 세균, 유기물 등의 불순물이 존재한다. 이러한 불순물을 제거한 높은 순도의 물을 순수(pure water)라고 한다. 물은 불순물을 제거하는 방법에 따라 3가지의 이름으로 구별되고 있다.

- RO(reverse osmosis)수: 역삼투막을 통과시킨 물
- 탈이온수(deionized water): 이온교환수지 등에 의해 이온을 제거한 물
- 증류수(distilled water): 물을 끓여 증류시켜 얻은 물

순수의 순도는 불순물의 이온량으로 나타낸다. 그러나 이온량을 정량하는 것이 어렵기 때문에 연속 측정이 용이한 **전기저항이나 전도율로 평가한다.** 전도율은 전기저항의 역수로서 전기저항 10MΩ · cm = 전도율 1/10 μS/cm의 관계에 있다.

* S : Siemens(지멘스)

Q : 물의 순도를 나타내는 지표는?

A : 전기저항이나 전도율, 전기저항이 높고 전도율이 낮을수록 순도가 높다.

미국의 경우 임상검사 시약용수 및 기기 공급용수는 **미국임상검사표준화협회**(Clinical and Laboratory Standards Institute; CLSI)에서 규격을 제시하였다.

[CLSI I형(임상검사 시약급 물, CLRW) 물 규격]

표준 용액 조제, 전해질 측정, 효소 분석, 미량 금속 측정, 세포 배양 등에 사용함

① 박테리아 함량: 〈10 CFU/mL
  * CFU: colony forming unit
② 전도율(저항): 〈 0.1 μS/cm, 25℃(≥**10** MΩ /cm, 25℃)
③ 규산염: 0.05 mg SiO_2/L(최대)
④ 미립자와 콜로이드: 0.2 μm 필터 통과
⑤ 유기물: 활성탄 통과
⑥ pH : 미적용

Q : 대부분의 화학 검사, 면역학, 혈액학, 기타 임상 검사 영역에서 일반적으로 사용하는 물은?

A : Ⅱ형 물(전기저항 2.0 MΩ/cm 이상)

Q : 초자기구 세척이나 조직학, 세균배지 준비, 정성 검사 등에 사용하는 물은?

A : Ⅲ형 물(전기저항 0.1 MΩ/cm 이상)

[순수 제조 과정]

프리필터(입자, 염소 제거)→역삼투(RO)막(무기물, 유기물, 미립자, 세균 제거)→이온교환(이온 제거)→최종 처리(용도에 따른 불순물 제거: 자외선 살균, 막필터, 한외여과)

* **RO(reverse osmosis)막** 불순물 제거율: 이온 97% 이상, 유기물 99% 이상, 미립자 99% 이상, 미생물 99% 이상

● 시약 조제

시약 조제는 일반화학 분석 시약의 취급에 준한다.

- 증류수, 탈이온수를 이용한다.
- 저울로 계량한다.
- 시약 조제에 사용되는 기구는 121℃에서 20분간 오토크레이브로 멸균처리한다.

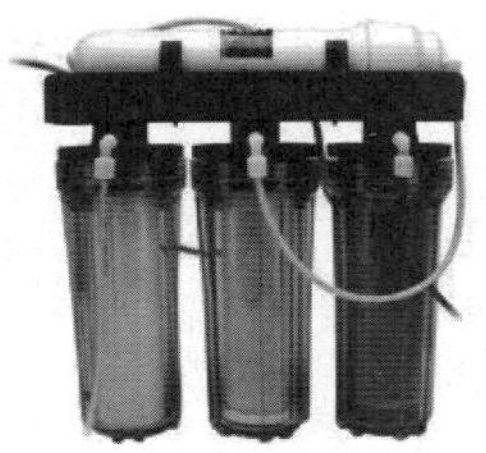

그림 5.1 역삼투 탈이온화 필터

❐ 주요 시약과 완충 용액 알아두기

표 4 pH 조정에 사용되는 주요 시판 특급 산·염기 시약의 비중, 농도

화학명(화학식)	비중	%	몰농도(N농도)
염산(HCl)	1.19	37	12(12)
황산(H_2SO_4)	**1.84**	95	18(36)
질산(HNO_3)	1.42	70	16(16)
아세트산(CH_3COOH)	1.06	98	17.3(17.3)
인산(H_3PO_4)	1.71	85	14.8(44.4)
암모니아(NH_3)	0.90	28	15(15)
과산화수소(H_2O_2)	1.11	30	9.7(19.4)

표 5 생체 반응에 사용되는 완충 용액의 종류와 pH 적용 범위

pH 적용 범위	완충 용액의 종류
1.0 ~ 2.2	염산-염화칼륨 완충 용액
2.2 ~ 3.6	글라이신-염산 완충액
3.0 ~ 6.2	**시트르산 완충 용액**
3.6 ~ 5.6	아세트산 완충 용액
2.6 ~ 7.0	시트르산-인산 완충 용액
5.8 ~ 8.0	**인산 완충 용액**
7.2 ~ 9.0	트리스-염산 완충 용액
8.6 ~ 10.6	글라이신-수산화나트륨 완충 용액
9.2 ~ 10.6	**탄산-탄산수소 이온 완충 용액**

6. 분석전 오류 요인

식사, 운동, 채혈 및 검체 보존 오류 등 분석 전에 검사 결과에 영향을 미치는 생리적 변동과 채혈 및 검체 보존의 오류 등에 대해 알고 있어야 검사의 신뢰성을 높일 수 있다.

▶ 생리적 변동

- 채혈시간: 전날 저녁식사 후 10~14시간 금식한 공복 상태에서 채혈하는 것을 원칙으로 함
- 공복 상태에서 이른 아침에 채혈해야 하는 것: 글루코스(포도당), 당부하시험, 트라이글리세라이드(TG=중성지방), 인슐린
- 식후에 상승하는 것(단기적 영향): **글루코스, 인슐린,** TG(카일로마이크론의 상승으로 인한 것이며, 식후 6시간까지 영향을 미침)
- 식후에 저하하는 것: **유리지방산**(식후 2시간 1/2 ~1/3로 저하), 무기인산염(무기인) 등
- 비만 지표인 체격지수(body mass index, BMI)
  정 상관: 총 콜레스테롤, 중성지방, 요산, ALT, GGT, ChE, CRP
  부 상관: HDL-C
- 음주에 의한 상승: **TG**(간에서 합성되는 VLDL의 상승에 기인함. 생체의 생리적 반응에 의함), **GGT**, AST
  * 에탄올: 글루코스 ↓, 락트산염(젖산염)↑
- 흡연에 의한 저하: 총 단백질, IgG, HDL-C
- **운동**에 의한 상승
  근육조직으로부터의 일탈: **크레아틴 카이네이스(CK)**는 운동에 의해 변동이 심한데, 운동부하에 따라 차이가 있으며, 운동 후 3~5시간에 상승한다. **젖산 탈수소 효소(LD), 아스파르트산 아미노기 전이 효소(AST), 알돌레이스(ALD)**도 운동 후 에 고치로 된다.
  에너지 대사성분의 상승: 운동으로 인해 해당 산물인 피루브산과 젖산(락트산)이 증가한다. 격렬한 운동시에는 근육세포로부터 퓨린체가 일탈하여 **요산**이 상승한다.
- **체위**: **혈청 단백질**이나 **알부민** 및 그와 연관된 물질(**Ca, 빌리루빈** 등)은 체위에 따라 변동한다. 안정 상태로 누워있으면 서서 활동할 때보다 총 단백질 0.7 g/dL, 알부민 0.45 g/dL, 칼슘 0.2 mEq/L가 저치이다. 이것은 순환 혈장량의 차이에 의한 것으로 생각하고 있다.

  * 와위 〈 입위: 단백질(알부민), 칼슘
- 일내변동(아침에 높고 밤에 낮은 것): ACTH, 코르티솔, Hb, 철
- 일내변동이 큰 것: 개인차가 있으나 **혈청 철**(아침↑, 밤↓), 50%까지 낮아질 수 있음.
- 밤 수면 중에 높은 것: **성장 호르몬(GH), 프로락틴, ADH**
- 오전>오후: 총단백질, 알부민, K
- 오후 · 밤>오전: **무기인산염**(30%의 차이)
- 남성〉여성: 요산, 크레아티닌, CK, 철, GGT
  여성〉남성: HDL-콜레스테롤
- 근육량에 의존하는 것: 크레아티닌, CK
- 유아〉성인: **ALP, GGT**, AST, LD, 무기인산염, 칼슘
  * **유아<성인**: 총단백질, 철, 아밀레이스, TG
- 연령 증가(aging): 알부민, Hb 등은 저하. GGT, ALT 등은 상승
- 임신의 영향: ALP, 요산 등은 임신 초기에 낮고, 후기에 상승함. TC(총콜레스테롤), TG 등은 임신 후기에 상승. 총 단백질, 알부민, Na, K 등은 임신 후기에 저하함.

- 폐경의 영향: 콜레스테롤(특히 LDL-C) 상승. 프로게스테론, 에스트로겐, 뼈 유래 ALP 저하.

▶ 검체 관련 오류

- 용혈에 의해 상승하는 것: 혈청보다 적혈구 내부의 농도가 높은 것은 용혈에 의해 상승한다.
  적혈구〉혈청: K^+ ~40배, **ALT** 6~7배, **AST** ~40배, **LD** ~160배, Mg 3배. 그밖에 **CK, ACP, Fe**도 용혈에 의해 증가한다.
  무기인산염은 세포내액(ICF)에 가장 많은 음이온이기 때문에 용혈에 의해 증가함(4℃에서 24시간당 4~5 mg/dL씩 증가함)
- 용혈에 의해 감소하는 것 (혈구 : 혈청): **Na (1 : 9)**, Ca (1 : 10), **혈당** (0.82 : 1), 무기인 (0.78 : 1)
- 혈청 분리가 지연될 때 감소하는 것: 글루코스(포도당) 시간당 5~10% 감소
  * 해당억제제: 아이오딘화아세트산나트륨, **플루오린화나트륨(NaF)** 사용
- 곧바로 검체 냉각을 요하는 것: 젖산, 암모니아, 혈액가스(냉각을 안 하면 PO_2와 pH가 감소함)
- 혈액 가스 측정용 검체가 공기에 노출될 때의 변화: **PO_2↑, PCO_2↓, pH ↑**
- 빛에 분해되기 때문에 검체 보존 시 빛 차단을 요하는 것: **빌리루빈, 코프로포르피린, 우로빌리노젠**
- 공복 전혈〈혈장: 글루코스(10~12%)
- 모세관혈〉정맥혈: 글루코스(2~5 mg/dL)
- 동맥혈〉정맥혈: 글루코스, PO_2, pH
- 정맥혈〉동맥혈: 젖산, 피루브산, PCO_2
- 혈청을 분리하지 않고 전혈을 냉장고에 하룻밤 방치할 때 혈청에 증가하는 것: **K**
- 냉장보다 실온 방치가 좋은 것: **LD_4, LD_5**
- EDTA-2K를 사용한 혈장으로 측정할 때의 영향: **CK(↓), ALP(↓), Ca(↓), K(↑)**
- 혈청을 실온에 방치했을 때 감소하는 것: 유리형 콜레스테롤(LCAT에 의해 에스테르형 콜레스테롤로 전환됨)
- 혈청을 실온에 방치했을 때 증가하는 것: 무기인산염

Q: 「$2H_2O_2$ + 페놀 + 4-아미노안티피린 $\xrightarrow{\text{peroxidase}}$ 적색 퀴논 색소 + $4H_2O$」의 반응에 영향을 미치는 물질은?

A: 아스코르브산(비타민 C) * 과산화수소를 감소시킴

[약어]

ACP: acid phosphatase
ACTH: adrenocorticotropic hormone
ADH: antidiuretic hormone
ALD: aldolase
ALP: alkaline phosphatase
ALT: alanine aminotransferase
AST: aspartate aminotransferase
CE: cholesteryl ester
ChE: cholinesterase
CK: creatine kinase
CRP: C-reactive protein
HDL-C: high density lipoprotein-cholesterol
GGT: γ-glutamyl transferase
LD: lactate dehydrogenase
LDL-C: low density lipoprotein-cholesterol
TC: total cholesterol
TG: triglyceride

연습문제 -임상화학 분석의 기초

1. 국제단위계(SI)의 단위를 바르게 연결한 것은? (2개 선택)

① 온도 — K ② 길이 — cm
③ 압력 — mmHg ④ 질량 — g
⑤ 방사능 — Ci

해설: 국제단위계(Systéme International d' Unités ; SI)의 SI 기본 단위는 7개이며, 1) 길이: 미터(m), 2) 질량: 킬로그램(kg), 3) 시간: 초(s), 4) 전류: 암페어(A), 5) 열역학적 온도: 켈빈(K), 6) 물질량: 몰(mol), 7) 광도: 칸델라(cd)이다. 기본 단위에 효소의 활성도를 나타내는 Katal(Kat)이 포함되기도 한다. 기본 단위 외에도 많은 SI 단위가 있다. 열량의 SI 단위는 줄(J), 압력의 SI 단위는 파스칼(Pa), 방사능의 SI 단위는 베크렐(Bq)이다.

정답: 1

2. SI 기본 단위의 연결이 **틀린** 것은?

① 길이 — 미터(m) ② 질량 — 그램(g)
③ 시간 — 초(s) ④ 전류 — 암페어(A)
⑤ 물질량 — 몰(mol)

해설: 질량의 SI 기본 단위는 kg이다.

정답: 2

3. 연결이 **틀린** 것은?

① k(kilo) — 10^3 ② M(mega) — 10^6
③ G(giga) — 10^{12} ④ μ(micro) — 10^{-6}
⑤ p(pico) — 10^{-12}

해설: G(giga) 10^9, T(tera) 10^{12}

정답: 3

4. 바르게 연결한 것은?

① d(deci) - 10^{-2} ② n(nano) - 10^{-6}
③ p(pico) - 10^{-9} ④ a(atto) - 10^{-12}
⑤ f(femto) - 10^{-15}

해설: deci 10^{-1}, micro 10^{-6}, nano 10^{-9}, pico 10^{-12}, femto 10^{-15}, atto 10^{-18}

정답: 5

5. 국제(SI)가 **아닌** 것은?

① 미터(m) ② 암페어(A) ③ 퍼센트(%)
④ 몰(mol) ⑤ 초(s)

해설: %는 백분율로 SI 단위가 아니다.

정답: 3

6. 혈당치 126 mg/dL는 몇 mmol/L인가? 단, 원자량은 C=12, H=1, O=16으로 한다.

① 0.07 ② 0.7 ③ 7.0 ④ 70 ⑤ 700

해설: 글루코스의 분자식은 $C_6H_{12}O_6$이고 분자량은 180이므로 126×10/180=7 mmol/L이다.

정답: 3

7. 혈당치 144 mg/dL는 몇 mmol/L인가? 단 원자량 C=12, H=1, O=16으로 한다.

① 0.8 ② 1.25 ③ 8.0 ④ 10.0 ⑤ 12.5

해설: 글루코스의 화학식은 $C_6H_{12}O_6$이므로 분자량은 180이다. 따라서 144×10/180=8

정답: 3

8. 5M NaCl(분자량 58.4) 용액 500 mL를 만드는데 필요한 NaCl의 양은?

① 29.2 g ② 58.4 g ③ 146.0 g
④ 292.0 g ⑤ 584.0 g

해설: 58.4 × 5 ÷ 2 = 145.5

정답: 3

9. 수산화나트륨 1 M 용액 500 mL를 만드는 데 필요한 수산화나트륨 양은? 단 NaOH의 분자량은 40으로 한다.

① 1.0 g ② 2.0 g ③ 4.0 g
④ 20.0 g ⑤ 40.0 g

해설: NaOH의 분자량은 40이므로 40 g이 용액 1L에 포함되어 있으면 1M 용액이다. 따라서 500 mL에는 20 g이 포함되어있다.

정답: 4

10. 1 mol/L 황산 용액 1L를 조제하는 데 필요한 황산(비중 1.84, 함량 95%)의 양은? 단, 황산의 분자량은 98로 한다.

① 28 mL ② 49 mL ③ 56 mL
④ 98 mL ⑤ 112 mL

해설: 98 ÷ 1.84 ÷ 0.95 = 56.1 mL

정답: 3

11. 100 mg/dL 수용액에서 삼투압이 가장 높은 것은?

① IgG ② 알부민 ③ 글루코스
④ 요소 ⑤ 염화나트륨

해설: 삼투압(오스몰랄농도)은 용액에 용해되어 있는 입자의 수와 비례한다. 염화나트륨은 Na^+와 Cl^-로 해리한다.

정답: 5

12. 전혈을 보존할 때 혈청 농도가 증가하는 것은?

① 나트륨 ② 단백질 ③ 총 콜레스테롤
④ 암모니아 ⑤ 글루코스

해설: 1) 나트륨: 냉장고 보존에서 감소한다(혈청으로부터 적혈구로의 수동확산). 2) 단백질은 실온에서 2일, 냉장 보존에서 10일 정도까지 안정하다. 3) 암모니아: 냉장 보존 이외에는 글루탐산 탈수소 효소(GLD)의 반응에 의해 증가한다. 4) 글루코스: 해당계의 작용에 의해 감소한다. 5) 총 콜레스테롤: 변화 없다.

정답: 4

13. 혈청 보존 시 불안정한 것은?

① CK 활성 ② 칼륨 ③ 총 콜레스테롤
④ 크레아티닌 ⑤ 아밀레이스 활성

해설: 혈청 분리 후 냉장고에(4~8℃) 보존하면 일부의 효소나 지질 외에는 비교적 불안정하다. CK 활성은 반감기가 짧아 보존에 의해 활성이 저하하며, 아밀레이스 활성과 총 콜레스테롤은 안정하다. 칼륨과 크레아티닌은 변하지 않는다.

정답: 1

14. 용혈로 인해 상승하는 것은?

① 요소 질소 ② 나트륨 ③ 칼륨
④ 염소 ⑤ 칼슘

해설: 적혈구의 농도가 혈청보다 높은 성분은 용혈 시 위양성을 나타낸다. 칼슘, 나트륨, 염소는 적혈구보다 혈청의 농도가 더 높기 때문에 위음성을 나타낼 수도 있다.

정답: 3

15. 건강한 성인 혈청 성분 중에서 확실하게 성차가 있는 것은? (2개 선택)

① 글루코스 ② 나트륨 ③ GGT
④ 알부민 ⑤ AST

해설: GGT(γ-GTP)는 남성이 10-55 U/L로 여성 5-40 U/L보다 높다.

정답: 3

16. 서있을 때 채혈하는 것이 누워있을 때 채혈하는 것보다 높은 값을 나타내는 것은?

① 콜레스테롤 ② 총 단백질 ③ 요산
④ 크레아티닌 ⑤ 나트륨

해설: 단백질(알부민)과 칼슘은 서있을 때가 누워있을 때보다 높은 값(高値)을 나타낸다.

정답: 2

17. 누워있을 때보다 앉아있을 때 상승하는 혈청 성분은?

① 요산 ② 요소 ③ 글루코스
④ 칼슘 ⑤ 크레아티닌

해설: 입위(서있는 자세)나 좌위(앉아있는 자세)에서는 혈액 중의 수분이 세포 중으로 이행하기 때문에 분자량이 큰 물질은 농축된다. 칼슘의 약 절반은 알부민과 결합해있기 때문에 농축되어 10% 전후로 상승한다.

정답: 4

18. 혈청을 하룻밤 냉장고에 보존할 때 불안정한 것은?

① 철 ② 나트륨 ③ 아밀레이스
④ 콜레스테롤 ⑤ ACP

해설: 혈청을 방치하면 혈청에서 CO_2가 방출되어 pH가 7.4보다 더 알칼리로 되기 때문에 산성 포스파테이스(ACP)는 불안정해진다. 이를 방지하기 위해 혈청을 분리한 후 완전히 밀폐하여 동결시킨다.

정답: 5

19. 혈장 오스몰랄농도(삼투압)에 가장 크게 기여하는 것은?

① 무기인 ② 알부민 ③ 칼슘
④ 나트륨 ⑤ 마그네슘

해설: 주요 삼투 물질은 전해질(Na, Cl), 글루코스, 요소이다.

정답: 4

20. EDTA를 첨가한 혈장으로 측정하면 저치를 나타내는 것은?

① 요산 ② 칼슘 ③ 크레아티닌
④ 콜레스테롤 ⑤ ChE

해설: EDTA는 칼슘을 결합시켜 응고를 저지한다. 칼슘은 EDTA와 강하게 결합하기 때문에 EDTA를 첨가한 혈장으로 측정하면 저치로 된다.

정답: 2

21. 여성이 남성보다 고치를 나타내는 것은?

① CK ② GGT ③ 요산
④ 혈청 철 ⑤ HDL-C

해설: 성차는 남성과 여성의 생리 · 활동성에 기인하는 것이다. 요산, 크레아티닌, CK, 혈청 철은 남성이 고치이고, HDL-콜레스테롤은 여성이 고치이다.

남성이 높은 것: 알부민, 칼슘, 마그네슘, 아미노산, 요소, 요산, 헤모글로빈, 철, 크레아티닌

여성이 높은 것: α_1-지질 단백질(HDL), HDL-C(콜레스테롤), 아포단백질 A-I

정답: 5

22. 24시간 실온에 방치한 혈청으로 측정했을 때 결과가 변하지 않는 것은?

① CK ② RBP ③ 알부민
④ 암모니아 ⑤ ACP

해설: 실온 보존으로도 안정한 것은 알부민이며, 암모니아는 혈청 단백질의 분해로 인해 증가하며, 산성 포스파테이스(ACP)는 혈청 중의 이산화탄소가 확산되어 pH가 알칼리로 되기 때문에 활성은 감소한다. 또한 CK 동종효소 중 CK-BB(반감기 3시간)은 보존 안정성이 떨어지기 때문에 감소한다. RBP(retinol binding protein)은 반감기가 12시간이므로 감소한다.

정답: 3

23. 혈액 글루코스(혈당) 검사에 사용하는 혈액은 어느 것인가?

① 무첨가 전혈 ② 옥살산 첨가 혈액
③ 헤파린 첨가 혈액 ④ EDTA-2Na 첨가 혈액
⑤ NaF, EDTA 첨가 혈액

해설: 적혈구는 해당계를 통해서 에너지를 얻는다. 이 때문에 해당계의 효소(enolase)를 억제하여 적혈구에서의 소비를 감소시킴과 동시에 신속히 측정하기 위하여 항응고제를 사용하여 검사한다. 전자를 위해서는 NaF, 후자를 위해서는 EDTA-2Na를 이용한다.

정답: 5

24. 건강한 사람에서 생리적 변동 폭이 작은 항목은?

① 철 ② CK ③ 칼륨
④ 무기인산염 ⑤ TG

해설: 혈중 미량 성분은 생리적(식사나 운동 등)으로 변동한다. 철은 큰 일내변동이 있으며, CK는 운동에 의해 고치로 되며, 트라이글리세라이드(TG)는 식사에 의해 크게 변동한다. 칼륨이나 칼슘은 생리기능에 깊이 관여하고 있기 때문에 변동 폭이 작다. 무기인산염은 오후나 밤에 높다.

정답: 3

25. 검사치에 대한 영향으로 옳은 것은?

① 유리지방산은 식후에 고치로 된다.
② 총 단백질은 서있을 때보다 누워있을 때가 더 높다.
③ 칼륨은 전혈을 냉장고에 보존할 때 값이 낮아진다.
④ 프로락틴은 수면 중에 최고치를 나타낸다.
⑤ 크레아틴 카이네이스(CK)는 운동 후 저하한다.

해설: 프로락틴은 여성이 남성보다 약간 더 높고, 수면 시, 특히 각성 전에 고치로 된다. 고분자 물질은 서있을 때가 누워있을 때보다 고치로 되는데, 이것은 서있을 때 수분이 혈관에서 조직으로 이행하기 때문이다.

정답: 4

26. 옳은 것은?

① 용혈에 의해 혈청 AST 활성이 상승한다.
② 전혈을 냉장고에 보존하면 젖산이 저하한다.
③ 혈청 철은 아침보다 밤이 더 높다.
④ 혈청 알부민은 누워있을 때보다 서있을 때가 더 낮다.
⑤ 헤파린 진공관에 채혈한 혈장 칼슘은 저치를 나타낸다.

해설: 전혈을 냉장고에 보존하면 해당에 의해 젖산이 상승한다. 혈청 철은 아침에 높고 밤에 낮다. 알부민은 누워있을 때보다 서있을 때가 더 높다. 헤파린은 칼슘을 결합하지 않는다.

정답: 1

27. 일내 변동이 큰 성분은?

① 철 ② 무기인 ③ Na ④ Ca ⑤ Mg

해설: 일내변동 또는 일주기 변동이란 24시간 동안에 나타나는 성분의 변화를 가리킨다. 혈청 철은 오전에 높고 오후에 낮은데, 오전 8시와 오후 2시의 값 차이가 50%까지 나기도 한다. 코르티솔과 ACTH도 아침에 높고 오후에 낮다. 성장 호르몬은 밤중에 높고 낮에 낮다. 카테콜아민은 낮에 높고 밤에 낮다.

오전에 높은 것: 부신 피질 자극 호르몬(ACTH), 코르티솔, Fe, 알도스테론, 레닌

오후에 높은 것: 산성 포스파테이스(ACP), 성장 호르몬(GH), 부갑상샘 호르몬(PTH), 갑상샘 자극 호르몬(TSH)

정답: 1

28. 전혈을 실온에 6시간 방치했을 때 적절한 측정치를 얻을 수 **없는** 것은?

① 요산 ② 요소 질소 ③ 글루코스
④ 크레아티닌 ⑤ 총 콜레스테롤

해설: 혈당은 해당에 의해 시간 당 5~10%씩 감소한다.

정답: 3

29. 다음 성분 중 운동에 의해 생리적 변동이 작은 것은?

① CK ② 젖산 ③ AST
④ 유리지방산 ⑤ 나트륨

해설: CK(creatine kinase)는 뼈대근육에 많으며 운동에 의해 상승한다. 운동선수에서는 CK가 높은 값으로 계속 나오는 경우도 있다. 젖산은 해당 대사의 최종 산물로서 혐기성 상태에서는 피루브산으로부터 생성되며, 격렬한 운동(특히 무산소 운동)에서 상승한다. 유리 지방산은 생리적 변동폭이 크고 운동 시에도 상승한다. AST도 운동에서 상승한다.

정답: 5

30. 옳은 것은?

① 요산의 기준범위는 남성이 여성보다 더 높다.
② 코르티솔은 저녁이 아침보다 더 높다.
③ GGT는 음주 습관이 있는 사람이 없는 사람이 더 낮다.
④ ALP는 성인이 소아보다 더 높다.
⑤ 혈청 단백질 농도는 누워있을 때가서있을 때보다 더 높다.

해설: 1) **코르티솔**: 아침>저녁, 2) **ALP**: 소아>성인, 3) **혈청 단백질**: 서있는 상태>누워있는 상태

정답: 1

31. 혈당 측정용 채혈관에 들어있는 플루오린화나트륨(NaF)에 의해 억제되는 효소는?

① LD ② HK
③ 에놀레이스 ④ 글루코스-6-포스파테이스
⑤ PK

해설: NaF는 해당계 효소인 에놀레이스(enolase)를 저해한다. HK, hexokinase; PK, pyruvate kinase

정답: 3

32. 순수 제조 처리 과정에서 물의 전기전도율이 가장 낮은 것은 어느 것을 사용할 때인가?

① 활성탄 흡착 장치 ② 이온 교환 장치
③ 세균 제거 필터 ④ UV 살균 장치
⑤ 역삼투막

해설: 물의 순도는 물의 전기저항(電氣抵抗)이나 전기전도율(전기전도도)로 평가한다. 물에 해리 물질이 용해되어 있으면 전도율이 커진다. 역삼투막은 미립자의 95~99%, 이온화 및 용해된 무기질의 90~97%를 제거한다.

정답: 5

33. 검사 항목과 채혈 시험관에 들어있는 첨가물의 연결이 옳은 것은?

① ACTH — 플루오린화나트륨
② Ca — EDTA
③ 젖산 — 과염소산
④ 혈액가스 — 시트르산염
⑤ 암모니아 — 옥살산염

해설: 1) ACTH–EDTA, 2) 혈당–플루오린화나트륨, 3) 젖산과 피루브산–0.8M 과염소산, 4) 혈액가스–헤파린, 5) 암모니아–EDTA 또는 헤파린

정답: 3

34. 피펫 사용에 대해 바르게 설명한 것은?

① 표준 용액이나 완충 용액 제조 시에는 혈청학용 피펫을 사용한다.
② 용량 피펫은 배출을 한 후 피펫에 남아있는 마지막 방울을 배출시킨다.
③ 마이크로 피펫의 팁 속에 묻어있는 것을 씻어내면 안 된다.
④ 위험하지 않은 액체를 측정할 때는 피펫팅을 입으로 해도 된다.
⑤ 점도가 높은 액체를 측정할 때는 오스트발트-폴린 피펫을 사용한다.

해설: 표준 용액이나 완충 용액을 제조할 때는 용량 피펫과 용량 플라스크를 사용한다. 용량 피펫은 배출 후 남아있는 마지막 방울은 그대로 놔둔다. "blow-out" 피펫은 혈청학용 피펫과 오스트발트–폴린 피펫이다. 모든 피펫팅은 필러를 사용해야 한다. 마이크로 피펫은 팁 속에 묻어있는 것은 씻어내야 한다(wash-out 또는 rinse-out).

정답: 5

35. **틀린** 것은?

① 산-염기 적정 시 뷰렛에는 산 용액이 들어간다.
② 피펫의 용량을 맞출 때 메니스커스가 눈높이와 수평을 이루어야 한다.
③ 마이크로 피펫은 TC 피펫이다.
④ 눈금실린더는 정확성을 요구하지 않는 액체의 양을 측정하는 데 사용된다.
⑤ 모아형 피펫은 원통 부분에만 눈금이 있다.

해설: 산–염기 적정 시 뷰렛에는 염기(알칼리) 용액이 들어간다.

정답: 1

36. 채혈 후 곧바로 측정해야 하는 것은?

① 총 단백질 ② 총 콜레스테롤 ③ 나트륨 이온
④ 암모니아 ⑤ 무기인

해설: 채혈 후 혈액을 실온에 방치하면 암모니아는 글루타민 등의 분해로 인해 급격히 상승한다. 따라서 검체는 얼음에 넣어서 차갑게 하여 1시간 이내에 측정해야 한다.

정답: 4

37. 표준 용액을 100배 희석하고자 한다. 사용하는 용량기구를 바르게 연결한 것은?

① 계량 피펫 — 눈금실린더
② 용량 피펫 — 용량 플라스크
③ 오스트발트-폴린 피펫 — 눈금실린더
④ 계량 피펫 — 용량 플라스크
⑤ 용량 피펫 - 눈금 실린더

해설: 완충 용액을 만들거나 표준 용액을 만들고 희석할 때는 오차가 작은 용량기구를 선택해야 한다. 소용량의 측정은 용량 피펫을 사용하고, 대용량은 용량 플라스크를 사용한다.

정답: 2

38. 신속성이 요구되는 검사는?

① ALP ② 요산 ③ 알부민
④ 트로포닌 T ⑤ 총콜레스테롤

해설: 응급을 요하는 질환에서는 신속한 검사가 필요하며, 트로포닌 T(cTnT)는 심근경색의 표지자이다.

정답: 4

39. 응고 촉진제와 젤이 포함되어있는 진공시험관에 채혈한 혈액을 20분 동안 실온에 방치한 후 원심분리를 하여 혈청을 분리하고자 한다. 원심분리에 필요한 RCF(g)와 원심 시간은?

① 500G, 5분 ② 1,000G, 5분
③ 1,200G, 10분 ④ 1,500G, 20분
⑤ 2,000G, 10분

해설: 혈청 분리 시 원심분리 조건은 일반 시험관과 진공관이 다르다.

1) 일반시험관: 채혈 후 실온에 20~30분간 방치, 약 1000G에서 10분간 원심분리한다.
2) 진공시험관: 채혈 후 실온에 20분간 방치, 1100~1300G에서 10분간 원심분리한다.

정답: 3

40. 혈청 용 진공시험관의 뚜껑 색깔은?

① 청색 ② 황색 ③ 녹색 ④ 자색 ⑤ 회색

해설:

1) 혈액 응고용 시험관-시트르산나트륨 함유
2) 응고촉진제와 젤이 함유된 시험관-혈청 분리제 시험관(serum separator tube, SST)
3) 헤파린리튬 또는 헤파린나트륨 함유 시험관
4) K_2EDTA 함유 시험관
5) 옥살산칼륨/플루오린화나트륨(NaF) 함유 시험관-혈당 측정용, NaF는 해당 효소인 에놀레이스의 활성을 억제한다.

정답: 2

41. 혈당 측정용 진공시험관에 들어있는 물질은?

① EDTA-2K ② 시트르산나트륨
③ 헤파린리튬 ④ 젤 응고 촉진제
⑤ 플루오린화나트륨

해설: 32번 문제 해설 참조.

1) 글루코스는 적혈구와 같은 농도로 분포한다. 그러나 전혈의 수분 함량이 혈청이나 혈장의 80% 정도이기 때문에 글루코스는 혈청이나 혈장이 전혈보다 10-15%가 더 높다.
2) 혈청을 분리하지 않고 전혈을 응고된 채로 실온에 방치하면, 적혈구, 백혈구, 혈소판 및 기타 세균 등에 의해 해당이 일어나기 때문에 글루코스 농도는 시간당 약 5~7%(5~10 mg/dL)씩 감소한다.
3) 이러한 해당은 검체에 플루오린화나트륨(NaF)을 첨가하면 억제시킬 수 있다. NaF은 해당계 효소인 에놀레이스(enolase)와 프룩토스-1,6-다이포스파테이스를 억제하여 해당이 일어나지 않도록 한다. NaF는 또한 Ca도 결합한다.
4) 아이오딘아세트산염(iodoacetate)도 해당 효소인 포스포글리세르알데하이드 탈수소 효소를 저해하여 해당 억제제로 사용할 수 있다. 그러나 NaF는 요소 가수분해 효소인 유리에이스(urease)를 억제하기 때문에 이러한 시료로 BUN을 측정하면 안 된다.

정답: 5

42. 혈청 성분 측정 시 심한 용혈이 일어났을 때 감소할 수 있는 성분은?

① 칼륨 ② 젖산 탈수소 효소 ③ 나트륨
④ 인산염 ⑤ 마그네슘

해설: 적혈구 내의 농도가 혈청 보다 높으면 용혈 시 증가한다.

1) 용혈 시 증가하는 성분: 칼륨, 마그네슘, 젖산 탈수소 효소(LD), 아스파르트산염 아미노기 전이 효소(AST), 산성 포스파테이스(ACP), 총단백질, 철, 인산염, 암모늄 이온
2) 용혈 시 감소하는 성분은 나트륨이다.
3) 용혈의 영향을 거의 받지 않는 것: 글루코스(혈청 70~105 mg/dL, 전혈 65~95 mg/dL), 요소 질소 등

정답: 3

43. 식후에 혈청 농도가 감소하는 것은?

① 글루코스 ② 철 ③ 총 지질
④ ALP ⑤ 인산염

해설: 식사에 의해 변동하는 성분

증가: 글루코스, 철, 총 지질, ALP(장 유래), 글루카곤, 인슐린, 트라이글리세라이드(TG), LDL-콜레스테롤, Ca^{2+}, 가스트린, 성장 호르몬

감소: 유리 지방산, 인산염, 칼륨, 염화물 * 칼륨과 인산염의 감소는 인슐린에 의해 혈장에서 혈구로 들어가기 때문이다.

정답: 5

44. 운동에 의해 감소하는 성분은?

① CK ② 젖산염 ③ LD
④ 총 콜레스테롤 ⑤ AST

해설: 1) 운동에 의해 증가하는 성분

빌리루빈, 크레아틴 카이네이스(CK), CK-MB, 아스파르트산염 아미노기 전이 효소(AST), 고밀도 지방단백질(HDL)-콜레스테롤, 젖산염, 젖산 탈수소 효소(LD), 요산, 요소, 크레아티닌, 티록신, 단백질(심한 운동)

2) 운동에 의해 감소하는 성분

총 지질, 총 콜레스테롤, 저밀도 지방단백질(LDL)-콜레스테롤, 중성 지방, pH, PCO_2

정답: 4

45. 성인보다 소아의 혈청 값이 더 높은 것은?

① 글루코스 ② 콜레스테롤 ③ 요소
④ 크레아티닌 ⑤ 알칼리성 포스파테이스

해설: 알칼리성 포스파테이스(ALP)는 영아나 소아가 성인보다 훨씬 더 높은데, 그것은 뼈 성장과 관련이 있다. 콜레스테롤은 나이가 늘어감에 따라 50세에서 60세 사이에 최고치에 도달할 때까지 꾸준히 증가한다. 크레아티닌은 근육의 양과 비례하기 때문에 성인이 더 높다. 요소 질소는 나이와 함께 증가한다.

정답: 5

46. 채혈 후 혈장을 분리하기까지 혈액 검체를 얼음물에 냉각시켜야 하는 검사 항목은?

① 콜레스테롤 ② 글루코스 ③ 요소 질소
④ 암모니아 ⑤ LD

해설: 37번 문제 해설 참조.

검체를 얼음물에 넣어 냉각시켜야 하는 것: 혈액 가스, 암모니아, 젖산염, 피루브산염, 가스트린, 레닌, 부갑상샘 호르몬

* 혈액 암모니아 농도는 25℃에서 1분당 0.017 μg/mL씩 증가한다. 적혈구에는 암모니아 농도가 혈장보다 2~3배가 더 높기 때문에 용혈이 일어난 혈장을 사용하면 안 된다.

정답: 4

47. 혈장을 사용하여 일상적인 성분을 검사한 결과, 칼슘과 알칼리성 포스파테이스가 감소했고, 칼륨이 증가하였다. 이것의 원인이 될 수 있는 것은?

① 항응고제로 헤파린을 사용하였다.
② 항응고제로 EDTA - 2K를 사용하였다.
③ 항응고제로 NaF를 사용하였다.
④ 뼈 질환이 있는 환자이다.
⑤ 간 질환이 있는 환자이다.

해설: 항응고제인 EDTA를 포함하고 있는 시험관에 채혈했을 때 칼륨이 증가하는 것은 EDTA가 EDTA-2K 또는 EDTA-3K의 형태로 칼륨을 포함하고 있기 때문이며, 칼슘이 감소하는 것은 EDTA가 칼슘을 킬레이트하기 때문이며, 그리고 알칼리성 포스파테이스(ALP)와 크레아틴 카이네이스(CK)가 감소하는 것은 EDTA가 ALP와 CK의 활성제인 Mg^{2+}을 결합하기 때문이다. 뼈 질환이나 간 질환이 있으면 ALP가 증가했을 것이다.

정답: 2

48. 전해질이나 혈액가스 측정 시 사용하는 항응고제로서 적합한 것은?

① EDTA ② 옥살산암모늄
③ 시트르산나트륨 ④ 헤파린
⑤ 플루오린화나트륨

해설: 전해질이나 혈액가스 측정에는 헤파린을 사용한다. 특히 액체 헤파린이 많이 사용되고 있지만, 분말 헤파린도 사용되고 있다.

정답: 4

49. 정맥혈보다 동맥혈의 값이 더 높은 것은?

① 젖산염 ② 글루코스 ③ 피루브산염
④ PCO_2 ⑤ H^+

해설: 젖산염, 피루브산염, CO_2 및 H^+는 대사산물로서 정맥혈에서 높고, 글루코스는 세포로 공급되는 에너지 연료이기 때문에 동맥혈에서 높다.

정답: 2

50. 검체 보존 시 빛에 노출되지 않도록 해야 하는 것은?

① 빌리루빈 ② 요산 ③ 요소
④ 크레아티닌 ⑤ 글루코스

해설: 빌리루빈은 빛에 노출될 때 산화되어 빌리버딘으로 전환된다. 따라서 검체 보존 시에는 검은 색이나 갈색 용기에 넣어둔다. 포르피린 측정 시에도 빛을 차단해야 한다.

정답: 1

51. 채혈을 하는 동안 주먹을 지혈대를 묶고 주먹을 쥐었다 폈다 할 때 유의하게 변동하는 성분은?

① 나트륨 ② 철 ③ 마이오글로빈
④ 칼륨 ⑤ 글루코스

해설: 정맥 천자 시 지혈대를 묶고 주먹을 쥐었다 폈다 하면 고칼륨혈증이 된다. 이러한 오류가 발생하지 않도록 칼륨 측정 시에는 이 점에 유의하여 검체를 채취한다.

정답: 4

52. 나노미터(nm)가 가리키는 것은?

① 10^{-1} m ② 10^{-3} m ③ 10^{-6} m
④ 10^{-9} m ⑤ 10^{-12} m

해설: 과학적인 측정법은 미터계(metric system)으로 나타낸다. 미터계는 십진법에 기초한 체계로 모든 단위들을 십의 인수로 나타낸 것이다. 단위에 적당한 접두어를 붙여 사용한다.

주요 십진법 접두어

계수	접두어	약어	계수	접두어	약어
10^6	mega	M	10^{-6}	micro	μ
10^3	kiilo	k	10^{-9}	nano	n
10^{-1}	deci	d	10^{-12}	pico	p
10^{-2}	centi	c	10^{-15}	femto	f
10^{-3}	milli	m			

정답: 4

53. 칼슘 10 mg/dL는 몇 노르말 농도(mEq/L)인가? 단 칼슘의 원자량은 40으로 한다.

① 0.25 ② 0.5 ③ 2.5 ④ 5 ⑤ 10

해설: 용액에서 용질의 농도는 몰 농도(molarity, M)로 표시할 수 있다. 몰 농도는 용액 1L에 포함되어있는 용질의 몰수를 가리키다. 칼슘 1 mol은 용액 1L에 칼슘(원자량 40) 40 g이 녹아있는 용액이다. 여기에는 Ca이 아보가드로수인 6.02×10^{23}개가 포함되어있다.

$$몰\ 농도(M) = \frac{용질의\ 양 \times 10}{분자량}$$

따라서 위 식에 대입하면, 10 × 10/40 = 100/40 = 2.5가 된다. 질량의 단위가 mg이므로 농도의 단위도 M이 아닌 mM로 표시한다. 따라서 2.5 mM(mmol/L)이 된다. 용액의 기준량이 1L가 아니라 1 kg으로 하면 몰랄농도(molality)라고 한다.

노르말 농도(normality, N)는 용액 1L에 포함되어있는 당량수로 나타낸다. 당량은 원자량 또는 분자량을 원자가로 나눈 질량이다. 다시 말하면, 당량은 6.02×1023개의 수소 이온 또는 수산화 이온을 생성하는 용질의 질량이다.

$$노르말\ 농도(N) = \frac{용질의\ 양 \times 10}{당량}$$

칼슘은 원자량은 40이며, 원자가는 2이므로, 당량은 20이 된다. 따라서 10 × 10/20 = 5가 된다. 이때 단위는 용질의 양이 mg이므로 mEq/L를 사용한다. 몰 농도와 노르말 농도는 다음의 관계가 성립된다. 원자가가 1이면 몰농도와 노르말 농도가 같다.

노르말 농도(N) = 몰농도 × 원자가

54. 2M 황산(H_2SO_4) 10 mL를 중화하는데 1M 수산화나트륨(NaOH) 용액 몇 mL가 필요한가?

① 10 ② 20 ③ 40 ④ 60 ⑤ 100

해설: 산과 염기의 중화 반응은 다음의 식이 성립된다.

산 농도(N) × 산 용액의 양(V)
 = 염기 농도(N′) × 염기 용액의 양(V′)

여기서 농도는 노르말 농도를 의미한다. 따라서 문제의 2M 황산을 N로 고치면 4N(원자가가 2이고 2M이므로 2×2 = 4)이 된다. 따라서 4×10 = 1 × x, x = 40, 즉 수산화나트륨 용액 40 mL가 필요하다.

정답: 3

55. 혈액 글루코스(포도당) 값이 500 mg/dL인 환자의 혈청 1 mL에 증류수를 가하여 5 mL로 만들 경우 글루코스 값은?

① 5 mg/dL ② 10 mg/dL ③ 50 mg/dL
④ 100 mg/dL ⑤ 250 mg/dL

해설: 혈청 1mL에 증류수를 넣어 총량이 5 mL가 되게 했으면 1:5로 묽어진 것이다. 따라서 희석한 후의 값은 희석 전의 농도를 희석 배수로 나눈 값에 해당한다.

희석 전 부피(V_1) × 희석 전 농도(C_1) = 희석 후 부피(V_2) × 희석 후 농도(C_2)

따라서 1 × 500 = 5 × x, x = 100

이와 반대로 고농도 원액의 정확한 농도를 알 수 없을 때는 원액을 희석 한 후 측정치에 희석 배수를 곱하면 원액의 농도를 구할 수 있다.

정답: 4

7. 광학 분석

반응 용액 또는 시료 중의 물질이 특정한 파장의 빛을 흡수하거나 방출하는 성질을 이용하여 물질의 양을 측정하는 기본적인 화학 분석법이다.

● 기본 원리

빛

빛은 전자기파(electromagnetic wave)파이다.

① 가시광선: **400-800 nm**

400 nm보다 파장 짧은 빛을 자외선(ultraviolet, UV)이라 하고, 800 nm보다 파장이 긴 빛을 적외선(infrared)이라고 한다.

표 7.1 자외선, 가시광선 및 적외선의 색깔

흡수광 파장(nm)	구역 명칭	관찰 색깔
〈380	자외선	-
380 - 440	가시광선	보라색
440 - 500	가시광선	파란색
500 - 580	가시광선	녹색
580 - 600	가시광선	노란색
600 - 620	가시광선	오렌지색
620 - 750	가시광선	빨간색
750 - 2,500	근적외선	-
2,500 - 1,500	중적외선	-
15,000 - 1,000,000	원적외색	-

② 빨간색 잉크가 빨갛게 보이는 이유는?

490-500 nm의 청록색 빛을 흡수하고 적색이 통과되었기 때문이다.

Lambert-Beer 법칙

용액의 흡광도는 농도와 광로의 길이에 비례한다.

◇ **람베르트 법칙**: 농도(C)가 일정할 때, 흡광도(A)는 광로의 길이에 비례한다.

◇ **베르 법칙**: 광로의 길이가 일정할 때, 흡광도는 농도와 비례한다.

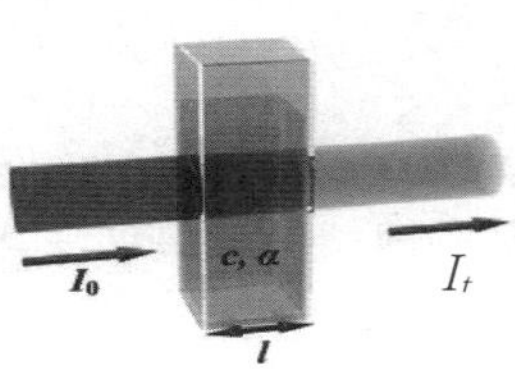

농도c(mol/L)
분자흡광계수 ε
I_0 : 입사광, I_t : 투과광

그림 7.1 Lambert-Beer 법칙

투과율(t) = I_t/I_0

퍼센트 투과율(T%) = $I_t/I_0 \times 100(\%)$

광도계가 측정하는 것은 투과광의 세기이다. 그러나 분석에 필요한 것은 흡광도이기 때문에 투과율로부터 흡광도를 구해야 한다.

흡광도(absorbance, A)

반응 용액이 빛을 흡수하면 빛이 소멸되므로 흡광도를 직접 측정할 수 있는 방법은 없다. 따라서 투과광을 측정하여 간접적으로 흡광도를 구하게 된다.

$$A = \log 1/T = -\log T = -\log I_t/I_0 = \log I_0/I_t$$

여기서 I_0를 100로 하면 I_t는 T%가 된다. 양변에 대수를 취하면 다음과 같다.

$$A = \log 100 - \log T\% = 2 - \log T\%$$

Q: 투과율 10%의 흡광도는?

A: 2 - log10 = 2 - 1 = 1

Q: 투과율 30%의 흡광도는?

A: 2 - log30 = 2 - 1.47 = 0.523

Q: 투과율 50%의 흡광도는?

A: 2 - log50 = 2 - 1.69 = 0.301

Q: 투과율 0%의 흡광도는?

A: ∞

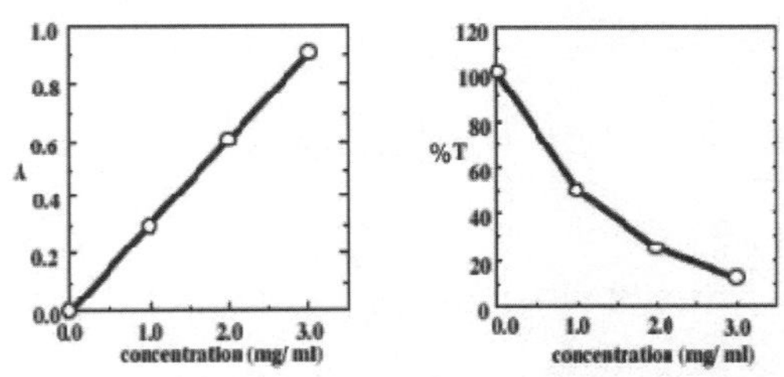

A.농도와 흡광도의 관계 B.농도와 투과율의 관계

그림 7.2 흡광도(A) 및 %T와 농도의 관계

* **몰 흡광 계수(ε)**: 광로 길이 1cm에서 농도 c가 1.0(mol/L) 인 용액의 흡광도를 나타낸다($L \cdot mol^{-1} \cdot cm^{-1}$).

* NADH(340 nm)의 $\varepsilon = 6.3 \times 10^3$

● 분광 분석 spectrophotometry

분광광도계의 구성

① 광원- ② 단색화장치(분광기): 파장선택부(slit) - ③ 시료용기(큐벳) - ④ 수광기(검출기) - ⑤ 판독기

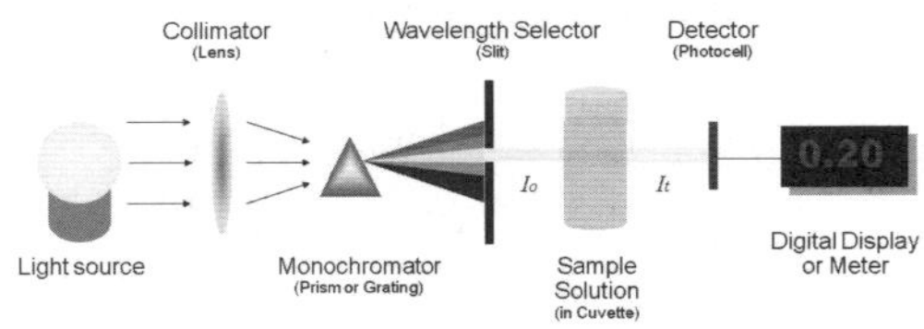

그림 7.3 분광광도계의 구성

- UV 광원: 수소램프, 중수소램프
- 가시광선 광원: 텅스텐램프, 할로젠램프
- 단색화장치: 간섭필터(반치폭 10~15 nm, 회절격자 및 프리즘(반치폭 0.5 nm 이하)
- 수광기(빛을 전류로 바꾸는 광검출기): 광전지, 광전관, **광전자증배관(PMT, 다이노드**dynode**)**, 광다이오드, 광트랜지스터
- 큐벳(셀): 자외부 재질은 석영, 표준형 셀은 광로길 이 1cm의 각형
- **흡광도(A)의 이용**

  흡광도는 검체의 농도를 구하는 데 필수적인 요소이다.

$$\frac{Au}{As} = \frac{Cu}{Cs}$$

$$Cu = \frac{Au}{As} \times Cs$$

Au: 검체의 흡광도
As: 표준 용액의 흡광도
Cu: 검체의 농도
Cs: 표준 용액의 농도

- 컷필터(cut filter): 미광(stray light; 목적 파장 이외의 빛) 제거

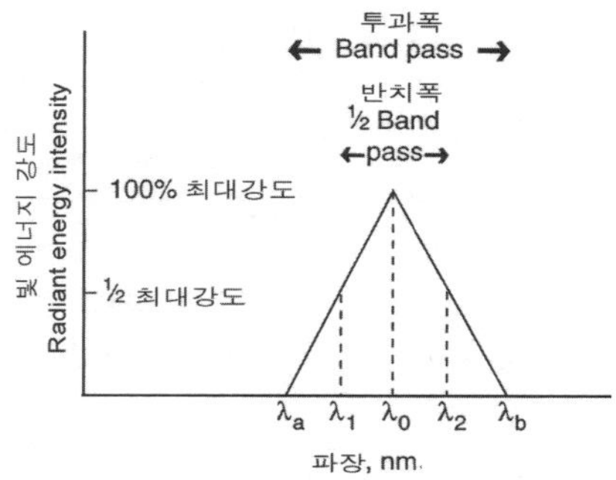

그림.

그림 7.4 반치폭(단색화장치의 성능 평가)

● 형광분석 Fluorometry

형광(fluorescence): 빛(여기광 또는 1차광) 조사 후 10^{-9}~10^{-6}초 사이에 발광(사광)이 멈추는 빛을 형광이라고 한다. 형광은 여기광보다 에너지 준위가 낮은 장파장이다.

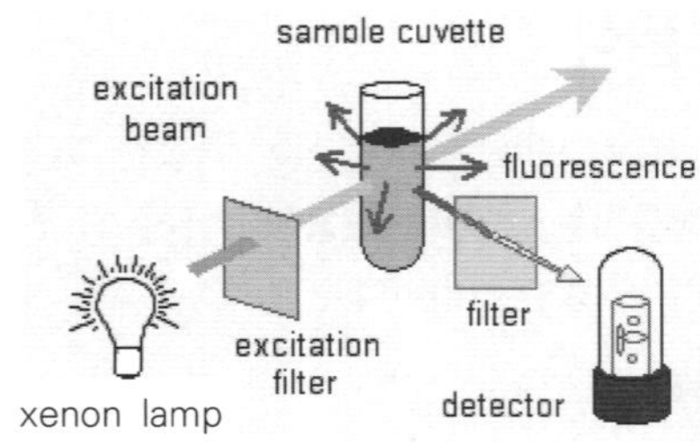

그림 7.3 형광광도계의 구성

Q. PMT는 램프와 왜 직각 방향에 있는가?

A. 광원(1차광)의 영향을 피하고 형광만 검출하기 위함이다.
- 파장: 형광(가시광선)〉여기광(자외선)
- 용도: 비타민, 호르몬 등 측정

예) 비타민 A: 1차광 325 nm, 형광 470 nm

● 원자흡광분석(AAS)

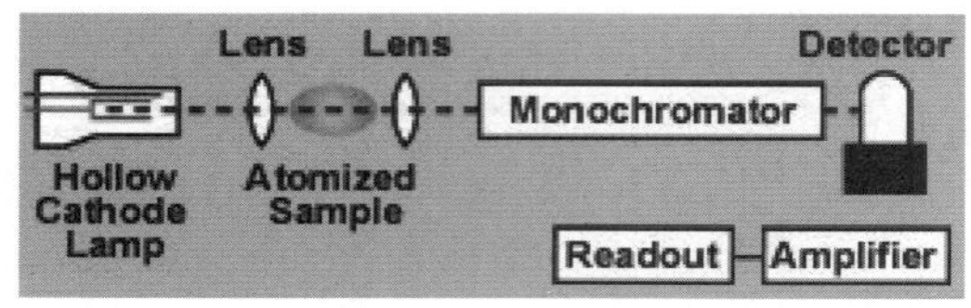

그림 7.4 원자흡광광도계의 구성

광원(**속빈음극 램프** 또는 **중공음극 램프**)→**버너**→단색화장치→검출기

원리

① $Ca^{2+} \xrightarrow[heat]{2e^-} Ca^{o}$,

② 광자 + Ca^{o} → Ca^{*}(공명선 흡수)

용도

Ca, Mg, Fe, Zn, Pb, Hg 등의 중금속 측정

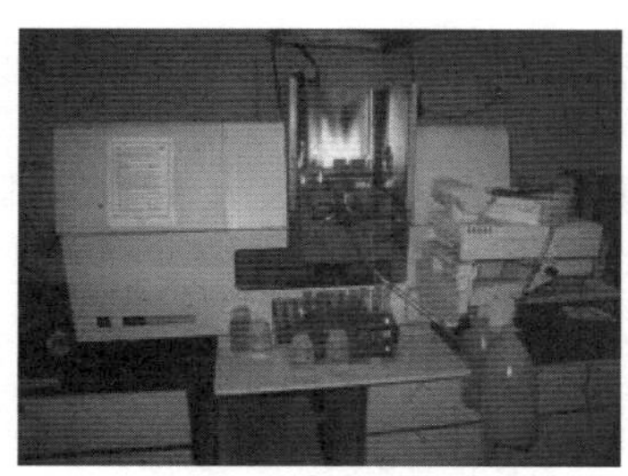

그림 7.4 원자흡광광도계

버너 대신 불꽃이 없는 전기로(electric furnace)를 이용하기도 함

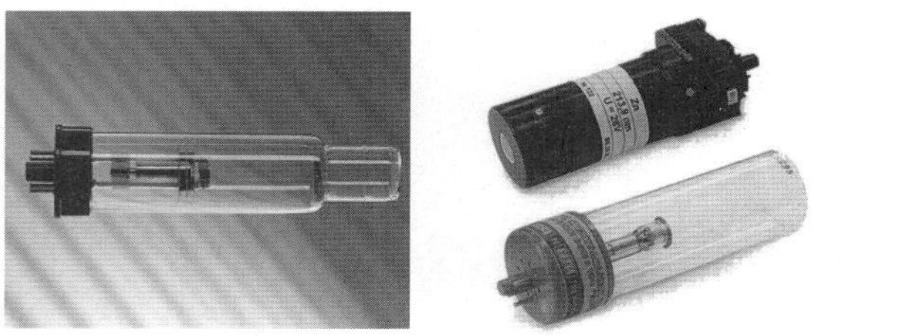

속빈(중공)음극램프

EDL (electrodeless discharge lamp)

그림 7.5 원자흡광도계 광원

● 산란광분석

분류

흡광도 측정법: 비탁법Turbidimetry
산란광 측정법: 네펠로메트리Nephelometry

네펠로미터

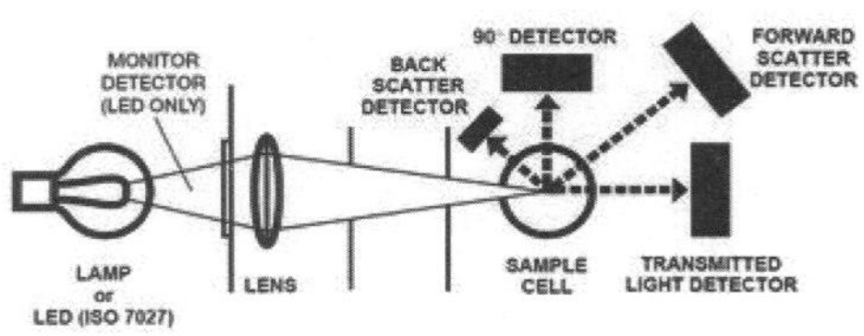

그림 7.6 네펠로미터의 구성

투과광을 측정하는 것이 비탁법이고, 산란광을 측정하는 것이 네펠로메트리이다. 광원은 레이저(laser, 단색광)나 LED(light-emitting diode, 발광다이오드, 빛을 내는 반도체) 등이 사용된다.

용도

용액 내의 항원항체 반응에 의해 생긴 혼탁 용액의 흡광도(면역비탁법, 검량선이 S자형) 및 산란광 강도(면역네펠로메트리)를 표준물질과 비교하여 목적 물질의 농도를 측정한다. 면역글로불린을 비롯한 미량 혈장 단백질이나 종양 표지자 등을 측정하는 데 사용된다.

Q: 네펠로메트리와 비탁법의 차이점은?

A: 네펠로메트리는 산란광을 측정하고 비탁법은 산란광을 흡광도로 측정하는 분석법이다.

● 반사율광도 분석 Reflectance Photometry

드라이 케미스트리(시험지) 분석에 사용되는 방법

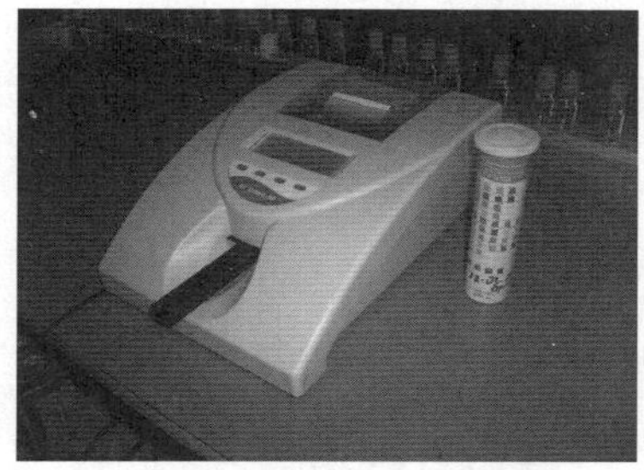

그림 7.7 반사율광도계

원리

시료 중에 물질 농도가 높을수록 시험지의 반응 색깔이 진해진다. 여기에 빛을 조사할 때 빛이 농도에 비례하여 많이 흡수되고 반사광이 약해지는 것을 이용한 측정법이다. 그러나 반사광 강도는 농도와 직선관계를 나타내지 않는다. 하지만 직선으로 나타내는 교정 장치가 장착되어 있다.

용도

시험지법(dry chemistry)

● 화학발광분석 Chemiluminescent analysis

화학 반응(주로 산화 반응)에 의해 생성된 들뜬상태의 분자가 바닥상태로 전환될 때 방출하는 빛을 측정하는 분석법이다. 사광을 측정하기 때문에 **광원이 없다**.

이러한 화학발광 반응은 주로 산화 반응이기 때문에 1) 일반적으로 반응이 빠르고(루미놀에 의한 과산화수소 검출 반응은 1초 이내에 최고에 도달함), 2) 직접 발광 에너지를 측정하기 때문에 고감도의 측정이 가능하며, 3) 여기 광원을 필요로 하지 않고, 파장의 선택도 불필요하며, 필터로도 충분하기 때문에 분석기가 간단하다.

감도: 흡광분석의 최고 감도가 10^{-9} mol/L인데 비하여 화학발광의 감도는 10^{-18} mol/L이다.

● 면역화학적 정량분석법

면역측정법(immunoassay)의 원리: ① 용액내 침강반응법, ② 담체응집반응법, ③ 표지 항원항체법.
측정법은 크게 경쟁법과 비경쟁법으로 나뉜다.

경쟁법 competitive immunoassay

고상 항체에 목적 항원과 표지 항원이 경쟁적으로 결합한다. 그다음 항체에 결합한 결합형(bound, B)결합하지 못한 표지 항원인 유리형(free F)을 분리하고 표지 활성(B%)을 측정한다. 이러한 방법에서 표지물질이 방사성동위원소이면 방사면역측벙법(radioimmunoassay, RIA;

핵의학검사기술학 참조)이고, 효소이면 효소면역측정법(enzyme immu- noassay, EIA)(그림 7.8)이다.

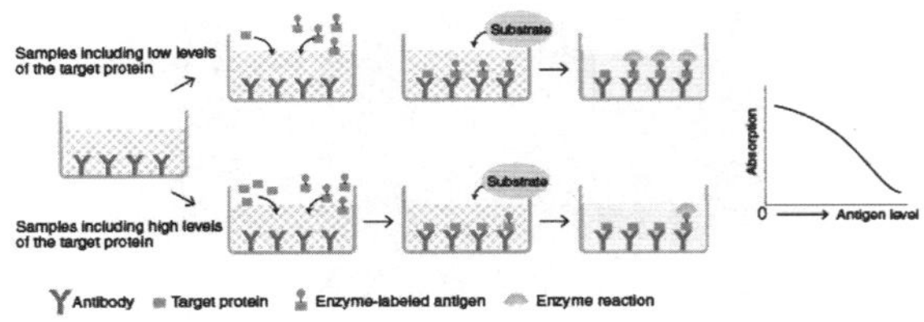

그림 7.8 경쟁적 ELISA

ELISA: enzyme-linked immunosorbent assay

이 방법은 저분자량 항원(히스타민, 살충제, 다이옥신 등)을 측정하는 데 유용하다.

비경쟁법 noncompetitive immunoassay

반응 과정(그림 7.9: ① 피검시료 중의 목적 항원과 고상화 항체(1차 항체)의 반응, ② 고상화 항체에 결합한 항원과 표지 항체(2차 항체)의 반응, ③ 유리 표지항체(F)의 제거(B/F 분리), ④ 표지 활성 측정

이것의 대표적인 방법이 면역방사계측법(immunoradio-metric assay, IRMA; 핵의학검사기술학 참조)과 샌드위치 ELISA이다.

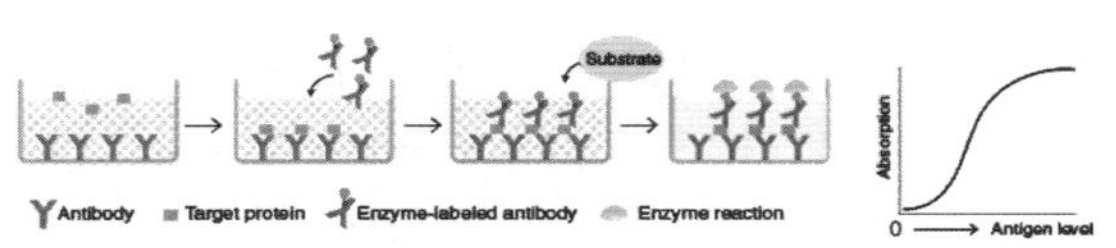

그림 7.9 샌드위치 ELISA

2개의 다른 항원결정기(epitope)를 가진 표적 단백질을 측정하는 데 사용되며, 특이성이 높다. 이 방법은 높은 정확도를 필요로 하는 분석에 유용하다.

● 화학발광 면역측정법

(chemiluminescence immunoassay, CLIA)

CLIA는 효소 표지 항체와 화학발광 기질을 이용한 방법이다. HRP(horseradish peroxidase) 기질로는 루미놀 유도체가 많이 이용되고 있으며. 한편 ALP 의 기질로는 AMPPD (adamantyl - 1,2 - dioxetanearylphosphate) 및 그 유도체가 많이 이용되고 있다.

AMPPD는 아담안틸기로 안정화된 디옥세테인 골격을 가지며, ALP에 의해 인산기가 가수 분해되어 470 nm의 빛을 방출한다(그림). 이러한 발광은 장시간 안정적으로 지속되기 때문에 AMPPD를 기질로 사용하는 측정계는 감도가 매우 높다.

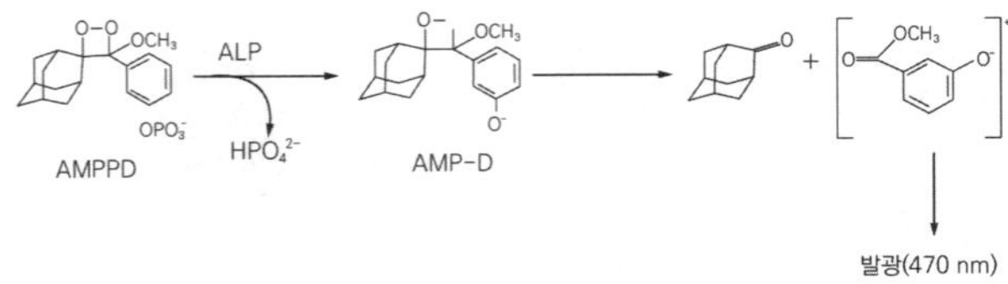

그림 7.8 AMPPD의 화학발광

● 형광 편광 면역측정법

(fluorescence polarization immunoassay, FPIA)

시료 중의 목적 항원과 형광 표지 항원의 경쟁반응에 동반한 형광 편광도의 변화로부터, 목적 항원을 정량하는 방법이다. B/F 분리가 불필요한 동질형(homogeneaus, 일체형) 방법이다. 목적 항원이 많을수록 활발히 운동하는 유리 표지 항원이 늘어나서 형광 편광도가 저하한다. FPIA는 혈중 약물 같은 저분자 항원의 측정에 이용되고 있다.

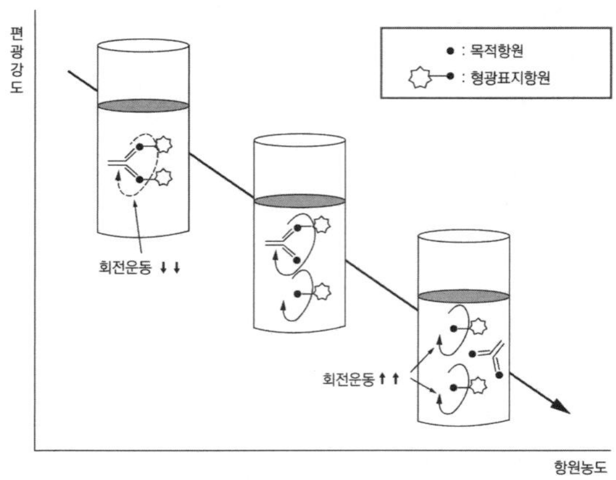

그림 7.9 형광 편광 면역측정법의 원리

면역측정법 요약

- 경쟁적 면역측정법: 작은 분자 측정
- 샌드위치 면역측정법: 작은 분자 및 큰 분자 측정
- 감도: 샌드위치법>경쟁법
- 순환 anti-mouse 항체에 의해 반응이 억제될 수 있음

비분리(homogeneous) 면역측정법

- Enzyme-multiplied immunoassay technique(EMIT)
- Cloned enzyme donor immunoassay(CEDIA)
- Luminiscent oxygen channeling immunoassay(LOCI)
- Fluorescence resonance energy transfer(FRET)

연습문제 -광학분석

1. 반응 용액을 담고 있는 큐벳에 빛을 조사했을 때, 입사광을 I_0, 투과광을 I_t라고 하면 흡광도는?

① I_t/I_0 ② I_0/I_t ③ $I_t/I_0 \times 100$
④ $\log I_0/I_t$ ⑤ $-\log I_0/I_t$

해설: 흡광도(absorbance, A)는 $\log I_0/I_t = -\log I_t/I_0 = \log 1/T$이다. 여기서 I_0를 100으로 하면 I_t는 %T가 된다. 따라서 흡광도(A)는 log100 - log%T이다. 즉, "A=2 - log%T" 이다.

정답: 4

2. 퍼센트 투과율 30%를 흡광도로 나타내면? 단 log3=0.477

① 0.477 ② 0.523 ③ 1.477
④ 1.523 ⑤ 4.77

해설: A = 2 - log 30 = 2 - 1.477 = 0.523

정답: 2

3. 퍼센트 투과율 10%를 흡광도로 나타내면?

① 0.1 ② 0.5 ③ 1.0 ④ 1.5 ⑤ ②0

해설: A = 2 - log 10 = 2 - 1 = 1

정답: 3

4. 적색 용액의 경우 다음 중 어느 파장에서 최대 흡수를 나타내겠는가?

① 300 nm ② 400 nm ③ 500 nm
④ 600 nm ⑤ 700 nm

해설: 적색 용액은 청록색 빛을 흡수한다. 따라서 청록색 빛에 해당하는 것은 500 nm이다.

정답: 3

5. NADH 용액의 광로 길이 1cm, 측정파장 340 nm에서 흡광도가 0.158이었다. 이 NADH 용액의 농도에 가장 가까운 것은 어느 것인가? 단, 340 nm에서 NADH의 몰 흡광 계수는 6.3×10^3 L $\cdot$ $mol^{-1}\cdot cm^{-1}$로 한다. * ASCPi용 문제

① 5 μmol/L ② 25 μmol/L ③ 5 mmol/L
④ 25 mmol/L ⑤ 5 mol/L

해설: 흡광도 = 몰 흡광 계수 × 용액 농도 × 광로 길이
$0.158 = 6.3\times10^3 \times$ 농도 $\times 1$
농도$=0.158/6.3 \times10^3 = 25 \times 10^{-6}=25\mu$mol/L

정답: 2

6. 0.1 mmol/L의 NADH를 1 cm의 큐벳을 사용하여 340 nm에서 측정했을 때 가장 가까운 흡광도는? * ASCPi용 문제

① 6.3 ② 6.3×10^{-1} ③ 6.3×10^{-2}
④ 6.3×10^{-3} ⑤ 6.3×10^{-4}

해설: 분광광도계의 정확도가 보장될 때 NADH의 몰 흡광 계수는 $6.3\times10^3(L\cdot mol^{-1}\cdot cm^{-1})$이다. 이것은 1 mol/L 용액이 1 cm의 큐벳으로 340 nm에서 얻어지는 흡광도이므로 0.1 mmol/L의 NADH 용액에서는 흡광도가 0.63이 된다. * $6.3\times10^3 \times 10^{-4}$(0.1 mmol/L를 1 mol/L로 전환하는 인자) = 0.63

정답: 2

7. **분광분석법**에 대한 설명으로 틀린 것은? (단, 입사광은 I_0, 투과광은 I_t로 한다.)

① %T는 $(I_t/I_0)\times100$으로 나타낸다.
② 흡광도는 $\log(I_0/I_t)$로 나타낸다.
③ 측정광에 미광이 포함되면 흡광도는 낮아진다.
④ 중수소 램프는 가시광선 및 근적외선 영역의 광원이다.
⑤ 회절격자는 파장을 선택하는 데 사용된다.

해설: 중수소 램프(deuterium lamp)는 자외선 영역의 광원이다. 측정광에 미광이 포함되면 투과율이 높아지므로 흡광도는 작아진다.

정답: 4

8. 분광광도계에 대한 설명으로 옳은 것은?

① 분광기는 빛을 2개의 파장으로 나눈다.
② 광전자증배관은 휘도가 높은 광원이다.
③ 큐벳(셀)에서 굴절되어 검지기에 닿지 않은 빛을 미광이라고 한다.
④ 제논(크세논) 램프는 약간의 자외선과 가시광선의 빛을 방출하는 광원이다.
⑤ 할로젠 램프가 방출하는 휘선 스펙트럼은 파장 교정에 사용하고 있다.

해설: 광전자증배관(photomultiplier tube, PMT)은 다이노드를 갖고 있는 고감도의 광센서(수광부)이고, 제논 램프(xenon lamp)는 자외부-가시부-적외부에 걸친 연속 스펙트럼을 방출하기 때문에 이상적인 램프이다. 분광기는 특정 파장만을 선택하는 장치이다. 미광(stray light)이란 목적한 파장 이외의 빛을 말한다. 파장 교정에는 수은 램프나 네온 램프를 사용한다.

정답: 4

9. 분광광도계로 측정하는 흡광도에 대한 설명으로 옳은 것은?

① 0 ~ ∞의 값을 갖는다.
② 투과율의 역수로 나타낸다.
③ 혼탁에 의해 감소한다.
④ 용액의 두께와 반비례한다.
⑤ 용액의 농도와 반비례한다.

해설: 흡광도(A)는 용액의 농도(c)와 액층의 두께(l)에 비례

한다. 용액의 두께가 일정할 때 흡광도는 용액의 농도와 비례하며(베르 법칙), 용액의 농도가 일정할 때 흡광도는 용액의 두께와 비례한다(람베르트 법칙). %투과율(%T)은 투과율(I_t/I_o) × 100(%)이므로, A = 2 − logT%의 관계에 있다. 혼탁은 빛을 산란시켜 투과광을 감소시키므로 흡광도는 커진다.

정답:

10. 분광광도계에서 사용하는 단색화 장치는?

① 셀(큐벳) ② 슬릿 ③ 회절격자
④ 광전자증배관 ⑤ 할로젠램프

해설: 분광광도계는 광원부, 분광부, 시료부, 측정부, 기록부로 구성된다. 분광부는 단색화 장치라고 하며, 단일 파장을 얻기 위한 분산장치로서 회절격자나 프리즘이 이용되고 있다.

정답: 3

11. 분광광도계에 대하여 **틀린** 것은?

① 흡광도가 높을수록 노이즈 레벨이 낮아진다.
② 스펙트럼 밴드의 폭이 좁을수록 노이즈 레벨이 높아진다.
③ 중수소램프는 자외선을 방출하는 광원이다.
④ 파장을 선택하는 데 회절격자가 사용된다.
⑤ 단색화 장치의 미광이 작을수록 직선성이 좋다.

해설: 흡광도가 높아진다는 것은 투과하는 빛의 양이 적다는 것이기 때문에 노이즈 레벨은 높아진다.

정답: 1

12. 글루코스 산화 효소-과산화 효소(GOD-POD) 법에 의한 혈당 측정에서, 글루코스 표준액(200 mg/dL)의 퍼센트 투과율이 10%, 환자 혈청의 퍼센트 투과율이 1.0%였다. 환자 혈청의 글루코스는 몇 mg/dL인가? 단, 비어 법칙(Beer's law)에 따르는 것으로 한다.

① 20 ② 50 ③ 100 ④ 200 ⑤ 400

해설: 흡광도(A)와 퍼센트 투과율(%T)의 관계는, A = 2 − log%T이다. 투과율 10%일 때의 A는 2−log10=1이며, 투과율 1.0%일 때의 A=2−log1=2이다. Cs = Au/As × Cs = 2.0/1 × 200 = 400

정답: 5

13. 형광광도계에 대해 **틀린** 것은?

① 광원은 제논 램프를 사용한다.
② 큐벳(셀)은 석영 제품을 사용한다.
③ 물질이 들뜬 상태로부터 바닥상태로 떨어질 때 빛을 방출한다.
④ 저농도에서 형광 강도는 농도와 비례한다.
⑤ 형광은 1차광보다 단파장이다.

해설: 형광은 들뜬상태에서 바닥상태로 떨어질 때 나오는 빛으로 1차광(여기광)보다 파장이 크고(장파장), 에너지 준위가 낮다.

정답: 5

14. 분광광도계와 원자흡광광도계에 공통으로 들어 있는 구성 부품은?

① 회절격자 ② 큐벳(셀) ③ 버너
④ 텅스텐 램프 ⑤ 속빈(중공)음극 램프

해설: 공통적인 것은 단색화장치와 수광부이다.

정답: 1

15. Lambert-Beer 법칙이 성립하는 조건에서 흡광도 1.0의 %T는 흡광도 2.0일 때의 몇 배인가?

① 2배 ② 4배 ③ 5배 ④ 10배 ⑤ 20배

해설: Lambert-Beer 법칙에 기초하여 흡광도(A)와 투과율(T%)의 관계는 "A = 2 − log%T" 의 관계이다. 흡광도 1의 퍼센트 투과율은 10%이고, 흡광도 2의 퍼센트 투과율은 1%이다. 따라서 10배가 된다.

정답: 4

16. **드라이 케미스트리**에 사용되는 광도계는?

① 분광광도계 ② 형광광도계 ③ 원자흡광광도계
④ 네펠로미터 ⑤ 반사율광도계

해설: 드라이 케미스트리(dry chemistry)는 시험지법으로 측정하기 위한 장치로서 반사율광도계가 사용된다.

정답: 5

17. Ca, Mg, Cu 등과 같은 중금속을 측정하기 위한 장치는?

① 분광광도계 ② 형광광도계 ③ 원자흡광광도계
④ 네펠로미터 ⑤ 반사율광도계

해설: 원자흡광광도계(atomic absorption spectrophotometer, AAS)는 중금속을 측정하는 데 사용된다.

정답: 3

18. 빛 검출기인 수광부가 광원의 영향을 받지 않는 각도에 있는 것은?

① 분광광도계 ② 형광광도계 ③ 원자흡광광도계
④ 염광광도계 ⑤ 반사율광도계

해설: 수광부가 광원과 일직선상에 있지 않고 광원의 영향을 받지 않는 다른 각도에 배치된 것은 형광광도계와 네펠로미터이다.

정답: 2

19. 속빈(중공) 음극 램프를 사용하는 장치는?

① 분광광도계 ② 형광광도계 ③ 원자흡광광도계
④ 네펠로미터 ⑤ 반사율광도계

해설: 원자 흡광 분석은 시료를 버너에 분무하여 발광하지 않을 정도로 가열하여 원자를 바닥 상태로 놓으면, 원자 자신이 들뜬 상태로 될 때 방출하는 빛을 선택적으로 흡수한다. 흡수된 빛의 양을 분광광도계로 측정한다. 원자흡광광도계의 광원은 속빈 음극 램프(中空陰極 램프, hollow cathode lamp)가 사용되며, 분석하는 원소에 따라 해당 램프를 교체하여 사용한다.

정답: 3

20. 광원이 **없는** 것은?

① 분광광도계 ② 형광광도계
③ 원자흡광광도계 ④ 화학발광광도계
⑤ 반사율광도계

해설: 화학발광(chemiluminescence)이란 화학 반응에 의해 생성된 들뜬 상태의 분자가 바닥 상태로 떨어질 때 방출되는 빛을 가리킨다. 보통 산화 반응을 이용하는데, 반응이 빠르고, 직접 발광 에너지를 측정하기 때문에 감도가 매우 높으며(10^{-18} mol/L), 광원이 필요 없다. 최근에는 RIA를 대체하는 방법으로 많이 사용되고 있다.

정답: 4

21. 광원으로서 레이저 광선을 사용하는 광도계는?

① 분광광도계 ② 형광광도계 ③ 원자흡광광도계
④ 네펠로미터 ⑤ 반사율광도계

해설: 네펠로미터(nephelometer)에는 레이저 광선을 사용하기도 한다. He-Ne 가스에 의한 레이저 광선은 파장이 632.8 nm로 파장의 정도가 좋고, 직선성과 집광성이 좋다.

정답: 4

22. 산란광을 측정하는 것은?

① 분광광도계 ② 형광광도계 ③ 원자흡광광도계
④ 네펠로미터 ⑤ 반사율광도계

해설: 네펠로미터는 혼탁액의 입자에 의해 형성된 산란광을 측정한다.

정답: 4

23. 적색 용액이 가장 많이 흡수하는 빛의 파장은?

① 340 nm ② 450 nm ③ 505 nm
④ 610 nm ⑤ 700 nm

해설: 색깔이 있는 착색 용액은 특정한 파장의 빛을 흡수하고 또 어떤 파장의 빛은 통과시킨다. 빛은 전자기파이며, 파장에 따라 빛의 이름을 나타낸다.

가시광선은 다음과 같이 세분화한다. 여기서 "흡수된 빛 색깔"은 해당 파장의 빛 색깔을 의미하고, "투과된 빛 색깔"은 "흡수된 빛 색깔"과 보색 관계에 있다.

파장	흡수광	투과광
390-435	보라색	노란색-초록색
435-490	파란색	노란색
490-580	초록색	빨간색
580-595	노란색	파란색
595-650	오렌지색	초록색-파란색
650-750	빨간색	파란색-초록색

빨간색 용액은 초록색(490-580 nm)을 흡수하고 빨간색을 통과시킨다. 그래서 빨간색으로 보이는 것이다.

정답: 3

24. 흡광도와 농도가 500 mg/dL까지 직선성을 나타내는 물질의 검체 흡광도는 0.15이며, 농도가 200 mg/dL인 표준액의 흡광도는 0.3일 때, 검체의 농도는 얼마인가?

① 50 mg/dL ② 100 mg/dL ③ 150 mg/dL
④ 200 mg/dL ⑤ 250 mg/dL

해설: 착색 용액의 흡광도는 일정한 범위 안에서 농도와 비례한다. 이것을 베르 법칙(Beer's law)이라고 한다. 또한 흡광도는 빛이 통과하는 셀의 두께와 비례한다. 이것을 람베르트 법칙(Lambert's law)이라고 한다. 보통 셀의 두께가 일정하므로 흡광도는 베르 법칙을 적용한다.

검체의 흡광도(unknown absorbance)를 Au, 표준액의 흡광도(standard absorbance)를 As, 검체의 농도(unknown concentration)를 Cu, 그리고 표준액의 농도(standard concentration)를 Cs라고 하면, 이들의 관계는 "Au/As=Cu/Cs"로 나타낸다. 따라서 "Cu = Au/As × Cs"이다. 농도 500 mg/dL까지 이 공식이 유효하므로, Cu = 0.15/0.3 × 200 = 100 mg/dL이다.

정답: 2

25. 분광광도계의 구성 요소 중 빛의 세기를 전류의 세기로 전환시키는 것은?

① 광원 ② 단색화 장치 ③ 큐벳
④ 수광부 ⑤ 기록장치

해설: 분광광도계(spectrophotometer)는 5개의 요소, (1) 광원, (2) 분광기, (3) 큐벳 또는 셀, (4) 수광부, (5) 미터(판독기)로 구성된다.

1) 광원: 텅스텐 램프(근자외선-가시광선-근적외선, 360-800 nm), 할로젠 램프(가시광선, 380-760 nm), 수소 램프(자외선, 220-360 nm), 중수소방전관(자외선, 190-340 nm), 제논 램프(자외선), 수은 램프(자외선-가시광선, 불연속 스펙트럼, 336, 405, 546, 578 nm)
2) 분광기: 필터, 프리즘, 회절격자. 프리즘과 회절격자의 유효 파장폭 또는 반치폭은 0.5 nm 이하이다. 반치폭 또는 유효 파장폭이란 투과광의 강도가 1/2 최대강도일 때의 빛의 파장폭으로 필터를 포함한 단색화 장치의 성능을 평가하는 데 지표로 사용된다. 현재 가장 많이 사용되는 것은 회절격자이다.

3) 큐벳(셀): 석영(자외선), 유리(자외선이 투과되지 않음), 플라스틱

4) 수광부: 수광부는 셀을 통과한 단색광의 에너지를 전기신호로 변환하는 장치로 .광전지, 광전관, 광전자증배관(photomultiplier tube, PMT), 광전다이오드(photodiode) 셀이 있다.

광전자증배관(PMT)의 경우 빛이 음극에 조사되면 전자가 방출되는데, 이것을 다이노드(dynode)로 알려진 일련의 양극이 증폭시킨다. 보통 10-15단계를 통해 증폭되며, 최종적으로는 최초보다 100만 배 이상으로 전류가 증폭된다. 현재 가장 많이 사용되고 있는 빛 검출기이다.

광전다이오드(감광성 반도체 소자) 검출기는 256-2048개의 광전다이오드가 일렬로 배열되어있다. 이러한 배열로 인해 각 광전다이오드는 특정한 파장(자외선/가시광선의 연속 스펙트럼)과 반응한다. 해상력은 보통 1-2 nm이다.

5) 판독기: 전류를 흡광도로 전환시키는 장치이다.

정답: 4

26. 유효 반치폭에 대한 설명으로 옳은 것은?

① 광원의 파장 범위이다.
② 분광기를 통과하는 투과광의 전체 범위이다.
③ 투과광의 강도가 최대의 1/2에 해당될 때의 파장 범위이다.
④ 반치폭이 클수록 단색화 장치의 성능이 좋다.
⑤ 반치폭이 작으면 검량선의 직선 범위도 작아진다.

해설: 유효 반치폭(half band pass)이란 투과강의 에너지 세기가 최대(100%)의 1/2에 해당될 때의 파장 범위이다. 이것이 작을수록 분광기의 성능이 좋으며, 직선성의 범위가 커진다.

정답: 3

27. 발광 스펙트럼을 측정하는 것은?

① 분광분석 ② 원자흡광분석 ③ 형광분석
④ 비탁분석 ⑤ 반사율분석

해설: 형광은 1차광에 의해 들뜬 상태로 되었다가 방출되는 1차광과 전혀 다른 파장의 빛이다. 대표적인 발광분석은 염광분석과 형광분석이 있으며, 현재 염광분석은 사용하지 않는다.

정답: 3

28. 최근에 약물 분석에 주로 이용되는 방법은?

① 원자흡광분석법 ② 산란광 분석법
③ 반사율 분석법 ④ 형광 편광 면역측정법
⑤ 방사면역측정법

해설: 현재 약물 분석에는 형광 편광 면역측정법(FPIA)이 이용되고 있다. 이 방법이 자동분석기에 적용되어 있다.

정답: 4

29. 면역화학 측정에 가장 많이 이용되는 면역글로불린은?

① IgG ② IgA ③ IgE ④ IgD ⑤ IgM

해설: 면역화학 측정에 가장 많이 이용되는 항체의 성분은 IgG이다.

정답: 1

30. 티록신을 미량적정 플레이트(microtiter plate)를 사용하여 경쟁적 효소면역측정법(EIA)으로 측정할 경우 신호가 가장 강한 것은?

① 시료에 티록신의 농도가 낮다.
② 시료에 티록신의 농도가 높다.
③ Microtiter의 웰에 기질이 첨가되지 않았다.
④ 시료에 효소 억제제가 존재한다.
⑤ 웰의 표면에서 결합해있던 항체가 떨어졌다.

해설: 티록신 농도가 낮으면 효소가 표지된 티록신(효소 표지 항원)이 고상 항체에 많이 결합한다. 결합하지 못한 표지 항원은 제거된다. 고상 항체에 결합해 있는 효소 표지 항원에 기질을 첨가하면 생성물이 많이 생기며 이를 통해 효소 활성을 측정한다. 항원의 농도는 표준곡선에서 구한다. ①을 제외한 나머지는 효소 활성이 저하하는 조건들이다.

정답: 1

31. 항체 결합 부위와 그것에 상응하는 항원의 에피토프 사이에 일어나는 상호작용의 에너지를 무엇이라고 하는가?

① 감도 ② 특이성 ③ 면역성 ④ 친화성
⑤ 후크 효과

해설: 감도는 측정할 수 있는 최저 농도를 가리키며, 특이성은 어떤 항체에 특정 항원만이 결합하는 성질을 가리키며, 면역 반응을 일으키는 것을 가리키며, 후크 효과(Hook effect)는 분석물질의 고농도로 인하여 위음성이 나타나는 현상을 가리킨다.

정답: 4

8. 질량분석

질량분석(mass spectrometry, MS)은 물질을 구성하고 있는 원자나 분자를 다양한 방법으로 이온화하고, 그 질량(mass, m)과 수를 측정함으로써 물질을 동정하거나 농도를 측정하는 방법이다. 이 분석법은 원자나 분자 하나하나를 이온화하여 측정하기 때문에 감도가 매우 높다.

질량분석기의 원리 및 구성

① 시료 도입부 → ② 이온화부 → ③ 질량분석부(분리) → ④ 검출부 → ⑤ 진공배기부 → ⑥ 데이터 처리부

① 시료 도입부: 직접 도입(batch) 방식과 GC, HPLC, CE 등의 분리분석을 개입시킨 방식(GC-MS, LC-MS, CE-MS)이 있다.
② 이온화부: 이온화 방법은 여러 가지가 있으나 많이 이용되고 있는 방법은 매트릭스-지원 레이저 이탈이온화(matrix-assisted laser desorption/ionization, MALDI)법과 일렉트로-스프레이 이온화(electrospray ionization, ESI)법이다.
③ 질량분석부: 여기서 질량/전하비(m/z; 물질마다 고유의 값을 가짐)에 따라 분리된다. 비행시간형 질량분석(time-of-flight mass spectrome -ter, TOF-MS)법에서는 가속전압(V)으로 이끌어낸 펄스상 이온빔의 비행시간(TOF)이 m/z에 따라 달라지는 것을 이용하여 이온을 분리한다. m/z이 작은 이온일수록 빠르고, 반대로 m/z이 큰 이온일수록 느리게 검출기에 도달한다.
④ 검출부: 광전자증배관, 마이크로 채널 플레이트
⑤ 데이터 처리부: TOF 등의 분석 정보가 질량으로 환산된 질량 스펙트럼(mass spectrum)이 만들어진다.

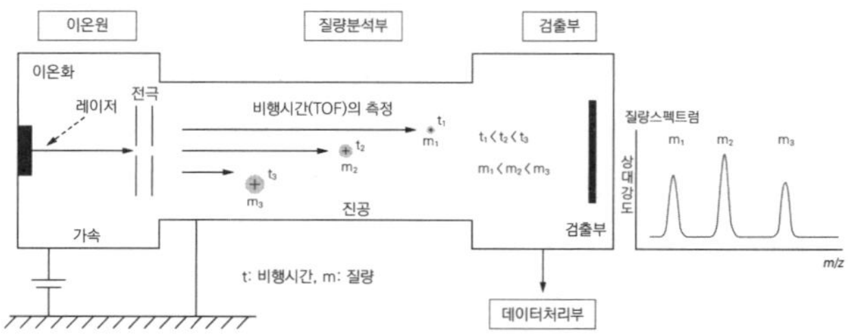

그림 8.1 MALDI-TO-MS의 개요

9. 전기영동

● 원리

전하를 띠고 있는 물질이 전기장 안에서 반대 극으로 이동하는 현상을 이용한 분석법이다. 입자의 이동도는 목적 분자의 크기, 형태, 표면전하 수에 따라 변하며, 또한 용매(전기영동 완충 용액) 중의 전해질, 이온강도 및 pH에 의해 좌우된다(셀룰로스 아세트산염막 전기영동, 아가로스 젤 전기영동).

이동도는 입자의 총 전하량과 비례하고 용액의 마찰계수와 반비례한다.

이동도(v)=C×Q/η

C: 상수, Q:하전량, η(eta): 용액의 마찰계수

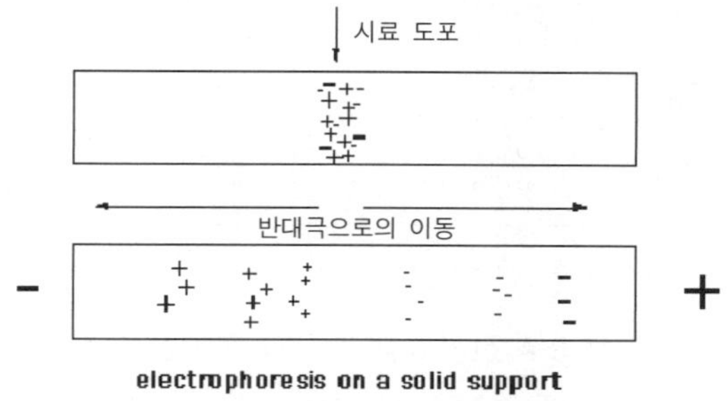

그림 9.1 전기영동의 원리

● 전기삼투

액체와 고체가 접촉하는 곳에 전압을 가하면 하전 입자 및 분자의 전기영동 현상과 반대 방향으로 액체가 이동하는 현상이 발생하는데, 이를 **전기삼투(electroendosmosis)**라고 한다. 따라서 지지체와 접하는 완충 용액이 +로 하전되어 음극으로 이동한다. 혈청 단백질에서는 γ-글로불린이 전기삼투의 영향을 받아 음극 측으로 약간 이동한다.

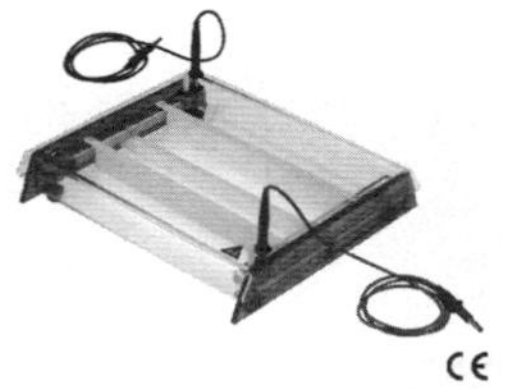

그림 9.2 셀룰로스 아세트산염막 전기영동 상자

> 전기영동의 이동도는 전기영동과 전기삼투의 균형에 의해 결정된다.

● 모세관 전기영동

모세관 전기영동(capillary electrophoresis, CE 또는 capillary zone electrophoresis, CZE)은 전기삼투 현상을 이용하여 물질을 분리하는 방법이다. 물질은 음극으로 이동한다.

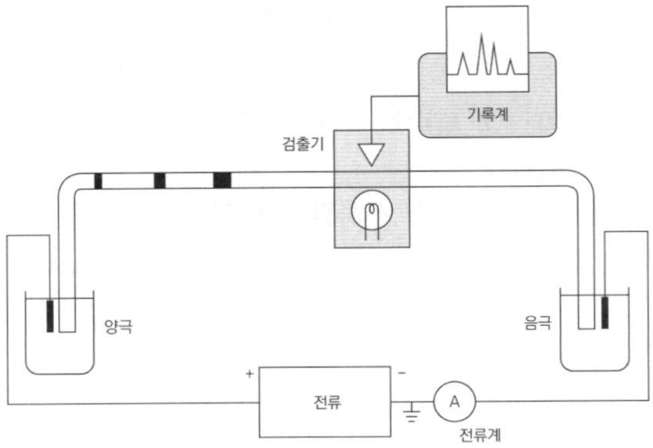

그림 9.3 모세관 전기영동 장치의 구성

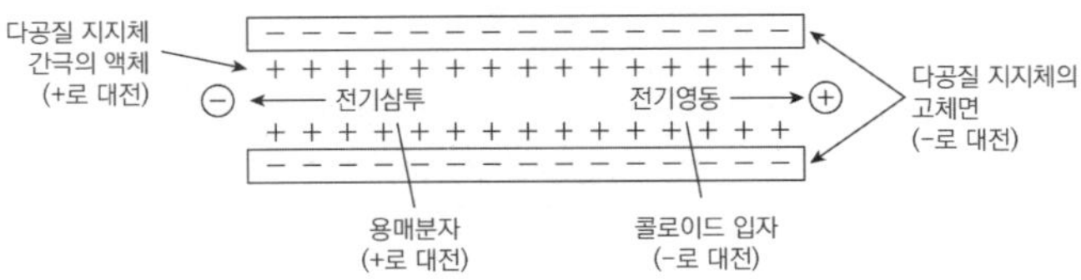

그림 9.4 전기영동 현상과 전기삼투 현상

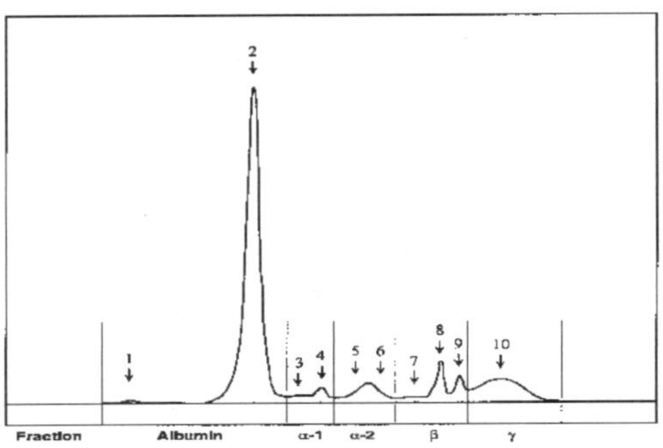

그림 9.5 혈청 단백질의 모세관 전기영동 패턴

1. 프리알부민 2. 알부민 3. α_1-산성 당단백질
4. α_1-항트립신 5. 합토글로빈 6. α_2-매크로글로불린
7. 헤모펙신 8. 트랜스페린 9. 보체 10. γ-글로불린

모세관 띠 전기영동 요약

- 시료 마개(sample plug)를 이동시키기 위해 전기삼투 유동(electroosmotic flow, EOF)을 이용한다.
- EOF의 정도와 방향은 방법적으로 조종될 수 있다.
- 열이 더 효율적으로 소실되기 때문에 더 높은 전압이 적용될 수 있다. 이것이 더 빠르게 분리되는 근거이다.

● 셀룰로스 아세트산염막 전기영동

혈청 단백질 전기영동 과정

① 지지체(60×76 mm)를 완충 용액에 담그어 충분히 적신 후 혈청 도포(완충 용액: 바르비탈 pH 8.6, 이온강도 0.06 ~ 0.07)

* 완충 용액의 pH에 의해 단백질이 음(-) 전하를 띤다.

* 완충 용액의 이온강도(μ)가 커지면 줄(J)열이 발생하여 띠가 확산되며 이동이 느려진다. 열 발생은 심지유동(wick flow)을 발생시킨다.

μ = 1/2Σ [(이온의 몰농도) × (이온의 원자가)^2]

② 전기영동(막폭 1 cm당 0.4-0.8 mA, 이동한 길이 3-4 cm될 때까지 통전)

③ 염색: Ponceau-S 또는 -3R(적색)

④ 탈색: 1-3% 아세트산 용액

⑤ 투명화: 데칼린(decalin)

⑥ 농도 측정: 농도계(densitometer)

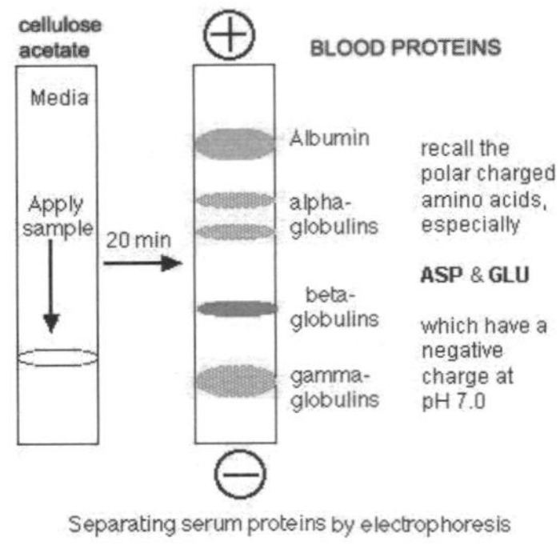

그림 9.6 셀룰로스 아세트산염막에 의한 혈청 단백질 전기영동

* 셀룰로스 아세트산염막 전기영동은 현재 검사실에서거의 사용하지 않는 Historical Technique이 되었다.

● 면역 전기영동(IEP)

과정

1) 시료를 웰에 넣음
2) 전기영동(통전)
3) 홀에 항혈청 넣음
4) 항원항체의 침강 반응에 의해 아크 형성
5) 단백질 염색 시약: CBB(coomassie brilliant blue) Amidoblack 10B
6) 지질단백질 염색 시약: Sudan black B, Oil red O, Fat red 7B

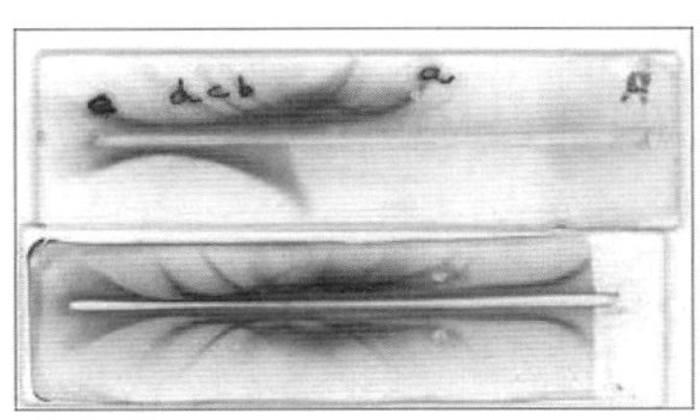

그림 9.7 면역 전기영동도

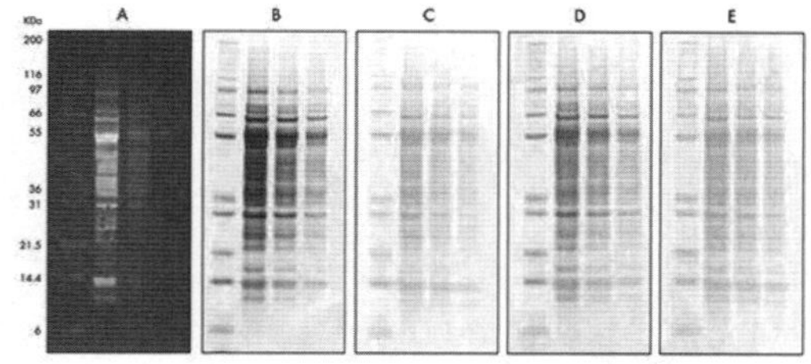

그림 9.8 전기영동 염색의 종류

A: Transillumination, B: Coomassie Brilliant Blue
C: Ponceau-S red, D: Amido black, E: CPTS

10. 크로마토그래피

원리 및 정의

분리할 성분이 **정지상(stationary phase)**과 **이동상(mobile phase)**에 대한 친화성의 차이에 의해 분리하는 분석법을 크로마토그래피(chromatography)라고 한다.

크로마토그래피의 종류

이동상이 액체인 것을 액체 크로마토그래피(liquid chromatography, LC)라고 하고, 이동상이 기체인 것을 가스 크로마토그래피(gas chromatography, GC)라고 한다. 또한 지지체의 형태에 따라 이름을 붙이기도 한다.

① 종이 및 박층 크로마토그래피
　가장 기본적인 크로마토그래피의 하나로 현재 임상에서는 사용하지 않고 있다. 물질의 이동률(Rf)을 구하면 표준물질과의 비교를 통해 해당 물질의 동정과 정량이 가능하다.

$$Rf = \frac{\text{물질의 이동 거리}}{\text{용매의 이동 거리}} = \leq 1$$

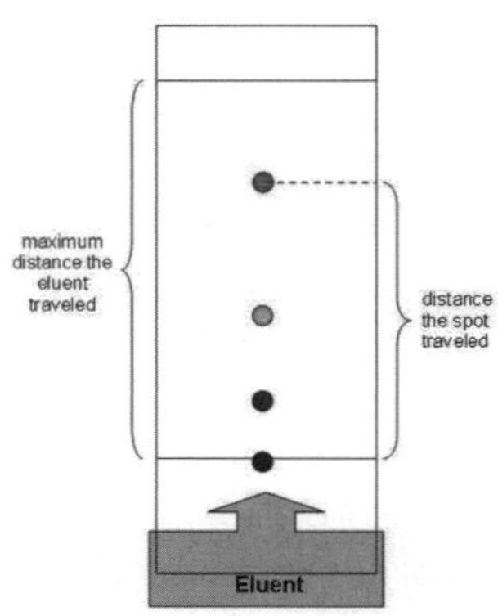

그림 10.1 종이 및 박층 크로마토그래피

② 칼럼 크로마토그래피(칼럼 내 정지상의 종류에 따른 분류): 젤 여과(세파덱스 등의 분자체 효과 이용) 크로마토그래피, 친화성 크로마토그래피(항원-항체, 효소-기질), 및 이온교환수지 이용한 이온교환 크로마토그래피가 있다.

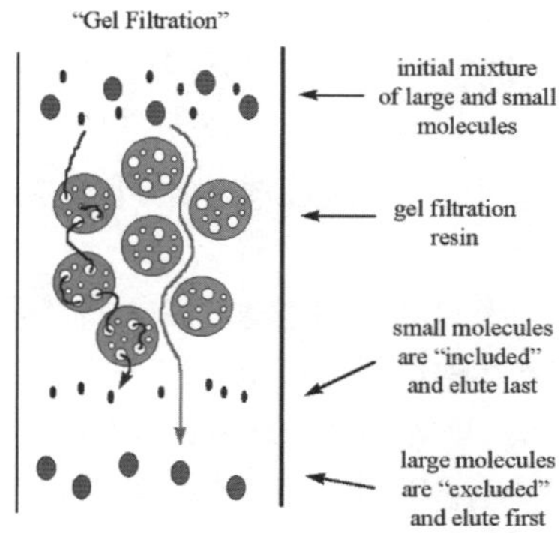

그림 10.2 젤 여과 크로마토그래피

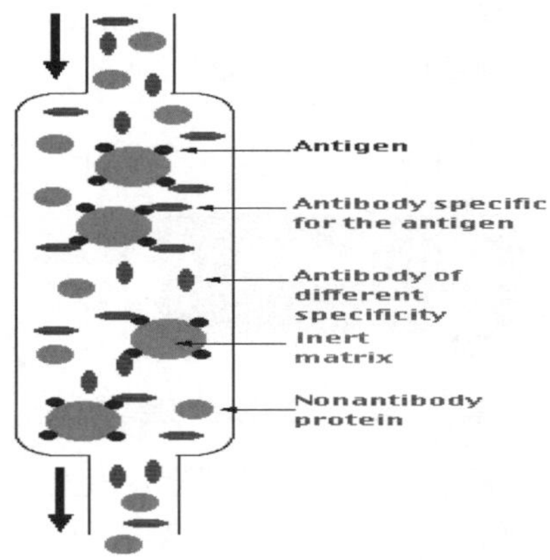

그림 10.3 친화성 크로마토그래피

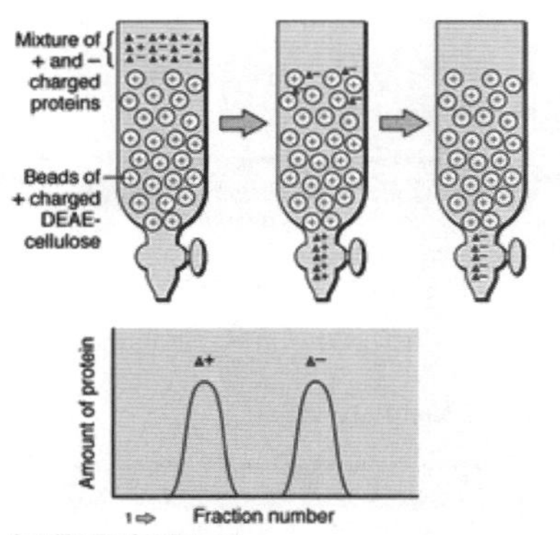

그림 10.4 이온교환 크로마토그래피

③ 고속 액체 크로마토그래피(high performance liquid chromatography): 고압펌프(1000-3000 psi)를 사용하여 시료와 유기용매가 길이 약 30 cm, 직경 2-4 mm의 칼럼을 빠르게 통과할 수 있도록 한 크로마토그래피이다. HPLC는 분리 능력과 분석 속도가 빠르며, 호르몬, 약물, 아미노산, HbA_{1c} 등을 정밀하게 분석하는 데 이용하고 있다. 시료나 용매는 여과 및 탈기(가스 제거) 장치로 전처리한다.

* 고정상이 액체이면 분배 크로마토그래피이다.

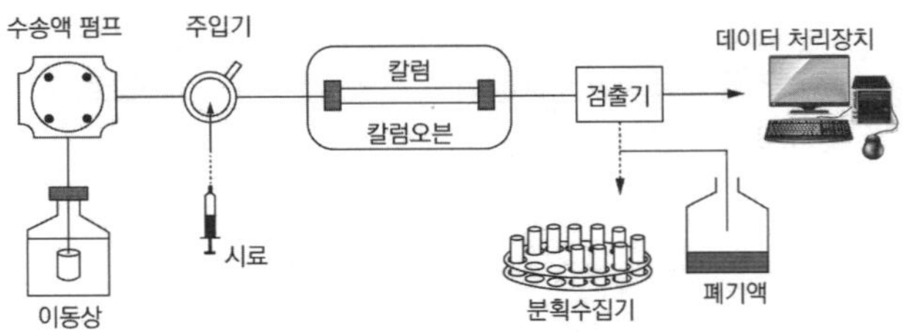

그림 10.5 HPLC 장치의 기본 구성

④ 가스 크로마토그래피: 이동상으로 기체(헬륨, 질소, 아르곤 등)을 사용하며, 고정상으로는 고체(흡착 크로마토그래피)와 액체(분배 크로마토그래피)가 사용된다. 주로 유기화합물의 분석에 사용된다. 질량분석계와 연결하여 사용하고 있다(GC/MS). GC는 이동상이 기체이기 때문에 분리가 신속하지만 분석 대상이 되는 물질은 분자량 500 이하의 휘발성 화합물이다. 분자량이 큰 단백질은 분리할 수 없다.

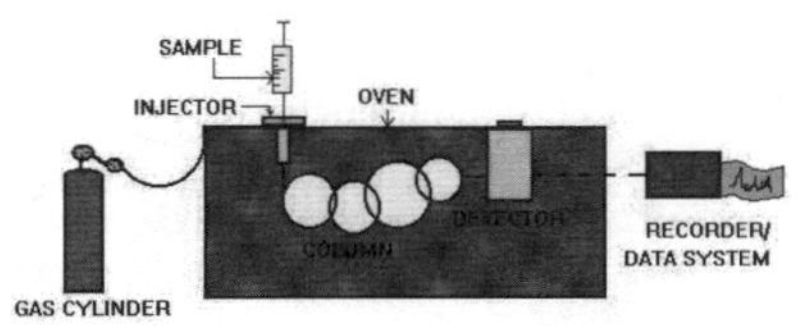

그림 10.6 가스 크로마토그래피

[참고] 정상상 크로마토그래피는 정지상이 극성(polar)이고 이동상이 비극성(nonpolar)인 크로마토그래피이다. 이와 반대로 정지상이 비극성이고, 이동상이 극성인 것을 역상 크로마토그래피라고 한다(그림 10.7).

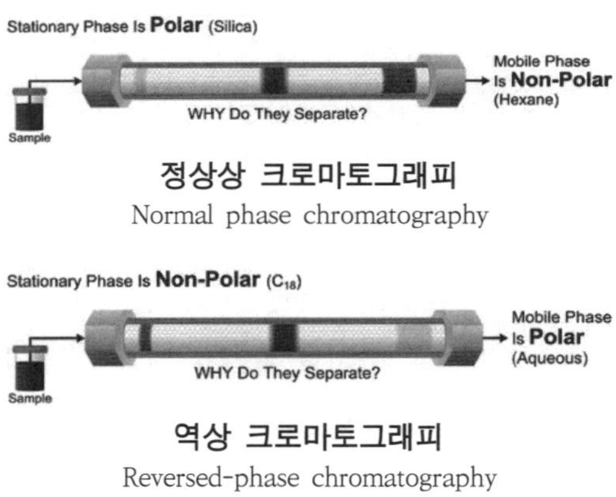

그림 10.7 정지상과 이동상의 성질에 따른 크로마토그래피의 종류.

11. 이온 선택 전극

원리

특정 이온에 선택적으로 감응하는 전극, 즉 이온 선택 전극(ion selective electrode, ISE)과 비교 전극(기준 전극, reference electrode)을 피검액 중에 넣어, 양 전극 간의 전위차를 측정한다. 전극 전위차 E와 이온 활성 α_1 과의 사이에는 의 관계가 있으며, E를 구함으로써 a_1을 계사할 수 있다.

$$E = E_0 \times \frac{2.303RT}{F} \times \log a_1$$

* E_0 = 표준전위, R = 기체정수, T = 절대온도, F = 파라데이정수

이온 선택 전극의 종류

① 유리 전극: pH, Na(산화알루미늄, 산화붕산 함유)
② 고체막 전극: Cl^-, Br^- 등
③ 액체막 전극: **K^+(발리노마이신 액체막)**, Ca^{2+}
④ 가스 감응막 전극: O_2, H_2O_2

pH 미터

전극 내부액과 다른 용액(피검액)에 전극을 넣으면, **유리막** 내외에 피검액의 pH에 대응한 전위차가 생기는데, 이 전류를 증폭시켜(진공관 전압계) pH로 계산한다. **비교 전극(참조 전극)**은 일정한 전위를 갖는 기준이 되는 전극이다. 다시 말하면, 수소 이온에 감응하여 화학전지를 형성하는 것이다.

* 비교 전극의 내부에는 포화 염화칼륨(KCl)액이 들어있다.

칼로멜 전극 ▌pH 기지 내액 ▌유리막 ▌피검액 ▌포화KCl ▌칼로멜 전극

* Hg · HgCl 전극을 칼로멜 전극이라고 한다.

① pH = - $\log[H^+]$
② pH 표준 완충 용액
옥살산칼륨 1.68, **프탈산염 4.01,**
중성인산염 6.86, 붕산염 9.18, **탄산염 10.02**

Q: pH 4와 pH 7의 차이는?

A: pH 4의 수소이온농도는 10^{-4} mol/L이고 pH 7의 수소이온 농도는 10^{-7} mol/L이므로 pH 4가 pH 7 보다 수소 이온 농도가 1,000배 많다.

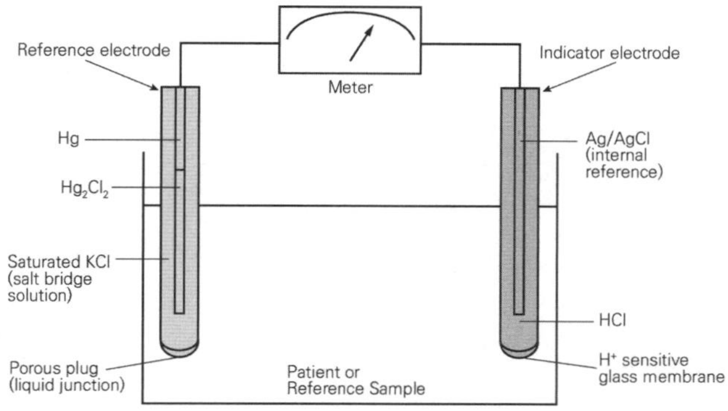

그림 11.1 pH meter

[참고 1] 발리노마이신

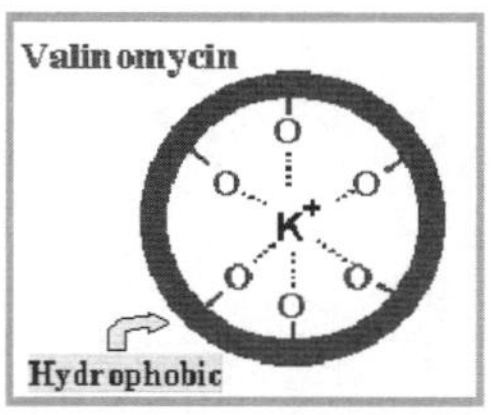

그림 11.2 발리노마이신 구조

[참고 2] 크라운 에테르 전극

Na^+ 측정용: 12-crown-4

K^+ 측정용: 15-crown-5

[참고 3] Clark 전극(PO_2 측정)

양극: 은 · 염화은 전극

음극: 백금(Pt) 전극

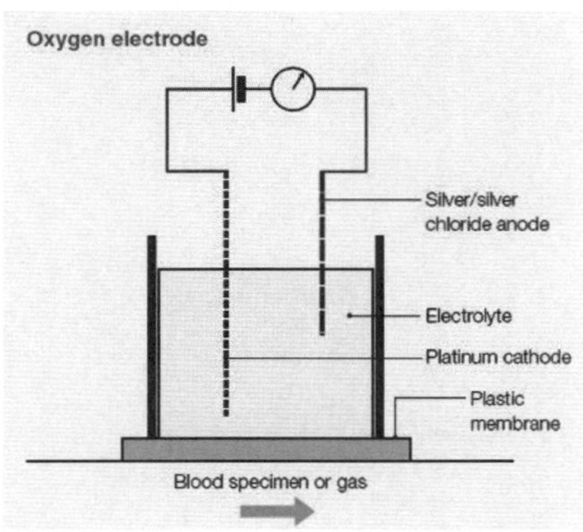

그림 11.3 PO_2 전극

[참고 4] Severinghaus 전극(PCO_2)

전극은 CO_2는 통과하지만 H^+는 통과하지 못하는 **Teflon 반투과성 막**으로 구성되어 있다. 통과된 CO_2는 "$CO_2 + H_2O \rightarrow H_2CO_3 \rightarrow H^+ + HCO_3^-$"의 반응을 거쳐 H^+을 생성하고 이 H^+을 측정한다.

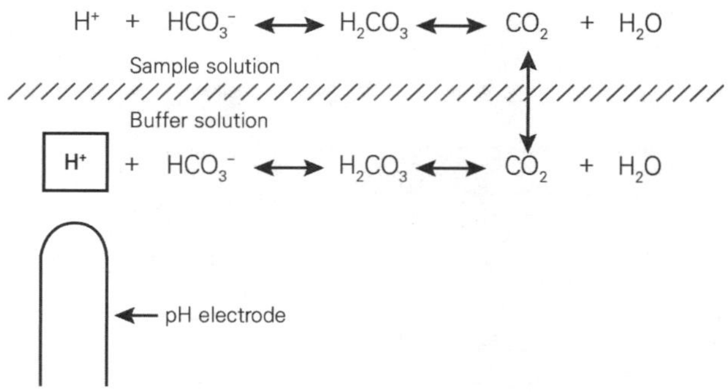

그림 11.3 Severinghaus PCO_2 전극의 원리

12. 전량분석법

피검 물질을 완전히 전기분해하거나 적정분석 시약을 등전점에 도달할 때까지 발생시켜 이때까지의 전기량으로부터 피검물질의 양을 구한다.

[예] 염화물측정기(chloridometer): 전류를 넣으면 **은전극**에서 유리된 Ag^+이 시료 중의 Cl^-과 반응하여 AgCl을 형성하면서 침전된다. 시료 중의 Cl^-이 모두 소진되면 Ag^+이 증가하고, 이로 인해 용액의 전기전도도가 급증하여 전류 공급을 중단시킨다. **통전시간은 Cl^- 농도와 비례한다**.

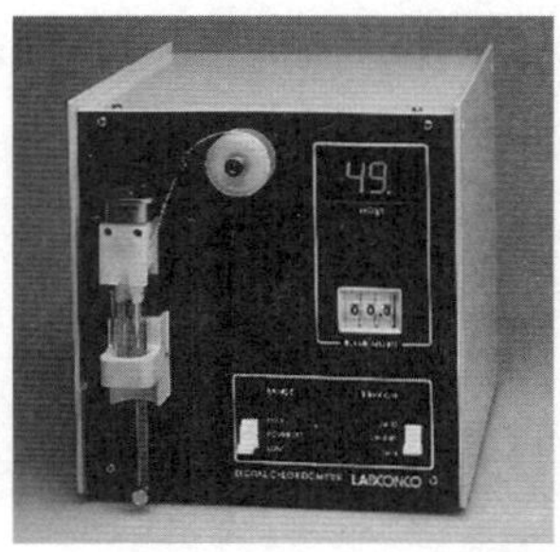

그림 12.1 염화물측정기(은 전극을 사용함)

13. 삼투압 측정

- 용액 중에 포함되어 있는 용질의 입자 수 측정
- 용질의 수에 따른 용액의 물리적 총괄성 변화
  ① 삼투압↑ ② 증기압↓ ③ 빙점↓ ④ 비등점↑
- 빙점삼투압계: 비해리성 물질 1 mol(1 osmol)은 어는점을 **1.86℃**낮추는 것에 근거하여 용액의 오스몰랄 농도(Osmol/kg)를 구한다. 임상에서는 "오스몰랄 농도 측정"과 "삼투압 측정"을 같은 의미로 사용하고 있다.

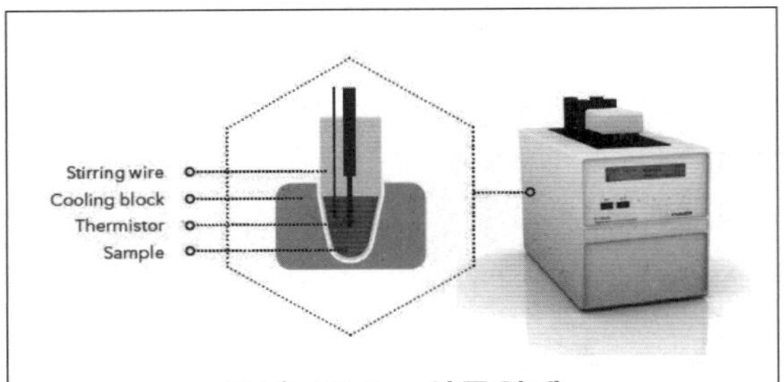

그림 13.1 삼투압계

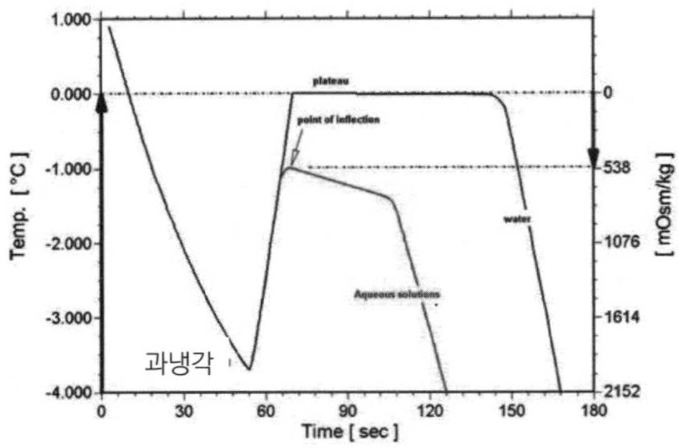

그림 13.1 빙점 저하 곡선

* 과냉각(super cooling) 후 물 분자들이 얼음을 형성하면서 융합열을 방출하여 온도가 상승하며, 물의 경우 전체가 고체화되면 0 ℃이다.

연습문제 -분리분석, 전기화학

1. 전류가 흐르는 전기장에서 전하를 띤 입자를 분리하는 분석 기법은?

① 전량분석 ② 전기영동 ③ 크로마토그래피
④ 질량분석 ⑤ 이온 선택 전극법

해설: 전기영동(electrophoresis)은 전하를 띤 입자가 이동하는 현상을 이용한 분석법이다. 전기장 내에서 하전 입자는 반대 극으로 이동한다.

전기영동

1) 전기영동 원리

시료 중에 있는 전하를 띤 입자가 전기장(electrical field) 안에서 반대 극 으로 이동하는 현상을 이용한 분리분석법이다. 입자의 이동도는 총 전하량과 비례하고 입자의 크기 및 완충액의 점도와 반비례한다.

2) 전기삼투(electroendosmosis)

지지체와 완충액이 접촉하면 경계면에서 지지체는 (-)전하, 완충 용액은 (+)전하를 띠어 완충 용액이 음극으로 이동하는 현상이 전기삼투이다. 혈청 단백질 전기영동에서는 감마글로불린이 전기삼투의 영향을 받아 음극 쪽으로 약간 이동한다.

3) 물질 분리 능력

전기영동에서 물질의 분리는 전기영동과 전기삼투에 의해 결정된다.

4) 이동도

용액에 일정한 전압을 통전시켜 막 폭 1 cm당 1볼트의 전위 균배가 있을 때 용액 중의 전하를 띤 입자가 1초 동안에 이동하는 거리(cm)를 가리킨다. 이동도는 전하량과 비례하고 마찰계수와 반비례한다.

5) 완충액의 이온 강도

$\mu = 1/2\Sigma[(\text{이온의 몰농도}) \times (\text{이온의 원자가})^2]$

이온 강도가 커지면 줄열이 발생되어 밴드가 확산되기 때문에 명확하지 않다. **이온 강도가 높으면 영동 속도가 느리고, 이온 강도가 낮으면 영동 속도가 빠르다.**

6) 열

열이 발생하면 지지체의 표면에서 수분이 증발한다. 증발의 정도는 가운데가 강하다. 수분이 증발되면 주위의 수분이 모세관 현상에 의해 가운데로 모이기 때문에 입자의 이동에 영향을 미친다. 이러한 현상을 심지유동(wick flow)이라고 한다.

분석법	원리
크로마토그래피	분석할 성분의 이동상과 정지상에 대한 친화성, 즉 상호작용의 차이에 의해 물질을 분리하는 기법이다. 성분과 정지상의 작용이 강하면 성분의 이동이 느려지고, 반대로 정지상과 작용이 약하면 성분의 이동이 빨라진다.
질량분석(MS)	혼합물을 진공 상태에서 이온화하고, 이온을 질량(m)과 전하(z)의 비율(m/z)에 따라 분리하는 기법이다.

정답: 2

2. 분석 물질의 정지상과 이동상에 대한 친화성의 차이에 따라 분리하는 분석법은?

① 전량분석 ② 전기영동 ③ 크로마토그래피
④ 질량분석 ⑤ 이온 선택 전극법

해설: 정지상(stationay phase)과 이동상(mobile phase)에 대한 친화성의 차이에 따라 분석하는 기법을 크로마토그래피(chromatography)라고 한다.

정답: 3

3. 시료를 진공 중에서 이온화하여, 각각의 이온을 질량과 전하의 비율(*m/z*)에 따라 분리하는 기법은?

① 전량분석 ② 전기영동 ③ 크로마토그래피
④ 질량분석 ⑤ 이온 선택 전극법

해설: 질량분석(mass spectrometry)은 분자의 질량과 전하의 비율(m/z)에 따라 이온을 띠는 물질을 분리하는 분석법이다.

정답: 4

4. 특정 이온과 선택적으로 반응하여 전위를 생성하는 막을 이용한 측정법은?

① 전량분석 ② 전기영동 ③ 크로마토그래피
④ 질량분석 ⑤ 이온 선택 전극법

해설: 이온 선택 전극(ion selective electrode, ISE)은 특정 이온에 반응하여 막에 생성된 전위를 측정하는 장치이다. pH 미터의 유리 전극은 H^+만을 측정한다.

정답: 5

5. 발리노마이신 전극으로 측정하는 것은?

① Na^+ ② Cl^- ③ Ca^{2+} ④ K^+ ⑤ H^+

해설: 발리노마이신이 포함된 액체막 전극으로 측정하는 것은 칼륨 이온이다.

정답: 4

6. 바르게 연결한 것은? (2개 선택)

① K^+ — 유리 전극
② Ca^{2+} — 은 · 염화은 전극
③ Mg^{2+} — 발리노마이신 전극
④ Na^+ — 크라운 에테르 전극
⑤ Cl^- — 셀로판막 전극

해설: 이온 전극의 선택성을 나타내는 리간드로서 이용되고 있는 발리노마이신 전극은 K^+, 크라운 에테르 전극은 Na^+(12-crown-4)과 K^+(15-crown-5), 제4급암모늄염 전극은 Cl^-, 그리고 셀로판막 전극은 Ca^{2+}을 측정한다. Mg^{2+}은 ISE로 측정하지 않는다.

정답: 4

7. pH 미터 교정액을 바르게 연결한 것은?

① pH 1.7 — 프탈산 완충액
② pH 4.0 — 붕산 완충액
③ pH 6.9 — 인산 완충액
④ pH 9.3 — 탄산 완충액
⑤ pH 10.1 — 옥살산 완충액

해설: pH 표준액은 6 종류가 있다(25℃). 옥살산염 표준 용액 1.68, 프탈산염 표준 용액 4.01, 중성 인산염 표준 용액 6.86, 인산염 표준 용액 7.41, 붕산염 표준 용액 9.18, 탄산염 표준 용액 10.01.

정답: 3

8. pH 미터에 대한 설명으로 옳은 것은?

① 내부액은 KOH이다.
② 지시 전극은 크라운 에테르 전극이다.
③ 용액 온도의 영향을 받지 않는다.
④ 수소 이온에 감응하는 전극을 사용한다.
⑤ pH 6.8의 교정에는 붕산염 pH 표준 용액을 이용한다.

해설: pH 미터의 유리 전극(glass electrode)은 용액의 pH에 비례하여 기전력을 발생하는 유리막이 전극 선단에 있고, 내부에는 유리 전극 내부액(0.1 mmol/L HCl)과 내부 전극이 들어있다. 비교(기준) 전극 안에는 포화 KCl 용액이 들어있다. 용액의 온도는 pH에 영향을 미친다. pH 6.8의 교정에는 인산염 완충 용액(25℃, pH 6.86)을 사용한다.

정답: 2, 4

9. 유리 전극의 pH 미터에서 pH 7의 표준 용액으로 사용되고 있는 것은?

① 1/100 mol/L, 붕산나트륨
② 1/40 mol/L, 인산 완충 용액
③ 1/20 mol/L, 바비탈 완충 용액
④ 1/20 mol/L, 프탈산수소칼륨
⑤ 1/15 mol/L, 타르타르산수소칼륨

해설: 문제 7번 해설 참조

정답: 2

10. 칼륨 측정용 이온 선택 전극은?

① 무기염 전극
② 클라크 전극
③ 유리 전극
④ 셀로판막 전극
⑤ 발리노마이신 전극

해설: 1) 무기염 전극은 할로젠 전극, 2) 클라크 전극은 산소 분압 전극, 3) 유리 전극은 나트륨 이온 전극 또는 pH 전극, 4) 크라운 에테르막 전극은 뉴트럴 캐리어(neutral carrier)막 전극으로 15-crown-5의 기본 구조를 가진다.

정답: 5

11. pH 미터에서 pH 4를 맞추기 위해 사용하는 교정 완충 용액은?

① 프탈산 완충 용액
② 인산 완충 용액
③ 붕산 완충 용액
④ 글라이신 완충 용액
⑤ 탄산염 완충 용액

해설: 수산염 1.68, 프탈산 4.01, 중성인산염 6.86, 인산염 7.41, 붕산염 9.18, 탄산염 10.02

정답: 1

12. 분자의 크기에 의존하여 분리하는 것은?

① 역상 크로마토그래피
② 소수성 크로마토그래피
③ 젤 여과 크로마토그래피
④ 이온교환 크로마토그래피
⑤ 친화성 크로마토그래피

해설: 젤 여과 크로마토그래피(gel filtration chromatography)는 분자의 크기에 따라 분리하는 방법이다. 칼럼 속에는 정지상(stationary phase)으로 세파덱스(sephadex) 같은 다공성 젤이 사용된다.

정답: 3

13. 임상화학 검사에서 아미노산, 카테콜아민, 혈중 약물 및 헤모글로빈 A_{1c} 등의 측정에 이용되고 있는 분석 방법은?

① 모세관 전기영동
② 가스 크로마토그래피
③ 고속 액체 크로마토그래피
④ 효소면역측정법
⑤ 방사면역측정법

해설: 임상화학에서 가스 크로마토그래피(GC)는 지방산 분석에 응용되고 있다. 고속 액체 크로마토그래피(HPLC) 장치는 기본적으로 수송액부, 시료 도입부, 칼럼, 검출부, 기록부로 구성된다.

정답: 3

14. G-단백질과 사람 IgG와의 관계를 이용하여 혈청 IgG를 분리•정제하는 크로마토그래피는?

① 역상 크로마토그래피
② 소수성 크로마토그래피
③ 젤 여과 크로마토그래피
④ 이온교환 크로마토그래피
⑤ 친화성 크로마토그래피

해설: G-단백질과 IgG의 친화성을 이용한 것이 G-단백질 친화성 크로마토그래피이다.

정답: 5

15. 전기삼투를 이용한 분석법은?

① 면역 전기영동 ② 아가로스 젤 전기영동
③ 모세관 전기영동 ④ PAGE
⑤ 전분 젤 전기영동

해설: 전기삼투(electroendosmosis)를 이용한 것이 모세관 전기영동이다.PAGE: polyacrylamide gel electrophoresis

정답: 3

16. 0.01 M 염산 용액의 pH는?

① 2 ② 3.5 ③ 6.8 ④ 12 ⑤ 13

해설: pH = - log[H$^+$], pH = -log 10^{-2} = -(-2) = 2

정답: 1

17. 이동상으로 헬륨, 질소 또는 아르곤과 같은 기체를 사용하여 시료 중의 기화할 수 있는 분자량이 작은 무기물 혹은 유기물을 분리하는 기법은?

① 전기영동 ② 질량분석
③ 종이 크로마토그래피 ④ 가스 크로마토그래피
⑤ 고속 액체 크로마토그래피

해설: 정지상이 액체이고 이동상이 기체일 때 물질이 액체와 기체 중 어디에 용해되느냐의 차이, 즉 분배의 차이에 의해 분리하는 기법이 가스 크로마토그래피(GC)이다. 이것은 분자량 500 달톤 이하의 작은 성분만 분리할 수 있고 단백질과 같은 고분자 물질은 분리할 수 없다.

정답: 4

18. 시료 주입기, 용매 이동 시스템, 정지상을 담고 있는 칼럼, 고압펌프, 검출기로 구성된 분석 장치는?

① 모세관 전기영동 ② 질량분석계
③ 화학발광분석계 ④ 가스 크로마토그래피
⑤ 고속 액체 크로마토그래피

해설: 칼럼에 정지상의 충전제를 첨가한 경우, 칼럼의 길이가 클수록, 또한 칼럼의 직경이 작을수록, 그리고 충전제의 밀도가 높을수록 이동상의 유속이 느려진다. 이러한 칼럼 크로마토그래피의 단점을 보완하기 위해 고압펌프(압력: 1000-3000 psi)로 시료와 이동상이 빠르게 칼럼을 통과할 수 있게 한 것이 고속 액체 크로마토그래피(high performance liquid chromatography, HPLC)이다. 여기에 사용되는 칼럼은 보통 길이가 30 cm, 직경 2-4 mm의 것이 사용된다. 칼럼을 통과한 용출물질은 검출기에서 측정되고 그래프로 그려지는데, 이것을 크로마토그램(chromatogram)이라고 한다.

정답: 5

19. 분자량에 의존하여 분리하는 크로마토그래피는?

① 박층 크로마토그래피 ② 종이 크로마토그래피
③ 친화성 크로마토그래피 ④ 젤 여과 크로마토그래피
⑤ 이온 교환 크로마토그래피

해설: 1) **종이 크로마토그래피**에서는 종이 성분이 정지상이고, **박층 크로마토그래피**(thin layer chromatography, TLC)에서는 유리판이나 금속판에 코팅시킨 알루미나, 실리카겔 등의 흡착제가 정지상이다. 종이 및 박층 크로마토그래피에서는 이동률(Rf)를 구하여 물질의 종류를 확인할 수 있다.

$$\text{Rf} = \frac{\text{원점에서 샘플 반점까지의 거리}}{\text{원점에서 용매가 이동한 지점까지의 거리}}$$

종이 및 박층 크로마토그래피는 **<샘플 도포 → 용매 전개 → 건조 → 염색 → 검출>** 과정을 거친다.

2) **친화성 크로마토그래피**는 정지상으로 분리할 성분과 강한 친화성을 나타내는 작용기나 분자를 가진 지지체를 칼럼에 채우고 시료를 첨가한 후 씻어내면 목적하는 성분 이외의 성분은 씻겨 나온다. 항원과 항체의 특이한 반응 또는 효소와 기질의 특이한 반응을 이용한 것이 친화성 크로마토그래피이다.

3) **젤 여과 크로마토그래피**는 정지상 충전제로서 그물망처럼 가교화한 텍스트란, 아가로스, 아크릴아마이드 등의 연질 젤(상품명 sephadex, spharose) 또는 유리, 실리카, 합성수지 등의 다공성 경질 젤을 사용한다. 시료를 칼럼에 첨가하고 용매로 씻겨내면 분자량이 작은 것은 칼럼을 통과하면서 구멍 속에 들어갔다 나왔다 하기 때문에 늦게 칼럼을 빠져나온다. 그러나 분자량이 큰 것은 구멍에 출입할 수 없어서 먼저 빠르게 빠져나온다.

4) **이온 교환 크로마토그래피**는 정지상 충전제로 양이온이나 음이온을 띤 교환체를 사용한다.

크로마토그래피 분류

종이 크로마토그래피 paper chromatography
박층 크로마토그래피 thin layer chromatography
칼럼 크로마토그래피 column chromatography
- **액**체 크로마토그래피 liquid chromatography(**LC**)
  - **흡**착 크로마토그래피(분배, 이온교환 포함) adsorption chromatography
  - **젤** 여과 크로마토그래피 gel filtration chromatography
  - **친**화성 크로마토그래피 affinity chromatography
  - **고**속 액체 크로마토그래피 high performance liquid chromatography(**HPLC**)
- **가**스 크로마토 그래피 gas chromatography(**GC**)

정답: 4

20. 칼럼 크로마토그래피에서 정상상 크로마토그래피의 설명으로 옳은 것은?

① 정지상과 이동상이 둘 다 극성이다.
② 정지상과 이동상이 둘 다 비극성이다.
③ 정지상이 극성이고 이동상이 비극성이다.
④ 정지상이 비극성이고 이동상이 극성이다.
⑤ 정지상이 다공성 젤이고 이동상이 비극성이다.

해설: 정지상이 극성이고 이동상이 비극성인 것을 정상상 크로마토그래피(normal phase chromatography)라고 하며, 정지상이 비극성이고 이동상이 극성인 것을 역상 크로마토그래피(reverse phase chromatography)라고 한다.

정답: 3

21. 셀룰로스 아세트산염막을 사용하여 단백질을 전기영동할 때 알부민이 다른 단백질보다 빠르게 양극으로 이동한 것은 무엇의 차이 때문인가?

① 분자량 ② 총 전하 ③ 펩타이드 결합 수
④ 단백질 농도 ⑤ 모양

해설: 단백질의 이동도에 가장 영향을 미치는 것은 분자가 띄는 전하의 세기이다.

정답: 2

22. 지지체 전기영동에서 이동도가 짧아졌다. 그 이유로 타당한 것은?

① 완충 용액이 너무 많이 농축되었다.
② 전류가 너무 과하게 흘렀다.
③ 밴드 길이가 짧아졌다.
④ 시료의 도포 양이 너무 많았다.
⑤ 영동 시간이 너무 길었다.

해설: 완충액이 지나치게 농축되면 이온 강도가 높아져 이동도가 짧아진다. 2, 5는 이동도가 커진다. 3, 4는 이동도에 영향을 미치지 않는다.

정답: 1

23. 면역 전기영동을 염색했더니 짙은 청색으로 되었다. 사용한 염료는?

① Ponceau S ② Coomassie Brilliant Blue
③ Oil Red O ④ Sudan Ⅲ
⑤ Fat Red 7B

해설: 단백질:①(red), ②(dark blue); 지방: ③, ④, ⑤

정답: 2

면역 전기영동(immunoelectrophoresis, IEP)의 과정은 다음과 같다.

1) 웰에 혈청을 넣음
2) 전기영동
3) 홀에 항혈청을 넣음
4) 항원 항체가 침강 반응에 의해 아크를 형성함
5) 염색: Amidoblack 10B, CBB

24. pH 구배를 사용하여 분자를 분리하는 전기영동 방법은?

① 띠 전기영동 ② 면역전기영동 ③ 칼럼 전기영동
④ 등전점 전기영동 ⑤ 한천 젤 전기영동

해설: 등전점 전기영동(isoelectric focusing electrophoresis, IEF)은 pH 구배를 형성하는 양성 전해질의 혼합물(carrier ampholyte)을 이용하여 단백질을 그 등전점에 집합시켜 침전시키는 방법이다. 이 방법은 pH 0.001단위로 단백질을 분리할 수 있는 분해능(resolution)이 뛰어나 연구 분야에서 많이 이용되고 있다.

정답: 4

25. 질량분석에서 성분을 규명하기 위해 사용하는 파라미터는?

① 분자량 ② 분자 크기 ③ 이동도
④ 정체 시간 ⑤ 용해성

해설: 질량분석은 분자의 질량 대 전하의 비율에 기초하여 이온을 분리하는 방법이다.

정답: 1

26. HPLC에서 용출 기법은?

① 양성 ② 등전점 ③ 이온교환 ④ 분배 ⑤ 여과

해설: HPLC는 정지상과 이동상이 모두 액체이기 때문에 성분이 어느 쪽에 더 친밀성이 있는가, 즉 분배(partition or gradient)에 의해 용출이 결정된다. 정지상이 액체이면 분배를 원리로 한다.

정답: 4

27. 용액 속에 포함되어있는 전체 용질의 입자 수를 측정하는 데 사용되는 분석법은?

① 전기영동 ② 삼투압 측정 ③ 크로마토그래피
④ 질량 분석 ⑤ 전량 분석

해설: 삼투압(osmotic pressure)이란 어떤 용액의 삼투osmosis(반투막을 사이에 두고 농도가 다른 두 용액이 있을 때 물 분자가 농도가 낮은 쪽에서 높은 쪽으로 이동하는 현상)에 의해 생긴 정수압을 의미하는데, 이 압력은 용액에 포함되어 있는 전체 입자에 의해 생긴 것이다. 따라서 용액에 포함되어있는 입자의 농도를 오스몰 농도(osmolarity, Osmol/L) 또는 오스몰랄 농도(osmolality, Osmol/kg)로 표현하는데, 이것은 용액의 삼투압과 같은 의미를 지닌다. 오스몰랄 농도를 측정하는 기기를 osmometer, 방법을 osmometry라고 한다.

정답: 2

글루코스와 같은 비해리성 분자 1 M은 1 Osmol이다. 어떤 분자의 오스몰농도는 몰농도에 분자가 해리할 때 생기는 입자 수를 곱하면 된다. 예를 들어, NaCl은 해리하면 Na^+과 Cl^- 2개의 입자가 생기므로 NaCl 1M은 "1×2", 즉 2 Osmol이 된다.

28. 용매에 용해된 입자 수가 증가할 때 나타나는 용액의 물리적 성질의 변화로서 옳은 것은?

① 삼투압 저하 ② 증기압 상승 ③ 어는점 저하
④ 끓는점 저하 ⑤ 녹는점 상승

해설: 용액에 입자 수가 증가하면 4가지의 물리적 성질, 즉 (1) 어는점(빙점,freezing point)이 저하하고, (2) 증기압(vapor pressure)이 저하하고, (3) 삼투압(osmotic pressure)이 상승하고, (4) 끓는점(비등점, boiling point)이 상승한다. 어는점이 저하하면 녹는점(melting point)도 저하한다. 이러한 4가지 성질을 총괄성(colligative property) 또는 속일성이라고 한다.

정답: 3

29. 빙점 삼투압계는 용액에 포함되어있는 비이온성 물질 1M이 어느점을 몇 ℃ 낮추는 것에 근거하여 삼투압을 측정하는가?

① 0.5 ② 0.8 ③ 1.2 ④ 1.9 ⑤ 2.4

해설: 용액 중에 포함된 비이온성 물질 1 M은 1 osmol에 해당하며, 이것은 어는점(빙점)을 1.86℃ 낮춘다.

정답: 4

[빙점 삼투압계의 측정 원리]

(1) 시료 컵을 냉매제가 들어있는 시료실에 넣고, 버튼을 눌러 교반기 헤드를 아래로 내린다.
(2) 과냉각(supercooling, −4℃)이 시작된다.
(3) 교반봉 작동하여 얼음 결정이 형성된다.
(4) 얼음 결정 형성 시 융합열이 방출되는데, 이것을 서미스터(thermistor)가 측정한다.
(5) 온도가 안정화되어 평형 상태(plateau)가 되면 온도가 판독되고, 이것이 오스몰랄농도로 기록된다.

30. pH 미터 전극은?

① 유리 전극 ② 가스 투과막 전극 ③ 액체막 전극 ④ 효소막 전극 ⑤ 이온교환 전극

해설: 이온 전극은 [비교 전극 ‖ 피검 용액 ‖ 이온 전극]의 측정계에서 측정 대상 이온에 감응하여 Nernst 식에 따라, 그 이온 활성에 대응한 전위차를 생성한다.

정답: 1

□ pH meter

1) 원리

① 전위차계

일정한 온도에서 일정한 전위를 지닐 수 있도록 한 반전지의 지시전극과, 적당한 기준 전위를 지닌 기준(비교) 전극 사이의 **전위차**를 측정하는 장치이다.

2) 지시 전극의 종류

전극 내부액과 다른 용액(피검액) 중에 넣으면, 전극막 내외에 pH에 따라 전위가 생긴다.

① **유리 전극**

3) 비교 전극의 종류

지시 전극의 발생 전위를 +로 나타내기 위해 기준이 되는 전극이다.

① 칼로멜 전극(염화수은 전극), ② 염화은 전극

4) pH 측정시 주의점

① 전극은 깨지기 쉬우므로 조심해서 다루어야 한다.
② 전극은 증류수로 충분하게 씻어야 한다.
③ 사용 후 전극은 증류수에 담가놓는다.
④ 표준 용액과 피검 용액의 온도는 가능하면 비슷하게 하여 측정한다.
⑤ 오랫동안 사용하지 않을 때는 전극을 빼서 보관한다.

31. 유리 전극을 사용하는 pH 미터에 응용되고 있는 원리는?

① 지시약의 흡광도
② 표준 용액과 피검액의 투과율 비교
③ 전위차의 변화
④ 삼투압의 변화
⑤ 전도도(비교 저항률)의 변화

해설: 31번 문제 해설 참조

정답: 3

32. 발리노마이신 액체막 전극으로 측정하는 것은?

① K^+ ② Na^+ ③ H^+ ④ Cl^- ⑤ Ca^{2+}

해설: 이온 선택 전극의 종류

1) 고체막 전극

① 유리 전극: 특정 이온에 선택적으로 응답하는 유리막을 가진 전극이다. H^+, Na^+ 측정용 전극이 있다.
② 단일결정막 전극: 플루오린화 란타넘의 합성 단일 결정에 의한 플루오린 전극이다.
③ 균질고체막 전극: 무기난용염을 막에 사용한 전극으로 Cl^-, Br^-, I^-을 측정한다.
④ 불균질고체막 전극: 무기난용염을 유기 바인더에 분산시킨 것을 막에 사용한다. F^-, Cl^-, CN^-측정용 전극이다.

2) 액체막 전극

이온교환체, 중성 캐리어, 크라운 에테르 등의 소수성 용액을 다공질막 중에 유지시켜 사용한다. K^+(발리노마이신 함유 액체막), Ca^{2+} 측정용 전극이 있다.

3) 가스투과막 전극

용액 중의 기체가 전극 표면을 덮고 있는 고분자막을 투과하여, 내부 전극에서 전기를 일으키는 것을 이용한 것으로, PO_2(Clark 전극), PCO_2,(Severinghaus 전극), 암모니아의 분압 측정에 사용한다.

4) 효소 전극

전극 표면에 유지시킨 효소 반응에 의해 생성 혹은 소비된 물질을 전기화학 장치로 선택적으로 측정한다. 과산화수소 전극, 산소 전극, 암모니아 가스 전극 등이 있다.

5) 반도체 전극

6) 크라운 에테르 전극

Na용은 12-crown-4, K용은 15-crown-5의 기본 구조를 갖는다.

정답: 1

33. 음극은 백금, 양극은 염화은으로 구성된 전극은?

① 산소 전극 ② 이산화탄소 전극
③ 유리 전극 ④ 발리노마이신 전극
⑤ 크라운 에테르 전극

해설: 산소 전극(PO_2 전극, Clark 전극)은 양극이 은/염화은, 음극이 백금(platinum, Pt)으로 구성된다. 이 전극은 **전류계**이며, 전류량은 산소량과 비례한다.

34. Teflon 반투과성 막으로 구성된 전극으로 측정하는 것은?

① K ② Na ③ Ca ④ O_2 ⑤ CO_2

해설: 전극은 CO_2를 통과시키고 H^+을 통과시키지 못하는

Telfron 반투과성 막으로 구성되어 있다. 통과된 CO_2는 "$CO_2 + H_2O \rightarrow H_2CO_3 \rightarrow H^+ + HCO_3^-$"의 반응을 거쳐 H^+을 생성하며, 이것을 측정한다.

정답: 5

35. 전량분석을 이용하여 측정하는 것은?

① Na^+ ② K^+ ③ Cl^- ④ Ca^{2+} ⑤ HCO_3^-

해설: 전량분석(coulometry)를 이용하여 측정하는 대표적인 것은 염화물 측정기(chloridometer)이다. 염화물 측정기에 시료를 희석시킨 피검액에 은 전극을 담그고 전류를 넣으면(타이머가 작동함), 은 전극에서 유리된 Ag^+이 시료 중의 Cl^-과 반응하여 AgCl을 형성하면서 침전됨. 시료 중의 Cl^-이 모두 소진되면 Ag^+이 증가하고, 이로 인해 용액의 전기전도도가 급증하여 전류 공급을 중단시킨다(타이어가 정지됨). 통전 시간은 Cl^- 농도와 비례한다.

정답: 3

14. 정도관리

검사에서 신뢰성 있는 결과를 산출하기 위해 발생하는 오차가 허용된 범위 안에 있는 것인지를 감시하는 관리 수단이 **정도관리(quality control, QC)**이다.

오차의 종류

1) 고유 오차: 용혈, 식사, 측정기구, 방법
2) 기술 오차: 우발 오차, 계통 오차

정확도와 정밀도

1) 정밀도(precision): 재현성(reproducibility)을 나타내는 지표.
2) 정확도(accuracy) : 참값(true value)에 어느 정도 가까운가를 나타내는 지표.

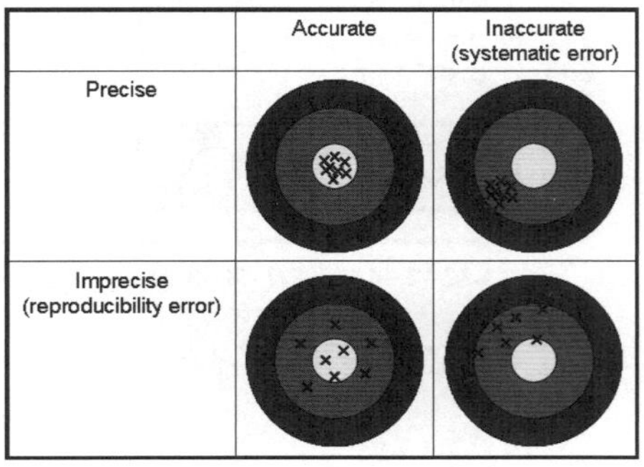

그림 14.1 측정치의 정확도와 정밀도

정밀도 관리

1) 내부관리법: 환자의 측정치(데이터)로부터 통계적으로 산출하는 방법
   ① 정상자 평균치법 ② 넘버 플러스법
   ③ 반복 측정법 ④ 델타 점검법
   ⑤ 경고치 점검법
2) 외부관리법: **관리혈청**을 이용하는 방법
   ① Levey-Jennings 관리도법(그림 14.2)

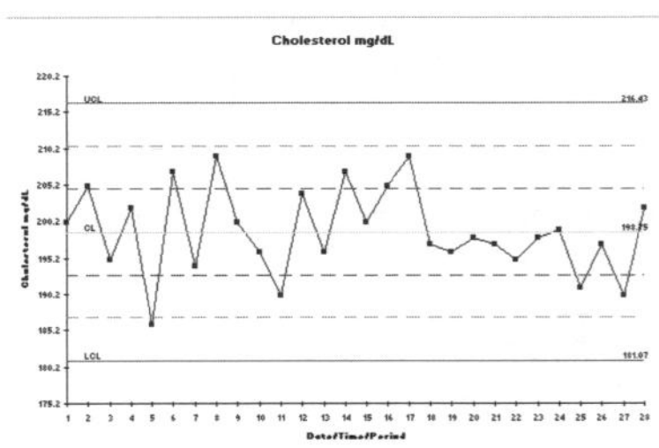

그림 14.2 Levey-Jennings 관리도

Westgard Multirules

1_{2s} : 한 개의 컨트롤 값이 ±2SD와 ±3SD 사이에 위치한다. * **경고**

1_{3s} : 한 개의 컨트롤 값이 ±3SD를 초과한다. * **우발 오차**

2_{2s} : 연속적인 두 개의 컨트롤 값이 ±2SD와 ±3SD사이에 위치한다. * **계통 오차**

R_{4s} : 연속적인 두 개의 컨트롤 값 차이가 4SD를 초과한다. * **우발 오차의 가능성**

4_{1s} : 연속적인 네 개의 컨트롤 값이 ±1SD를 초과한다. * **계통 오차**

10_{x} : 연속적인 10개의 값이 평균을 기준으로 어느 한쪽 방향으로 분포한다. * **계통 오차**

* 1_{2s}를 제외한 나머지는 분석을 중단하고 원인을 규명해야 함

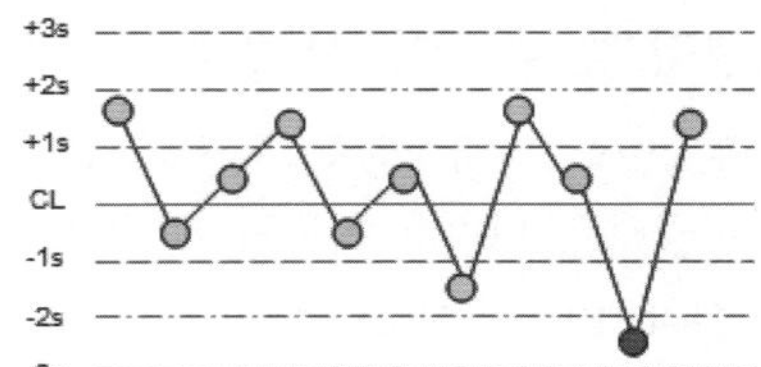

그림 14.3 판정: 1_{2S}

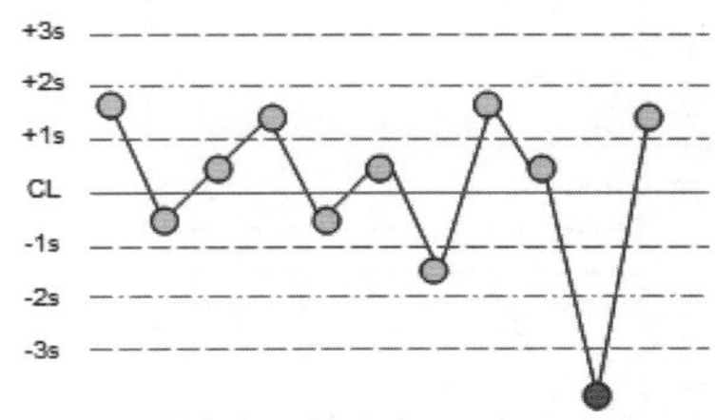

그림 14.4 판정: 1_{3S}

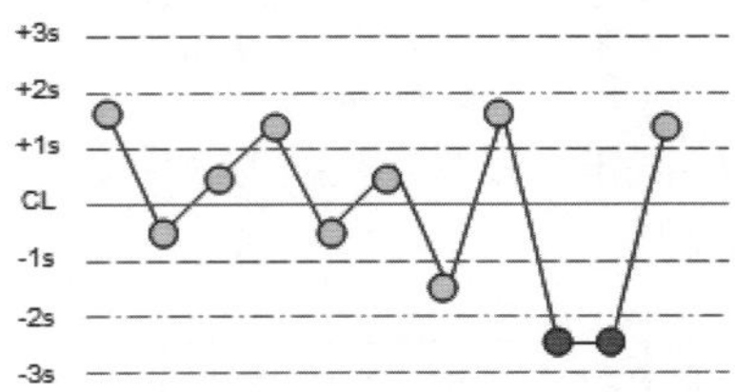

그림 14.5 판정: 2_{2S}

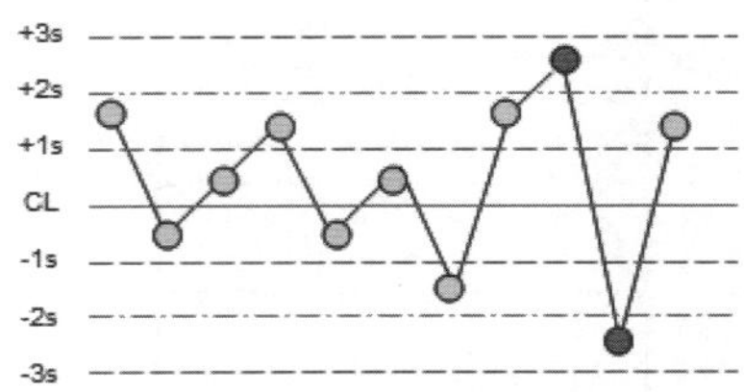

그림 14.6 판정: R_{4S}

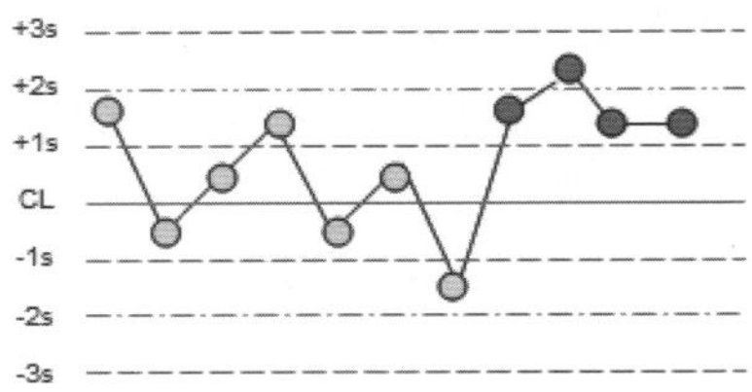

그림 14.7 판정: 4_{1S}

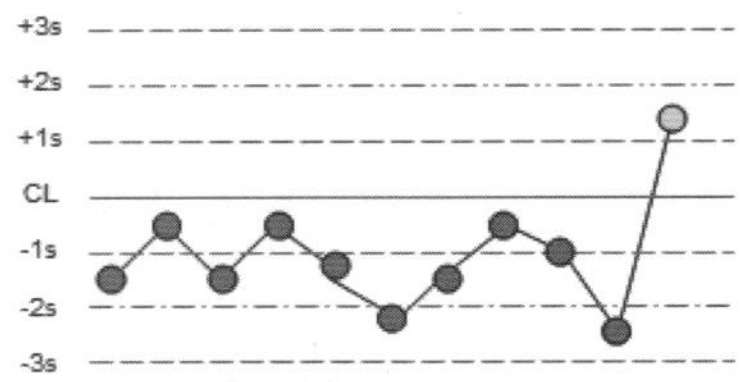

그림 14.8 판정: 10_x

● 2종류의 관리 혈청 사용 시 멀티룰 위반 판정

Control 1과 Control 2, 두 종류의 관리혈청을 사용할 때 특정 날짜에 멀티룰 위반이 있으면 두 개의 값을 더해서 다음의 그림과 같이 판정한다.

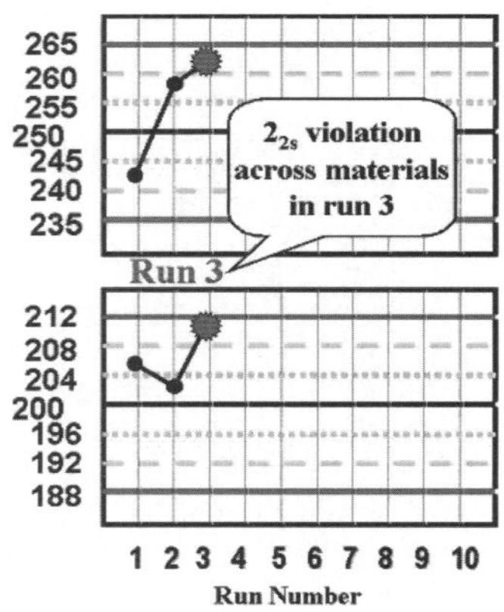

그림 14.9 판정: $1_{2s}+1_{2s}=2_{2s}$

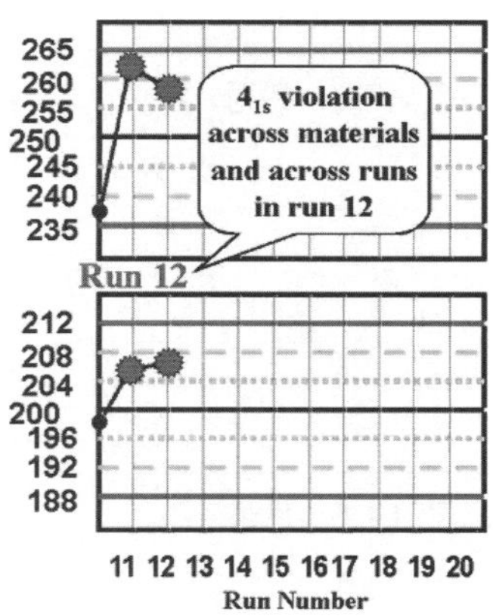

그림 14.10 판정: $2_{1s}+2_{1s}=4_{1s}$

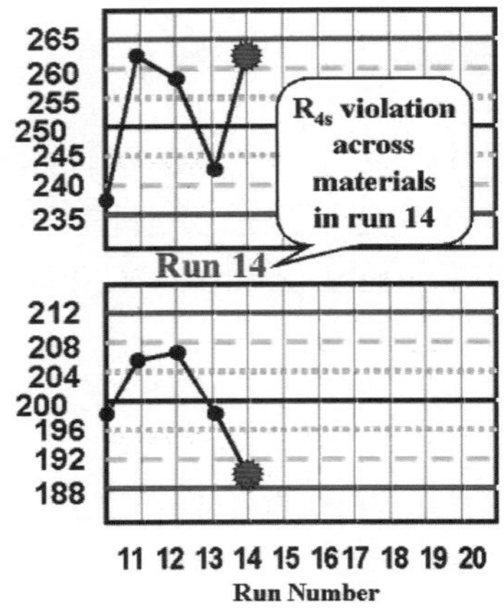

그림 14.12 판정: R_{4s}

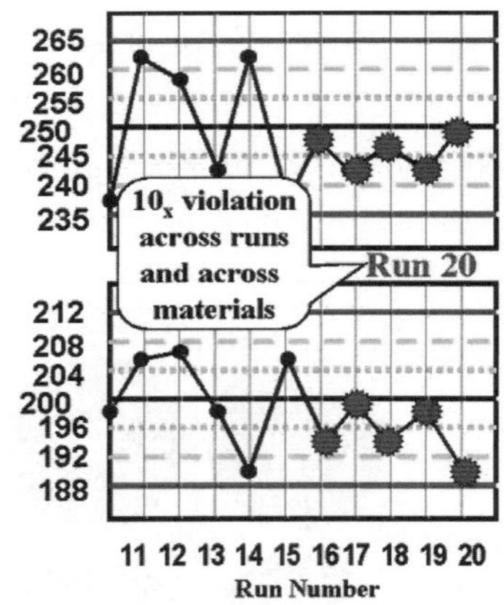

그림 14.13 판정: $5_x+5_x=10_x$

② 쌍치법(Youden Plot, Twin Plot): 2종류의 관리혈청, 우발 오차와 계통 오차의 구분

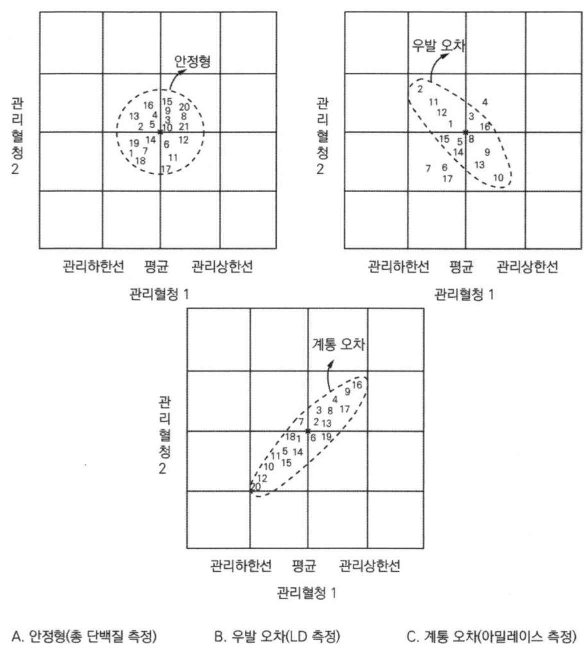

그림 14.14 쌍치법 관리도 보는 방법

③ **누화법(Cu-sum)**: 자동분석장치의 즉시 관리법에 적용함. 경향변동(trend), 편측변동(shift) 현상을 볼 수 있음

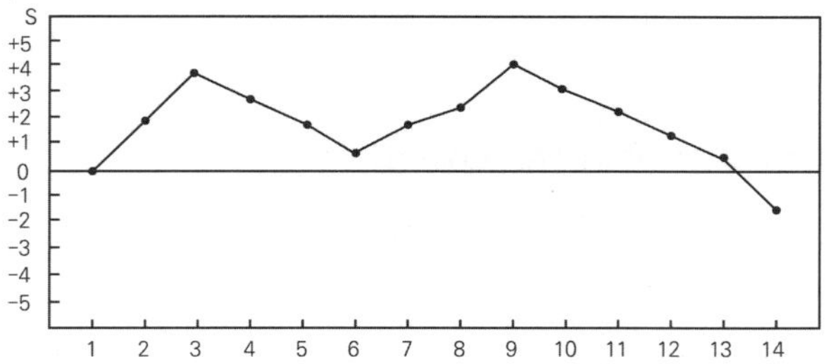

그림 14.15 누화법 관리도

3) $\bar{x}$ - R 관리도에 필요한 통계

변동(변이)계수(CV) = $\frac{SD}{\bar{x}} \times 100(\%)$

일반적인 CV허용한계: 5% 미만

표준편차(S or SD) = $\sqrt{\frac{\sum_{i=1}^{n}(xi-\bar{x})^2}{n-1}}$

4) 정규 분포

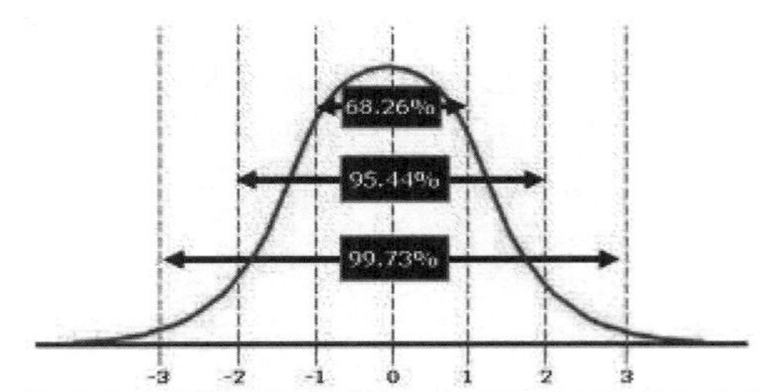

그림 14.16 정규(가우스) 분포 곡선

● 정확도 관리

1) 회수시험: **회수율(%)** = $\frac{회수량}{첨가량} \times 100$

2) 표준법과의 비교

상관: 두 변수 간의 관계를 나타냄

상관 계수(r): 두 변수 간의 관련성을 나타내는 값

r = $\frac{\sum(xi-\bar{x})\sum(yi-\bar{y})}{\sum(xi-\bar{x})^2\sum(yi-\bar{y})^2}$, $-1 \leq r \leq 1$, r 값이

1일 때 완전 **정(+)상관**, 0일 때 **무상관**, -1일 때 완전 **부(-)상관**

회귀식 y = a + bx

a: y축상의 절편, b: 기울기 * 회귀계수가 1에 가깝고, **a가 0에 가까울수록 두 변수가 잘 일치함**

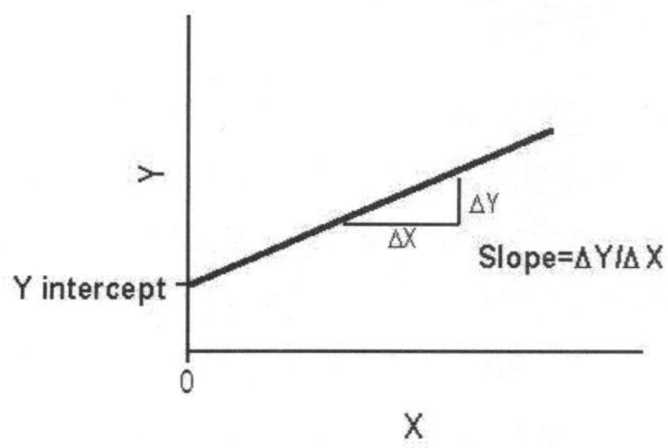

y = a + bx

그림 14.15 상관도와 회귀 방정식

3) 표준혈청에 의한 검정

4) 외부정도관리(control survey)

● 통크스(Tonks) 허용 오차(한계)

$$\pm \frac{(상한치-하한치)/4}{중앙값} \times 100(\%)$$

Na(1.6%), Cl(2.0%) * **10%초과는 10%로 간주함**

● 변화치 검색(Delta check)

현재와 직전의 결과를 비교하여 환자의 상태를 파악하고, 그 값이 일정한 범위를 벗어나면 다시 검사한다. * 우발 오차

● 패닉치 점검(Panic check)

긴급한 치료를 요하는 극단적 이상치를 패닉치라 하며 이때는 환자에게 매우 위험하므로 주치의에게 신속하게 연락해야 한다. 검사실에서는 검사상의 오류 유무를 확인한 후 보고한다. * 우발 오차

● 표준편차지수(SDI)

$$\frac{수행검사실\ 평균\ -동류검사실\ 평균}{동류검사실군\ SD}$$

SDI 평가

0 = 이상적, 〈 ±1 = 허용범위, ± 1-1.5 = 원인규명, 2 이상 = 결과를 신뢰할 수 없음

15. 자동분석법

모든 분석은 검체 채취를 시작으로 시약 분주, 혼합, 인큐베이션, 반응 정지, 농도 계산, 기록을 필요로 한다. 현재 자동분석은 그러한 일련의 작업을 모두 자동화하였으며, 더욱이 검체 검사 자동 수송 시스템과 융합하여 채혈된 검체 자신이 라인을 따라 이동하며, 분석된 측정 결과에 대해서는 검검(check) 후 오더에 따른 다음 검사 장소로 이동된다. 자동분석기의 개발과 발전은 검사가 신속 · 정확하게 이루어지는 데 크게 공헌하였고, 임상검사의 사명을 다하는 데 중요한 역할을 하였다.

그러나 자동분석을 100% 맹신하고 있는 적지 않은 사례에서 어떤 검사 과오가 묻힐 가능성이 있다. 이런 점을 염두에 두지 않으면 안 된다. 이를 위해 자동분석기의 자동 체크 기능을 잘 알아두어야 한다. 자동분석기는 수많은 에러 메시지를 내기 때문에 그것에 대한 신속하고 적절한 대처가 요구된다. 다음은 자동체크기능이다.

① 시료 샘플링 양 점검(압력 센서)
② 검체 바탕시료(blank)점검(용혈, 고빌리루빈, 지질혼탁)
③ 시약 바코드 및 분주량 점검
④ 시약 바탕시료(blank) 점검(시약 분해, 검체와의 이상반응)
⑤ 반응 타임 코스 점검
⑥ 직선성 체크(초속도 분석)
⑦ 반응 한계 흡광도 점검
⑧ 표준 용액 흡광도 점검
⑨ 프로존(prozone;항체과잉) 점검(면역비탁법)
⑩ 자동 재검 체크(분석자의 판단도 중요)

● 디스크리트 방식

역사적으로 자동분석은 기본 원리에 따라 1) 연속유동방식, 2) 원심 방식, 3) 디스크리트 방식이 있지만, 현재는 대부분이 디스크리트 방식을 사용한 자동분석기가 주류를 이루고 있다. 디스크리트 방식은 일견 복잡할 것으로 생각되지만, 기본적으로는 용수법의 수순을 통합한 것에 지나지 않는다. 기본적인 흐름은 다음과 같다.

① 검체 분주
② 제1시약 분주
③ 혼합
④ 흡광도 측정
⑤ 제2시약 분주
⑥ 혼합
⑦ 흡광도 측정
⑧ 세척
⑨ 셀 건조

인큐베이션은 실온과 37℃가 있으며, 셀은 파고와 셀 블랭크를 통해 체크되며 일정 기간 사용된다. 또한 시약류는 항목에 따라 실온이나 냉장고에 관리된다.

● 싱글멀티(singlemulti)형

싱글멀티형은 1개의 반응관 라인에서 다항목을 랜덤 액세스(random access)로 분석하는 방법이다.

1열에 1개씩 독립된 반응관 라인

1	2	3	4	5	6	7	8	9	➡

1 검체 1의 AST, **2** 검체 4의 ALT, **3** 검체 3의 요소
4 검체 2의 요산

또한 시약 흡인은 피펫팅 방식으로 각 항목의 시약이 분주된다. 이것은 용수법에서 시약을 피펫으로 일정량을 흡인하여 분주하는 조작과 기본적으로 비슷하다. 이 때문에 싱글멀티형 자동분석기로 분석할 시약을 잘 숙지하고, 세척 후 동일한 반응관과 피펫을 사용하게 되므로 교차오염이 일어나지 않도록 주의해야 한다. 예를 들어, 총단백질 시약 중에 황산구리가 함유되어 있으므로 혈청 구리 측정 시, 또한 AST · ALT 측정시약 중에는 LD가 함유되어 있기 때문에 LD 측정 시에 주의가 필요하다. 더욱이 면역 반응을 이용한 항목과 산과 알칼리 시약의 교차오염도 중요하다. 따라서 본 자동분석기를 사용할 때는 검사항목의 분석 순서를 검토하는 것이 필요하다. 본 원리의 장점은 시약의 양이 최저로 사용되어 경제성이 우수하다는 것이다.

● 슈퍼멀티(supermulti)형

슈퍼멀티형은 4가지 반응관이 1유닛이 구성되어 1유닛으로 4항목을 측정하게 된다. 1검체의 검사 항목이 4항목을 넘는 경우에는 4의 배수, 8항목이나 12항목을 세트화하여 검사하는 데 유효한 방식이다.

4개 세트의 반응관 라인

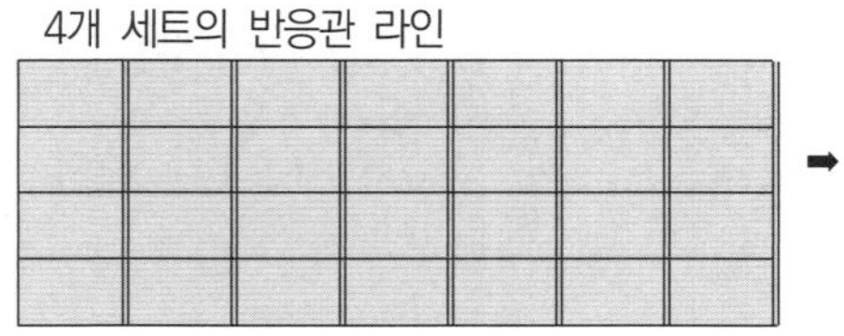

1 2 3 4 5 6 7

1 검체1의 4항목, **2** 검체3의 4항목,
3 검체1의 4항목, **4** 검체2의 4항목

시약의 분주는 디스펜서 방식이다. 즉 개개의 시약에 분주기(dispenser)가 튜브로 연결되어있어서 일정량이

반응관으로 분주된다. 따라서 이 방식은 교차오염이 기본적으로 무시되는 장점이 있다. 그러나 측정 개시 시에 통상, 시약 라인의 분획을 실시해야 되기 때문에 로스를 고려하지 않으면 안 된다. 슈퍼멀티형의 최대 특징은 시간당 테스트 수가 최대라는 것이다.

● 드라이케미스트리

드라이케미스트리(dry chemistry)란 문자 그대로 건조시킨 시약과 시료를 다층 필름 위에서 반응시켜 목적 성분을 정량하는 방법이다. 기본적으로 물은 불필요하기 때문에 폐수는 발생하지 않는다. 반응관 내의 용액 반응과 달리 조작이 간편하고 시약 조제가 필요하지 않다는 것이 최대 장점이다. 반응 시약에 해당하는 것은 반응시약이 고정화된 다층필름이며, 이것에 검체를 샘플링하면 자연확산에 의해 시약과 반응하게 된다. 다층필름은 확산상, 시약상, 지지상으로 구성된다. 필름의 정색 강도를 입사광과 반사광의 비율로부터 목적 물질을 정량하는 것으로 Lambert-Beer 법칙은 성립하지 않는다. 통상 자동분석기에 응요되고 있는 항목 외에 이온선택 전극 및 효소전극으로 측정되고 있는 항목도 측정이 가능하다. 본법은 통상 자동분석기법 대비 시약 비용이 높고, 분석 정도가 약간 떨어지는 단점이 있지만, 전혈을 이용한 분석이 가능하여 응급검사나 현장검사(POCT)에 널리 이용되고 있다.

자동화학분석의 분석 절차

1) 샘플 확인(바코드 읽음)
2) 검사할 항목 지정
3) 큐벳에 시약 분주
4) 큐벳에 일정량의 샘플 주입,
5) 반응(시약과 샘플 혼합, 인큐베이션)
6) 측정(optical reading)
7) 데이터 기록
8) 결과 전송

화학분석기 특징

샘플량 1-6 μL, 샘플 부족 검출, 응고 검출, 자동적인 환자 샘플의 희석과 재검사, 모뎀에 의해 고장 원격조정, 이온선택채널 3-4개 등

◎ 시간당 검사

ABBOT DIAGNOSTICS AEROSET: 1600, ROCHE ANALYTIC P MODULE: 600-1200 등 다양함(시험혼합에 의해 결정됨)

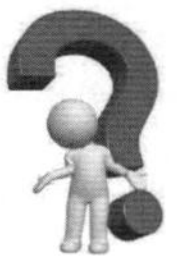

연습문제 -정도관리

1. Levey–Jennings 관리도로 관리하는 것은? (2개 선택)

① 표준 용액의 분해 ② 검체 채혈 오류
③ 측정치의 정확도 ④ 패닉치 검출
⑤ 시약 lot 간의 차

해설: Levey–Jennings 관리도에서 표준액의 분해와 농축, 시약 lot 변경 및 상태 등이 점검된다. 이 관리도는 **정밀도**를 관리한다.

정답: 1, 5

2. Levey–Jennings 관리도로 관리할 수 **없는** 것은?

① 정확도 ② 일간오차 ③ 시프트 현상
④ 시약 분해 ⑤ 트렌드 현상

해설: Levey–Jennings 관리도는 정밀도 관리법이다. 정확도는 회수 시험, 표준물질 측정 등으로 한다.

정답: 1

3. 내부정도관리법에서 관리혈청을 이용하는 것은?

① 반복측정법 ② Levey-Jennings 관리도법
③ 항목간 체크법 ④ 델타 체크법
⑤ 넘버-플러스법

해설: 항목간 체크법과 델타 체크법(직전 검사치와 현재 검사치의 비교)은 개인별 환자의 데이터를 이용하며, Number–Plus법은 환자 집단을 이용한 내부정도관리법이다. Number–Plus법은 정상 범위의 최빈치보다 높은 값을 나타내는 검체의 비율을 구하는 것이다.

정답: 2

4. 정확도를 관리하는 방법은? (2개 선택)

① 표준법과의 비교 ② 관리혈청의 측정
③ 중복재현성의 비교 ④ 일차재현성의 비교
⑤ 표준혈청에 의한 비교

해설: 2, 3, 4는 정밀도 관리 방법이다.

정답: 1, 5

5. 검사 결과 중 패닉치는?

① 혈당 250 mg/dL
② 혈청 K 5.0 mmol/L
③ 혈청 Na 147 mmol/L
④ 혈청 ALT 200 U/L
⑤ 동맥혈산소분압 45 mmHg

해설: 패닉치(panic value)는 생명이 위험한 상태에 있다는 것을 가리키는 이상치로 곧바로 치료를 시작해야 생명을 구할 수 있는 검사치이다. 혈당은 입원환자의 경우에 500 mg/dL, 외래환자의 경우에 350 mg/dL이고, 칼륨은 입원환자의 경우에 7.0, 외래환자의 경우에 6.0 mmol/L이다. 나트륨은 160 mmol/L 이상이다. 아직 ALT는 패닉치가 없다. 동맥혈 PO_2의 기준범위는 80–110 mmHg(torr)이고, 패닉치는 50 mmHg 미만이다. 이 값은 의료기관마다 다를 수 있다.

정답: 5

6. 환자의 개별 데이터에 대한 검사 오류를 검출하는 데 유효한 관리법은?

① 쌍치법 ② 누화법 ③ 관리도법
④ 정상자 평균치법 ⑤ 델타 체크법

해설: 델타 체크(delta check)법은 환자의 개별 데이터를 시간 경과에 따라 비교하여 성적을 관리하고 검사 오류를 검출할 수 있다.

정답: 5

7. 정밀도를 평가하는 것은?

① 회수율 ② 회귀식 ③ 표준혈청 측정
④ 상관 계수 ⑤ 변동 계수

해설: 정밀도는 측정치의 분산 정도를 나타내며, 그것을 나타내는 지표는 표준편차(SD)이다. 또한 SD는 측정 단위의 영향을 받기 때문에 단위가 없는 무명수인 변동계수(coefficient of variation, CV)를 지표로 하는 것이 일반적이다. $CV(\%) = \frac{SD}{\bar{x}} \times 100$

정답: 5

8. 건강한 성인의 혈청 측정치가 대수 정규분포를 나타내는 것은?

① 요산 ② 총 단백질 ③ 혈당
④ 나트륨 ⑤ 총 빌리루빈

해설: 대수 정규분포를 나타내는 항목은 K, BUN, 크레아티닌, 콜레스테롤, 빌리루빈, AST, ALT, ALP 등이다

정답: 5

9. 정도관리에서 혈청 항목 간 체크를 연결한 것 중 **틀린** 것은?

① Na — Cl
② AST — ALT
③ 요소 질소 — 크레아티닌
④ 알부민 — 콜린 에스터레이스
⑤ 트라이글리세라이드 — 글루코스

해설: 트라이글리세라이드(TG)와 글루코스 측정은 병태생리학적으로 관련이 없는 검사이다.

정답: 5

10. 다음 사진은 어떤 검사 항목의 Levey-Jennings 관리도이다. 이것을 바르게 해석한 것은?

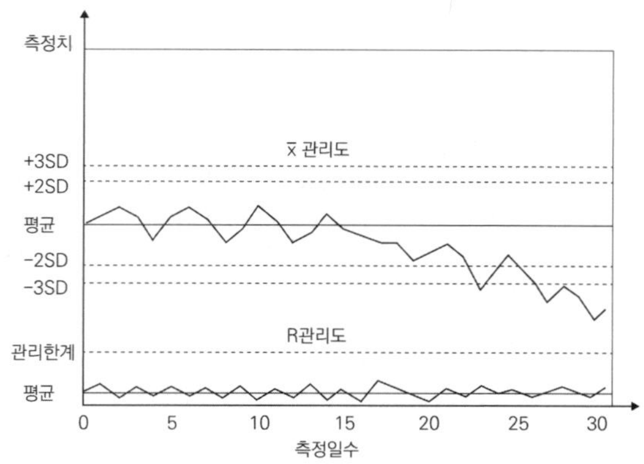

① 정확도는 문제가 없다.
② 정밀도가 저하하고 있다.
③ 계통 오차를 생각할 수 있다.
④ 이대로 경과를 관찰한다.
⑤ 우발 오차가 증가하고 있다.

해설: $\bar{x}$-R 관리도에서 $\bar{x}$(a+b/2)는 계통 오차, R($|a-b|$)은 우발 오차에서 기인하는 일이 많다(현재 R관리도는 사용하지 않음). $\bar{x}$관리도는 14일 이후로 값이 연속해서 저하하고 있다. 이렇게 오차가 연속해서 일어나는 것을 계통 오차(systematic error)라고 한다. 따라서 정답은 3이다. 관리도에 플롯할 관리 혈청의 평균치($\bar{x}$)가 점차적으로 상승하거나 하강하는 것을 경향변동(trend)이라고 하며, $\bar{x}$가 어느 날 갑자기 관리도 상의 평균치보다 높거나 낮게 나타나는 것을 편측변동(shift)이라고 한다.

정답: 3

11. 건강한 사람의 검사치가 대수 정규분포를 나타내는 것은?

① 글루코스 ② 총 단백질 ③ 요산
④ 크레아티닌 ⑤ 나트륨

해설: 11번 문제 해설 참조.

정답: 4

12. 응급 검사 대상인 혈청 성분은?

① TG ② 콜레스테롤 ③ 비타민 D
④ 단백질 ⑤ 트로포닌

해설: 응급 검사는 생명을 구하기 위한 검사이므로 생명 유지에 필요한 성분이나 아주 위급한 상태를 판단해야 할 때 하는 검사이다. 글루코스는 에너지 대사의 마커이고 혈청 트로포닌은 주로 심근경색 같은 심장 근육의 손상 지표이다.

정답: 5

13. 우발 오차의 원인은?

① 시약의 변질 ② 시약의 lot 변경
③ 비색 시 기포 혼입 ④ 표준액의 제작 오류
⑤ 분석 장치의 변경

해설: 우발 오차(random error)란 원인이 정해져 있지 않고 우연히 발생하는 오차로서 연속성이 없다. 비색 시 큐벳에 기포가 생기면 빛이 산란되므로 정확한 흡광도를 측정할 수 없다. 우발 오차는 우연 오차라고도 한다.

정답: 3

14. 임상 검사의 정도관리에 대하여 **틀린** 것은?

① 동시재현성은 정확도를 평가한다.
② 첨가회수 시험은 정확도를 평가한다.
③ Levey-Jennings 관리도법은 시약의 변질을 평가할 수 있다.
④ 델타 체크법은 현재의 값과 앞선 검사의 값을 비교하여 측정을 평가하는 방법이다.
⑤ 항목간 체크는 관련이 있는 항목과의 병태 논리에 모순이 있는 것을 검출한다.

해설:
1) 동시 재현성은 중복 재현성이라고도 부르며, 동일한 검체에 대해 동일한 방법으로 동일인이 연속적으로 여러 번 측정했을 때의 재현성이며 평가는 변동 계수(CV)로 한다. 재현성은 정밀도를 평가하는 방법이다.
2) 첨가회수 시험은 정확도를 평가하는 방법이다.
3) Levey-Jennings 관리도법은 시약의 변질, 표준액의 분해나 농축, 반응 온도의 이상 등을 점검할 수 있다.
4) 델타 점검(delta check)법은 변화치 검색법이라고도 부르며, 현재의 값과 바로 직전에 검사한 값을 비교하는 방법이다.
5) 항목간 체크는 관련이 있는 검사를 점검하는 방법이다. 예를 들어, 혈청 철, TIBC, 페리틴, 철 포화율은 서로 관련된 검사이다. 심한 당뇨병에서 혈당이 증가하면 케톤체도 증가할 수 있다. 간 질환에서는 알부민뿐만 아니라 콜린에스터레이스도 감소한다.

정답: 1

15. 검사 분석의 오류를 체크하기 위한 항목 간 비교가 적절하지 **않은** 것은?

① AST - ALT
② LD - GGT
③ 칼슘 - 무기인
④ 알부민 - 콜린 에스터레이스
⑤ 요소 질소 - 크레아티닌

해설: LD와 GGT는 병태적생리학인 인과관계가 없다.

정답: 2

16. 우발 오차의 요인은?

① 피펫의 조작 실수 ② 분석 장치의 변경
③ 시약의 변질 ④ 표준액 제조 오류
⑤ 시약 lot 변경

해설: 우발 오차(random error)는 우연 오차라고도 하며, 알 수 없는 원인에 의해 일어나며, 측정치의 편차가 큰 오차이다. 따라서 이 문제에서 계통적이고 연속적인 오차를 기대하기 어려운 것은 피펫의 조작 실수이다.

정답: 1

17. Westgard Multirules에서 검사를 진행을 해도 괜찮은 것은?

① 1_{2s} ② 1_{3s} ③ 2_{2s} ④ R_{4s} ⑤ 10_x

해설: Westgard Multirule 1_{2s}, 1_{3s}, 2_{2s}, R_{4s}, 4_{1s}, 10_x 중 1_{2s}(경고)를 제외한 나머지 위반은 검사를 중단해야 한다(rejection rule).

정답: 1

18. Westgard Multirules에서 우발 오차를 가리키는 것은? (2개 선택)

① 1_{2s} ② 4_{1s} ③ 2_{2s} ④ R_{4s} ⑤ 10_x

해설: Westgard Multirule 1_{2s}, 1_{3s}, 2_{2s}, R_{4s}, 4_{1s}, 10_x 중 1_{3s}, R_{4s}은 우발 오차, 2_{2s}, 4_{1s}, 10_x(10x) 는 계통 오차를 가리킨다.

정답: 4

19. Levey-Jennings 관리도법에서 하강 경향을 나타내는 것은?

① 관리물질의 부적당한 혼합
② 표준 용액의 오염
③ 시약의 노후화로 인한 변질
④ 교정 오류
⑤ 작업자 교대

해설: 하강 경향(downward trend)은 표준 용액의 농축이나 시약이 오래되어 변질될 때 나타난다. 관리물질의 부적당한 혼합, 표준 용액의 오염, 교정 오류도 오차를 일으키지만 경향을 나타내지는 않는다. 경향을 나타내면 값이 ± 2SD 안에 있더라도 검사를 중단한다.

정답: 3

20. 관리 혈청의 혈당 평균이 80 mg/dL이고 2표준편차(2SD)가 4일 때 변동계수(%)는?

① 0.25 ② 2 ③ 2.5 ④ 4 ⑤ 5

해설: 변동(변이)계수는 평균에 대한 표준편차의 크기를 백분율로 나타내는 지표이다. CV는 5% 이내일 때만 인정된다.

문제에서 주어진 값은 "2SD=4"이므로 SD는 2이다.

$$CV(\%) = \frac{SD}{\bar{x}} \times 100 \text{ 이므로 } CV(\%) = \frac{2}{80} \times 100 = 2.5\ \%$$

정답: 3

21. 같은 장비와 시약을 사용하는 검사실 간의 정밀도를 비교하는데 사용하는 것은?

① 회귀식 ② 회수율 ③ 변동계수
④ 표준편차지수 ⑤ 상관계수

해설: 여러 동류검사실의 평균값과 자기 검사실의 값을 비교하여 차이가 얼마나 있는지 보는 방법이 표준편차지수(standard deviation index, SDI)이다. SDI가 0이면 이상적이고, ± 1까지가 허용범위이며, ± 2 이상이면 결과를 신뢰할 수 없기 때문에 반드시 원인을 규명해야 한다. 회수시험은 정확도 관리 방법 중의 하나로 검체에 표준물질을 첨가한 후 측정하여 다음의 식과 같이 구한다.

$$\text{회수율} = \frac{\text{회수량}}{\text{첨가량}} \times 100(\%)$$

상관 계수(r)는 "$-1 \leq r \leq 1$" 의 범위에 있으며 1은 완전 정상관, −1은 완전 부상관, 0은 무상관이다. 상관 계수가 1에 가까울수록 두 변량의 상관성이 높은 것이다.

정답: 4

22. 모든 값을 더한 값을 개수로 나눈 것을 무엇이라고 하는가?

① 산술 평균 ② 기하 평균 ③ 중앙값
④ 최빈값 ⑤ 표준편차

해설: 산술 평균, 기하 평균, 중앙값, 최빈값은 대표값을 나타내는 지표들이며, 표준편차는 분산을 나타내는 지표이다.

1) 산술 평균: 데이터의 수가 n개(x_1, x_2, $\cdots x_n$), 평균($\bar{x}$)은 $x_1 + x_2 + \cdots x_n/n$이다. 보통 평균이라고 하는 것은 산술 평균을 가리킨다.

$$\bar{x} = \frac{1}{n}\sum_{i=1}^{n} x_i$$

2) 기하 평균: G = (x_1, x_2, $\cdots x_n$)1/n, 이것은 보통 대수로 나타낸다. 대수정규분포에서 평균을 계산하는 데 이용된다.

$$\log G = \log x_1 + \log x_2 + \log x_n/n = \frac{1}{n}\sum_{n}^{i=1} \log x_i$$

3) 중앙값(median): 도수분포표에서 가운데 계급의 값
4) 최빈값(mode): 도수가 가장 많은 값
5) 표준편차(standard deviation, SD or s): 분산을 나타내는 지표이다.

$$SD = \sqrt{\frac{\Sigma(x_i - \bar{x})^2}{n - 1}}$$

정답: 1

Q. 다음 데이터의 평균, 중앙값, 최빈값을 구하라.

번호	값	계급
1	103	106
2	99	105
3	100	104
4	101	103
5	98	103
6	105	102
7	102	102
8	101	102
9	103	101
10	99	101 중간
11	102	101 중간
12	97	101
13	101	100
14	96	100
15	102	100
16	104	99
17	106	99
18	100	98
19	101	97
20	100	96
	총계 2020	

A. 평균 = 2020/20 = 101, 중앙값 = 101, 최빈값 = 101

23. 관리 혈청의 디곡신(digoxin) 범위가 2.0–2.6 ng/mL이다. 이 경우 2.6 ng/dL 이상인 것은 몇 개를 측정할 때마다 1개가 나오는가?

① 10 ② 20 ③ 40 ④ 80 ⑤ 100

해설: 측정치의 범위는 $\bar{x}$ ± 2SD이다. 통계의 가우스(Gaussian) 또는 정규(normal) 분포에 따르면, 이 범위에는 95%가 포함된다. 따라서 2,0보다 작은 값이 2.5%이고, 2.6보다 큰 값도 2.5%이다. 2.5%는 40개 중 1개에 해당한다. 통계에서 (1) $\bar{x}$ ± 1SD = 68.3%, (2) $\bar{x}$ ± 2SD = 95.4%, (3) $\bar{x}$ ± 3SD = 99.7%이다.

정답: 3

24. 가우스 분포 곡선에서 평균을 중심으로 값의 분산을 나타내는 지표가 되는 것은?

① 중앙값 ② 최빈값 ③ 변동계수
④ 표준편차 ⑤ 표준편차지수

해설: 표준편차지수(standard deviation index, SDI)는 같은 장비를 사용하는 동류 검사실 그룹과 외부 신빙도 조사를 받고 있는 검사실 간의 정밀도를 비교하는 데 이용되는 지수이다.

$$SDI = \frac{\text{수행 검사실 평균} - \text{동류 검사실 평균}}{\text{동류 검사실 표준편차}}$$

[SDI 값에 따른 판정]

0 : 이상적임, < ±1 : 허용 범위, ±1 – 1.5 : 원인 규명, ± 2.0 이상 : 결과를 신뢰할 수 없으므로 반드시 원인을 규명해야 함

정답: 4

25. 이상적인 가우스(정규) 분포를 가장 잘 설명한 것은?

① 중앙값 > 평균 ② 중앙값 < 평균
③ 평균 = 중앙값 = 최빈값 ④ 최빈값 > 평균
⑤ 최빈값 < 평균

해설: 가우시안 분포를 좌우 대칭이므로 평균과 중앙값과 최빈값이 일치하는 게 가장 이상적이다.

정답: 3

26. 가우시안 분포에서 "평균 ± 2SD"에 포함되는 것은 전체의 몇 %인가?

① 34.2 ② 68.3 ③ 85.5 ④ 95.5 ⑤ 99.7

정답: 4

27. 반복 측정한 값들의 일치 정도를 나타내는 용어는?

① 우발 오차 ② 계통 오차 ③ 정밀도
④ 정확도 ⑤ 신뢰도

해설: 정밀도(precision)는 동일한 관리 혈청을 반복 측정했을 때 값들이 얼마나 일치하는 지를 나타내는 용어이다. 다시 말하면 분석 방법의 재현성을 의미한다. 정확도(accuracy)는 측정치의 평균이 참값과 얼마나 일치하는 지를 나타내는 용어이다.

정답: 3

28. 참값에 어느 정도 가까운 지를 가리키는 용어는?

① 우발 오차 ② 계통 오차 ③ 정밀도
④ 정확도 ⑤ 신뢰도

해설: 27번 문제 해설 참조

정답: 4

29. 웨스트가드 멀티-룰 중 2_{2s}의 설명으로 맞는 것은?

① 2개의 관리 혈청 값이 ±2SD 안에 있다.
② 연속 2개의 관리 혈청 값이 +2SD나 -2SD를 벗어났다.
③ 2개의 관리 혈청 값이 -2SD를 벗어났다.
④ 2개의 관리 혈청 값이 +2SD를 벗어났다.
⑤ 1개의 관리 혈청 값은 +2SD를 벗어났고 다른 1개는 -2SD를 벗어났다.

정답: 2

30. Levey-Jennings 정도관리도에서 "Out of Control"에 해당하는 것은?

① 연속 6개의 값이 ±1SD 안에서 평균을 기준으로 위아래로 불규칙하게 변동한다.
② 연속 6개의 값이 ±2SD 안에서 평균을 기준으로 위아래로 불규칙하게 변동한다.
③ 20일 중 1개의 값이 ±2SD와 ±3SD 사이에 있다.
④ 20일 중 1개의 값이 ±3SD를 벗어났다.
⑤ 연속 2개의 값이 +1SD와 +2SD 사이에 있다.

해설: 20일 중 한번은 ±2SD를 벗어날 수도 있다. 그러나 ±3SD를 벗어나면 검사를 중지하고 교정을 해야 한다.

정답: 4

31. Tonks 허용 오차가 가장 작은 것은?

① Na ② K ③ Cl ④ Ca ⑤ 총 단백질

해설: 나트륨(Na) 1.6%, 염소(Cl) 2.0%, 칼슘(Ca) 4.5%, 총 단백질 6.2%, 칼륨(K) 8.6%

$$\text{Tonks 허용 오차} = \pm\frac{(\text{정상 범위의 상한치} - \text{하한치})/4}{\text{정상 범위의 중앙값}}$$

Tonks 허용 오차가 10%를 넘으면 모두 10%로 간주한다. 현재 Tonks 허용 오차는 사용하지 않는다.

정답: 1

32. 정확도를 관리하는 것은?

① 중복재현성 측정 ② Levey-Jennings법
③ Youden plot법 ④ Number plus법
⑤ 표준 혈청 측정

해설: 정확도를 관리하는 방법에는 1) 회수시험, 2) 표준법과의 비교, 3) 표준 혈청의 측정(표시치와 측정치의 비교), 4) 컨트롤 서베이(control survey)

정답: 5

33. 상관계수 중 상관성이 정비례로 가장 높은 것은?

① 0 ② 0.5 ③ -0.5 ④ 0.99 ⑤ 1.2

해설: 상관계수(r)는 −1≦r≦1 사이에 있으며, 1은 완전 정상관, −1은 완전 부상관, 0은 무상관을 가리킨다. 상관계수 1.2는 계산 오류이다.

정답: 4

34. 다음 Levey-Jennings 관리도상의 3일째 판독은?

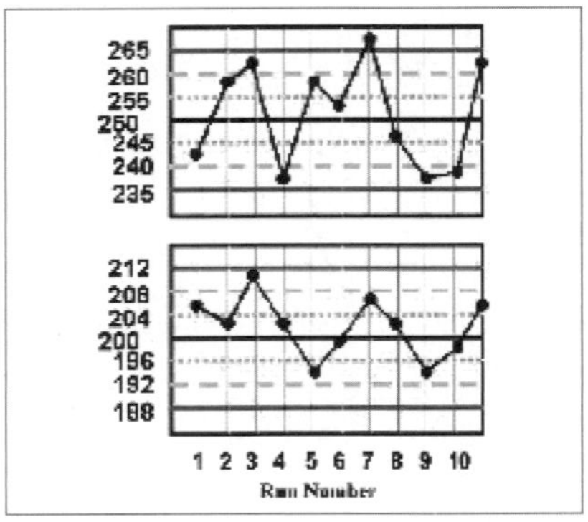

① 1_{2s} ② 1_{3s} ③ 2_{2s} ④ R_{4s} ⑤ 4_{1s}

해설: 2종류의 관리혈청을 사용한 경우에 둘 다 1_{2s}가 나왔으므로 2_{2s}에 해당한다.

정답: 3

탄수화물(당질)

탄수화물(당질, carbohydrate)이란 작용기로서 알데하이드기(-CHO) 또는 케톤기(-CO-)를 가진 다가 알코올 분자와 그 유도체·중합체로 정의한다. 당질은 많은 하이드록시기(-OH, 수산화기라고도 함)를 갖고 있어서 물에 잘 녹는다. 작용기로 알데하이드기와 케톤기를 갖고 있는 당질을 각각 알도스(aldose)와 케토스(ketose)라고 부른다.

1. 당질의 분류

- **단당류(monosaccharide)**: 당의 기능을 갖는 최소 단위. 탄소 수에 따라 삼탄당, 사탄당, 오탄당, 육탄당 등으로 분류함.
  오탄당(pentose): 리보스(ribose), 디옥시리보스, 아라비노스, 자일로스
  육탄당(hexose): 글루코스(포도당, glucose)*, 만노스, 갈락토스, 프룩토스(과당)
  프룩토스는 케토스이며, 나머지는 알도스이다.
  * 글루코스는 dextrose라고도 부름
  [일러두기]
  본 임상화학에서는 Glucose의 표현을 세계적 흐름에 맞춰 **'포도당**(일본에서 유래한 용어이나 근래에는 일본에서도 거의 사용을 안 하고 **글루코스**를 사용하고 있음)' 대신 외래어 **'글루코스'**로 하고 있으나, 국가시험에는 '포도당'이란 용어를 사용하고 있음을 알린다.

- **이당류(disaccharide)**
  말토스(맥아당) = 글루코스 + 글루코스
  락토스(젖당) = 글루코스 + 갈락토스
  수크로스(설탕) = 글루코스 + 프룩토스
- **다당류(polysaccharide)**
  식물: 녹말(starch) (아밀로스, 아밀로펙틴*)
  동물: 글리코젠(glycogen)*

* 녹말과 글리코젠은 글루코스로만 구성됨(glucosan). 아밀로펙틴과 글리코젠은 20~25개의 글루코스 사슬(1,4-글리코시드 결합)마다 가지(1,6-글리코시드 결합)를 냄

2. 당질의 성질

당의 작용기 알데하이드기(-CHO)와 케톤기(-CO-)는 철(Ⅲ)이나 구리(Ⅱ) 분자와 반응하여 환원시키고 당 자신은 산화된다. 모든 단당류와 설탕을 제외한 이당류는 환원당(reducing sugar)이다.

Q. 비환원당(nonrteducing sugar)은?

A. 수크로스(sucrose)

3. 당질 대사

당질은 인체의 주 에너지원이다. 에너지를 생산하기 위해 여러 가지 대사작용이 일어난다.

1) **해당(glycolysis)**: 1글루코스 → 2피루브산 (세포질, 혐기적 상태), **ATP 생성**, 혐기적 조건에서 피루브산은 젖산 탈수소 효소(LD)에 의해 젖산으로 환원되며, 호기적 조건에서는 미토콘드리아로 들어가 시트르산 회로(TCA 회로)와 전자전달계를 거치며 ATP를 생성한다.
   - 혐기적 해당: **2ATP** 생성
   - 호기적 상태에서 글루코스 1분자의 완전 산화: **36분자 (근육 세포) 또는 38분자(간 세포)**의 ATP 생성
2) **글리코젠 합성(glycogenesis)**: 여분의 글루코스를 글리코젠으로 저장하는 대사 과정
3) **글리코젠 분해(glycogenolysis)**: 글리코젠을 분해하여 글루코스를 생성하는 대사 과정
4) **당신생(gluconeogenesis)**: 아미노산, 옥살로아세트산, 글리세롤 같은 비탄수화물 물질로부터 글루코스가 만들어지는 대사 과정
5) **펜토스(오탄당) 인산 회로(pentose phosph- ate pathway)**: NADPH와 리보스-5-인산이 생성되는 대사 과정 * 이 회로를 '육탄당 일인산 회로'라고도 부름

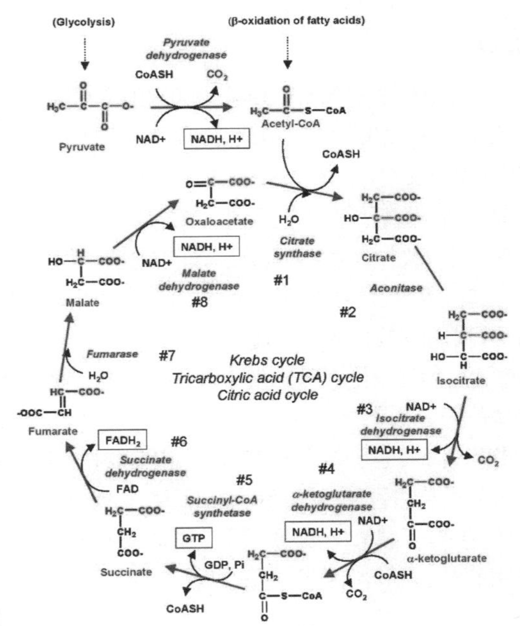

그림 1 시트르산(TCA) 회로

4. 혈당

혈당(blood sugar)은 곧 **혈액 글루코스** 농도를 가리킨다. 글루코스는 혈액을 통해 모든 조직과 세포에 공급되는 인체의 가장 중요한 에너지 연료이기 때문에 일정한 혈액 농도를 유지하는 것이 중요하다. 혈당은 여러 가지 호르몬의 작용에 의해 일정한 수준을 유지한다(표1).

Q. 정상 성인의 공복 시 혈당치(blood glucose)는?

A. 70~105 mg/dL(3.9~5.8 mmol/L)

Q. 혈당의 신역치는?

A. 160~180 mg/dL

* 혈당치가 높아도 신역치를 넘지 않으면 콩팥의 요세관에서 거의 다 재흡수하기 때문에 소변으로 배설되지 않는다.

표1 혈당치에 영향을 미치는 호르몬

혈당		호르몬 작용
감소	증가	
인슐린		글리코젠 합성, 글루코스 세포 유입, 중성지방(TG) 합성
	글루카곤	글리코젠 분해, 글루코스 신생
	에피네프린	글리코젠 분해
	코르티솔	글루코스 신생, 인슐린 길항 작용
	성장 호르몬	글루코스 신생, 인슐린 길항 작용
소마토스타틴		인슐린과 글루카곤 분비를 억제함

* 혈당치를 저하시키는 것은 인슐린(이자의 랑게르한스섬 β세포에서 합성됨) 뿐이다.

인슐린

인슐린은 프로인슐린에서 30개의 아미노산으로 구성된 C-펩타이드가 떨어지면서 A쇄(21개의 아미노산)와 B쇄(30개의 아미노산)가 이황화 결합에 의해 연결된 분자량 약 6,000의 단백질 또는 펩타이드 호르몬이다.

인슐린의 촉진 기능: 글리코젠 합성(간, 근육), 글루코스 산화, 지방산 생성(간), 글루코스 섭취(근육, 지방조직), 단백질 생성, 지방 생성

인슐린의 억제 기능: 당신생(간, 근육), 지방분해, 단백질 분해(근육)

C-펩타이드: 항인슐린이 생성된 사람에서는 면역측정법으로 인슐린을 측정할 수 없으므로 이러한 환자에서는 인슐린의 생성 정도를 알기 위해 프로인슐린의 분해산물인 C-펩타이드를 측정한다.

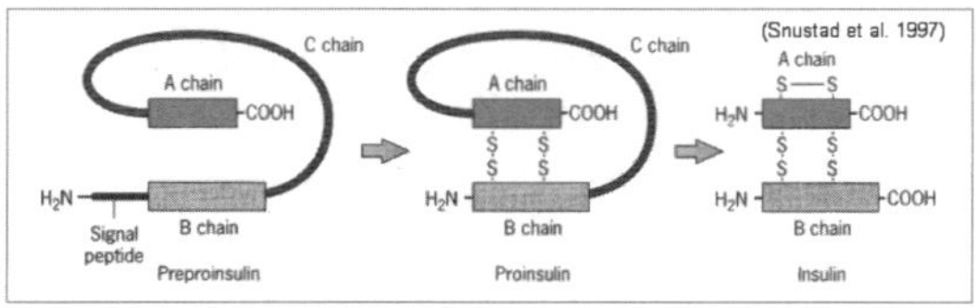

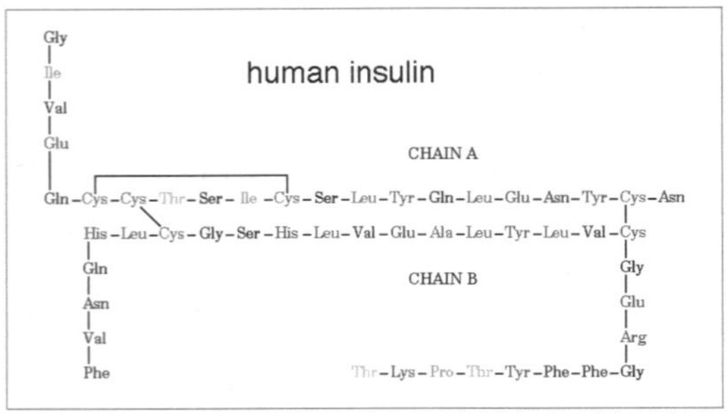

그림 1 인슐린의 구조

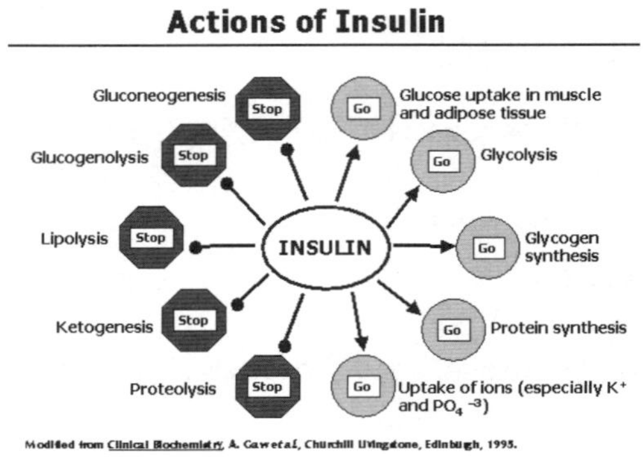

그림 2 인슐린의 작용

5. 당뇨병

초기에는 당뇨병을 경구당부하시험(oral glucose tolerance test, OGTT)으로 진단했었다. 1979년, 미국 National Diabetes Data Group은 당뇨병을 두 가지 형태로 분류했었다: 제1형 당뇨병(insulin dependent diabetes mellitus, IDDM)과 제2형 당뇨병(non - insulin dependent diabetes mellitus, NIDDM). 소아형(juvenile onset)과 성인형(adult onset)이라는 용어는 폐지되었다. 1995년 미국당뇨병협회(American Diabetes Association, ADA)는 치료보다는 원인에 기초하여 재심의를 하였고, 1997년에 인슐린 의존성 당뇨병(insulin depen- dent diabetes mellitus, IDDM)과 비인슐린 의존성 당뇨병(non-insulin dependent diabetes mellitus, NIDDM)이란 용어를 없앴고, 지금은 각각 제1형과 제2형이란 용어를 사용하고 있다.

당뇨병의 분류
Ⅰ. 제1형 당뇨병
Ⅱ. 제2형 당뇨병
Ⅲ. 임신성 당뇨병(GDM)
Ⅳ. 기타 원인으로 인한 특수한 형태의 당뇨병

제1형 당뇨병

당뇨병 환자의 약 5~10%은 이 분류에 포함된다. 증상(다뇨, 다음, 빠른 체중 감소)은 보통 갑작스럽게 시작된다. 환자들은 이자 랑게르한스섬 β-세포의 파괴에 의해 인슐린 결핍을 겪으며, 삶을 지탱하고 케톤증(ketosis)을 방지하기 위해서 인슐린을 주기적으로 공급받고 있다. 대부분의 환자는 자가면역 과정으로 밝혀진 항체를 갖고 있다. 하지만 일부는 자가면역의 증거가 없어서 특발(idiopathic) 제1형 당뇨병으로 분류된다. 이것은 소아기 및 청소년기에 최고의 발생빈도를 나타낸다. 약 75%는 18세 전에 이 병에 걸리고, 나머지는 나이와 상관없이 발병한다. 따라서 나이는 분류 항목이 아니다.

제2형 당뇨병

제2형 당뇨병은 모든 당뇨병의 약 90%를 차지한다. 환자는 최소의 증상을 나타내며, 케톤증으로 되지 않으며, 그리고 케톤뇨증을 방지하기 위하여 인슐린에 의존하지 않는다. 인슐린 농도는 정상이거나 감소 또는 증가할 수 있다. 제2형 당뇨병 환자의 대부분은 인슐린 작용의 손상을 나타낸다. 이러한 사람들은 보통 비만이며, 체중 감소할 경우 고혈당이 개선된다. 아무튼, 많은 제2형 당뇨병 환자들은 고혈당을 조절하기 위하여 식이요법, 경구항고혈당제제, 또는 인슐린 등을 필요로 한다. 대부분의 환자는 40대 이후에 이 병에 걸리지만, 젊은 사람들에서도 나타날 수 있다. 만일 소아나 청소년에서 제2형 당뇨병이 나타난다면 긴급하고 유의미한 문제가 된다. 현재 일본의 경우는 다른 나라들에 비해 특별한데, 그것은 소아에서 제2형 당뇨병이 현재 제1형 당뇨병보다 더 흔하다는 사실이다.

임신성 당뇨병

임신성 당뇨병(GDM)은 임신 중에 시작되거나 처음 인식되는 어느 정도의 글루코스 불내성으로 정의된다(당뇨병이 있는 여성이 임신한 경우는 이 분류에 속하지 않는다). 미국의 경우 GDM은 임신 여성의 6~8%(매년 약 24만 건)에서 나타난다. GDM의 유병률은 적어도 부분적으로 비만과 상당한 상관을 나타낸다. GDM 여성은 차후에 2형 당뇨병으로 발전할 위험성이 15~60%로 그렇지 않은 여성에 비해 유의하게 더 높다. 이러한 위험은 특별히 임신 중이나 임신 후 곧바로 유의한 고혈당을 나타낸 여성, 비만 여성, 그리고 임신 24주 전에 GDM으로 진단받았던 여성에서 높다. GDM이었던 모든 환자는 분만 후 6~12주 사이에 비임신 OGTT를 사용하여 당뇨병의 상태를 평가해야 한다. 만일 당뇨병이 없으면, 환자는 적어도 3년마다 당뇨병에 대한 검사를 받아야 한다.

기타 원인으로 인한 특수한 형태의 당뇨병

이 분류에는 다음과 같은 특수한 선행 질환으로 인해 고혈당이 생기는 특별한 환자들이 포함된다: 인슐린 작용의 유전적 결함; 이자 외분비샘의 질환(낭성 섬유증); 내분비병(쿠싱 증후군, 말단비대증, 글루카곤종(glucagonoma); β-세포 기능장애를 유도하거나(딜란틴Dilantin, 펜타미딘 pentamidine) 또는 인슐린 작용을 손상시키는 것으로(글루코코르티코이드, 티아지드, β-아드레날린약) 알려진 호르몬이나 약물의 투여; 감염; 특수한 형태의 면역-유도성 당뇨병; 또는 기타 유전 상태(다운 증후군, 글라인펠터 증후군, 포르피린증). 지금은 사용하지 않지만, 이러한 형태의 당뇨병을 과거에는 속발(2차) 당뇨병이라고 불렀었다.

당뇨병에서의 대사 변화

1) TCA 회로의 구성 성분인 옥살로아세트산이 당신생에 동원되어 TCA 회로로 들어가는 acetyl- CoA가 감소하여 간 세포에 acetyl-CoA가 증가하며, 또한 세포 내에 글루코스의 결핍으로 지방이 분해되어 생긴 지방산이 β산화를 거쳐 acetyl-CoA를 형성한다.
2) 간 세포에서는 증가한 acetyl-CoA로부터 **콜레스테롤**과 **케톤체**(acetoacetic acid, β-hydroxy butyric acid, acetone)를 형성한다. 당뇨병에서는 혈액에 이러한 산성 물질이 증가하여 산증을 일으키는데 이것은 당뇨병성 케토산증(diabetic ketoacidosis, DKA)이라고 한다.

6. 당뇨병 진단

당뇨병의 진단 항목은 다음과 같다(Box). 제1형 당뇨병의 경우에는, 고혈당이 갑자기 나타나고, 심하고, 그리고 심한 대사 혼란을 동반하기 때문에 진단이 쉬운 편이다. 하지만 제2형 당뇨병은 고혈당이 간혹 당뇨병 증상을 나타낼 정도로 충분히 심하지 않다. 그럼에도 불구하고, 합병증의 위험 때문에 이 질병을 초기에 밝혀내는 것이 중요하다.

[BOX] 당뇨병 진단 항목

다음 항목 중 어느 한 가지라도 해당되면 당뇨병으로 진단한다.

- 헤모글로빈 A_{1c}(HbA_{1c}): **≥6.5%**(≥48 mmol/L)[a]
- 공복 혈장 글루코스(FPG, 공복혈당): **≥126 mg/dL**(≥7.0 mmol/L)[b]
- 고혈당 증상 및 수시 혈장 글루코스: **≥200 mg/dL**(≥11.1 mmol/L)[c]
- 경구당부하시험(OGTT) **2시간**대 혈장 글루코스: **≥200 mg/dL**(≥11.1 mmol/L)[d]

분명한 고혈당이 없으면, 다른 날 이 항목들을 동일한 방법으로 다시 검사하여 확정하도록 한다. 이전과 다른 방법으로 검사하면 안 된다.

a. 미국 National Glycohemoglobin Standardization Program(NGSP)에 의해 인증된 그리고 DCCT 측정법으로 표준화된 방법을 사용하여 검사실에서 측정해야 한다. 현장검사(point-of-care assay)는 사용할 수 없다.
b. 공복은 최소 8시간 동안의 무칼로리 섭취로 정의된다.
c. 고혈당의 전형적인 증상은 다뇨, 다음다갈 및 명확하지 않은 체중감소를 포함한다. 수시(random)는 "마지막 식사를 한 후 시간과 상관없이 하루 중 언제든지"로 정의된다.
d. OGTT는 WHO에서 기술한 방법으로 수행해야 한다. 물에 불수(물이 없는) 글루코스 75 g을 녹인 것을 부하한다.
[참고문헌] American Diabetes Association.(2017). Classification and diagnosis of diabetes. Diabetes Care, 40(Suppl 1), S11-S24.

공복 혈장 글루코스(FPG)

FPG 농도가 한번이라도 126 mg/dL 또는 그 이상이면 당뇨병으로 진단한다(Box). 공복 시 고혈당은 제2형 당뇨병의 경과에서 보면 비교적 늦게 발생한다. 이로 인해 진단이 늦어지고 유병률이 과소평가된다. 망막병증, 단백뇨 및 신경근육 질환 같은 합병증이 제2형 당뇨병으로 진단받은 환자의 약 30%에서 나타난다. 제2형 당뇨병은 최소 임상적으로 진단되기 4~7년 전에 시작하는 것으로 밝혀졌다. 45세 이상인 경우 공복 혈당(또는 HbA_{1c})은 최소한 3년 주기로 측정되어야 한다.

경구 당부하시험(OGTT)

비록 당 부하시험이 FPG 측정보다 더 민감하지만, OGTT는 다양한 요인의 영향을 받기 때문에 재현성이 낮다. 게다가 OGTT의 약 20%는 비진단적 부류로 분류된다(예; 오직 하나의 혈액 시료만 글루코스 농도 증가를 나타낸다). 만일 결과가 초기에 뚜렷하게 비정상이 아니면, 당뇨병을 진단하기 위하여 OGTT는 2가지 별개의 방법으로 검사한다.

OGTT를 수행하기 전에 다음 사항을 준수해야 한다:

① 당 부하에 영향을 미치는 것으로 알려진 투약을 중단한다.
② 검사 3일 전부터 하루에 최소 150 g 이상의 탄수화물을 포함하는 무제한 식이 후 수행한다.
③ 두 발로 걷는 외래환자의 경우 10~16시간 공복 후 수행한다.
④ 검사하는 동안 담배를 피우지 말고 의자에 앉아 있게 한다.
⑤ 당부하시험은 입원 환자, 갑자기 아픈 환자 및 비활동적인 환자에 대해서는 수행하지 말아야 한다.
⑥ 검사는 오전 7시에서 9시 사이에 시작한다.

정맥 혈장 글루코스는 공복 후 측정하고, 그다음 경구적으로 글루코스를 섭취시킨 후 2시간 동안 30분 간격으로 측정한다. 성인에서 권장된 글루코스 부하량은 75 g이다. 이것이 최대 자극은 아닐 수도 있다. 소아는 체중 kg당 1.75 g을 투여하되 75 g을 초과하면 안 된다. 글루코스는 물 300 mL에 녹이고, 5분 안에 섭취해야 한다. 제품화된 글루코스는 거부감 없이 쉽게 섭취할 수 있다.

OGTT는 재현성의 부족과 불편함 때문에 당뇨병 진단을 위해 실무에서는 널리 사용되지 않고 있다. 당뇨병 진단을 위한 FPG 농도의 민감도는 OGTT보다 더 낮다. 일부에서는 OGTT가 환자의 합병증 발생의 위험성을 규명하는 데 더 좋다고 주장하고 있다.

FPG 값이 100 mg/dL 미만(〈5.6 mmol/L)이거나 수시 글루코스 농도가 140 mg/dL 미만(〈7.8 mmol/L)이면 당뇨병이 아니라고 판정해도 충분하다.

임신성 당뇨병의 진단

정상적인 임신 기간 동안 인슐린 저항성이 증가하며, 특별히 늦은 임신 2기(임신 12주~28주) 및 임신 3기(28주~분만)에 증가한다. 정상혈당은 인슐린 분비의 증가에 의해 유지된다. 하지만 충분한 인슐린을 증가시키지 못한 임신 여성에서는 GDM으로 발전한다. GDM에 대한 위험요인은 가족력, 비만, 모성 연령 증가, 당뇨 및 이전 임신에서 생긴 나쁜 결과adverse outcome(예: 사산, 큰 몸증) 등을 포함한다. Hyperglycemia and Adverse Pregnancy Outcome(HAPO) 연구에 따르면, 모성 고혈당과 나쁜 결과 사이에 강하고, 등급성이고, 직선성인 관계가 있는 것으로 나타났다. 이전에 당뇨병이 없었던 모든 임신부는 임신 24~28주 사이에 75 g OGTT로 GDM을 평가해야 한다. 공복, 1시간 및 2시간의 혈장 글루코스 농도에 대한 진단적 경계치(cut-point)가 설정되어 있다(표 3).
모든 임신부는 다음과 같은 2단계법으로 평가된다:

1. 50 g의 글루코스를 부하하고 선별검사를 실시하라(환자는 공복을 필요로 하지 않음). 글루코스 섭취 후 혈장 글루코스 1시간대 값이 140 mg/dL(7.7 mmol/L)나 그 이상이 되면 확인검사를 해야 한다. 임신부의 약 15%는 이 항목에 해당하고, 완전한 OGTT를 필요로 한다. 이러한 조건에 해당하는 GDM 임신부는 약 80%이다. 일부 전문가들은 경계치로서 130 mg/dL를 권장하고 있다. 이 경우 GDM에 대한 감수성이 90%로 증가한다. 그러나 모든 임신부에 대해서는 약 25%이다.
2. GDM의 진단은 100 g, 3시간 OGTT의 결과에 기초하여 만들어졌다. 이것은 50 g OGTT와 다른 날 실시한다.

GDM은 비록 보통 무증상이고 엄마의 생명을 위협하지는 않지만, 신생아의 사망률과 이환율을 높이고 저칼슘혈증, 저혈당 및 큰몸증을 유발한다. 모체 고혈당은 태아가 더 많은 인슐린을 분비하게 하여, 태아 성장과 큰몸증을 일으킨다. 이러한 경우에 적절한 치료를 받으면 이환율과 사망률을 감소시킬 수 있다. 모체 합병증으로는 제왕절개 분만과 고혈압의 비율이 높다는 것이다. 아울러, GDM 엄마는 차후에 제2형 당뇨병으로 발전할 위험이 유의하게 증가한다.
기존에 당뇨병에 걸린 환자가 임신한 것은 GDM과 완전히 다르다. 이것은 선천성 기형의 발생률 증가와 관련이 있다. 그러나 임신 첫 8주 동안 주의 깊게 혈당을 관리하면 선천성 기형의 발생률을 유의하게 감소시킬 수 있다. 엄격하게 관리하면 모체 저혈당의 발생률이 증가하며, 동물에서는 기형을 발생시키나 사람에서는 기형을 일으키지 않는다.

임신성 당뇨병의 선별과 진단

I. 1단계법
1. 임신 24~28주 사이에, 최소 8시간 밤새 공복한 후, 아침에 실시하라.
2. 공복 정맥 혈장 글루코스를 측정하라.
3. 경구적으로 글루코스 75 g을 섭취시켜라.
4. 글루코스를 섭취한 후, 2시간 동안 시간대마다 혈장 글루코스를 측정하라.
5. 최소 1개의 값이 다음 기준에 해당하거나 초과해야 한다.

	글루코스 농도
공복	92 mg/dL(5.1 mmol/L)
1h	180 mg/dL(10.0 mmol/L)
2h	153 mg/dL(8.5 mmol/L)

II 2단계법
A. 선별검사(1단계)
1. 이전에 당뇨병으로 진단된 적이 없는 모든 임신부에서 임신 24~28주[a] 사이에 실시하라.
2. 마지막 식사의 날짜나 시간과 상관없이 글루코스 50 g을 섭취시켜라.
3. 1시간 경과 후 정맥 혈장 글루코스를 측정하라.
4. 만일 글루코스가 ≥140 mg/dL(7.8 mmol/L)이면[b], 2단계로 진행하고, 당부하시험을 실시하라.

B. 진단검사(2단계)
1. 최소 8시간 밤새 공복한 후, 아침에 실시하라.
2. 공복 정맥 혈장 글루코스를 측정하라.
3. 경구적으로 글루코스 100 g을 섭취시켜라.
4. 글루코스를 섭취한 후, 3시간 동안 시간대마다 혈장 글루코스를 측정하라.
5. 최소 2개의 값이 다음 기준에 해당하거나 초과해야 한다.

	Carpenter & Coustan	NDDG
공	95 mg/dL(5.3 mmol/L)	105 mg/dL(5.8 mmol/L)
1h	180 mg/dL(10.0 mmol/L)	190 mg/dL(10.6 mmol/L)
2h	155 mg/dL(8.6 mmol/L)	165 mg/dL(9.2 mmol/L)
3h	140 mg/dL(7.8 mmol/L)	145 mg/dL(8.0 mmol/L)

NDDG, National Diabetes Data Group
[a]WHO는 임신 기간 동안 언제든지 실시하라고 기술하고 있다.
[b]일부 전문가들은 경계치(cutoff)를 135 mg/dL(7.5 mmol/L)
Modified from the American Diabetes Association.(2017). Classification and diagnosis of diabetes. *Diabetes Care*(Suppl 1),S11-S24.

GDM 임신부는 비임신 OGTT 항목을 사용하여 출산 6~12주 후에 당뇨병에 대한 선별검사를 받아야 한다(Box 2). 이때 산모는 출산 전에 고혈당에 대한 치료를 받았기 때문에 HbA_{1c} 검사는 권장되지 않는다. 만일 혈당치가 정상이면, 최소 3년마다 글루코스나 HbA_{1c}를 사용하여 혈당증을 재평가해야 한다.

7. 당뇨병 진단 및 관리 검사

임상 검사는 당뇨병의 진단과 관리에 있어서 핵심적인 역할을 한다. 미국 임상생화학 국립 아카데미(National Academy of Clinical Biochemistry, NACB)는 당뇨병 검사에 관한 가이드라인을 제시하였다. 이러한 가이드라인은 2011년 미국당뇨병협회(American Diabetes Association, ADA)에 의해 재검토되었으며 승인되었다.

진단

증상 발현 전(선별) 검사

제1형과 제2형 당뇨병의 최초의 기능적 이상은 모두 글루코스-자극 인슐린 분비의 감소이다. 그럼에도 불구하고 인슐린 검사는 일상적으로 사용되지 않고 있다.

무증상인 사람들에서 제2형 당뇨병을 찾아내기 위한 검사가 선별검사(screening test)이다. 과거에 ADA는 선별검사를 지지하지 않았지만, 현재는 45세 이상의 모든 무증상 사람들이 선별검사를 받도록 옹호하고 있다. 만일 HbA_{1c}가 5.7%(39 mmol /mol) 미만이거나 FPG가 100 mg/dL 미만이면, 검사는 3년 간격으로 받으면 된다.

임상검사

당뇨병의 검사 진단은 절대적으로 정맥 혈장 글루코스나 HbA_{1c}를 측정하여 고혈당을 확인함으로써 만들어진다. 당뇨병을 진단하고 분류하는 데 C-펩타이드나 인슐린 같은 다른 검사들이 도움이 된다고 제안되었지만, 현재는 연구 이외의 다른 목적으로는 측정되지 않고 있다.

관리

급성

당뇨병 케톤산증(diabetic ketoacidosis), 고삼투압성 비케톤성 혼수(hyperosmolar nonketotic coma) 및 저혈당에서 진단과 치료의 관리를 위해 검사가 필수적이다. 몇 가지 분석물질들이 정상혈당을 회복하고 대사 혼란을 교정하기 위한 치료 상태를 파악하기 위해 자주 측정되고 있다.

만성

DCCT와 UKPDS 연구는 당뇨병에서의 혈당 농도와 장기 합병증의 발생 사이의 상관성을 자료화하였다. 글루코스와 당화단백질의 측정은 각각 단기 및 장기 혈당관리의 지표이다. 합병증의 방어와 관리를 위해 크레아티닌, 소변 알부민 및 혈청 지질이 측정된다. 섬 세포 및 이자 이식 같은 보다 새로운 치료의 성공을 관리하기 위해 C-펩타이드 및 인슐린 농도를 측정할 수 있다.

혈당 측정법

1) 헥소키네이스(HK)법(국제표준법)

D-글루코스+ATP $\xrightarrow{HK}$ G-6-P+ADP

G-6-P+**NADP** $\xrightarrow{G6PD}$ 6-포스포글루콘산+**NADPH**+H^+

* HK, hexokinase; G6PD: glucose-6-phosphate dehydrogenase

* 340 nm에서 NADPH의 흡광도 증가를 측정한다.

* **기준법**: 수산화바륨과 황산아연으로 제단백 후 25℃에서 상청액을 갖고 이 방법으로 측정함

2) 글루코스 산화 효소(GOD) 전극법

β-글루코스+O_2+H_2O $\xrightarrow{GOD}$ 글루콘산+H_2O_2

[과산화수소 전극법]

양극: H_2O_2(전기분해) → $4H^+$+$2O_2$+$4e^-$(음극으로 이동)

음극: $O_2 + 4H^+ + 4e^- \rightarrow 2H_2O$

* 전자가 음극으로 이동하며 전류가 발생한다. 이 전류치는 글루코스 농도와 비례한다. 한편 산소 전극법은 효소 반응의 결과 감소하는 산소량을 검출한다. 효소를 이용한 전극법은 혈당 자가측정(self monitoring of blood glucose, SMBG)이나 현장 검사(point of care testing, POCT)에 이용된다.

3) 글루코스 탈수소 효소(GD) 전극법

글루코스+NAD^+ $\xrightarrow{GD}$ 글루코노락톤+NADH+H^+

$[Fe(CN)_6]^{3-}$+e^-→$[Fe(CN)_6]^{4-}$→**e^-**

* GD: glucose dehydrogenase

이 반응에서 생긴 전자(e-)를 전자 매개체인 헥사시아노철(Ⅱ)이 취하고 일정 전압을 가하면 전자를 방출하여 헥사시아노철(Ⅲ)로 된다. 이 반응에서 방출된 전자를 전류로서 검출한다.

4) GOD-POD법(거의 사용되지 않는 방법임)

β-글루코스+O_2+H_2O $\xrightarrow{GOD}$ 글루콘산+H_2O_2

H_2O_2+환원형 색원체(4-AA) $\xrightarrow{POD}$ 산화형 색원체(적색 퀴논) + H_2O

* POD, peroxidase; 4-AA, 4-aminoantipyrine

* GOD는 β-글루코스하고만 반응한다. 혈청에는 α-글루코스가 36%, β-글루코스가 64%의 비율로 존재하므로 변선광효소(mutarotase)를 첨가하여 α형을 β형으로 전환시킨다.

* 글루코스 표준용액(200mg/dL): 글루코스를 벤조산(안식향산, benzoic acid)으로 용해하여 사용한다.

* 색원체가 *o*-dianisidine이면 산화형은 황색, *o*-tolidine이면 청색을 띤다.

* 아스코르브산(Vit C), 요산, 글루타티온 등의 환원제가 존재하면 과산호수소를 소비하므로 위음성이 일어난다.

분석 시 변동인자

- 채혈 후 전혈을 실온에 방치하면 적혈구의 해당 작용에 의해 혈당치가 시간당 **5~7%** 저하한다.
- 전혈로 측정하면 혈청이나 혈장에 비해 **10 ~ 12%** 정도 측정치가 낮다.
- 모세관혈액의 글루코스 농도는 정맥혈보다 2~5 mg/dL 더 높다.
- NaF는 항응고 작용이 약해서 몇 시간 후면 응고가 나타난다. 따라서 항응고제인 옥살산염과 섞어서 사용한다. NaF는 채혈 후 1~2시간 동안은 글루코스가 감소하는 것을 억제하지 못한다. 4시간까지 느리게 해당이

일어날 수도 있다. 따라서 신속하게 혈청을 분리하고 측정하는 것이 필요하다.

기준범위(공복)

70-105 mg/dL(3.9-5.8 mmol/L)

당화단백질

글루코스는 혈청중의 여러 가지 단백질과 비효소적으로 결합한다. 고혈당 상태가 지속되면, 먼저 글루코스가 결합하여 불안정형의 당 결합 단백질(aldimine)이 만들어지고, 최종적으로 아마도리(Amadori) 전위가 일어나 안정한 당화단백질(ketoamine)이 생성된다. 임상검사 분야에서는 당화헤모글로빈과 당화알부민(글리코알부민)이 측정되고 있다.

당화 헤모글로빈

당화(glycation)란 단백질의 아미노기에 당이 비효소적으로 첨가된 상태를 가리킨다. 사람 성인 헤모글로빈(hemoglobin, Hb)은 보통 HbA(전체의 97%), HbA_2(2.5%) 및 HbF(0.5%)로 구성된다. HbA는 2개의 α-사슬과 2개의 β-사슬, 총 4개의 폴리펩타이드 사슬로 구성된 4량체(teramer) 분자(분자량 약 64,000 Da)이다. 이러한 소수 헤모글로빈을 총괄적으로 HbA_1, *fast* 헤모글로빈(전기장에서 HbA보다 더 빠르게 이동하기 때문에 붙여진 이름), 글리코헤모글로빈(glycohemoglobin), 또는 당화 헤모글로빈(glycated hemoglobin)이라고 부른다. 국제순수응용화학연합(IUPAC)의 생화학명명합동위원회는 그러한 유도체에는 신글리코단백질(neoglycprotein)이란 용어를 사용하고, 이러한 과정을 기술할 때는 당화(glycation)란 용어를 쓰도록 권장하고 있다. 그러므로 비록 'glycosylated' 또는 'glucosylated'가 문헌들에서 널리 사용되고 있지만, '**glycated**'란 용어를 쓰는 것이 바람직하다고 밝히고 있다. HbA의 각 β-사슬의 N-말단 발린 잔기와 글루코스의 축합에 의해 불안정한 Schiff 염기인 알디민(aldimine, pre-HbA_{1c})이 형성된 후, 아마도리 재배열(Amadori rearrangement)을 거쳐 안정된 케토아민(ketoamine)인 HbA_{1c}가 형성된다.

$$\text{HbA-Val-NH}_2(\beta\text{사슬})+\text{글루코스} \xrightleftharpoons{\text{가역적}} \text{Aldimine(Schiff 염기)}$$

$$\xrightarrow[\text{불가역적}]{\text{아마도리 전위}} \text{안정 케토아민}(\text{HbA}_{1c})$$

HbA_{1a}를 구성하는 HbA_{1a1}와 HbA_{1a2}는 각각 프룩토스-1,6-이인산염 및 글루코스-6-인산염이 β-사슬의 말단 아미노기에 붙은 것들이다. HbA_{1b}는 β-사슬의 N-말단 발린 잔기와 피루브산이 케타민(ketamine) 결합에 의해 결합한 것이다. 이들 소수 헤모글로빈 중 HbA_{1c}가 주요 분획으로, HbA_1의 약 80%를 차지한다.

당화는 또한 라이신 잔기나 α-사슬 같은 β-사슬의 말단 이외의 곳에서도 나타날 수 있다. 전체 당화 헤모글로빈으로 불리는 모든 GHb의 합은 전하에 기초한 방법으로 비당화 헤모글로빈으로부터 분리될 수 없지만, 붕산염 친화성 크로마토그래피로 측정된다.

GHb의 형성은 필수적으로 비가역적이며, 혈액의 농도는 적혈구 수명(수명 120일)과 혈액 글루코스 농도에 의존한다. GHb의 형성 속도는 혈액의 글루코스 농도와 직접 비례한다. GHb 농도는 과거 **8~12주**의 평균적인 혈당치를 나타낸다. GHb는 날짜와 시간 변동에 따른 글루코스 변화로부터 자유롭고, 혈액 검체를 채취하기 직전의 운동이나 음식물 섭취에 의한 영향을 받지 않기 때문에 글루코스 관리를 위한 추가적인 항목이 되었다. GHb에 대한 혈장 글루코스 농도의 기여는 시간 간격에 의존하는데, 최근 값(한 달 전 동안)이 이전 값(3개월 전 같은)보다 더 크게 기여한다. 1개월 전의 혈장 글루코스는 HbA_{1c}의 50%를 결정하고, 반면에 60~120일은 오직 25%만 결정한다. 혈액 글루코스 농도의 갑작스런 변동 후, HbA_{1c}의 변화 속도는 처음 2개월 동안은 빠르고, 그 후 더 점진적으로 변하다가 3개월 후에는 일정한 상태에 도달한다.

GHb의 해석은 적혈구의 정상적인 수명에 의존한다. 용혈성 질환이나 기타 적혈구 수명을 단축시키는 상태에 있는 환자는 HbA_{1c}의 현저한 감소를 나타낸다. HbA_{1c}는 이러한 환자들을 감시하기 위해 아직까지 사용될 수 있으나, 기준범위가 아닌 같은 환자의 이전 값과 비교해봐야 한다. 최근에 혈액을 많이 소실한 경우에도 어린 적혈구의 높은 분획 때문에 위음성을 나타낸다. HbA_{1c}는 철결핍성 빈혈에서 높은 값을 나타낸다. 헤모글로빈 변체(HbF, HbS, HbC)의 영향은 사용된 분석법에 따라 다르다. 헤모글로빈병증과 측정법에 따라 위음성이나 위양성이 나타난다. 대부분의 HbA_{1c} 측정법을 제공하는 제조사들은 이러한 변체의 간섭을 제거하기 위하여 측정법을 변경시켰다. 따라서 HbA_{1c}는 적혈구 수명이 변경되지 않았다는 조건하에 적당한 측정법을 선택하여 정확하게 측정할 수 있게 되었다. 선택한 방법에서 다른 하나의 요류원인은 요소의 결합에 의해 형성된 카르바밀화 헤모글로빈(carbamylated hemoglobin)이다. 그것은 당뇨병 환자에서 일반적인 신부전에서 증가한다. 대부분의 현대적 방법들은 카르바밀화 헤모글로빈의 간섭을 받지 않는다.

당화 헤모글로빈 분석법

당화 헤모글로빈(GHb)을 측정하는 방법은 150가지가 넘는다. 대부분의 방법은 전하 차이(이온 교환 크로마토그래피, HPLC, 전기영동, 등전점 전기영동)나 구조적 차이(친화성 크로마토그래피, 면역측정법)에 기초한 기법을 사용하여 비당화 헤모글로빈으로부터 GHb를 분리한다. 또한 화학적인 분석법(효소법, 분광분석법)이 사용되어 왔다. 최근에는 HbA_{1c}를 특수하게 측정하는 모세관전기영동과 효소법이 상업적으로 공급되어 사용하고 있다. 이러한 결과들은 총헤모글로빈에 대한 퍼센트로서 나타낸다. 현재 대부분의 검사실은 면역측정법이나 HPLC를 사용하여 HbA_{1c}을 보고하고 있다. 검사실에 의한 방법의 선택은 검체량, 환자수 및 비용을 포함한 몇 가지 요인들을 고려하여 결정된다. 이 과정에서 임상의사에게 자문을 구하도록 한다. ADA는 DCCT 기준에 의거하여 NGSP(National Glycohemoglobin Standardization Program)에 의해 인증된 방법만 사용하여 HbA_{1c}를 측정하도록 권장하고 있다. 이러한 측정법은 NGSP 웹 사이트(www.NGSP.org/accessed)에 올려져 있으며, 1년에 수차례씩 업데이트되고 있다.

고속액체 크로마토그래피(HPLC)

HbA_{1c}와 다른 헤모글로빈 분획들은 양이온 교환 크로마토그래피를 원리로 하는 HPLC로 분리한다. 완전히 자동화 시스템을 갖춘 HbA_{1c} 전용 HPLC도 있다. 이 측정법에서는 전혈 5 μL만 필요로 하고, 검체는 손가락 끝을 바늘로 찔러서 전혈을 모세관에 담는다. 항응고 혈액은 붕산염을 포함하는 용혈 시약으로 희석된다. 검체는 시프염기(Schiff base)를 제거하기 위해 37℃에서 30분 동안 방치시킨 후 자동샘플러로 들어간다. 이온강도를 단계적으로 증가시킨 3가지 인산염 완충액이 칼럼을 통과한다. 검출은 415 nm 및 690 nm에서 수행되며, 결과는 피크 하에 있는 면적을 적분함으로써 정량된다. 분석시간은 3분 정도로 짧다. 현재, HbA_{1c} 측정에 이 방법이 가장 많이 사용되고 있다.

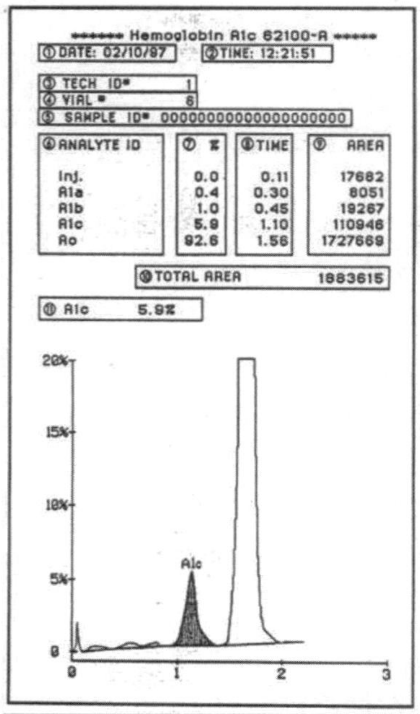

그림 3 Hb의 HPLC 크로마토그램

IFCC 기준법

IFCC에서는 electrospray ionization mass spectrometry (ESI-MS)와 모세관 전기영동을 기준법으로 제시했었다. 이들은 특히 헤모글로빈 β-사슬의 N-말단 발린이 당화된 것을 측정한다. 분석은 내부단백질분해 효소(endo-proteinase) GluC로 헤모글로빈 분자 β-사슬의 Glu-6와 Glu-7 사이를 분해하여 생긴 N-말단 헥사펩타이드(hexapeptide)를 측정한다. 당화와 비당화 헥사펩타이드는 HPLC-ESI-MS나 HPLC 및 모세관 전기영동으로 분리하고 정량화된다. HbA_{1c}는 당화와 비당화 N-말단 헥사펩타이드 사이의 비율로서 측정된다. IFCC 기준법을 사용하여 얻어진 HbA_{1c} 값은 NGSP의 값보다 1.5~2% 더 낮다. IFCC 방법은 환자 시료를 일상적으로 분석하는 데는 적합하지 않다.

HbA_{1c} 보고 단위

NGSP 시스템에서는 HbA_{1c} 결과를 퍼센트(%)로 보고한다. IFCC 방법은 HbA_{1c} 값을 국제(SI) 단위(HbA_{1c}/mol total Hb)로 보고한다. NGSP와 IFCC 사이에 단위전환이 만들어졌다. 예를 들어, HbA_{1c} 7%(NGSP/DCCT/UKPDS 단위)는 53 mmol/mol(IFCC 단위)에 해당한다.

수행 목표

일부 전문가 그룹은 HbA_{1c} 측정의 정확도와 정밀도의 목표를 제시하였다. HbA_{1c} 값의 개체 내 생물학적 변동

계수(within-subject biological variation, CVi)는 2% 미만이어야 한다. 최근 ADA 가이드라인에서는 검사실내 CV를 2% 미만, 검사실간 CV를 3.5% 미만으로 할 것을 권장하였다. 단일 방법인 경우, 검사실간 CV는 3.5% 미만이어야 한다.

검체 채취와 저장

환자는 꼭 공복상태가 아니어도 된다. 정맥혈은 EDTA, 옥살산염 또는 플루오린화물을 포함하고 있는 시험관에 채취되어야 한다. 시료 안정성은 사용되는 측정 방법에 따라 다르다. 4℃ 이상에서, HbA_{1a+b}는 시간- 및 온도-의존성 방식으로 증가한다. 그러나 HbA_{1c}는 오직 약간만 영향을 받는다. 시료는 -20℃에서 안정하다. 대부분의 방법에서, -70℃나 그보다 더 낮은 온도에 저장된 전혈 시료는 최소 18개월간 안정하다.

기준범위

GHb 및 HbA_{1c} 값은 전체 혈액 헤모글로빈에 대한 퍼센트(%)로 나타낸다. 기준범위(NGSP-인증 방법 사용)는 **4~5.6%(20~38 mmol/mol)**이다.

제1형 및 제2형 당뇨병 환자는 치료 목표에 부합하기 위해 기본적으로 최소 6개월 간격으로 HbA_{1c} 검사를 받아야 한다(ADA 권장사항).

당화 혈청 단백질

어떤 당뇨병 환자(예: GDM)에서는 보다 짧은 기간 동안 평균 혈당 농도의 변동을 반영할 수 있는 HbA_{1c}보다 더 민감한 것을 측정할 필요가 있다. 헤모글로빈 이외의 단백질(혈청 단백질, 세포막 단백질, 수정체)의 아미노기에 글루코스의 비효소적 부착은 케토아민(ketoamine)을 형성한다. 혈청 단백질은 적혈구보다 빠르게 전환되기 때문에(순환 알부민의 반감기 평균 약 20일), 당화 혈청 알부민의 농도는 과거 **2~3주** 기간의 평균 혈당치를 반영한다. 따라서 당화 혈청 알부민은 HbA_{1c}보다 더 일찍 관리 악화를 검출하고 치료를 개선시키는 데 이바지한다.

프룩토사민

프룩토사민(fructosamine)은 혈장 단백질 케토아민(ketoamine)에 대한 속명이다. 그 이름은 알부민의 라이신 잔기에 있는 ε-아미노기와 글루코스의 상호작용에 의해 형성된 케토아민 재배열 산물의 구조를 의미한다. HbA_{1c}와 비슷하게, 프룩토사민은 과거의 평균 혈당치를 나타내는 지표로서 사용되고 있다.

모든 당화 혈청 단백질은 프룩토사민이고 알부민은 혈청 단백질 중 가장 풍부하기 때문에, 프룩토사민의 측정은 주로 당화 알부민(glycated albumin, GA)의 측정으로 생각된다. 그러나 이것에 대해서 일부 연구원들은 의문을 제기하고 있다. 비록 프룩토사민이 자동화로 측정될 수 있고, HbA_{1c}보다 더 싸고 더 빠르지만, 임상적 유용에 대한 합의가 부족하다. 프룩토사민의 임상적 가치는 확고하게 정립되지 않았다. 당뇨병 진단에 프룩토사민의 역할은 전혀 없다.

프룩토사민 측정

당화 단백질은 (1) 고정화 페닐붕산(GHb 측정과 비슷함)을 사용하는 친화성 크로마토그래피로 측정하거나, (2) 당화 단백질을 가수 분해한 후 생긴 당화 라이신을 HPLC로 분석하거나, (3) 광도계법으로 측정할 수 있다. 이러한 방법들 중 어느 것도 일상적인 검사에 적합하지 않다. 극저온(-96℃)에 저장하면 혈청 단백질의 시험관내에서 일어나는 당화를 방지할 수 있다.

프룩토사민 측정 대체법(비색법)

케토아민(프룩토사민) $\xrightleftharpoons{alkaline}$ Schiff base(aldimine) +

NBT → 포르마잔(청색, 530 nm)

* NBT: nitroblue tetrazolium

프룩토사민의 기준범위

비색법으로 측정할 때, 당뇨병이 아닌 사람들의 값은 205~285 μmol/L이다. 알부민에 대해 교정한 기준범위는 191~265 μmol/L이다.

당화 알부민

혈청 총 단백질의 약 60%를 차지하는 알부민은 총 당화 혈청 단백질의 80% 이상을 구성한다. N-말단과 59 라이신 잔기가 유력한 당화 장소이다. 하지만 체내에서 이들 중 얼마나 많이 당화되었는지는 알려지지 않았다. HPLC 탠덤 질량분석법과 ^{13}C-글루코스 표지의 분석으로 알부민에 35개의 당화 장소가 밝혀졌다. 당화 혈청 단백질(예: 프룩토사민)보다 오히려 당화 알부민(GA)을 측정하는 방법들이 상용화되었다. 당화 알부민이 환자의 당혈증을 관리하는 데 있어서 일상적인 검사로서 유용한지에 대해서는 더 심도 깊은 연구가 있어야 한다.

당화 알부민의 측정

GA를 정량하기 위해 사용해온 방법들은 비색법(산acid으로 가수분해하여 5-하이드록시메틸푸르푸랄을 방출시킨 후, 단백질은 삼염화아세트산TCA로 침전시키고, 상청액을 2-티오바르비투르산thiobarbituric acid으로 반응시킨다), RIA(알부민 항체를 코팅한 구슬과 GA의 글루시톨라이신 항원결정기(epitope)에 대응하는 ^{125}I-표지 항체를 사용한다), ELISA(enzyme-linked immunosorbent assay), 친화성 크로마토그래피, HPLC, 효소법(케토아민 산화 효소 사용) 및 질량분석법 등이다.

1,5-안히드로글루시톨

장기 혈당증의 다른 하나의 표지자는 1,5-안히드로글루시톨(1,5-anhydroglucitol, 1,5-AG)이며, **이것은 과거 2~14일간의 평균 혈당치를 반영한다.** 1,5-AG는 글루코스 구조와 유사하며, 1번 탄소에 산소가 없을 뿐이다. 그것은 주로 음식물로부터 유래하며, 토리에서 여과된 것의 99%가 SGLT4 나트륨-의존성 글루코스 수송체에 의해 요세관에서 정상적으로 재흡수된다.

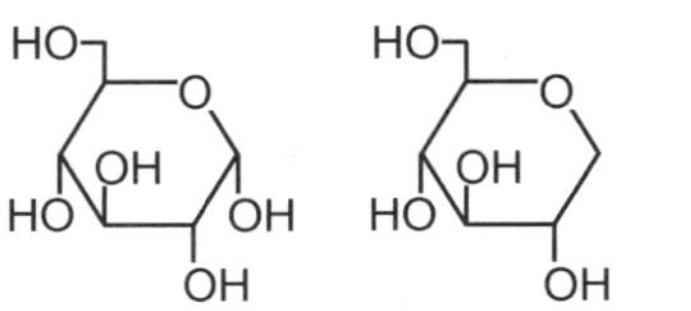

그림 3 1,5-AG의 구조

혈액 글루코스 농도가 콩팥역치(보통 ~180 mg/ dL 또는 ~10.0 mmol/L)를 초과하면, 1,5-AG의 재흡수가 감소하고, 이로 인해 혈청 1,5-AG 농도가 감소한다. 따라서 낮은 1,5-AG는 고혈당을 가리킨다. 1,5-AG는 소변 글루코스 배설과 예민하게 상관하기 때문에 측정 시점에서의 평균 혈당치의 동향을 반영한다. 상용화된 자동화 비색법(미국에서는 FDA 승인을 받아야 함)으로 측정할 수 있다.

기준범위는 남성 10.2~33.8 μg/mL이고, 여성 5.9~31.8 μg/mL이다. 혈당증과 관련 없는 요인들, 즉 식이, 투약, 콩팥 질환 및 간 질환 등이 1,5-AG 값을 변동시킬 수 있다.

알부민뇨

임상적 의의

당뇨병 환자는 콩팥 손상이 일어날 높은 위험에 처해있다. 제1형 당뇨병 환자의 1/3은 혈액투석이나 콩팥 이식을 필요로 하는 말기 상태의 콩팥 질환으로 발전한다. 말기 상태의 콩팥 질환을 가장 흔한 원인은 당뇨병이다. 비록 제2형 당뇨병 환자에서는 콩팥병이 덜 일반적이지만, 전체 당뇨병성 콩팥병의 약 60%를 차지하는데, 이것은 제2형 당뇨병의 발생률이 높기 때문이다. 일상 선별검사로 검출할 수 있을 정도의 지속적인 단백뇨(소변 알부민 배설률urinary albumin excretion rate, AER: 〉200 μg/min 또는 〉300 mg/24h)는 분명한 당뇨병성 콩팥병을 가리킨다. 이것은 보통 오랫동안 유지된 질환과 관련이 있으며, 제1형 당뇨병 발병 후 5년 미만에서는 잘 볼 수 없다. 일단 당뇨병성 콩팥병이 나타나면, 콩팥 기능이 빠르게 악화된다. 이 상태에서 치료는 콩팥 손상을 멈추게 하거나 치유할 수는 없지만 진행 속도를 더디게 할 수 있다. 이러한 상태에 앞서 일상적인 요시험지로 검출이 안 되는 AER 증가 시기가 있다. AER 증가의 이러한 범위 20~200 μg/min(30~300 mg/24h)은 마이크로알부민뇨(microalbuminuria)으로 불리어왔다. 마이크로알부민뇨란 용어는 비록 널리 사용해왔지만 용어에 오류가 있다. 이 용어는 알부민의 분자량이 작다는 것(저분자알부민)을 의미한다. 그러나 사실은 일상적인 방법으로는 양이 적어(미량) 검출되지 않는 다는 것을 의미한다. 따라서 현재는 명명에서 microalbuminuria나 macro-albuminuria 같은 용어를 사용하지 않고 있다.

주) 'microalbuminuria'는 의사협회 의학용어사전에 '미세알부민뇨'로 되어 있으나 미세는 크기가 작은 것을 가리키므로, 이보다는 양이 적은 것을 가리키는 접두어 '미량'을 사용하여 '미량알부민뇨'로 표현하였다.

AER이 지속적으로 20 μg/min 이상이면 제1형 및 제2형 당뇨병 환자에서 임상적으로 확실하게 콩팥병의 발달 위험이 20배나 더 커진다.

검체 채취와 저장

어떤 사람에서 소변 흐름의 변동이 있으면 크레아틴에 대한 비율로서 알부민을 나타내야 한다. AER은 생리적 및 다른 요인들(24시간 이내의 운동, 자세, 이뇨), 감염, 열, 유의한 고혈당, 그리고 유의한 고혈압에 의해 증가한다. 시료는 격심한 활동 후, 요로감염 존재 시, 급성 질병 동안, 수술 후 곧바로, 또는 급하게 수액 부하 후에 채취되면 안 된다. 현재 허용되는 시료는 24시간 소변, 밤새 채취한 것(8~12시간), 1~2시간 소변 및 알부민과 크레아티닌을 동시에 측정을 위한 아침 첫 소변이다. 소변은 채취 후 4℃에 저장해야 한다. 소변 500 mL당 50 g/dL

아지드화나트륨(sodium azide) 2 mL를 첨가한다. 그렇지만 보존제는 일부 측정법에서 권장되지 않는다. 검체는 4℃에서 1주일, -80℃에서 5개월 동안 안정하다. 알부민 농도는 -20℃에서 하루에 0.27%씩 감소한다. 선별검사가 양성으로 나온 환자에서는 혈청 크레아티닌을 측정하여 추정 사구체여과율(estimated glomerular filtration rate, eGFR)을 계산해야 한다. 일부 당뇨병 환자는 알부민뇨 없이 GFR이 감소하기 때문에 모든 성인 당뇨병 환자는 최소 1년에 한번 사구체여과율과 크레아티닌을 측정해야 한다.

반정량적 측정

요시험지로 측정하며, 결과가 "정상"으로 나와도 콩팥병을 배제하는 것은 아니다. 이 측정은 알부민 농도를 측정하기 때문에, 소변이 희석되면 결과가 위음성으로 나올 수 있다.냉장 보관했던 소변은 분석 전에 최소 10℃에 도달해야 한다.

정량적 측정

소변 알부민에 대해 민감하고 특이적인 측정은 모두 사람 알부민에 대한 항체를 이용하는 면역화학적 방법으로 한다. 이용할 수 있는 방법은 RIA, ELISA, 방사면역확산법(RID), 면역혼탁법이다.

기준범위

알부민뇨

	μg/min	mg/24h	mg/g 크레아티닌	mg/mmol 크레아티닌
정상	〈20	〈30	〈30	〈3.5
고알부민뇨	20~200	30~300	30~300	3.5~30
초고알부민뇨[a]	〉200	〉300	〉300	〉30

a. 초고알부민뇨(very high albuminuria)는 또한 분명한 콩팥병이라고 부른다. 이전에는 임상적 알부민뇨라고 불리었다.

ADA는 5년 또는 그 이상 제1형 당뇨병을 갖고 있는 환자와 모든 제2형 당뇨병 환자는 초기 알부민뇨 측정을 권장하고 있다. 제2형 당뇨병은 시작된 시점을 정확히 알 수 없기 때문에, 먼저 선별검사로 진단을 시작한다. 만일 선별검사가 양성으로 나오면, 알부민뇨는 정량적인 방법으로 평가된다. 3~6개월 기간에 3회 측정 중 최소 2회가 알부민뇨이어야 진단이 확정된다. 만일 확인검사가 양성이면 치료가 시작된다.

요약

HbA_{1c}

- 당화 헤모글로빈(혈색소)은 헤모글로빈에 글루코스가 비효소적으로 부착하여 형성된다.
- HbA_{1c}는 헤모글로빈의 β-사슬의 N-말단 발린에 글루코스가 부착된 것이다.
- HbA_{1c} 농도는 혈액 내의 글루코스 농도와 적혈구 수명에 의존한다.
- 적혈구의 평균 수명은 120일이며, 따라서 HbA_{1c}는 과거 **8~12주** 기간 동안의 평균 혈당치를 반영한다.
- 적혈구 수명을 충분히 변화시키는 어떤 상태는 HbA_{1c}를 변동시킬 것이다.
- HbA_{1c}는 당뇨병을 진단하고, 당혈증 관리를 감시하고, 치료를 변화시킬 필요성을 평가하고, 그리고 미세혈관 합병증의 발달을 예견하는 데 사용된다.

글루코스(포도당)

- 고혈당(증)은 인슐린 분비 및/또는 인슐린 작용의 결함에서 비롯된다.
- 혈액 글루코스 항상성은 인슐린, 글루카곤, 에피네프린 및 코르티솔 같은 호르몬에 의해 조절된다.
- 혈액 글루코스 농도는 음식물 섭취, 운동 및 기타 요인(예: 스트레스)에 의존하면서 하루 동안에도 폭넓게 변동한다.
- 인슐린을 필요로 하는 당뇨병 환자에서 휴대용 혈당 측정기를 사용한 혈당의 자기-감시는 환자 상태를 개선시키는 것으로 나타났다.
- 연속 글루코스 감시 시스템(continuous glucose monitoring system, CGMS)은 피하에 글루코스 센서를 심어놓고, 결과에 따라 환자 자신이 인슐린 주사를 놓는 것을 포함한다.

제2형 당뇨병

- 제2형 당뇨병은 당뇨병의 가장 흔한 형태이며, 전체 당뇨병의 약 90%를 차지한다.
- 환자가 모르는 사이에 시작되며, 이때는 최소의 증상을 갖는다.
- 많은 환자들은 진단 시간에 따라 비가역적인 합병증을 갖는다.
- 환자는 인슐린 저항성과 부적당한 인슐린 분비를 모두 나타낸다.
- 분자 결함은 유전 및 환경 요인에 의해 나타난다.
- 제2형 당뇨병의 가장 흔한 형태를 일으키는 유전자는 밝혀지지 않았다.
- 비만은 제2형 당뇨병의 발달과 연관되어 있고, 생활 방식의 변화(체중 감소 및 운동)는 이 질환의 시작을 늦출 수 있다.

당뇨병의 진단

당뇨병은 다음 항목 중 최소 하나에 해당되어야 진단된다.

- 공복 혈장 글루코스(FPG): ≥126 mg/dL(7.0 mmol/L)
- 경구당부하시험(OGTT)의 2시간대 혈장 글루코스: ≥200 mg/dL(11.1 mmol/L)
- HbA_{1c}: ≥6.5%(48 mmol/mol)
  - 진단을 확정하려면 똑같은 검사를 다른 날 반복해야 한다.
  - 글루코스는 정맥 혈장에서 측정된다.
  - 검체 채취 후에는 시험관을 곧바로 얼음물에 놓고 30분 이내에 혈장을 분리해야 해당에 의한 변동을 최소화할 수 있다. 만일 곧바로 측정할 수 없으면 혈액은 신속하고 효과적인 해당억제제(예: NaF)가 포함되어 있는 시험관에 채취되어야 한다.
  - 혈장 글루코스와 HbA_{1c}는 인증된 검사실에서만 측정된다. 현장(point-of-care) 장비는 선별이나 진단에 적합하지 않다.

Final Self-Check

1. 헤모글로빈 A_{1c}(HbA_{1c})는 과거 얼마만큼 기간 동안의 평균 혈당치를 반영하는가? **8~12주**
2. 다음 값 중 경구당부하시험(OGTT)에서 당뇨병으로 진단하는 것은? **2시간 검체: ≥200 mg/dL**
3. 제2형 당뇨병은? **인슐린 작용에 대한 저항성**
4. 당뇨병 진단 기준은?
   ① **공복혈당치: ≥ 126 mg/dL**
   ② **HbA_{1c}: ≥ 6.5%**
   ③ **수시혈당치: ≥ 200mg/dL**
   ④ **2시간대 OGTT 값: ≥ 200 mg/dL**
5. 저장형으로부터 글루코스를 방출하는 것은? **글리코젠 분해(glycogenolysis)**
6. 혈당치(blood glucose)를 감소시키는 호르몬은? **인슐린**
7. 이자의 랑게르한스섬 α 세포에서 생성하며 혈당치를 증가시키는 호르몬은? **글루카곤(glucagon)**
8. 전혈 글루코스 값은 혈장에 비해 정도 차이가 나는가? **전혈이 혈장보다 10~12% 더 낮음**
9. 제1형 또는 제2형 당뇨병에서 소변 알부민 배설을 검사하는 목적은? **당뇨병성 콩팥병의 진단**
10. 관리되지 않은 당뇨병에서 케톤증이 발생하는 원인은? **저장 지방의 분해로 생긴 지방산의 분해 증가(β 산화)로 인한 acetylCoA의 증가와 지방산이 트라이글리세라이드(TG)로 되는 재에스테르화의 감소**
11. 비탄수화물인 물질로부터 글루코스가 형성되는 것은 대부분 간에서 일어나는데, 이 대사를 무엇이라고 부르는가? **글루코스신생(gluconeogenesis) 또는 당신생이라고 한다.**
12. 해당을 억제하기 때문에 혈장 글루코스를 측정하는데 가장 좋은 항응고제는? **불화나트륨(sodium fluoride, NaF)**
13. 글루코스와 프룩토스가 결합해 형성된 이당류는? **설탕(sucrose)**
14. 저장되어 있던 물질이 글루코스로 전환되는 대사를 무엇이라고 하는가? **글리코젠 분해**
15. 글루코스를 효소 중첩 반응으로 측정할 때 두 번째 반응에서 6-포스포글루콘산과 NADPH가 생성되는 것을 측정하는 방법은? **헥소키네이스(HK)법. 기준법은 이 원리에 기초함.**
16. 가장 널리 사용되는 저혈당의 컷오프치는? 50 mg/dL(2.8 mmol/L)
17. 에탄올은 (　　)을 억제하여 저혈당을 일으킨다. 이것은 만성 알코올 중독자의 영양실조에 의해 악화된다. **당신생**

연습문제 -탄수화물

1. 설탕(sucrose)이 가수 분해될 때 생성되는 것은?

① 글루코스 2분자 ② 갈락토스와 글루코스
③ 맥아당과 글루코스 ④ 프룩토스와 글루코스
⑤ 리보스와 글루코스

해설: 설탕은 프룩토스(과당)와 글루코스(포도당)로 구성된 이당류로 비환원당이다.

정답: 4

2. 글루코스는 간과 근육에 어떤 형태로 저장되어 있는가?

① 글리코젠 ② 말토스 ③ 락토스
④ 셀룰로스 ⑤ 녹말

해설: 녹말과 글리코젠은 글루코스 한 가지로만 구성된 다당류(glucosan)이며, 녹말은 식물에, 글리코젠은 동물의 간과 근육에 저장되는 다당류이다.

정답: 1

3. 소변에서 글루코스가 검출될 수 있는 혈당치는?

① 60 mg/dL ② 100 mg/dL ③ 120 mg/dL
④ 150 mg/dL ⑤ 200 mg/dL

해설: 글루코스에 대한 신역치(renal threshold)는 160-180 mg/dL이다. 혈당이 신역치를 초과하면 소변으로 당이 배설된다.

정답: 5

4. 인슐린과 관련이 **없는** 것은?

① 프로인슐린으로부터 합성된다.
② 이자의 β-세포로부터 합성된다.
③ C-펩타이드는 활성형이다.
④ 두 개의 사슬로 구성된 폴리펩타이드이다.
⑤ 혈당치를 저하시킨다.

해설: 프로인슐린이 분해되면 인슐린(A 및 B 펩타이드의 결합물)과 C-펩타이드가 생긴다. C-펩타이드는 생리적 작용이 없는 단순한 분해산물이다.

정답: 3

5. 글루코스와 ATP의 반응으로부터 글루코스-6-인산을 생성하고 계속해서 조효소 NADP의 환원물인 NADPH를 340 nm에서 흡광도를 측정하여 정량하는 방법은?

① *o*-톨루이딘법 ② 글루코스 산화 효소법
③ 헥소키네이스법 ④ 글루코스 탈수소 효소법
⑤ 산소전극법

해설: HK(hxokinase)법은 혈당 측정의 기준법이다.

정답: 3

6. 흡광도를 500 nm에서 측정하는 효소법에 의한 글루코스 측정 시 시약에 포함되어 있지 않은 것은?

① NAD^+ ② 글루코스 산화 효소
③ 과산화 효소 ④ 환원형 색원체
⑤ 변선광 효소

해설: 500 nm에서 흡광도를 측정하는 방법은 색원체 4-아미노안티피린을 사용하는 GOD-POD법이다.

정답: 1

7. 2형 당뇨병으로 진단받은 56세 여성의 HbA_{1c}는 얼마로 유지해야 하는가?

① ≤ 3% ② ≤ 7% ③ ≤ 9%
④ ≤ 11% ⑤ ≤ 15%

해설: 미국 당뇨병협회(ADA)에서는 당뇨병 환자의 경우 HbA_{1c}를 약 7% 이하로 유지할 것을 권고하고 있다.

정답: 2

8. 혈당치를 저하시키는 호르몬은?

① 성장 호르몬 ② 코르티졸 ③ 에피네프린
④ 글루카곤 ⑤ 인슐린

해설: 인슐린은 혈장에 있는 글루코스가 세포 속으로 들어가도록 한다. 이로 인해 혈당치는 저하한다.

정답: 5

9. 1형 당뇨병에 대한 설명으로 **틀린** 것은?

① 인슐린 결핍이 있다.
② 자가면역 질환과 관련이 있다.
③ 당뇨병성 산증이 생길 수 있다.
④ 주로 성인에서 나타난다.
⑤ 주로 소아에서 나타난다.

해설: 1형 당뇨병은 과거에 인슐린 의존성 당뇨병(IDDM)이라고 불렸던 당뇨병으로 전체 당뇨병의 약 15%를 차지하고 있으며, 보통 9~14세에 많이 발생하여 소아형 당뇨병으로도 불린다. 1형 당뇨병은 이자의 랑게르한스섬 β세포가 자가면역에 의해 파괴되어 인슐린의 결핍에 의해 생긴다. 그밖에도 다른 요인들에 의해 β세포가 파괴될 때 발생할 수 있다. 2형 당뇨병과 달리 1형은 당뇨병성 산증(diabetic ketoacidosis, DKA)와 혈관신경병, 백내장, 신장병, 신경병 등과 같은 합병증을 나타내는 경향이 있다.

정답: 4

10. 다음 중 옳은 것은?

① 락토스는 글루코스와 프룩토스로 구성된다.
② 수크로스는 글루코스와 갈락토스로 구성된다.
③ 말토스는 2분자의 글루코스로 구성된다.
④ 글루코스의 분자량은 160이다.
⑤ 이당류의 분자량은 단량류 두 개의 분자량을 합한 것보다 크다.

해설: 이당류는 2분자 단당류가 결합할 때 물 한 분자를 형성하기 때문에 2분자의 분자량을 합한 것보다 작다.

정답: 3

11. TCA 회로에 포함되지 않는 것은?

① 옥살로아세트산 ② 글루쿠론산 ③ 석신산
④ 푸마르산 ⑤ 말산

해설: TCA(tricarboxylic acid cycle) 회로는 시트르산(citric acid) 회로 또는 크렙스(Krebs) 회로라고 한다.

정답: 2

12. 인체 대사에 대한 설명 중 **틀린** 것은?

① 글루코스로부터 피루브산이 되는 해당은 혐기적 회로이다.
② 피루브산으로부터 글루코스가 되는 당신생은 ATP를 필요로 한다.
③ 피루브산은 아세틸-CoA를 경유하여 혐기성 TCA 회로로 들어간다.
④ 산화적 인산화의 과정에서 ATP가 생성된다.
⑤ TCA회로를 1번 회전하면 3분자의 NAD^+가 NADH로 된다.

해설: 탄수화물 대사 요약

① 글리코젠 합성(glycogenesis): 글루코스 → 글리코젠
② 글리코젠 분해(glycogenolysis): 글리코젠 → 글루코스
③ 해당(glycolysis): 1 글루코스 → 2 피루브산(젖산) + 2 ATP, 이 경로는 **Embden-Meyerhof** 경로라고도 부른다. 이 과정은 세포질에서 산소가 없어도 일어나는 혐기적 반응 과정이다.
④ 육탄당 일인산 회로(hexose monophosphate shunt) : 이것은 오탄당 인산 경로(pentose phosphate pathway)라고도 부르는 글루코스의 대체 경로로서 **NADPH**가 생성되는 반응 과정이다.
⑤ TCA(tricarboxylic acid) 회로: 시트르산(citric acid) 회로 또는 크렙스(Krebs) 회로: 글루코스 1분자로부터 2 GTP(2 ATP 생성), 6 NADH(18 ATP 생성), 2 $FADH_2$(4 ATP 생성), $4CO_2$가 생성되는 반응. TCA 회로는 호기성 대사이다.
6. 전자전달계(electron transport system): 산화적 인산화 반응 단계로 ATP가 생성된다.
$NADH + H^+ + 3\ ADP + Pi + 1/2O_2$
$\rightarrow NAD^+ + 3\ ATP + H_2O$
7. 당신생(gluconeogenesis): 글리세롤, 옥살로아세트산 및 아미노산과 같은 비탄수화물의 물질로부터 글루코스가 만들어 지는 과정이다. 피루브산이 글루코스-6-인산으로 되는데 6분자의 ATP가 필요하다.

정답: 3

13. 옳은 것은?

① 글루코스에서 α와 β형의 상호 전환은 글루코스 이성질화 효소에 의해 이루어진다.
② NADH는 오탄당 인산 회로에서 생성된다.
③ 프룩토스는 헥소키네이스에 의해 프룩토스-6-인산으로 된다.
④ 말토스는 말테이스에 의해 만노스로 된다.
⑤ 3-포스포글리세르산 카이네이스의 반응은 불가역적 반응이다.

해설: 글루코스에서 α와 β형의 상호 전환을 촉진하는 효소는 변선광 효소(mutarotase)이다. NADH의 생성은 해당계나 TCA 회로에서 일어나며, 오탄당 인산 회로에서는 NADPH가 생성된다. 말토스는 말테이스에 의해 2분자의 글루코스로 분해된다. 3-포스포글리세르산 카이네이스(3-phosphoglycerate kinase, GK)의 반응은 가역적으로 일어난다.1,3-다이포스포글리세르산 + ADP $\underset{Mg^{2+}}{\overset{GK}{\rightleftharpoons}}$ 3-인산글리세르산 + ATP
만노스와 프룩토스는 헥소키네이스(HK)의 작용에 의해 각각 만노스-6-인산과 프룩토스-6-인산이 된다.

정답: 3

14. 당뇨병에서 검사치가 저하하는 것은?

① 혈당 ② 프룩토사민
③ 당화 알부민 ④ 당화 헤모글로빈
⑤ 1,5-AG

해설: 1,5-언하이드로글루시톨(anhydroglucitol, AG)는 일상적으로 섭취하는 음식물에 포함되어 있으며 소변으로의 배설량과 섭취량이 거의 균형을 이루고 있기 때문에 혈액 농도는 일정하다. 글루코스와 1,5-AG는 요세관에서 경쟁적으로 재흡수된다. 당뇨병에서 소변의 글루코스 농도가 상승하면 1,5-AG의 재흡수가 감소하여 소변으로 많이 배설되며, 이로 인해 혈액의 1,5-AG 농도는 저하한다.

정답: 5

15. 글루코사민이 포함되어 있는 것은?

① 아밀로스 ② 설탕 ③ 헤파린
④ 아밀로펙틴 ⑤ 글리코젠

해설: 글루코사민(glucosamine)은 다당류인 헤파린의 구성 단위이다.

정답: 3

16. 오탄당은?

① 갈락토스 ② 과당 ③ 프룩토스
④ 만노스 ⑤ 크실로스

해설: 리보스, 디옥시리보스, 아라비노스, 크실로스(자일로스)는 오탄당이고, 글루코스, 프룩토스, 갈락토스, 만노스는 대표적인 육탄당이다.

정답: 5

17. 케토스는?

① 만노스 ② 갈락토스 ③ 글루코스
④ 라이보스 ⑤ 프룩토스

해설: 알도스(aldose)는 구조의 말단에 작용기로서 알데하이드기(-CHO)를 갖고 있는 당이고, 케토스(ketose)는 작용기로서 내부에 케톤기(-CO-)를 갖고 있는 당이다. 프룩토스(과당)는 육탄당으로 2번째 탄소가 케톤기인 케토헥소스(ketohexose)이다.

정답: 5

18. 반응 용액 중의 글루코스와 글루코스 산화 효소가 작용하여 생성하는 것은?

① 글루쿠론산 ② 과산화수소
③ 4-아미노안티피린 ④ 페놀
⑤ 아세틸아세톤

해설: 글루코스 + O_2 + H_2O $\xrightarrow{GOD}$ 글루콘산 + H_2O_2

글루쿠론산(glucuronic acid)은 글루코스의 6번째 탄소가 $-CH_2OH$인데, 이것이 -COOH로 산화된 것이고, 글루콘산(gluconic acid)은 글루코스 1번 탄소가 알데하이드기(-CHO)인데, 이것이 카르복실기(-COOH)로 산화된 글루코스 유도체이다.

정답: 2

19. 인슐린에 대한 설명으로 옳은 것은? 2개 선택

① 단백질 호르몬이다.
② 글리코겐을 분해한다.
③ 이자의 랑게르한스섬 α세포에서 생성된다.
④ 분해산물은 C-펩타이드이다.
⑤ 과다하게 분비되면 당뇨병으로 된다.

해설: 인슐린은 이자 랑게르한스섬의 β세포에서 생성된다. 인슐린은 ① 글루코스→글리코겐, ② 당신생 억제, ③ 글루코스 산화 촉진, ④ 지방산 생성 촉진(간, 지방세포), ⑤ 글루코스 섭취 촉진(근육, 지방조직), ⑥ 단백질 합성 촉진(근육), ⑦ 단백질 분해 억제(근육), ⑧ 지방 분해 억제(지방세포) 작용이 있다. C-펩타이드는 프로인슐린이 인슐린으로 되는 과정에서 생기는 분해산물이다.

인슐린은 두 개의 폴리펩타이드 사슬(A 사슬은 26개의 아미노산, B 사슬은 30개의 아미노산으로 구성됨)이 이황화 결합에 의해 형성된 분자량 약 6,000의 단백질 호르몬이다. 인슐린의 전구물질은 프로인슐린(proinsulin)인데, 이것에서 C-펩타이드(약 30개의 아미노산으로 구성됨)가 떨어진 것이 인슐린이다.

정답: 1

20. 과거 8~12주 전의 평균 혈당치를 반영하는 것은?

① 당화 알부민 ② 프룩토사민
③ 1,5-AG ④ 글루코사민
⑤ HbA_{1c}

해설: HbA_{1c}는 글루코스가 헤모글로빈 β사슬의 N말단에 있는 발린과 결합한 것이다. 적혈구의 평균 수명이 약 4개월이므로 8~12주 전의 평균 혈당치를 반영한다. 당화 알부민과 프룩토사민은 같은 분자를 지칭하는 용어로 2-3주 전의 평균 혈당치를, 1,5-언하이드로글루시톨(1,5-AG)는 수일 전의 혈당치를 반영한다.

정답: 5

21. 근육 세포에서 1몰의 글루코스가 완전히 산화되면 몇 몰의 ATP가 생성되는가?

① 14 ② 20 ③ 26 ④ 36 ⑤ 42

해설: 1분자의 글루코스는 혐기적 해당 과정에서 2ATP와 2NADH를 생성하는데, 호기적으로 대사되면 NADH는 간에서는 6 ATP, 간 이외의 조직에서는 4 ATP를 생성한다. 더욱이 2 분자의 피루브산은 30 ATP를 생성한다. 최종적으로 간에서는 38 ATP가, 간 이외의 조직에서는 36 ATP가 합성된다.

정답: 4

22. HbA_{1c} 측정법으로 이용되고 있는 것은?

① HPLC법 ② 초원심법 ③ 중량 적정법
④ 침전법 ⑤ 탁도분석법

해설: HbA_{1c}는 측정법에는 HPLC법, 면역법, 효소법이 있으나 국제 표준법은 국제임상화학연합(IFCC)법인 HPLC법이고 대부분 이 방법으로 측정한다.

정답: 1

23. 고에너지 인산 결합을 갖고 있는 것은?

① 글루코스-1-인산 ② 티미딘 일인산
③ 아데노신 삼인산 ④ 글리세르 인산
⑤ 프룩토스-1,6-이인산

해설: 아데노신 삼인산(adenosine triphosphate, ATP)이 고에너지 물질이다. 티미딘(thymidine)은 티민(thymine)과 디옥시리보스(deoxyribose)가 결합한 뉴클레오사이드(nucleoside)이다.

정답: 3

24. TCA 회로에 포함되어 있는 것은?

① 젖산 ② 말산
③ 피루브산 ④ 글루코스-6-인산
⑤ 글리세롤-3-인산

해설: TCA회로 물질 ① 시트르산, ② 이소시트르산, ③ 알파-케토글루타르산, ④ 석신산, ⑤ 푸마르산, ⑥ 말산, ⑦ 옥살로아세트산(아세틸-CoA와 결합하여 시트르산이 된다)

정답: 2

25. 옳은 것은?

① 뇌 · 신경 조직의 에너지원은 글루코스이다.
② 생체의 해당계 반응은 호기적 조건에서 진행된다.
③ 시트르산 회로(TCA 회로)에서는 1몰의 글루코스로부터 5몰의 ATP가 생성된다.
④ 젖산은 아밀레이스의 작용에 의해 글루코스와 갈락토스로 분해된다.
⑤ 해당계에서는 1몰의 글루코스로부터 4몰의 피루브산이 생성된다.

해설: TCA 회에서는 1몰의 아세틸-CoA로부터 12몰의 ATP가 생성된다. 따라서 글루코스 1몰은 2몰의 아세틸-CoA를 생성하므로 24몰의 ATP가 생성된다. TCA 회로에서는 "2GTP + 6NADH + $2FADH_2$"가 형성되는데 "1GTP = 1ATP, 1NADH = 3ATP, $FADH_2$ = 2ATP"로 계산한다. 해당은 혐기적 대사이다.

정답: 1

26. 혈당에 대한 설명으로 **틀린** 것은?

① 스트레스에 의해 상승한다.
② 정맥혈보다 모세관혈이 높은 값을 나타낸다.
③ 식사에 의해 상승한다.
④ 플루오린화나트륨은 에놀레이스를 억제한다.
⑤ 변선광 효소는 β-글루코스를 α-글루코스로 전환시킨다.

해설: 변선광 효소(mutarotase)는 α-글루코스를 β-글루코스로 전환시킨다.

정답: 5

27. 당신생이 일어나는 장기는?

① 폐 ② 심장 ③ 간 ④ 췌장 ⑤ 비장

해설: 당신생(gluconeogenesis)이란 젖산(락트산), 피루브산, 당원성 아미노산, 프로피온산 등과 같은 비탄수화물의 물질로부터 글루코스가 만들어지는 대사이다. 이 경로의 최종 단계의 효소인 글루코스-6-포스파테이스는 간(주된 장소)과 콩팥(약간)에 존재한다.

정답: 3

28. 혈당 값 144 mg/dL는 몇 mmol/L인가? 단 원자량은 C=12, H=1, O=16으로 한다.

① 0.8 ② 1.25 ③ 8.0 ④ 10.0 ⑤ 12.5

해설: 글루코스의 화학식은 $C_6H_{12}O_6$이므로 분자량은 180이다. 따라서 144×10/180=8

정답: 3

29. 혈당 측정에 대한 설명 중 옳은 것은?

① 모세관혈보다 정맥혈이 높다.
② 플루오린화나트륨은 변선광 효소(뮤타로테이스)를 저해한다.
③ 글루코스 산화 효소(GOD)는 α-글루코스에만 작용한다.
④ 글루코키네이스는 글루코스와 만노스에 작용한다.
⑤ 헥스키네이스(HK)는 D-글루코스의 α형과 β형 모두에 작용한다.

해설: 모세관혈은 정맥혈과 동맥혈의 혼합 혈액이며, 글루코스는 정맥혈보다 높다. 플루오린화나트륨(NaF)는 해당계의 에놀레이스(enolase)를 저해한다. GOD는 β-글루코스에만 작용한다. 글루코키네이스(glucokinase)는 글루코스에만 작용한다.

정답: 5

30. 단당류는?

① 수크로스 ② 말토스 ③ 락토스
④ 셀룰로스 ⑤ 프룩토스

해설: 수크로스(sucrose)는 "글루코스+프룩토스"로, 말토스(maltose)는 "글루코스+글루코스"로, 락토스(젖당)는 "글루코스+갈락토스"로 구성된 이당류이며, 셀룰로스는 β-글루코스로만 구성된 다당류이다. 프룩토스(fructose)는 6탄당이면서 케톤기를 가진 단당류, 즉 케토헥소스(ketohexose)이다.

정답: 5

31. 곧바로 당뇨병으로 진단할 수 있는 것은?

① 공복 혈당 120 mg/dL, HbA_{1c} 7.0%
② 공복 혈당 140 mg/dL, HbA_{1c} 6.7%
③ 수시 혈당 190 mg/dL, HbA_{1c} 7.2%
④ 수시 혈당 210 mg/dL, HbA_{1c} 6.0%
⑤ 75g 경구 당 부하 시험 2시간치 180 mg/dL, HbA_{1c} 6.6%

해설: 당뇨병 진단 기준: 1) 공복 혈당치 126 mg/dL 이상, 2) 수시 혈당치 200 mg/dL 이상, 3) 경구 당 부하 시험(OGTT) 2시간치 200 mg/dL 이상, 4) HbA_{1c} 6.5% 이상. ④의 경우, 수시 혈당이 200 mg/dL를 초과했으나 HbA_{1c}가 기준범위 내에 있으므로 2-3개월 전에는 당뇨병이 없었다. 따라서 수시 혈당을 다시 측정하는 것이 바람직하다.

정답: 2

32. 구리(Ⅱ)나 철(Ⅲ)을 환원시키지 못하는 것은?

① 글루코스 ② 프룩토스 ③ 말토스
④ 수크로스 ⑤ 락토스

해설: 탄수화물(당질) 중 모든 단당류와 수크로스(sucrose)을 제외한 이당류는 구리(Ⅱ)를 구리(Ⅰ)으로, 철(Ⅲ)을 철(Ⅱ)로 환원시킬 수 있는 환원당(reducing sugar)이다.

정답: 4

33. "혈당" 이라는 용어에서 당은 어떤 탄수화물을 가리키는가?

① 프룩토스 ② 만노스 ③ 글루코스
④ 갈락토스 ⑤ 라이보스

해설: 혈당(blood sugar)은 혈액에 포함된 모든 당질(탄수화물)을 의미할 수 있지만, 임상화학에서 혈당이라 함은 인체의 주 에너지 연료인 혈액 글루코스(포도당)를 가리킨다.

정답: 3

34. 1형 당뇨병의 특징은?

① 주로 성인에서 발생한다.
② 당뇨병 환자의 대부분을 차지한다.
③ 인슐린에 대한 말초 조직의 저항성 증가로 인해 발생한다.
④ 태반에서 분비되는 락토젠(lactogen)의 증가에 의해 발생한다.
⑤ 자가면역에 의해 랑게르한스섬 β-세포의 파괴로 인해 발생한다.

해설: 1형 당뇨병은 과거에 인슐린 의존성 당뇨병(IDDM)이라 불렀고, 자가면역, 바이러스 감염, 또는 기타 여러 가지 요인에 의해 랑게르한스섬 β-세포가 파고되어 인슐린이 결핍되는 당뇨병이다. 당뇨병의 약 90%를 차지하는 것은 성인형으로 2형 당뇨병이다. 2형은 과거에 인슐린 비의존성(NIDDM)이라 불렀으며, 말초조직의 인슐린에 대한 저항성 증가로 인해 발생한다.

정답: 5

34. HPLC법으로 측정한 HbA_{1c} 값이 혈당치로 예측한 것보다 낮게 나타나는 경우는? **2개** 선택

① 용혈성 빈혈
② 만성 신부전
③ 알코올 중독
④ 아스피린 다량 복용
⑤ 유전성 헤모글로빈 이상증

해설: HbA_{1c}는 적혈구 수명이 짧아지면 저치를 나타내고, 또한 유전성 헤모글로빈 이상증에서도 저치를 나타낸다.

정답: 1, 5

아미노산 및 단백질

1. 아미노산과 펩타이드

아미노산은 단백질의 구성 단위로서 아미노기(-NH_2)와 카르복실기(-COOH)를 갖고 있다. 자연계에 존재하는 단백질에서 발견되는 아미노산은 20종류이다. 하나의 아미노산과 다른 하나의 아미노산은 **펩타이드 결합**에 의해 연결된다. 이렇게 많은 아미노산이 연결된 긴 사슬을 폴리펩타이드(polypeptide)라고 한다.

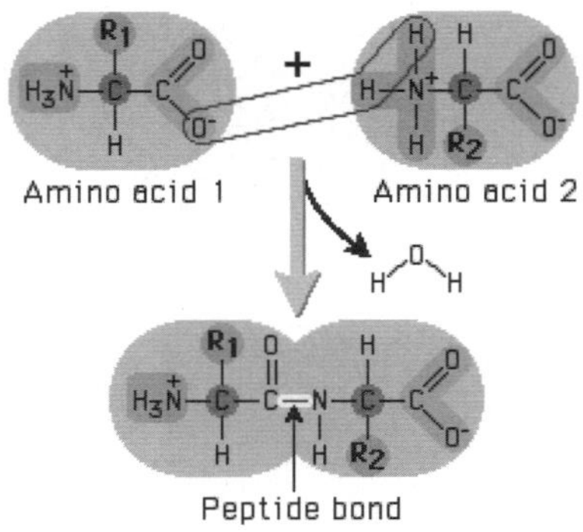

그림 1 펩타이드 결합

[아미노산 분류]

① 방향족 아미노산(벤젠 고리 함유): 페닐알라닌, 타이로신, 트립토판
② 산성 아미노산(pH 7에서): 아스파르트산, 글루탐산
③ 황 함유 아미노산: 메티오닌, 시스테인

[아미노산 반응]

① Ninhydrin 반응(청색, 프롤린은 황색)
② Folin 반응(청색, 트립토판, 타이로신, 시스틴과 반응)
③ 형광 반응
④ Millon 반응(적갈색, 타이로신에 특이적)

2. 단백질의 분류

1) 기능에 따른 분류

① 구조 단백질: 결합조직의 콜라젠, 엘라스틴
② 수송 단백질: 헤모글로빈(산소 운반), 알부민(빌리루빈, 지방산, 칼슘, 구리, 아연 등 운반), 트랜스페린(철 운반)
③ 저장 단백질: 페리틴(철 저장)
④ 방어 단백질: 면역글로불린
⑤ 촉매 단백질: 효소
⑥ 수축 단백질: 근섬유 단백질(마이오신, 액틴)

2) 형태에 의한 분류

① 구상 단백질: 헤모글로빈 등
② 섬유상(면상) 단백질: 콜라젠, 파이브리노젠

3. 혈청 단백질

1) 알부민

알부민은 혈장 단백질의 주요 성분으로서 총단백질의 50~65%를 차지하고 있으며, pI는 4.0~ 5.8(평균 4.9)이며, 분자량은 약 66,000이고, 반감기는 15-19일이다. 알부민은 빌리루빈, 지방산, Ca, Cu, Zn 등을 운반하고, 교질삼투압과 산염기 평형을 유지시킨다.

2) α_1-글로불린

α_1-항트립신, α_1-산성당단백질, α_1-태아단백질, α_1-지질단백질(지단백 또는 지방단백질)

3) α_2-글로불린

세룰로플라스민, **합**토글로빈

4) β-글로불린

트랜스페린, β-지질단백질, 헤모펙신, 파이브리노젠, 보체 C3와 C4

5) γ-글로불린

면역글로불린(Ig A, D, E, G, M), CRP

4. 혈장 단백질의 생성과 붕괴

체중 70 kg의 남성은 하루에 20~25 g의 혈장 단백질이 생성과 붕괴를 반복한다. 알부민, α_1-, α_2-, β-글로불린은 주로 간에서 합성되며, γ-글로불린의 주성분인 면역글로불린은 B-cell(B-림프구)와 형질 세포(plasma cell)에서 생성된다. 혈장 단백질의 평균 반감기는 약 10일이며, 주요 단백질의 반감기를 표 1에 나타냈다.
단백질은 콩팥을 통해 하루에 50~150 mg이 배설된다.

5. 총단백질 측정

1) 뷰렛법

단백질(펩타이드 결합)+뷰렛 시약(알칼리성 Cu^{2+}) →Cu-펩타이드 **킬레이트 화합물(착염) 형성(자홍색-청자색, 545nm)**, 트라이펩타이드(tripeptide) 이상의 폴리펩타이드와 반응함(다이펩타이드, 아미노산과는 반응 안 함).

뷰렛 시약 성분 : $CuSO_4 \cdot 5H_2O$, KI, 타르타르산 나트륨칼륨, NaOH

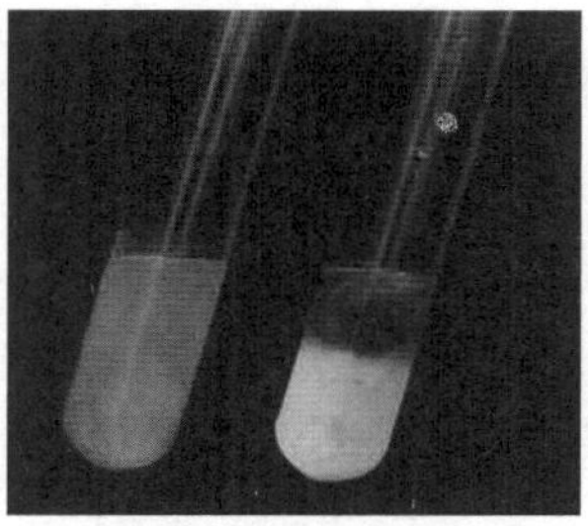

그림 2 뷰렛 반응

2) 자외부법

방향족 아미노산이 280nm의 빛을 흡수하는 것에 기초하지만, 모든 단백질의 방향족 아미노산 함유량이 일정하지 않아 정확하지 않은 방법이다.

3) 켈달(Kjedahl)법

단백질 중에 함유된 질소를 측정하는 방법. 단백질 중에 질소가 약 16% 포함되어 있으므로 **"질소(16%) × 6.25 = 단백질"**이 된다.

4) 기준 범위

6.4~8.2 g/dL

5) 샘플링 및 검체 보존에 대한 주의사항

채혈 시 체위에 의해 변동한다. 누워있는 상태에서는 서 있거나 앉아있을 때보다 10~15% 저치로 된다. 아침은 저녁때보다 5~15% 저치이다.

6. 알부민 측정

1) BCG(bromcresol green 녹색 3.8~5.4 청색)법

알부민 + BCG(석신산 완충 용액: pH4.2, 황색) → 청녹색(630 nm)

2) BCP(bromcresol purple 황색 5.4~7.0 청색)법

알부민 + BCP(아세트산 완충 용액 : pH 5.2, 황색) → 청색(605 nm)

3) 기준범위: 4.0~5.0 g/dL

7. 혈청 단백질 전기영동 패턴

혈청 단백질을 전기영동하면 5개의 분획으로 분류된다. 알부민이 양극으로 가장 빨리 이동한다.

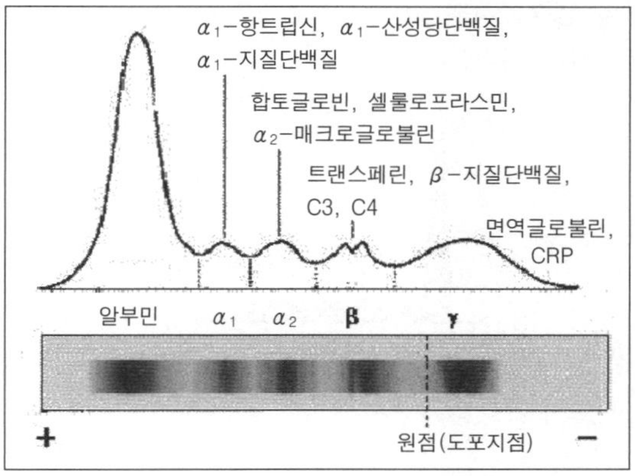

그림 2 전기영동도

- 간경화증(만성 간 장애) γ-글로불린의 증가로 β-γ bridging을 나타낸다.

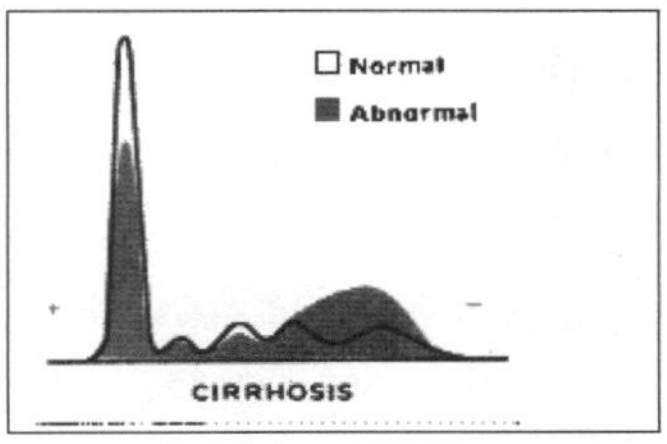

- 다발성 골수종, 마크로글로불린혈증, 본태성 M단백질혈증에서는 M 단백질(monoclonal protein)이 나타난다. γ-글로불린의 상승이 특징적이다.

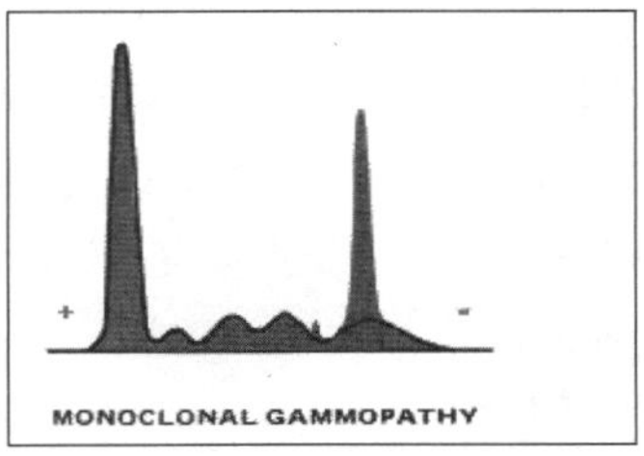

다발성 골수종(MM)에서 증가하는 파라단백질: IgG(50%), IgA(25%), Bence-Jonse 단백질(20%)

- 신증후군에서는 알부민이 감소하고 α_2-글로불린이 상승한다(단백질 누출형).

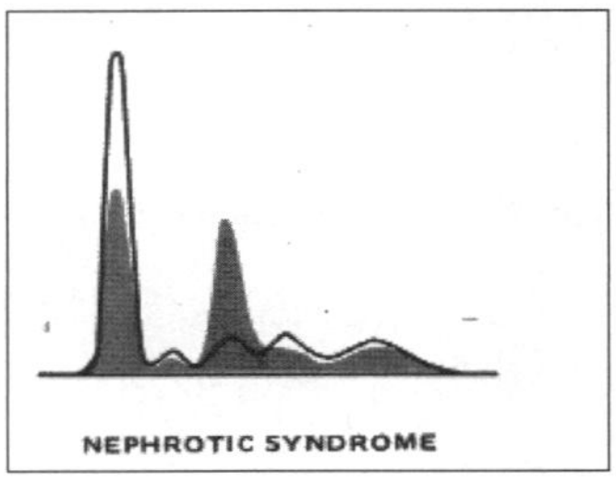

- **급성 염증**에서는 알부민이 감소하고, α_1-, α_2-, γ-글로불린이 증가한다.

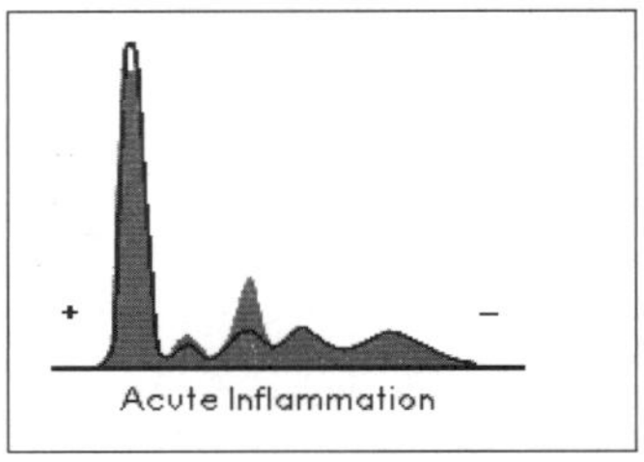

8. 주요 혈장 단백질

인체에서 중요한 기능을 담당하고 있는 혈장 단백질의 생화학적 특성이나 생리학적 기능에 대해 알아두어야 한다.

1) 프리알부민(prealbumin)

프리알부민은 티록신(T_4)이나 트리아이오도타이로닌(T_3)을 결합하기 때문에 트랜스타이레틴(transthyretin, TTR)이라고 하며, 갑상샘 기능 항진증과 신증후군에서 상승하며, 간에서 합성하므로 간 장애나 **영양 장애**에서 저하한다.

* T_4 운반 단백질: ① TBG(thyroxine binding globulin) 70%, ② 알부민 25%, ③ 트랜스타이레틴(transthyretin, TTR; 구명: 프리알부민) 5%

* T_3의 99.5%도 T_4와 동일한 단백질에 의해 운반됨

2) α_1-산성 당단백질(α_1-acid glycoprotein, AAG)

약 40%의 당을 함유한 복합 단백질로 간에서 합성한다. **급성기** 반응물질로 급성 염증성 질환, 악성 종양, 스트레스, 혈액 질환에서 상승한다.
기준범위: 50~120 mg/dL

3) α_1-항트립신(α_1-antitrypsin, AAT)

급성기 반응물질로 α_1-산성 당단백질이 상승하는 질환에서 상승한다. **세린 단백질 분해 효소(serine protease)의 억제제**이다.
기준범위: 90~200 mg/dL

4) α_1-태아단백질(α_1-fetoprotein, AFP)

태아의 간에서 생성되는 단백질로 성인에서는 낮으나 간세포암에서는 이 단백질이 생성되어 상승한다.

5) 합토글로빈(haptoglobin, Hp)

혈관 내 용혈 등에서 혈관내에 유리된 헤모글로빈과 복합체를 형성하여 콩팥으로 헤모글로빈이 누출되는 것을 방지하고 간 세포에 섭취되어 철을 회수시킨다. **급성기 반응물질**이다.
기준범위: 30~200 mg/dL

6) 세룰로플라스민(ceruloplasmin, Cp)

1분자당 6~8분자의 구리를 결합하는 청색 단백질이다. 선천성 결핍증으로 윌슨병이 있다. 철을 Fe^{2+}을 Fe^{3+}으로 산화시키며 철 이온 상태를 조절한다.
기준범위: 20~60 mg/dL

7) 트랜스페린(transferrin, TRF)

철 수송 단백질로 1분자는 2분자의 철(Ⅲ)을 결합하고 있다. 철 결핍성 빈혈에서 상승한다. 특히 철을 결합하지 않은 트랜스페린이 상승한다. 혈청에서 트랜스페린의 철 포화율은 30%이다.
기준범위: 200~360 mg/dL

8) 마이오글로빈(myoglobin)

마이오글로빈은 17.8 kDa의 분자량을 가진 헴 함유 단백질로서 심근과 골격근에서 산소를 결합하여 저장하고 운반한다. 마이오글로빈은 급성 심근경색(acute myocardial infarction, AMI)에서 CK-MB(CK-2)보다 혈액에 더 빠르게 증가하여 진단을 위해 측정했었다. 하지만 혈청 마이오글로빈은 AMI뿐만 아니라 심근이나 골격근 중 어느 것의 으깸(압궤) 손상(crush injury)이 있더라도 증가한다. 그리고 증가한 혈청 마이오글로빈은 빠르게 제거되어 몇 시간 후면 위음성을 나타낸다. 골격근에 작은 손상이 있더라도 마이오글로빈의 농도가 증가하기 때문에, 심근 손상을 판정할 때 골격근 손상으로 인한 것을 AMI로 잘못 판정하는 오류(위양성)를 일으킨다. 이 때문에 현재 마이오글로빈은 유럽이나 미국 심장학회에서 AMI 진단을 위해 공식적으로 추천하는 심장 생물표지자(cardiac biomarker) 검사 항목에 포함되지 않는다. 다만 초기에 검출하기 위한 선별검사(screening test)로서 측정되고 있다. 마이오글로빈은 심근경색 발작 후 약 2시간 이내에 증가한다. 따라서 흉통이 시작된 후 최초 몇 시간 이내에 혈청 마이글로빈이 음성이면 심근경색을 배제한다. 한편, 양성은 근육 세포 손상을 가리키며, 심근 세포 손상을 특정하지 않는다.

9) 헤모글로빈(hemoglobin)

두 개의 α단백질과 두 개의 β단백질로 구성된 4량체 단백질(분자량 약 64,000)로 각 서브유닛에는 헴이 1개씩 포함되어 있는데, 헴에는 철(Ⅱ)이 1분자씩 들어있고 이것은 산소(O_2) 1분자씩 결합한다. 결국 헤모글로빈 1분자는 4분자의 산소를 결합한다. 적혈구 1개는 약 2억8천만 분자의 헤모글로빈을 포함하고 있다.

10) 파이브리노젠(fibrinogen)

간에서 합성하는 용해성의 당단백질로 분자량은 약 341,000 달톤, pI는 6.5이다. 파이브리노젠(피브리노겐)도 급성기 반응물질이다. 전기영동에서는 ***β~γ*분획**으로 이동한다. 백혈병, 악성 빈혈, 폐기능 상실, 만성 간염, 간경화증 등에서 저하한다. 반감기는 3~5일(4일)이다. 혈액응고와 관련된 단백질이다.

기준범위: 150~350 mg/dL

11) α_2-매크로글로불린(α_2-macroglobulin)

분자량 850,000 달톤의 거대 당단백질 분자로 α_2 분획의 약 80%를 차지한다. 이 단백질은 **플라스민, 트립신에 대한 길항작용**을 하고, 성장인자에 대한 활성화 작용이 있다. 또한 인슐린이나 저분자 단백질과도 결합한다. 신증후군이나 간 장애에서 상승하며, **사람에서는 급성기 반응물질이 아니다.**

기준범위: 130~300 mg/**dL**

- 급성기 반응 양성 물질: AAT, AAG, Hp, Cp, CRP, Fibrinogen
- 급성기 반응 음성 물질: 알부민, 프리알부민, 트랜스페린

표 1. 주요 혈장 단백질의 특성

전기영동위치	단백질	반감기	등전점(pI)	분자량(달톤)	기능
프리알부민	레티놀 결합 단백질(retinol binding protein, RBP)	12hr		21,000	레티놀(비타민A) 운반 프리알부민과 복합체 형성
	프리알부민(트랜스타이레틴)	24~48hr	4.7	54,980	갑상샘 호르몬 운반, RBP
알부민	알부민	15~19일	4~5.8	66,300	운반단백질, 혈장 삼투압 유지
α_1-글로불린	α_1-지질단백질(HDL)			200,000	지질 수송
	α_1-항트립신	4일	4.8	51,000	단백질 분해 효소 저해
	α_1-산성 당단백질	5일	2.7~4	40,000	양이온 약물 및 호르몬 결합
	α_1-태아 단백질(AFP)		2.7	69,000	주요 태아 단백질, 간세포암에서 증가
α_2-글로불린	합토글로빈	2일	4.1	85,000~840,000	헤모글로빈 수송, 용혈 감소
	α_2-매크로(고분자)글로불린	5일	5.4	720,000	단백질 분해 효소 억제
	세룰로플라스민	4.5일	4.4	132,000	산화 효소 활성, 구리 함유, 급성기 반응물질
β-글로불린	트랜스페린	7일	5.7	79,600	철 수송
	파이브리노젠		5.8	341,000	파이브린 혈병 형성
	보체4(C4)			206,000	면역 반응(보체 인자)
	보체3(C3)		3	180,000	면역 반응(보체 인자)
	β_2-마이크로글로불린			11,800	사람백혈구항원(HLA)의 성분
	헤모펙신(hemopexin)			57,000~80,000	헴(heme) 결합
	β-지질단백질(LDL)			3,000,000	지질 수송
	pre β-지질단백질(VLDL)			250,000	지질 수송
γ-글로불린	IgG	19~24일	6~7.3	144,000~150,000	항체
	IgA	6일		~160,000	항체(분비액)
	IgM	5일		900,000	항체(초기 반응)
	IgD			170,000	항체
	IgE			190,000	항체(알러지)
	C-반응성단백질(C-reactive protein, CRP)	4~6시간	6.2	~115,000	감염 인자에 대응하는 비특이적 방어, 세포 단편 제거

Final Self-Check

- 혈장 단백질의 전기영동에서 파이브리노젠이 나타나는 위치는? ***β~γ* 사이**
- 만성 간질환 시 정상치보다 낮아지는 것은? **A/G비(글로불린의 증가)**
- α_2 분획에 있으며 구리를 운반하는 청색 색소 단백질은? **세룰로플라스민**
- β 분획에 있으며 혈청 철을 운반하는 단백질은? **트랜스페린**
- BCG법에서 사용되는 석신산의 pH와 흡광도 측정 파장은? **pH 4.2, 628 nm**
- 혈청 단백질의 전기영동에서 (+)극으로 가장 빨리 이동하는 것은? **알부민**
- 혈청 단백질의 전기영동에서 전기삼투의 영향을 많이 받는 것은? ***γ*-글로불린**
- CRP의 분획 위치는? ***γ*-글로불린**
- 단백질 내의 질소 함유율은? **약 16%**
- 청색의 뷰렛 시약에 포함되어 있는 성분은? **황산구리, KI, 타르타르산나트륨칼륨, NaOH**
- APR(acute phase reactant) score? **3종류의 급성상 반응 단백질(CRP, α_1-산성 당단백질, 합토글로빈)을 스코화하여 염증의 유무를 판정 한다. CRP가 가장 예민하며, 나머지 두 성분보다 12시간 정도 빠르게 변동한다.**
- 셀룰로스 아세트산염막에 의한 혈청 단백질 전기영동에 대한 다음 질문에 답하라.
  - 완충액의 종류와 pH? **바비탈 완충액, 8.6**
  - 이온강도는? **0.06~0.07**

- 적색으로 염색되는 시약은? **Ponceau S나 -3R**

- 용혈로 방출되어 유리된 헤모글로빈을 결합하여 그물내피 세포에 전달해주는 단백질은?
  합토글로빈
- 급성상 반응 단백질의 하나로 헤모글로빈의 헴과 결합하여 그물내피 세포에 전달하는 단백질은?
  헤모펙신(hemopexin, Hx)
- 혈청 단백질 전기영동 패턴에서 알부민이 감소하고 α_2가 증가하는 단백질 누출형의 대표적인 질환은? **신증후군**
- M단백질형이 나타나는 질환은?
  골수종, 매크로글로불린혈증, B세포 림프종, 양성 M단백질혈증
- 혈청 단백질 중 첫 번째와 두 번째로 많은 분획은?
  알부민 60~70% **α_1-글로불린 2~3%**
  α_2-글로불린 5~10% **β-글로불린 7~10%**
  γ-글로불린 10~20%
- 영양 상태를 평가하는 데 이용되는 단백질은?
  레티놀 결합 단백질, 트랜스타이레틴, 트랜스페린

연습문제 -단백질

1. 뷰렛법에 의한 총단백질 정량에서 반응 색깔의 강도는 무엇에 의해 결정되는가?

① 단백질의 분자량 ② 반응 용액의 산도
③ 펩타이드 결합 수 ④ 단백질의 질소 함량
⑤ 단백질 중 방향족 아미노산 수

해설: 뷰렛 반응은 Cu^{2+}과 펩타이드 결합이 킬레이트 화합물을 형성하는 반응이다.

정답: 3

2. 혈청 알부민이 상승할 것으로 예상되는 상태는?

① 영양실조 ② 급성 염증 ③ 탈수
④ 콩팥 질환 ⑤ 간경화증

해설: 알부민은 주로 간에서 합성되기 때문에 간 손상에서 저하하고, 콩팥 질환에서는 소변으로의 배설이 항진되어 감소하고, 영양실조에서는 장에서 흡수되는 아미노산이 결핍되어 감소하고, 급성 염증에서는 알부민이 저하하고 글로불린이 상승한다. 탈수 시에는 농축으로 인해 상승한다.

정답: 3

3. 유핵 세포의 세포 표면에서 발견되는 저분자량의 단백질은?

① C-반응성 단백질 ② β_2-마이크로글로불린
③ 세룰로플라스민 ④ α_2-매크로글로불린
⑤ 마이오글로빈

해설: β_2-마이크로(저분자)글로불린(분자량 11,800 달톤)은 사람 백혈구 항원의 경사슬 성분으로 유핵 세포의 표면에서 관찰되며 특별히 림프구에 많이 있다. 이 단백질은 신부전, 림프구증가증, 류마티스 관절염, 전신홍반 루프스에서 혈장에 상승한다.

정답: 2

4. 그물내피계에 의한 헤모글로빈 제거를 용이하게 하기 위해 헤모글로빈과 결합하는 단백질은?

① 합토글로빈 ② 세룰로플라스민
③ α_1-항트립신 ④ 파이브리노젠
⑤ 트랜스페린

해설: 합토글로빈은 분자량 85,000 달톤, pI 4.1, 당질 함량 약 19%의 특성을 갖는 α_2-글로불린 분획에 위치하는 단백질로 혈관 내의 헤모글로빈을 결합하여 간의 포식세포에 섭취되도록 해준다. 이러한 작용에 의해 헤모글로빈의 철이 회수된다.

정답: 1

5. 건강한 사람에서 혈청에 가장 많은 단백질 분획은?

① α_1-글로불린
② α_2-글로불린
③ β-글로불린
④ γ-글로불린
⑤ 알부민

해설: 셀룰로스 아세트산염막을 사용하여 혈청 단백질을 전기영동하면 5개의 분획으로 나뉜다. 다섯 개의 분획은 알부민, α_1-글로불린, α_2-글로불린, β-글로불린, γ-글로불린으로 이 중 알부민이 약 60%를 차지한다.

정답: 5

6. α_2-글로불린 분획으로 이동하는 구리 운반 단백질은?

① 합토글로빈 ② 트랜스티레틴 ③ 트랜스페린
④ 세룰로플라스민 ⑤ 파이브리노젠

해설: 세룰로플라스민(ceruloplasmin)은 1분자당 구리 원자 6~8개를 결합하는 청색 단백질이다.

정답: 4

7. 타액, 눈물, 체액 분비물에서 발견되며 분비자와 결합해있는 면역글로불린은?

① IgA ② IgD ③ IgE ④ IgG ⑤ IgM

해설: IgA는 분자량이 16만 달톤(2량체는 40만)이며, 분비액에 많은 항체이다. IgA(약 10~15%)는 혈장에 IgG(약 75%) 다음으로 많은 항체로 분비자(secretory piece)와 결합해있다.

정답: 1

8. 면역글로불린 IgG, IgD, IgE, IgA, 그리고 IgM은 전기영동 시 어느 분획으로 이동하는가?

① 알부민 ② α_1-글로불린 ③ α_2-글로불린
④ β-글로불린 ⑤ γ-글로불린

해설: 면역글로불린은 전기영동 시 γ-글로불린 분획으로 이동한다.

정답: 5

9. pH 8.6의 바비탈 완충 용액을 사용하여 셀룰로스 아세트산염막으로 혈청 단백질을 전기영동할 때 양극으로 가장 빨리 이동하는 것은?

① 알부민 ② α_1-글로불린 ③ α_2-글로불린
④ β-글로불린 ⑤ γ-글로불린

해설: 혈청 단백질을 전기영동할 때 양극으로 가장 빨리 이동하는 순서는, 알부민 > α_1-글로불린 > α_2-글로불린 > β-글로불린 > γ-글로불린이다.

정답: 1

10. 단기 영양지표로서 이용되는 혈장 단백질은?

① 알부민 ② 합토글로빈
③ 세룰로플라스민 ④ 트랜스타이레틴
⑤ α_1-항트립신

해설: 단기의 영양지표는 혈중 반감기가 짧은 혈장 단백질이 이용된다. 트랜스타이레틴(transthyretin)은 약 48시간으로 짧다.

정답: 4

11. 아미노산에 대한 설명으로 옳은 것은?

① 글라이신은 염기성 아미노산이다.
② 아스파라진은 산성 아미노산이다.
③ 류신은 황을 함유하고 있다.
④ 트립토판은 인돌 핵을 갖고 있다.
⑤ 타이로신은 가수 분해되어 오르니틴과 요소를 생성한다.

해설: 글라이신(Gly)과 아스파라진(Asn)은 중성 아미노산이다. 아스파르트산(Asp)과 글루탐산(Glu)은 산성 아미노산이고, 라이신(Lys), 아르지닌(Arg), 히스티딘(His)은 염기성 아미노산이다. 인돌(indole)은 트립토판(Trp)으로부터 만들어진다. 요소 회로에서 오르니틴과 요소를 생성하는 것은 아르지닌이다. 방향족 아미노산은 페닐알라닌(Phe), 타이로신(Tyr), 트립토판(Trp)이며, 황을 함유하는 것은 시스테인(Cys)과 메티오닌(Met)이다.

정답: 4

12. 영양평가 단백질로서 이용되는 Rapid Turnover Protein(RTP)은?

① 합토글로빈 ② 세룰로플라스민
③ 트랜스타이레틴 ④ 알부민
⑤ α_1-항트립신

해설: RTP는 혈중에서 반감기가 짧기 때문에 최근의 영양 상태를 평가하는 것이 가능하다. 트랜스타이레틴의 반감기는 1.5~2일, 레티놀결합 단백질의 반감기는 12시간으로 짧기 때문에 이들 단백질은 영양 평가 단백질로서 이용되고 있다.

정답: 3

13. 저알부민혈증에서 검사치의 보정이 필요한 것은?

① 나트륨 ② 칼륨 ③ 염소 ④ 칼슘 ⑤ 무기인

해설: 알부민과 결합하는 것은 칼슘이며, 저알부민혈증에서는 저치로, 고알부민혈증에서는 고치로 되기 때문에 보정이 필요하다.
보정 칼슘 농도(mg/dL) = 혈청 총 칼슘(mg/dL) + 0.8[4−혈청 알부민(g/dL)]

정답: 4

14. 혈청 단백질 분획에서 음극 쪽에 가장 가까이 있는 것은?

① 알부민 ② 합토글로빈
③ 세룰로플라스민 ④ 트랜스페린
⑤ 트랜스타이레틴

해설: 혈청 단백질은 양극 쪽으로부터 알부민, α_1−글로불린, α_2−글로불린, β−글로불린, γ−글로불린 순서로 분리된다. 합토글로빈은 α_2−분획, 세룰로플라스민은 α_2−분획, 트랜스페린은 β−분획, 그리고 트랜스타이레틴은 프리알부민 분획에 존재한다.

정답: 4

15. 알부민보다 분자량이 작은 것은?

① 합토글로빈 ② 세룰로플라스민
③ 트랜스페린 ④ IgG
⑤ β_2-마이크로글로불린

해설: 트랜스타이레틴과 β_2−마이크로글로불린이 알부민보다 분자량이 작다. 각 단백질의 분자량은 다음과 같다. 1) 알부민 약 66,000 달톤, 2) 세룰로플라스민 132,000 달톤, 3) 합토글로빈 85,000−840,000 달톤, 4) 트랜스페린 79,000 달톤, 5) IgG 150,000 달톤, 6) β_2−마이크로글로불린 12,000 달톤

정답: 5

참고문헌: Burtis CA, Ashwood ER, Bruns DE., TIETZ Fundamentals of Clinical Chemistry, 6th ed., pp 298, Missouri: Saunders Elsevier, 2008.

16. 혈청 단백질 분획에서 α_2 분획에 영동되는 것은?

① 헤모펙신 ② 피브리노젠 ③ 합토글로빈
④ 트랜스페린 ⑤ 보체3(C3)

해설: 1) α_2 분획: 합토글로빈, 세룰로플라스민, 2) β분획: 트랜스페린, 파이브리노젠(피브리노겐), 헤모펙신, C3

정답: 3

17. 65세 남성의 혈액 검사에서 혈청 총 단백질은 9.0 g/dL, 알부민은 3.0 g/dL이었다. 혈청 단백질 분획상은 회색과 같이 나타났다. 결과는?

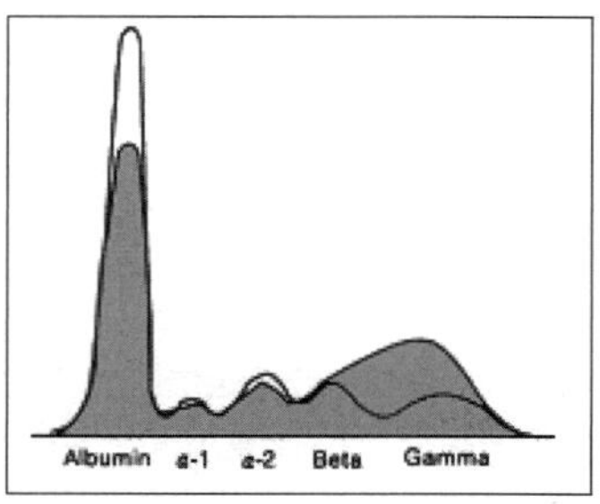

① M 단백질 ② $\beta-\gamma$ 연결
③ γ-글로불린 분획 감소 ④ α_2-글로불린 분획 증가
⑤ β-글로불린 분획 증가

해설: 전기영동 패턴은 γ-글로불린의 증가로 β와 합쳐졌다. 이것을 $\beta-\gamma$ 가교(bridging)라고 한다. 간경화나 자가면역에서 볼 수 있다.

정답: 2

18. 다음 그림은 혈청 단백질의 전기영동상이다. 트랜스페린이 포함되어 있는 분획은?

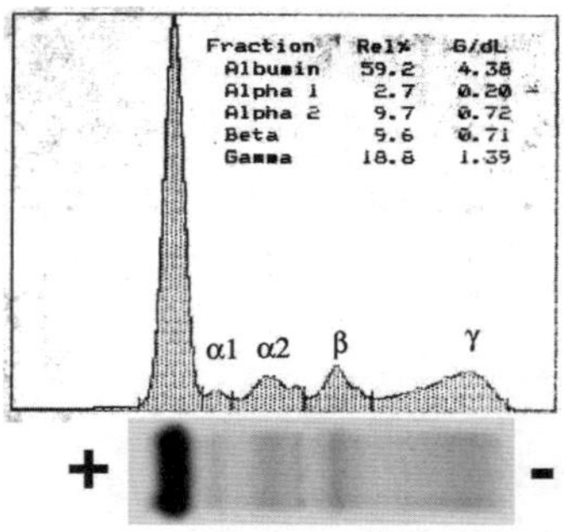

① 알부민 ② α_1-글로불린 ③ α_2-글로불린
④ β-글로불린 ⑤ γ-글로불린

해설: 트랜스페린은 β-글로불린, 합토글로빈, 헤모펙신, C3는 α_2-글로불린의 구성 성분이다.

정답: 4

19. 가지 사슬을 가진 아미노산은?

① 알라닌 ② 시스테인 ③ 타이로신
④ 프롤린 ⑤ 류신

해설: 가지 사슬 아미노산(branched chain amino acid)이란 아미노산의 -R기 끝에 2개의 메틸기를 가진 아미노산을 말한다. 이러한 아미노산에는 류신, 이소류신, 발린이 있다.

정답: 5

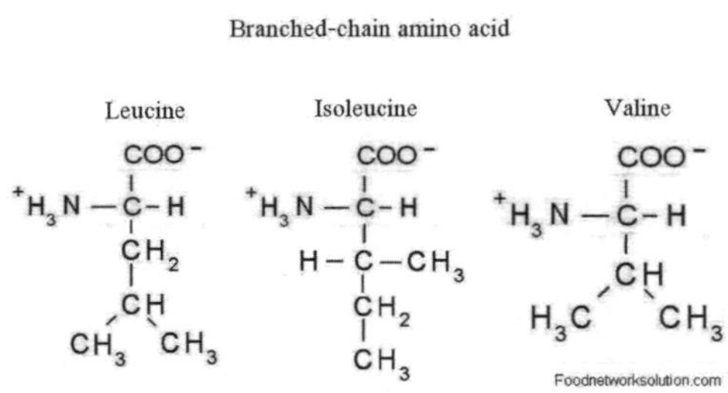

20. 바르게 연결된 것은?

① 윌슨병 — 세룰로플라스민 상승
② 용혈성 빈혈 — 합토글로빈 상승
③ 철결핍성 빈혈 — 페리틴 상승
④ 급성 심근경색 — 마이오글로빈 상승
⑤ 전신 홍반성 루프스 — 보체3(C3) 상승

해설: 윌슨병(Wilson)에서는 혈청 구리와 세룰로플라스민이 저하하고, 용혈성 빈혈에서는 합토글로빈이 헤모글로빈과 결합하기 때문에 저하한다. 철 결핍성 빈혈에서는 저장 철인 페리틴이 저하하고, 전신 홍반성 루푸스(systemic lupus erythematosus, SLE)에서는 보체 성분이 저하한다.

정답: 4

21. 25세 여성의 혈액 검사에서 혈청 총 단백질 4.5 g/dL, 알부민 47%이다. 혈청 단백질의 전기영동 패턴은 다음 그림과 같다. 고려할 수 있는 질환은?

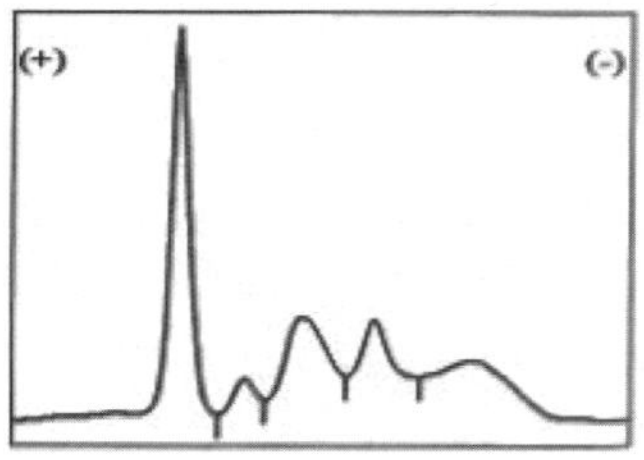

① 간경화
② 다발성 골수종
③ 갑상샘 기능 항진
④ 단백질 누출성 위궤양
⑤ 신증후군

해설: 검사 소견을 보면 알부민이 47%로 정상의 50~65%보다 저하하였다. 전기영동 패턴에서는 α_2 분획이 증가하였다. 알부민의 저하와 α_2 글로불린의 상승을 나타내는 대표적인 질환은 신증후군이다.

정답: 5

22. 옳은 것은?

① 알부민은 교질 삼투압을 유지하는 데 중요한 역할을 한다.
② 트랜스페린은 구리 운반에 관여한다.
③ 프리알부민의 혈중 반감기는 9일이다.
④ 혈청 단백질의 굴절률과 농도는 반비례한다.
⑤ γ-글로불린 분획의 기준범위는 1.5~3.5%이다.

해설: 트랜스페린은 철을, 세룰로플라스민은 구리를 운반한다. 프레알부민의 반감기는 2일 전후로 짧기 때문에 이것을 영양 지표로서 이용하고 있다. 혈청 단백질 농도와 그 굴절률은 비례한다. 감마-글로불린 분획비의 기준범위는 약 11~20%이다.

정답: 1

23. 셀룰로스 아세트산염막 단백질 전기영동에 대해 옳은 것은?

① 알부민은 pH 8.6의 완충액에서 양전하를 띤다.
② 바르비탈 완충 용액의 이온 강도는 0.5이다.
③ 감마-글로불린은 전기삼투 작용에 의해 음극으로 이동한다.
④ 분자량이 클수록 빨리 이동한다.
⑤ 막의 투명화를 위해 아세트산을 사용한다.

해설: 이온강도 0.06~0.07, pH 8.6의 바비탈(베로날) 완충용액이 사용되며, pH 8.6에서는 혈청 단백질이 모두 음성 전하를 띤다. 분자량이 클수록 마찰력이 커져서 이동이 느리다. 이온 강도가 클수록 이동도는 작아진

다. 데칼린(decalin)은 투명화제이다.

이온 강도: $1/2\Sigma$ [(이온의 몰 농도) × (이온의 원자가)^2]

이동도(v) = 상수(C) × $\frac{Q(\text{전하량})}{\eta(\text{마찰계수})}$ $\ast\eta$ =에타

정답: 3

24. 혈청 단백질과 결합물질의 연결이 **틀린** 것은?

① 레티놀 결합 단백질 - 비타민 A
② 트랜스페린 - 철
③ 알부민 - 칼슘
④ 헤모펙신 - 헤모글로빈
⑤ 마이오글로빈 -산소

해설: 헤모펙신(hemopexin)은 헤모글로빈과 같은 헴 단백질의 붕괴에 의해 방출된 헴을 처리하는 역할을 맡고 있다. 헤모글로빈과 결합하는 단백질은 합토글로빈이다.

정답: 4

25. 다음 사진은 70세 남성의 혈청단백질 전기영동상이다. 예상되는 질환은?

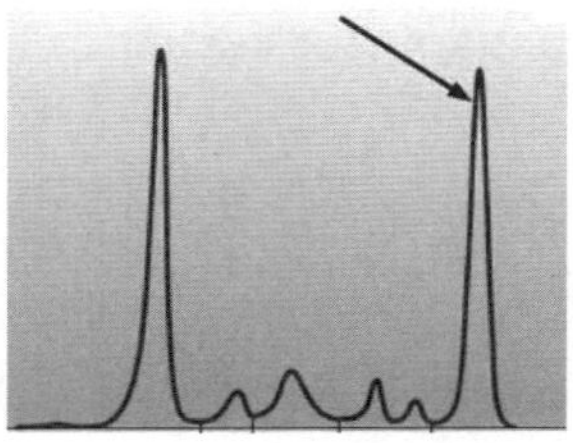

① 혈청 칼슘 저하
② 전립샘 특이 항원 증가
③ 혈청 철 저하
④ 호산구 증가
⑤ 골수 형질 세포 증가

해설: 단클론성 감마글로불린병증(대표적인 질환: 다발성 골수종)에서 나타나는 전형적인 전기영동 패턴이다. 골수 형질 세포의 종양 증가로 인한 다발성 골수종이 의심되는 단백질 분획상이다. 이러한 단백질(사진의 화살표가 가리키는 단백질)을 M(monoclonal) 단백질이라고 부른다.

정답: 5

26. 헴을 포함하고 있는 단백질은?

① 합토글로빈 ② 트랜스페린
③ 세룰로플라스민 ④ 마이오글로빈
⑤ α_1-항트립신

해설: 합토글로빈(haptoglobin, HAP)은 혈장 속의 유리 헤모글로빈을 그물내피계(RE system)로 운반하는 역할을 맡고 있는 당단백질로 α_2-글로불린 분획에 속한다. 마이오글로빈은 근육에서 산소를 운반하는 헴 함유 단백질이며 단량체(헤모글로빈은 4량체)이다.

정답: 4

27. 옳은 것은?

① 트랜스타이레틴은 β 분획에 존재한다.
② 알부민의 혈중 반감기는 약 7일이다.
③ 트랜스페린은 구리 이온과 결합한다.
④ 합토글로빈은 용혈성 빈혈에서 저하한다.
⑤ 벤스-존스 단백질은 면역글로불린의 중쇄이다.

해설: 트랜스타이레틴(transthyretin)은 프리알부민(prealbumin)으로서 T_4나 T_3를 결합한다. 트랜스페린은 철을 운반하며, 합토글로빈은 용혈성 빈혈에서 헤모글로빈과 결합하여 대사하기 때문에 감소한다. 벤스-존스 단백질은 경쇄이다.

정답: 4

28. 분자량이 가장 큰 것은?

① IgG ② IgA ③ IgM ④ IgD ⑤ IgE

해설: 분자량은 다음과 같다. IgG 15만 달톤(단량체), IgA 16만 달톤(단량체)/40만(이량체), IgM 90만 달톤(오량체), IgD 18만 달톤(단량체), IgE 19만 달톤(단량체)

정답: 3

29. 급성상 반응 양성을 나타내는 성분은?

① 트랜스페린 ② 알부민 ③ 페리틴
④ 프리알부민 ⑤ 레티놀 결합 단백질

해설: 급성상 반응(acute phase response)이란 손살이나 염증에 대한 신체의 반응을 말하며, 이때 혈장 단백질 농도가 변한다. 이를 양성이라고 한다.

1) 급성상 반응 양성: CRP, α_1-항트립신, α_1-산성 당단백질, C3, C4, 세룰로플라스민, 페리틴, 파이브리노젠, 합토글로빈, 헤모펙신

2) 급성상 반응 음성: 알부민, Apo A-1, 프리알부민, 레티놀 결합 단백질, 티록신 결합 글로불린, 트랜스페린

정답: 3

30. 성인의 순환 혈액에 가장 많은 것은?

① IgG ② IgA ③ IgM ④ IgD ⑤ IgE

해설: 혈장 총 면역글로불린의 농도에 대한 비율: IgG 70~75%, IgM 5~10%, IgA 10~15%, IgD 1%, IgE 미량

정답: 1

지질(LIPIDS)

1. 임상적으로 중요한 지질

1) 트라이글리세라이드(트라이아실글리세롤 또는 중성지방), 콜레스테롤, 인지질
2) 필수지방산: 리놀레산(18:2)
3) ω_3 지방산: 리놀렌산(18:3), 아이코사펜타에노 산(EPA, 20:5), 도코사헥사에노산(DHA, 22:6)
4) 포화지방산: 마이리스트산(14:0), 팔미트산(16: 0), 스테아르산(18:0)
5) 혈장에 가장 많은 지방산: 올레산(18:1)

2. 트라이글리세라이드 측정

트라이글리세라이드(triglyceride, TG)는 지방 조직의 지방 세포에 저장되는 주요 지질이다.

효소법

[공통 반응]

① TG+3$H_2O \xrightarrow{lipase}$글리세롤+3지방산

② 글리세롤+ATP$\xrightarrow{GK}$글리세롤-3-인산+ADP

* GK: glycerol kinase

방법 A ①+②+③+④ * 비색법

③ 글리세롤-3-인산+$O_2 \xrightarrow{GOD}$다이하이드록시아세톤인산 + H_2O_2

* GOD: glycerol oxidase

④ H_2O_2+페놀+4-아미노안티피린$\xrightarrow{POD}$적색퀴논+2H_2O

* POD: peroxidase

방법 B ①+②+⑤+⑥ * UV법

⑤ ADP+포스포엔올피루브산$\xrightarrow{PK}$ATP+피루브산

* PK: pyruvate kinase

⑥ 피루브산+NADH+$H^+ \xrightarrow{LD}$젖산+NAD^+(340 nm)

기준범위(mg/dL)

정상: <150, 높음: 150~199, 고트라이글리세라이드혈증: 200~499, 매우 높음: >499

분석 시 변동인자

① 신선한 혈장에는 0.5~1.7 mg/dL(이는 TG 5~16 mg/dL에 해당함)의 유리 글리세롤이 존재하여 이를 제거하지 않으면 정오차를 일으킨다.
② 식사에 의해 증가하기 때문에 식후 12시간이 경과한 후 채혈해야 한다.
③ 습관적인 음주에서 상승하는 경향이 있다.

3. 콜레스테롤 측정

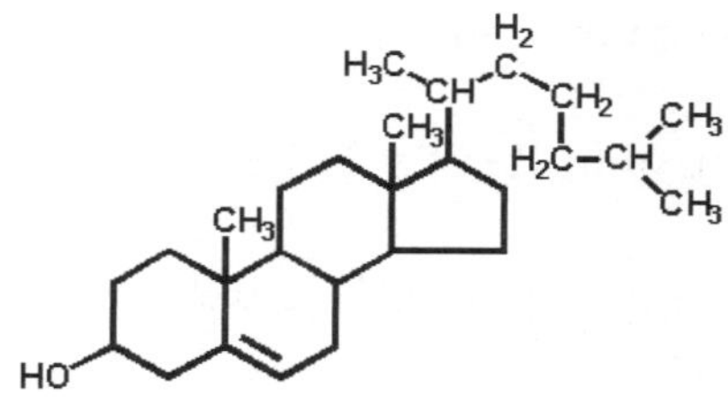

탄소수: 27개
성인: 1일 1.5~2.0 g 합성(간 1.0~1.5 g 합성)

총 콜레스테롤 측정법(TC) : 효소법

혈장에는 에스테르형 콜레스테롤(cholesteryl ester, EC) **70%**, 유리형 콜레스테롤(free cholesterol, FC) **30%**의 비율로 존재한다.

[공통 반응]

① **에스테르형 콜레스테롤** + $H_2O \xrightarrow{CEH}$ **유리형 콜레스테롤 + 지방산**

* CEH: cholesteryl ester hydrolase

방법 A

② 콜레스테롤 + $O_2 \xrightarrow{COD}$ 콜레스테논 + H_2O_2

③ H_2O_2 + 4-AA $\xrightarrow{POD}$ 적색 퀴논

* COD: cholesterol oxidase, POD, peroxidase
* 콜레스테논: cholest-4-en-3-one

방법 B

⑤ 유리형 콜레스테롤 + $NAD^+ \xrightarrow{CD}$ NADH(340 nm)

* CD: cholesterol dehydrogenase

HDL-콜레스테롤(HDL-C) 측정법

침전법: 헤파린-$MnCl_2$, 헤파린-$MgCl_2$, 황산덱스트란-$MgCl_2$, 또는 폴리에틸렌글리콜(PG)로 Apo B를 가진 카일로마이크론, LDL, VLDL을 침전시키고 상청액의 HDL을 효소법으로 측정한다. *** >TG 400 mg/dL: 부정확**

직접 측정법(Direct HDL-C assay) : 항체 또는 사이클

로덱스트린(cyclodextrin) 같은 착화제를 사용하여 non-HDL 분획을 차폐하고 효소법으로 HDL-콜레스테롤을 측정하는 방법이다. 현재는 계면활성제를 사용한 HDL-콜레스테롤 직접 측정법이 자동분석기에 적용되어 대부분 이 방법으로 측정하고 있다.

LDL-콜레스테롤 측정법

프리데발트(Friedewald)식에 의한 LDL-C 측정

LDL-C = TC - [HDL-C] - [TG/5]

* LDL-C: LDL-cholesterol, TC: total cholesterol, TG: tiglyceride
* 공복 시 채혈
* 이 식은 TG가 **400 mg/dL 미만**일 때만 적용. TG가 이 범위 내에 있더라도 TG 값이 높아질수록 초원심법으로 측정한 LDL-C보다 낮아지는 경향이 있다.

기준범위(mg/dL)

총 콜레스테롤:140~200
HDL-C: 40~75
LDL-C: 50-130
*** HDL-콜레스테롤: 여성>남성(성인)**

분석 시 변동인자

① TC는 냉장보존에서 1주일 동안은 안정하고, 냉동보존하면 장시간 안정하다.
② 실온에서는 혈청 중의 유리형 콜레스테롤(FC)이 LCAT의 반응에 의해 에스테르형 콜레스테롤(EC)로 되기 때문에 냉장보존한다. 단, 총 콜레스테롤치는 영향을 받지 않는다.
③ HDL-C나 LDL-C를 측정할 경우에는 냉장보존한다. 동결보존하면 지질단백질의 변성이 일어난다.

4. 관상동맥 질환 평가

1) 총 콜레스테롤: **양호 <200 mg/dL**, 경계 200~239 mg/dL, 위험 ≥240 mg/dL
2) LDL-콜레스테롤: **양호 <130 mg/dL**, 경계 130~159 mg/dL, 위험 ≥160 mg/dL
3) HDL-콜레스테롤: **양호 ≥60 mg/dL**, 경계 35~59 mg/dL, 위험: <35 mg/dL

관상동맥 질환(coronary artery disease, CAD) 위험 지수

$$\frac{\text{총콜레스테롤}}{\text{HDL}-\text{콜레스테롤}}$$

평균은 4.97이며, 3.43은 위험이 평균의 1/2, 9.55는 평균의 2배, 24.39는 평균의 3배

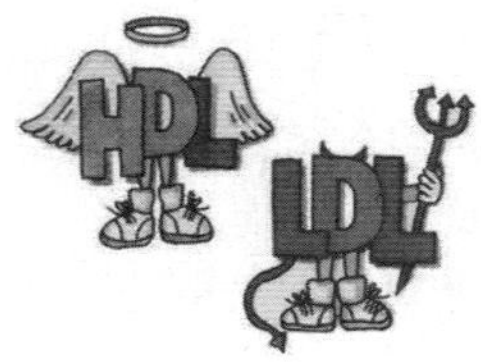

CAD 위험은 HDL-C이 감소하고 LDL-C 증가할 때 높아진다. HDL-C이 높다는 것은 말초조직에서 콜레스테롤을 많이 가져왔다는 걸 의미한다.

5. 지질단백질의 구조 및 대사

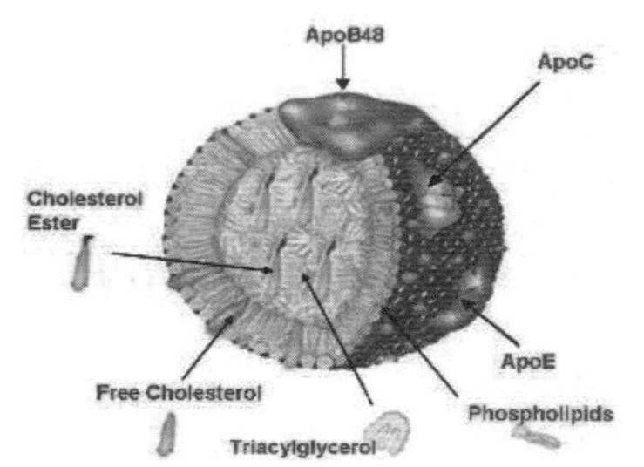

지질단백질(lipoprotein)의 구조

* 내부 성분: 에스테르형 콜레스테롤(CE), TG
* 표면 성분: 유리형 콜레스테롤(FC), 아포지질단백질, 인지질

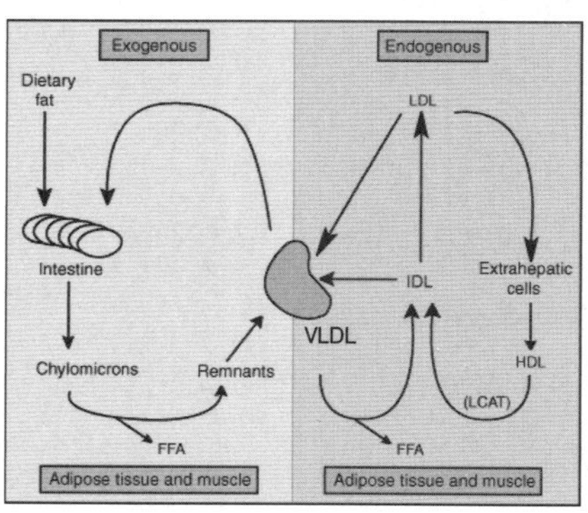

지질단백질 대사

① 식이 지질의 소화

섭취한 음식물 속의 TG는 이자의 라이페이스에 의해 MG와 유리지방산으로 분해되고, 에스테르형 콜레스테롤은 콜레스테롤 에스터레이스에 의해 유리형 콜레스테롤로 된 후 담즙산염 및 레시틴과 함께 미셀을 형성한 후 장

점막 세포에 의해 흡수된다.

② 카일로마이크론(Chylomicron, CM) 대사

장점막 세포에 의해 흡수된 MG와 유지지방산은 지방조직에서 TG를 재형성하고, 유리지방산은 근육에서 에너지를 생성하는 데 사용된다. TG는 인지질, 유리형 콜레스테롤, 에스테르형 콜레스테롤 및 단백질과 함께 지질단백질인 CM을 만든다. CM은 장 림프로 방출되어 림프관과 흉관을 경유하여 쇄골하정맥으로 들어간다. 말초조직으로 운반된 CM은 모세혈관 내피 세포의 결합부위에 결합하고 **Apo C-Ⅱ**에 의해 활성화되는 세포 외성 효소인 지질단백질 라이페이스(LPL)의 작용에 의해 가수 분해된다.

CM 잔여물은 자신의 Apo A를 HDL에 전달하고 Apo E를 받는다. 그리고 잔여물은 간으로 들어간다.

③ VLDL 대사

간에서 합성된 VLDL은 혈액으로 들어가 말초조직의 모세혈관에서 LPL에 의해 분해된다. VLDL은 IDL로, 그다음은 LDL로 된다. VLDL이 LDL로 될 때 Apo B-100을 제외한 거의 모든 단백질이 제거되며, 콜레스테롤은 LCAT에 의해 에스테르형으로 되어 입자의 중심부로 이동한다. HDL은 일부 **Apo C-Ⅱ**를 VLDL에 전달한다. Apo C-Ⅱ는 LPL을 활성화하여 VLDL이 분해되도록 한다. Apo E도 HDL로부터 CM 및 VLDL에 전달된다.

④ LDL 대사

LDL은 **Apo B-100**과 Apo E를 결합하는 LDL 수용체와 결합한다. 세포 안으로 들어온 LDL은 라이소좀에 의해 분해된다. 라이소좀에 의해 분해되어 생성된 콜레스테롤은 에스테르형으로 전환되어 세포 내에 저장된다.

⑤ HDL 대사

HDL은 다른 지질단백질이 분해되면서 생긴 성분으로부터 혈장에서 만들어진다. HDL은 세포 표면의 막에서 콜레스테롤을 추출한 후 자신의 성분인 Apo A-I이 레시틴 콜레스테롤 아실기 전이 효소(lecithin cholesterol acyltransferase, LCAT)를 활성화시켜 유리형 콜레스테롤을 에스테르형 콜레스테롤로 전환시킨다. **HDL은 자신의 에스테르형 콜레스테롤을 Apo D의 매개를 통해 VLDL에 전달한다.** VLDL의 약 절반은 IDL과 LDL로 분해되고, 이들은 LDL 수용체를 통해 간으로 들어간다.

LCAT 작용

Lecithin + Cholesterol $\xrightarrow{LCAT}$ Cholesteryl ester + Lysolecithin

* LCAT: lecithin cholesterol acyltransferase

6. 지질단백질(지단백) 종류

지질단백질의 종류와 성상

분획	비중	전기영동	생성장소	직경(nm)
CM	**〈0.95**	원점	**장**	**100~1,000**
VLDL	0.950–1.006	preβ	**간(주)**, 장	30~80
IDL	1.006–1.019	Broad β	혈장	25~30
LDL	1.019–1.063	**β**	**혈관**	20~25
HDL	**1.063–1.210**	**α**	간, 장	7.0~10

CM: chylomicron, VLDL: very low density lipoprotein, IDL: intermediate density lipoprotein, LDL: low density lipoprotein, HDL: high density lipoprotein

지질단백질의 구성

분획	조성
CM	지질98%(TC:7%, **TG:84%**, 인지질:7%) 단백질2%(B48, C2, C3, E(A-I, A-II) *** TG는 음식물로부터 유래하는 외인성 TG이다.**
VLDL	지질90%(TC:19%, **TG:50%**, 인지질:21%) 단백질10%(B100, C2, C3, E) *** TG는 체내(간)에서 합성한 내인성 TG이다.**
IDL	지질82%(TC45%, TG28%, 인지질9%) 단백질18%(B100, C2, C3, E)
LDL	지질75%[(**TC:45%**(EC 37%, FC 8%), TG:10%, 인지질:20%) 단백질25%(B100) *** 콜레스테롤의 주성분은 에스테르형이다.**
HDL	지질50%(TC:22%, TG:4%, **인지질:24%**) 단백질50%[**A-I**, A-II(C2, C3, E)]

지질단백질의 기능

CM	근육과 지방조직으로 식이지방(외인성 TG 및 콜레스테롤)을 수송함
VLDL	간에서 합성된 내인성 TG를 근육과 말초조직으로 수송함
LDL	조직으로 콜레스테롤을 수송함
HDL	말초조직으로부터 간으로 콜레스테롤을 수송함. HDL 복합체는 콜레스테롤을 에스테르화함

7. 지질단백질 Self-Check

1) **외인성 TG**를 함유하고 있는 것은? CM
2) **내인성 TG**를 가장 많이 함유한 것은? VLDL
3) **비중**이 가장 큰 것은? HDL

4) **콜레스테롤**을 가장 많이 함유하는 것은? LDL
5) CAD의 위험성이 높은 조건은? **LDL(↑),HDL(↓)**
6) 입자가 가장 큰 것은? CM
7) **Apo B-100**이 아포지질단백질의 95%를 차지하는 것은? LDL
8) **Apo A-I**이 아포지질단백질의 65%를 차지하는 것은? HDL
9) 아포지질단백질이 지질단백질 입자의 50%를 차지하는 것은? HDL
10) HDL의 주요 지질 성분은? 인지질
11) 혈청에 가장 많은 것은? LDL(32~62%)

8. 아포지질단백질

1) **Apo A-I : HDL 구조단백질, LCAT 보조 인자**
2) Apo C-I : LCAT 활성화
3) Apo C-II : LPL 활성화
4) Apo C-III : LPL 활성 억제, Apo CII 억제
5) Apo B-100 : VLDL, IDL, LDL 입자당 1분씩 결합, LDL 수용체와 결합
6) Apo E : LDL 수용체에 결합, 다른 특수 간 수용체에 결합

9. 고지혈증 분류

Fredrickson 및 WHO의 고지혈증 분류

종류	특징
정상	투명
I형	**Chy↑**, TG↑↑, 투명, **상층 크림**
IIa형	**LDL↑**, 총 콜레스테롤↑, LDL-콜레스테롤↑
IIb형	**LDL↑, VLDL↑**, 총 콜레스테롤↑, TG↑, LDL-콜레스테롤↑
III형	**IDL↑**, 총 콜레스테롤↑, TG↑
IV형	**VLDL↑**, TG↑
V형	**Chy↑, VLDL↑**, TG↑↑, 혼탁, **상층 크림**

Lipoprotein(a)[Lp(a)]

LP(a)는 변형 LDL의 아포 B100에 한 분자의 아포(a)가 S-S 결합해있는 지질단백질이다. Lp(a)는 LDL-C 와는 별개로 아테롬성 동맥경화증(atherosclerosis) 위험인자이다. 라텍스 응집 면역비탁법으로 측정할 수 있다.

10. 인지질 측정

효소법

포스파티딜콜린(레시틴) = 포스파티드산(다이글리세라이드 + 인산) + 콜린 * 아래 구조식 참조

포스포라이페이스 C:

레시틴+H_2O $\xrightarrow{\textit{phospholipase C}}$ DG+포스포릴콜린

포스포라이페이스 D:

① 레시틴+H_2O $\xrightarrow{\text{phospholipase D}}$ 포스파티드산+콜린

② 콜린+$2O_2$+H_2O $\xrightarrow{\text{choline oxidase}}$ 베타민 + $2H_2O_2$

③ H_2O_2 + 4-AA $\xrightarrow{\text{peroxidase}}$ 적색 퀴논

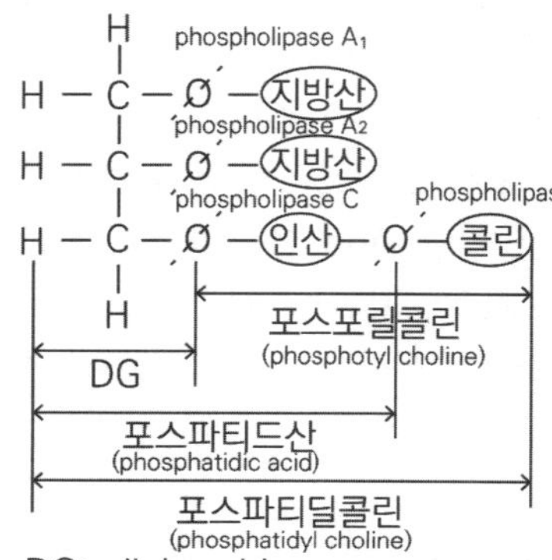

레시틴(lecithin) 구조와 포스포라이페이스 작용 분해산물

[퀴논]

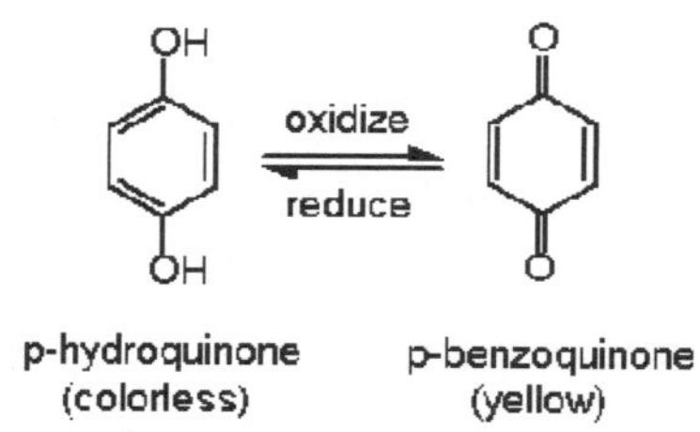

연습문제 -지질

1. 간에서 합성되는 담즙산은 어떤 물질로부터 만들어지는가?

① 빌리루빈 ② 지방산 ③ 콜레스테롤
④ 트라이글리세라이드 ⑤ 레시틴

해설: 담즙산[콜산(간)→디옥시콜산(장), 케노디옥시콜산(간)→리토콜산(장)]은 콜레스테롤로부터 간에서 합성된다.

정답: 3

2. 지방 섭취 후 혈청이 우유처럼 혼탁해졌다. 이것의 원인 물질은?

① 빌리루빈 ② 콜레스테롤 ③ 카일로마이크론
④ 인지질 ⑤ 저밀도 지질단백질

해설: 지방에 의해 혈청이 우유처럼 혼탁해진 것을 지방혈청 또는 유미혈청(lipemic serum)이라고 하며, 혼탁을 일으키는 주성분은 음식물에서 유래하는 외인성 트라이글리세라이드(TG)를 함유하고 있는 카일로마이크론이라는 지질단백질이다.

정답: 3

3. 에스테르형 콜레스테롤은 콜레스테롤의 알코올기에 무엇이 결합한 것인가?

① 단백질 ② 트라이글리세라이드
③ 지방산 ④ 디지토닌 ⑤ 레시틴

해설: 에스테르형 콜레스테롤(cholesteryl ester)은 콜레스테롤 3번 탄소의 알코올기(–OH)와 지방산의 카복실기(–COOH) 간의 에스터 반응에 의해 형성된다.

정답: 3

4. 지질 측정 시 신뢰할 수 있는 결과를 얻기 위해 바르게 채취한 검체는?

① 식후 곧바로 채취한다.
② 하루 중 언제든지 채취한다.
③ 식후 2~4시간 뒤에 채취한다.
④ 식후 6~8시간 뒤에 채취한다.
⑤ 식후 9~12시간 뒤에 채취한다.

해설: 트라이글리세라이드(TG)는 식사의 영향이 크서 음식물을 섭취한 후 4~6시간에 최고치를 나타내다. 따라서 식사의 영향을 피하기 위해서는 적어도 9~12시간 동안 금식한 후 채혈한다. 혈청 TG가 400~800 mg/dL 이상이 되면 혈청이 혼탁해진다. 임상적으로 측정 대상이 되는 TG는 내인성 TG이기 때문에 공복 혈청으로 측정해야 한다.

정답: 5

5. 식사의 영향을 가장 적게 받는 것은?

① 콜레스테롤 ② 트라이글리세라이드
③ 지방산 ④ 카일로마이크론 ⑤ 글루코스

해설: 콜레스테롤은 식사, 일상적인 활동, 시간에 따른 차이가 없다.

정답: 1

6. 에너지 생성을 위한 트라이글리세라이드 대사에서 가장 중요한 중간 대사물질은?

① 젖산 ② 피루브산 ③ 아세틸-CoA
④ 아세토아세트산 ⑤ 옥살로아세트산

해설: 에너지 생성은 지방산이 β–산화를 거쳐 아세틸–CoA가 되는 과정을 통해 이루어진다. 에너지 대사에서 중심적인 물질은 아세틸–CoA이다.

정답: 3

7. 트라이글리세라이드를 가수 분해 하는 효소는?

① 아밀레이스 ② 류신 아미노펩티데이스
③ 젖산 탈수소 효소 ④ 라이페이스
⑤ 펩신

해설: TG의 가수 분해 반응을 촉진시키는 것은 라이페이스(lipase)이다.

정답: 4

8. 외인성 트라이글리세라이드는 어떤 형태로 혈장으로 운반되는가?

① 인지질 ② 에스테르형 콜레스테롤
③ 카일로마이크론 ④ 유리지방산
⑤ 초저밀도 지질단백질

해설: 음식물 중의 TG(외인성 TG)는 장점막 세포에 흡수되어 TG로 재형성된다. 이것은 카일로마이크론이라는 지질단백질의 성분이 되어 림프액을 거쳐 혈액으로 들어간다.

정답: 3

9. 케톤체는 지방산의 과다한 분해에 의해 형성된다. 케톤체에 해당하는 것은?

① 피루브산 ② 옥살로아세트산
③ β-하이드록시부티르산 ④ 메발론산
⑤ 아세틸 CoA

해설: 케톤체는 두 분자의 아세틸–CoA로부터 만들어지며, 아세토아세트산, β–하이드록시부티르산, 아세톤 이상 3가지 물질을 케톤체(ketone bodies)라고 한다. 케톤체는 당뇨병과 기아 상태에서 형성된다.

정답: 3

10. 신경조직의 막 구조와 관련이 있는 것은?

① 콜레스테롤 ② 트라이글리세라이드
③ 인지질 ④ 스핑고지질 ⑤ 지방산

해설: 인지질 중 레시틴 다음으로 많은 스핑고지질의 주성분인 스핑고마이엘린은 뉴런의 수초(말이집)에 많다.

정답: 4

11. β - 지질단백질 분획의 주요 지질은?

① 레시틴 ② 지방산 ③ 콜레스테롤
④ 트라이글리세라이드 ⑤ 스핑고지질

해설: β－지질단백질은 LDL을 가리키며 LDL의 주성분은 콜레스테롤이며, 에스테르형 콜레스테롤이 약 42%, 유리형 콜레스테롤이 8%를 차지한다.

정답: 3

12. 스테로이드 호르몬의 전구체는?

① 지방산 ② 콜레스테롤 ③ 레시틴
④ 트라이글리세라이드 ⑤ 스핑고지질

해설: 스테로이드 호르몬은 콜레스테롤부터 만들어진다.

정답: 2

13. α－지질단백질은?

① HDL ② LDL ③ IDL
④ VLDL ⑤ 카일로마이크론

해설: HDL = α_1－지질단백질, VLDL = preβ－지질단백질, LDL = β－지질단백질

정답: 1

14. HDL－콜레스테롤의 측정은 무슨 질환의 위험성을 추정하기 위한 것인가?

① 췌장염 ② 간경화증 ③ 관상동맥 질환
④ 고지혈증 ⑤ 당뇨병

해설: HDL－C의 증가는 관상동맥 질환(CAD)의 위험성을 낮춘다.

정답: 3

15. 총콜레스테롤 300 mg/dL, HDL－콜레스테롤 50 mg/dL, 트라이글리세라이드 200 mg/dL일 때 LDL－콜레스테롤 값은?

① 50 mg/dL ② 200 mg/dL ③ 210 mg/dL
④ 290 mg/dL ⑤ 350 mg/dL

해설: Friedwald 계산식에 따르면, 300 － (50 + 200/5) = 210 mg//dL이다. 단, 이 식은 혈청 TG 농도가 400 mg/dL 미만일 때만 적용된다.

정답: 3

16. LDL－콜레스테롤을 구하는 Friedewald식에 필요한 인자는?

① IDL-콜레스테롤 ② 인지질
③ 유리지방산 ④ VLDL-콜레스테롤
⑤ HDL-콜레스테롤

해설: Friedewald 계산법: LDL－콜레스테롤 = 총콜레스테롤 － (HDL－콜레스테롤 + TG/5)
이 식은 트라이글리세라이드(TG) 농도가 400 mg/dL 미만일 때만 적용된다.

정답: 5

17. HDL의 주요 아포지질단백질은?

① 아포 A - I ② 아포 B - 100 ③ 아포 C - II
④ 아포 C - III ⑤ 아포 E

해설: 아포지질단백질(apolipoprotein)은 지질단백질을 구성하는 단백질을 가리키며 아포단백질(apoprotein) 또는 아포리포단백질이라고도 부른다. 아포 B－100은 LDL, VLDL의 주요 아포지질단백질이며, 아포 B－48은 카일로마이크론의 주요 아포지질단백질이다. 아포 A－I은 HDL의 주요 아포지질단백질이다.

정답: 1

18. 고콜레스테롤혈증을 초래할 수 있는 질환은? (2개 선택)

① 애디슨병 ② 쿠싱병 ③ LCAT결핍증
④ 간경화증 ⑤ 갑상샘항진증

해설: 부신피질 호르몬은 콜레스테롤 대사에 관여하며, 쿠싱증후군, 갑상샘 저하증(점액수종), 당뇨병, 말단비대증, 신증후군, 췌장염, 스테로이드 호르몬 투여, 임신 등에서도 상승한다. 한편, β－지질단백질 결핍증, 탄지에르(Tangier)병, 중증 간실질 장애, 갑상샘 항진증, Addison병, 뇌하수체 저하증, 영양 장애, 흡수 불량 증후군 등에서는 저하한다.

정답: 2

19. LDL－콜레스테롤에 대한 설명으로 옳은 것은?

① 식후 5시간까지 Friedewald식을 적용할 수 있다.
② 트라이글리세라이드(TG)에 비해 일내변동이 작다.
③ 갑상샘 항진증에서 상승한다.
④ 폐경기 후에 서서히 저하한다.
⑤ 고치에서는 혈청이 혼탁하다.

해설: Friedewald식은 트라이글리세라이드(TG)가 400 mg/dL 미만일 때만 적용된다. 갑상샘 저하증에서 상승하며, 폐경기 후에도 상승한다. 혈청이 혼탁한 것은 TG가 많이 상승했기 때문이다.

정답: 2

20. 혈청을 실온에 방치하였다. 레시틴 콜레스테롤 아실기 전이 효소(LCAT)에 의해 생기는 변화는?

① 중성지방 감소 ② 유리 지방산 감소
③ 글리세롤 증가 ④ 유리형 콜레스테롤 감소
⑤ 리소레시틴 감소

해설: LCAT(lecithin cholesterol acyltransferase)는 HDL 표면에 있는 콜레스테롤을 에스터화하여 입자의 중심으로 들여보내서 저장한다. 이 때문에 혈청을 장시간 방치하면 유리형 콜레스테롤이 감소하고 에스테르형 콜레스테롤이 증가한다.

레시틴 + 유리형 콜레스테롤 $\xrightarrow{LCAT}$ 리소레시틴 + 에스테르형 콜레스테롤

정답: 4

21. 스테로이드 골격을 갖는 것은?

① 담즙산염 ② 인지질 ③ 유리 지방산
④ 에피네프린 ⑤ 트라이글리세라이드

해설: 문제에서 콜레스테롤부터 유도되어 스테로이드 핵을 갖는 분자는 담즙산염과 코르티솔이다.

정답: 1

22. 혈청 총콜레스테롤이 저하하는 상태는?

① 당뇨병 ② 폐쇄성 황달 ③ 쿠싱 증후군
④ 신증후군 ⑤ 갑상샘 항진증

해설: 혈청 콜레스테롤의 60%는 신체에서 합성된 내인성의 것으로 주로 간에서 합성되며, 나머지 40%는 음식물에서 유래하는 외인성의 것이다. 따라서 혈청 콜레스테롤의 저하는 간 실질 장애에 의한 간 기능의 저하, 영양실조(기아), 흡수불량 증후군에서 확인된다. 또한 갑상샘 호르몬은 콜레스테롤이 담즙산염으로 전환되는 반응을 촉진하기 때문에 갑상샘 항진증(바제도병)에서도 콜레스테롤의 저하를 확인할 수 있다. 한편, 폐쇄성 황달에서는 배설 장애에 의해, 신증후군에서는 합성 항진과 이화 장애에 의해 혈청 콜레스테롤이 증가한다.

정답: 5

23. 옳은 것은?

① 카일로마이크론은 간에서 합성된다.
② VLDL은 IDL을 경유하여 LDL로 된다.
③ HDL은 말초 조직에 콜레스테롤을 운반한다.
④ 카일로마이크론의 주요 지질은 인지질이다.
⑤ LDL은 아포지질단백질 E 수용체와 결합하여 세포내로 들어간다.

해설: ① 카일로마이크론은 식사성의 지질을 수송하는 혈장 지질단백질이다. 장 점막 세포에서 형성된다. ② VLDL은 중간 밀도 지질단백질(IDL) 또는 잔여 입자(remnant particle)를 생성하며, 이들의 대부분은 아포 E를 매개로 하여 간 세포 등에 다시 회수되고, 나머지는 LDL로서 혈장에 남으며, 아포 B-100과 LDL수용체의 결합을 통해 간세포나 말초세포로 들어간다. ③ HDL은 콜레스테롤을 말초로부터 주요 이화 장소인 간세포로 운반한다.

정답: 2

24. 레시틴 콜레스테롤 아실기 전이 효소(LCAT)를 활성화에 필요한 아포지질단백질은?

① A - I ② B - 100 ③ C - II ④ C - III ⑤ E

해설: Apo A - I은 LCAT의 보조인자로서 활성화에 필요한 분자이다. Apo C-I은 LCAT를 활성화 시킨다. Apo C - II는 지질단백질 라이페이스(LPL)의 보조 인자이며, Apo C - III는 LPL을 억제한다. 간이나 말초 조직에서 LDL 수용체와 결합하는 것은 Apo B-100이다. Apo E도 LDL 수용체나 잔여물 수용체와 결합한다.

정답: 1

25. 이중 결합을 1개 갖고 있는 지방산은?

① 팔미트산 ② 아라키돈산 ③ 리놀렌산
④ 리놀레산 ⑤ 올레산

해설: 팔미트산(palmitic acid) 16(탄소 수):0(이중 결합 수), 스테아르산(stearic acid) 18:0, 아라키돈산(arachidonic acid) 20:4, 리놀레산(linoleic acid) 18:2, 리놀렌산(linolenic acid) 18:3, 올레산(oleic acid) 18:1
혈청에 가장 많은 지방산은 올레산이다.

정답: 5

26. 중성지방인 트라이글리세라이드(TG)의 함유 비율이 가장 높은 지질단백질은?

① CM ② VLDL ③ IDL ④ LDL ⑤ HDL

해설: 트라이글리세라이드(TG)의 함유 비율은 문헌마다 조금씩 다르기는 하지만 카일로마이크론(CM, 외인성 TG)이 약 84%로 가장 높고, 그다음은 VLDL(내인성 TG) 55%, LDL 10%, HDL 2%이다.

정답: 1

27. 혈청을 4℃에서 하룻밤 방치하였는데 상층에 크림층은 없었지만, 전체적으로 혼탁하였다. WHO에 의한 고지혈증 종류 중 어느 것에 해당하는가? (2개 선택)

① I ② IIa ③ IIb ④ IV ⑤ V

해설: TG는 식후 2-4시간 후에 혈중 농도가 증가한다. 농도가 높으면 채혈 후의 혈장(혈청)이 혼탁해진다. 이러한 시료를 4℃에 하룻밤 보존하여 크림 같은 물질이 떠있으면 카일로마이크론이고, 하층에 혼탁이 있으면 VLDL이 상승한 것을 가리킨다. 따라서 IIb형과 IV형은 VLDL은 상승하지만 카일로마이크론은 상승하지 않는 고지혈증이다. I-V형 중 정상 혈청과 똑같이 크림이나 혼탁이 전혀 없는 것은 IIa 뿐이다.

정답: 3, 4

28. α_1-지질단백질은 초원심 분획의 어느 것에 해당하는가?

① CM ② VLDL ③ LDL ④ IDL ⑤ HDL

해설: 카일로마이크론(CM) = 원점, VLDL = preβ-지질단백질, LDL = β-지질단백질, HDL = α-지질단백질

정답: 5

29. 지질단백질 중 비중이 가장 큰 것은?

① 카일로마이크론 ② HDL ③ IDL
④ LDL ⑤ VLDL

해설: 지질단백질의 비중: 카일로마이크론(<0.96) < VLDL < IDL < LDL < HDL(1.063-1.21)

정답: 2

29. VLDL대사에 대해 **틀린** 것은?

① 림프절에서 형성된다.
② 중성지방인 트라이글리세라이드(TG)의 운반체이다.
③ 아포지질단백질 B-100을 갖고 있다.
④ 지질단백질 라이페이스(LPL)의 작용에 의해 IDL로 된다.
⑤ HDL로부터 아포지질단백질 C와 E를 받는다.

해설: 간에서 합성된 VLDL은 모세혈관에서 'VLDL→IDL→LDL'로 된다. HDL은 일부 Apo C-II와 Apo-E를 VLDL에 전달한다. VLDL의 주성분은 약 50%를 차지하는 트라이글리세라이드(TG)로서, 이것은 내인성 TG이다. VLDL의 주된 아포리포단백질은 Apo C(55%)이며, 그 다음은 Apo B-100(25%)이다.

정답: 1

30. 세계보건기구(WHO)에 의한 고지혈증의 분류에서 **틀린** 것은?

① I형 — 카일로마이크론 증가
② II_a형 — LDL 증가
③ III형 — IDL 증가
④ IV형 — VLDL, LDL 증가
⑤ V형 — 카일로마이크론, VLDL 증가

해설: IV형은 VLDL이 증가하는 것이고, VLDL과 LDL이 함께 증가하는 것은 IIb형이다.

정답: 4

31. 총 콜레스테롤 측정에 이용되지 **않는** 것은?

① 콜레스테롤 에스테르 가수 분해 효소
② 콜레스테롤 산화 효소
③ LCAT
④ 카탈레이스
⑤ 알데하이드 탈수소 효소

해설:

COD-POD법

1) 에스테르형 콜레스테롤 $\xrightarrow{cholesterol esterase}$ 유리형 콜레스테롤 + 지방산

2) 유리형 콜레스테롤 + O_2 + H_2O $\xrightarrow{cholesterol\ oxidase}$ 콜레스테논 + H_2O_2

3) H_2O_2 + 페놀 + 4-아미노안티피린 $\xrightarrow{peroxidase}$ 적색

COD-카탈레이스법 * 상기, ②반응과 같음)

4) H_2O_2 + 에탄올 $\xrightarrow{catalase}$ 아세트알데하이드 + $2H_2O$

5) 아세트알데하이드 + NAD^+ $\xrightarrow{aldehyde\ dehydrogenase}$ 아세트산 + NADH + H^+

정답: 3

Final Self-Check

1. LDL-C을 구하는 프리데발트(Friedewalt)식은?
   LDL-C=Total C-(HDL-C)-(TG/5)
2. 지질단백질 중 단백질 성분을 무엇이라고 부르는가?
   Apolipoprotein
3. 혈액을 통해 에스테르형 콜레스테롤을 수송하는 지질단백질은?
   LDL
4. 입자당 apo B-100 1분자를 포함하고 있으면서 "Kringle" 영역을 가진 지질단백질은? **Lipoprotein(a)**
5. 카일로마이크론(CM) 중에 있는 TG를 가수 분해하는 효소는?
   Lipoprotein lipase
6. 콜레스테롤 합성을 억제하기 위하여 사용하는 콜레스테롤-강하제인 스타틴(statin)에 의해 억제되는 효소는?
   3-Hydroxy-3-methylglutaryl-CoA(HMG-CoA) reductase(rate-limiting enzyme)
   $HMG-CoA + 2NADPH + 2H^+ \xrightarrow{HMG-CoA\ reductase}$ $Mevalonate + 2NADP^+$
7. 간에서 합성된 TG를 수송하는 지질대사 경로는?
   Endogeneous pathway
8. 말단에 카르복실기를 갖고 있고 짝수의 탄소로 형성된 긴 탄화수소 사슬 분자를 무엇이라고 하는가?
   Fatty acid
9. 모든 TG 측정법의 첫 번째 단계의 반응은?
   Hydrolysis of triglyceride by lipase
10. 성 호르몬과 부신피질 호르몬은 어떤 지질 성분으로부터 형성되었는가?
    Cholesterol

효소(ENZYME)

1. 정의

효소는 단백질로서 자신이 관여하는 특정 기질(원료가 되는 것, substrate)을 별개의 물질(생성물, product)로 변환하는 화학 반응을 촉진시키는 촉매제(catalyst)이다.

2. 보조인자(cofactor)

효소가 작용하는 데는 단백질 이외의 비단백질 분자나 이온이 필요하기도한데, 이러한 것을 **보조인자(cofactor)** 라고 한다. 보조인자는 금속 이온처럼 효소에 강하게 결합하고 있는 보결족(prosthetic group)과 반응이 끝나면 떨어지는 조효소(coenzyme)로 분류된다.
대표적인 조효소에는 NAD/NADH(LD 등의 조효소), NADP/NADPH, 피리독살 인산(pyridoxal pho sphate, 비타민 B_6의 유도체로서 AST와 ALT의 조효소) 등이 있다.

*** 전효소(holoenzyme) = 주효소(apoenzyme) + 보조 인자**

3. 효소 반응

효소는 기질과 반응하여 효소-기질 복합체를 형성한 후 기질은 생성물로 변하고 효소는 변하지 않은 채 그대로 존재한다.

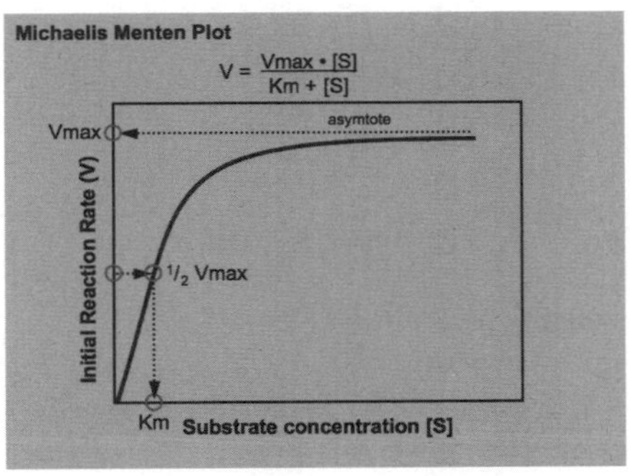

그림 1 미카엘리스-멘턴 곡선

K_m은 Michaelis-Menten 정수로서 효소와 기질의 친화성을 나타내는 지표이며, $1/2V_{max}$일 때의 기질 농도 값이다. K_m값이 작을수록 친화성은 높다.
미카엘리스-멘턴식의 양변에 역수를 취하여 1차 방정식으로 나타낸 것이 라인위버-버크식이다.

$$V = \frac{V_{max}\ [S]}{K_m + [S]} \quad \textbf{Michaelis-Menten Equation}$$

$$\frac{1}{V} = \frac{K_m + [S]}{V_{max}\ [S]}$$

$$\frac{1}{V} = \frac{K_m}{V_{max}\ [S]} + \frac{[S]}{V_{max}\ [S]}$$

$$\frac{1}{V} = \frac{K_m}{V_{max}\ [S]} + \frac{1}{V_{max}} \qquad \text{Slope} = K_m/V_{max}, \quad y\ \text{Intercept} = 1/V_{max}$$

Lineweaver-Burk Plot

4. 효소 억제(저해)의 종류

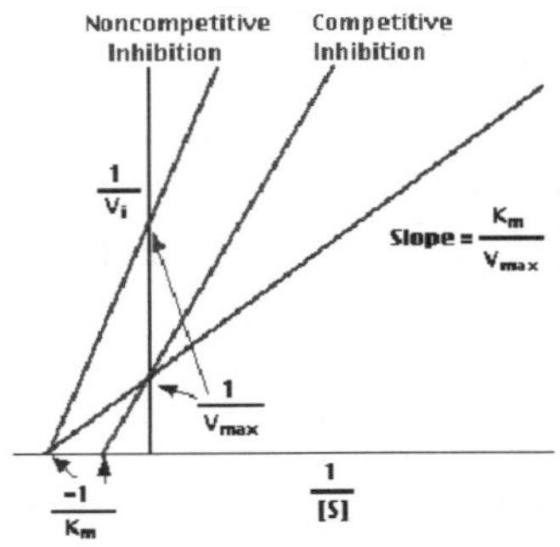

그림 2. 효소 억제를 나타낸 라인위버-버크 도표

경쟁적 억제: $K_m(\uparrow)$, $V_{max}(\rightarrow)$
비경쟁적 억제: $K_m(\rightarrow)$, $V_{max}(\downarrow)$
무경쟁적 억제: $K_m(\downarrow)$, $V_{max}(\downarrow)$

경쟁적 억제

경쟁적 억제(competitive inhibition)는 기질과 억제제가 구조가 유사하여 효소의 활성 부위에 경쟁적으로 결합하는데, 기질 농도가 증가하면 최종적으로 효소 활성 부위에는 기질만 결합한다(V_{max}). 다만 생성물을 생성하는 속도가 느려진다(K_m의 증가).

비경쟁적 억제

비경쟁적 억제(noncompetitive inhibition)는 억제제의 효소 결합 부위가 기질이 결합하는 활성 부위가 아닌 다른 부위이다. 만일 억제제가 결합하면 활성 부위의 구조 변형이 일어나 기질이 결합할 수 없고, 결합했더라도 생성물을 만들지 못한다. 효소 중 비경쟁적 억제제가 결합한 것은 효소로서의 기능을 상실한다. 따라서 V_{max}가 감소한다. 하지만 억제제가 결합하지 않은 효소는 정상적인 속도로 생성물을 만든다(K_m 변함 없음).

5. 효소 활성에 영향을 미치는 인자

1) pH, 2) 온도, 3) 기질 농도, 4) 활성제
5) 저해제(경쟁적 억제, 비경쟁적 억제, 무경쟁적 억제)

6. 효소 단위

국제단위(U/L): 일정한 온도(최적 조건)에서 시료 1L 중에서 1분 동안 기질 1 μmol을 생성물로 변화시킬 수 있는 효소의 양을 1단위(U/L)로 한다.

7. 효소 분류(EC code)

1) 산화 환원 효소 oxidoreductase (EC **1**.○.○.○): **LD**
2) 전이 효소 transferase (EC **2**.○.○.○): **GGT, AST, ALT, CK**
3) 가수 분해 효소 hydrolase (EC **3**.○.○.○): **ACP, ALP, AMY, ChE, LPS**
4) 분해 부가 효소 lyase (EC **4**.○.○.○): **ALD**
5) 이성질화 효소 isomerase (EC **5**.○.○.○)
6) 연결 효소 ligase (EC **6**.○.○.○)

표 1 효소 활성 측정에 이용되고 있는 기질과 보조인자 및 조효소

효소	분류(EC)	기질	보조인자, 조효소, 활성제
LD	1	젖산, 또는 피루브산	NAD, NADH
AST	2	아스파르트산과 2-옥소글루타르산, 또는 옥살로아세트산과 글루탐산	PALP
ALT	2	알라닌과 2-옥소글루타르산, 또는 피루브산과 글루탐산	PALP
CK	2	크레아틴인산, 또는 크레아틴	Mg^{2+}
GGT	2	γ-글루타밀펩타이드	
ALP	3	유기인산 모노에스테르	Zn^{2+}, Mg^{2+}
LAP	3	류실펩타이드	
AMY	3	녹말이나 올리고당	Ca^{2+}, Cl^-
ChE	3	콜린에스테르	

8. 생체내 분포와 혈중 효소의 기원

임상검사에서 측정되고 있는 효소의 대부분은 세포 내에서 유래한 것으로 혈청에서는 작용을 하지 않기 때문에 통과 단백질(passenger protein) 또는 혈장 비특이 효소(non-plasma specific enzyme)라고 부른다. 혈청 효소를 측정함으로써 유래 장소와 원인을 추정할 수 있다. 따라서 각 효소가 어느 조직에 분포하고, 또한 세포 내에서는 어디에 있는지를 아는 것이 중요하다.

● 혈청 효소의 활성 측정 목적

① 병변 존재의 유무 스크리닝(진단 등)
② 손상 장기의 추정 및 손상 정도의 추정
③ 치료 감시(경과 관찰)

● 혈청 효소 수준을 결정하는 인자

조직의 상해, 생산 항진 등에 의한 유입 ⇨ 혈액(혈구 세포 유래) ⇨ 유출(혈중 반감기)

● 혈청 효소의 세포내 위치

표 3 혈청 효소의 세포내 분포

세포내 위치	효소
가용성 분획(사이토졸)	LD, S-AST(C-AST), ALT, CK
미토콘드리아	m-AST, m-CK
마이크로솜, 막결합성	ALP, LAP, GGT
라이소좀	ACP
분비 효소	AMY, ChE

● 평가 대상의 장기 또는 종양과 효소

표 4 장기와 관련된 효소

장기 또는 종양	효소
간	LD, AST, ALT(사이토졸 효소), ALP, LAP, GGT(마이크로솜 효소), ChE(분비 효소)
심근	LD, AST, CK
골격근	LD, AST, ALT, CK
적혈구	LD, AST
악성종양	LD, ALP, GGT, AMY

* Neg: negligible(검출 감도 이하)

● 효소 활성의 혈중 반감기

일과성으로 효소 유출이 있으면 반감기에 가까운 속도로 혈액으로부터 소실된다. 효소 활성의 변화가 둔화되면 새로운 효소가 혈액으로 유입되고 있다는 것을 가리킨다. 효소에 따라 반감기가 다르기 때문에, 간염에서 초기에는 AST가 ALT보다 높지만, 곧 ALT가 높아지며, 시간의 경과에 따라 ALT의 우위성이 증명되고 있다. 동종 효소(아이소자임)가 존재하는 효소에서는 각 동종 효소의 반감기가 다르기 때문에 같은 병태라도 병의 기간에 따라 패턴이 변화한다.

표 5 혈중 임상(진단) 효소의 반감기

효소	반감기
LD_1	70~80시간
LD_2	60~70시간
LD_3	40~50시간
LD_4	10~20시간
LD_5	5~10시간
CK-MM	15시간
CK-MB	12시간
CK-BB	**3시간**
AST(cAST)	20~30시간
AST(mAST)	5~10시간
ALT	**45~55시간**
ALP 간형	6~7일
ALP 골형	1.7일
ALP 태반형	4~5일
ALP 소장형	매우 짧음
GGT	7~10일
AMY	3~6시간
LPI	3~6시간
ChE	10일

9. 동종 효소(아이소엔자임)

동종 효소(isozyme or isoenzyme)란 "생화학적으로 같은 반응을 촉매하지만 단백질의 1차 구조가 다른 것"을 가리킨다.

● **전기영동에 의한 동종 효소 패턴**

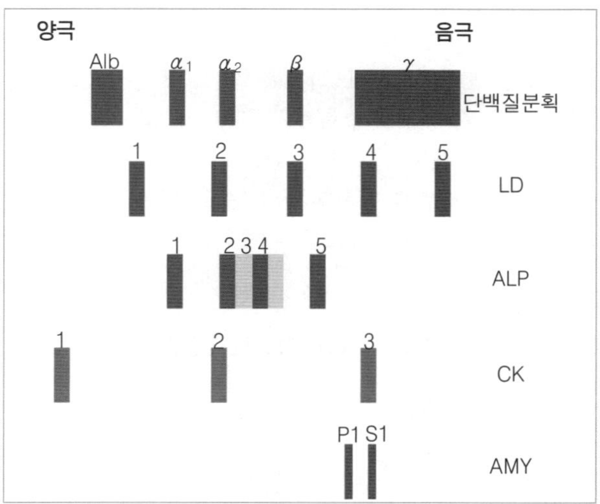

그림 3 동종 효소 전기영동 패턴 비교

10. 주요 진단 효소

질환을 진단하기 위해 혈청 중의 효소 활성을 측정한다.

표 6 임상적으로 중요한 효소의 분포

효소	유래 장기	진단 목적
ALT	간	간 실질 질환
ALP	간, 뼈, 장점막, 태반	간담도 질환, 뼈 질환
AMY (P type)	췌장	췌장 질환
AST	심장, 간, 골격근, 적혈구	간 실질 질환
CK	골격근, 심장	근육 질환, 심근경색
GGT	간, 췌장, 콩팥	간 담도 질환
LD(H)	심장, 적혈구, 림프절, 골격근, 간	용혈 및 거대적아구성 빈혈
LIP (lipase)	췌장	췌장 질환

* 과거에 측정했던 효소 중 ACP, ChE, ALD 등은 현재 거의 측정되지 않고 있다.

* **효소명**

ALT: alanine aminotransferase
ALP: alkaline phosphatase
AMY: amylase
AST: aspartate aminotransferase
CK : creatine kinase
GGT: gamma-glutamyl transferase
LD : lactate dehydrogenase
LIP : lipase

간 효소

간 질환을 진단하기 위해 측정되는 효소는 AST, ALT, ALP, GGT이다.

11. Aspartate aminotransferase (AST; EC 2.6.1.1) Alanine aminotransferase (ALT; EC 2.6.1.2)

1) 생화학적 특성 및 생리학적 의의

- 아미노기 전이 효소(transaminase)
- 조효소: 비타민 B_6 유도체인 피리독살 인산
- **장기 분포**
  AST: **심장** 〉 간 〉 골격근 〉 콩팥 〉 이자 〉 지라 〉 폐
  ALT: **간** 〉 콩팥 〉 심장 〉 골격근 〉 지라 〉 이자 〉 폐
  간(혈청과의 상대적 단위): AST 7100, ALT 2850
- 서브유닛(소단위체) : 동일한 서브유닛 2개로 구성된 2량체

- 동종 효소(아이소자임): cytosol AST(cAST) 또는 soluble AST(sAST)와 mitochondrial AST(mAST)가 있다.

표 6 AST 동종 효소

	Cytosol AST	Mitochondrial AST
세포내 위치	세포질 가용성 분획	미토콘드리아
구조	동일 서브유닛의 2량체	동일 서브유닛의 2량체
유전자 좌위	*GOT1* 10번 염색체 장완	*GOT2* 16번 염색체 장완
분자량	93,000	89,000
등전점	5.7	9.5
열 안정성	75℃	68℃
K_m: 아스파르트산	2.0 mM	0.5 mM
K_m: α-케토글루타르산	0.1 mM	1.0 mM

* ALT: 동일 서브유닛의 2량체, 분자량 11만

2) 생화학적 반응

Aspartate aminotransferase(AST) : 구명 Glutamate oxaloacetate transaminase(GOT)

$$\text{Asp} + 2\text{-OG} \underset{\text{PALP}}{\overset{\text{AST}}{\rightleftharpoons}} \text{Oxa} + \text{Glu}$$

Alanine Aminotransferase(ALT) : 구명 Glutamate pyruvate transaminase(GPT)

$$\text{Ala} + 2\text{-OG} \underset{\text{PALP}}{\overset{\text{ALT}}{\rightleftharpoons}} \text{Pyr} + \text{Glu}$$

PALP(P-5'-P): pyridoxal phosphate(Vit B_6 유도체)
Asp: aspartate, 2-OG: 2-oxoglutarate(α-ketoglutarate)
Oxa: oxaloacetate, Glu: glutamate, Ala: alanine,
Pyr: pyruvate

3) 측정

AST 측정

국제임상화학연합(IFCC)법
트리스 완충 용액(pH 7.8) 사용

$$\text{Asp} + 2\text{-OG} \underset{\text{pyridoxal phosphate}}{\overset{\text{AST}}{\rightleftharpoons}} \text{Oxa+Glu}$$

$$\text{Oxa} + \text{NADH} + \text{H}^+ \overset{\text{MD}}{\rightleftharpoons} \text{Malate} + \text{NAD}^+ (340\text{nm})$$

* MD : malate dehydrogenase

Reitman-Frankel(R-F)법거의 사용 안 함

$$\text{Asp} + 2\text{-OG} \overset{\text{AST}}{\rightleftharpoons} \text{Oxa} + \text{Glu}$$

$$\text{Oxa} + 2,4\text{-DNP} \xrightarrow{\text{NaOH}} \text{적갈색}$$

* 2,4-DNP:2,4-dinitrophenylhydrazine

ALT 측정

IFCC법 트리스-HCl 완충 용액(pH 7.3)

$$\text{Ala} + 2\text{-OG} \overset{\text{ALT}}{\rightleftharpoons} \text{Pyr} + \text{Glu}$$

$$\text{Pyr} + \text{NADH} + \text{H}^+ \overset{\text{LD}}{\rightleftharpoons} \text{락트산} + \text{NAD}^+ \ (340\text{nm})$$

* LD : lactate dehydrogenase

[R-F법]

$$\text{Ala} + 2\text{-OG} \overset{\text{ALT}}{\rightleftharpoons} \text{Pyr} + \text{Glu}$$

$$\text{Pyr} + 2,4\text{-DNP} \xrightarrow{\text{NaOH}} \text{적갈색}$$

4) 기준 범위

AST: 5~30 U/L,
ALT: 6~37 U/L
IU(U/L) = 카르멘 단위(KU) × **0.48**

5) 임상적 의의

AST: 급성 심근경색, 바이러스성 간염, 간경화증
ALT: 간 질환, 만성 염증(ALT, AST)

- 급성 간염 초기나 극증 간염에서는 AST > ALT를 나타내지만, 경과와 함께 AST < ALT로 된다.
- 만성 골격근 질환(근 디스트로피, 다발성 근염 등)에서는 AST와 ALT가 같이 증가하지만, 급성 골격근 손상에서는 ALT의 상승이 거의 관찰되지 않는다.
- mAST가 상승하는 질환: 극증 간염, 알코올성 간 장애, 심근허혈 등. 세포 괴사로 인한 미토콘드리아의 손상을 가리키기 때문에 예후가 매우 나쁘다.
- AST는 간 세포 전체에 균일하게 분포하지만, ALT는 주로 문맥 부위에 존재하기 때문에 병변 부위에 따라 AST와 ALT의 상승 정도가 다르다.

12. Alkaline Phosphatase (ALP, 3.1.3.1)

1) 생화학적 특성 및 생리학적 의의

pH 9.0~10.5에서 최대 활성을 갖는 인산모노에스테르를 가수 분해하고, 활성 중심에 Zn^{2+}을 가진 금속 효소이다. Mg^{2+}이나 Mn^{2+}은 ALP를 활성화하고, 고농도의 인산은 활성을 억제한다. 기타 각종 중금속, 티올(SH)제 등도 억제한다. 세포막 바깥쪽에 결합하는 막 결합 효소이다.

인산모노에스터 가수 분해 반응

인산모노에스테르 + H_2O $\xrightarrow[pH > 9.0]{ALP}$ 알코올 + 인산

[예]

4-NPP + H_2O $\xrightarrow[Mg]{ALP}$ 4-NP + H_3PO_4

인산기의 전이 반응

$R-PO_4$ + R'-OH(알코올, 당) → R-OH + $R'-PO_4$

[예]

4-NPP + EAE $\xrightarrow[Mg]{ALP}$ 4-NP + EAE-인산

* 4-NPP: 4-nitrophenylphosphate
4-NP: 4-nitrophenol
EAE: 2-ethylaminoalcohol

2) ALP의 생리학적 기능

물질이나 에너지 수송, 무기인 공급, 뼈의 석회화, 태아기의 발달과 세포 분화, 지질 수송 제어(소장형 ALP), 소장과 콩팥에서 인산기 수송 제어, 임신 시 IgG 수송, 뼈 조직의 석회화 등

3) ALP 동종 효소(아이소엔자임)

적어도 네 가지 유전자 좌위가 있다. 조직 비특이적 ALP(tissue-nonspecific ALP)는 1번 염색체 단완에 있으며, **소장형** ALP, **태반형** ALP, 배세포형 ALP 세 가지는 2번 염색체의 장완에 있다. 이들 중 후자 세 가지는 아미노산 배열이 다른 참 동종 효소이다. 조직 비특이적 ALP로부터 당쇄 구조가 다른 **간형**과 **골형**이 형성된다. 동종 효소의 종류와 특성을 표 7에 나타냈다. 뼈에서 유래하는 ALP가 열에 가장 약하고, 태반에서 유래하는 것이 열에 가장 강하다.

4) 검사 방법

IFCC법

4-NPP(무색) $\xrightarrow[pH10.2]{ALP}$ 4-니트로페놀(황색)+인산(405nm)

완충 용액: 2-amino-2-methyl-1-propanol(AMP) 또는 글라이신 완충 용액

4-NPP: 4-nitrophenylphosphate

ALP의 기질로 글리세롤-3-인산, 페닐인산, 페놀프탈레인인산 등을 사용했었지만 현재는 4-NPP만 사용하고 있다.

표 7 ALP 동종 효소의 성상

		태반형 Regan형	소장형		장기비특이형(간, 뼈, 콩팥 등)
			성인형	태아형	
기질특이성		β-GP〉pp=4-NPP	β-GP=pp〉4-NPP		β-GP〈pp〈4-NPP
Km(4-NPP, pH10)		0.3~0.6	0.1~0.6		0.07~0.7
최적 pH		10.3~10.7	9.9-10.3		10.2-10.5
저해	L-Phe	+	+		−
	L-Homo	−	−		+
열 실활 (%)	56℃ 15분	0~10	80~90		간형 50~80 골형 85~100
	65℃ 10분	0~40	100		간형 100 골형 100
Neuraminidase에 의한 이동도 변화		+	−	+	+
분자량 ($\times 10^3$)		116-136	168	140	160
등전점		4.6	4.3	4.1	간3.9 뼈4.1
유전자 좌위		2번염색체 장완	2번염색체 장완		1번염색체 단완

* βGP: β-glycerophosphate, PP: phenylphosphate, 4-NPP: 4-nitrophenylphosphate, L-Phe: L-Phenylalanine, L-Homo: L-Homoarginine

* 열에 가장 강한 것: 태반형 ALP

* 열에 가장 약한 것: 골형 ALP

5) 기준범위

4-15세: 남 54-369 U/L, 여 54-369 U/L
20-50세: 남 53-128 U/L, 여 42-98 U/L
〉60세 : 남 56-119 U/L, 여 53-141 U/L

[동종 효소]

ALP2: 35.8-74.0%
ALP3: 25.1-59.0%
ALP4: 0.0-16.1%

* ALP1: 간(고분자), ALP2: 간, ALP3: 뼈, ALP4: 태반, ALP5: 소장, ALP6: 간(IgG 결합)

임신 후기에 태반에서 유래하는 ALP가 증가하고, 여러 번 임신 시에는 더욱더 증가한다. 소아기는 뼈 성장 때문에 골형이 높고, 성인의 2~3배에 이른다. 식후, 특히 고지방식 후에는 혈액형이 B, O형인 분비형에서 소장형의 상승이 크다(고지방식이 25% 상승).

혈구가 혈청보다 약 6배가 많으므로 용혈 혈청에서 상승한다. 실온이나 냉장고에 혈청을 수 시간 방치할 경우 활성이 3~10% 상승한다. 분비자가 B형과 O형인 사람은 식이에 의해 활성이 증가한다. 특히 고지방식이에서는 25% 상승했다는 보고가 있다.

6) 임상적 의의

증가: 뼈 질환(구루병, 골연화증, 골육종, 암), 간 · 담도 질환(간경화, 간세포암, 침윤성 간 질환, 담관암, 간내 결석, 간농양), 부갑상샘 기능 항진증
감소: 괴혈병, 크레아틴병(갑상샘 기능 저하)

표 8 ALP 동종 효소에 의한 병태 감별

동종 효소	이동도	유래	병태
1	α_1	고분자막결합	폐쇄성 황달, 간내 CSOL, 세담관염
(2)	fast α_2	당쇄의 과잉결합	일과성 고ALP혈증
2	α_2	간·담관	간 장애, 약물 유도
3	$\alpha_2\beta$	골아세포	골 전이, 갑상샘기능항진증, 부갑상샘 기능항진증, 신부전, 구루병, 골연화증, 골절
(3)	$\alpha_2\beta$	간·담관	간경화, 담관 폐쇄
(3)	$\alpha_2\beta$	백혈구	백혈구 증가
4	$\alpha_2\beta$	태반 종양	임신 폐암, 난소암 등의 악성 종양
5	$\beta-\gamma$	소장	혈액형 B, O 분비형(특히 식후), 간경화, 신부전, 당뇨병
6	$\beta-\gamma$	Ig 결합	궤양성 대장염, 자가면역질환

혈청 ALP 고치의 원인

* 황달 동반 간형 상승: 폐쇄성 황달(기준범위 상한치의 10배 이상), 원발성 담즙성 간경화(9.5배), 기타 담즙울체증(5..5배), 바이러스성 간염 및 알코올성 간염(2.5배), 약제성 간 장애(4.5배)
* 황달을 동반하지 않는 간형 상승: 간경화(2배), 간세포암(2.5배), 침윤성 간 질환(10배), 담도계 질환(담관암, 간내 결석 9.5배), 국소적 간 장애(전이성 간암, 간농양, 육아종성 간 장애 등 5.5배)

13. Gamma Glutamyltransferase (GGT, EC 2.3.2.2)

1) 생화학적 특성 및 생리학적 의의

GGT는 γ-글루타밀 회로의 주요 효소로서, 글루타티온(glutathione)을 비롯한 γ-글루타밀펩타이드를 가수 분해함과 동시에 γ-글루타밀기를 다른 아미노산이나 펩타이드 등에 전이하는 막 결합성 당단백질 효소이다.
GGT는 중쇄(분자량 약6만)와 경쇄(분자량 약3만)의 서브유닛으로 구성된 2량체이다.

γ-글루타밀-L-시스테이닐글라이신 + 아미노산 $\xrightarrow{GGT}$
γ-글루타밀아미노산 + 시스테이닐글라이신

생리학적 작용

글루타티온 등과 같은 펩타이드의 재합성 및 분해에 관여하며, 동시에 이 반응에 관여하는 아미노산을 전송하는 역할을 하는 것으로 생각하고 있다.

조직 분포

콩팥 〉 이자 〉 간에 많고 활성비는 16 : 4 : 1이다. 담도계나 콩팥에 GGT 활성이 높은 것은 간 세포로부터 담도계로 배출된 글루타티온을 분해하기 때문인 것으로 생각하고 있다.

2) 검사 방법

IFCC법

γ-Glutamyl-3-carboxy-4-nitroanilide + **G**lycylglycine $\xrightarrow{GGT}$ γ-Glutamyl-glycylglycine + 5-amino-2-nitro benzoate(410 nm)

- GGT는 시험관에서 비교적 안정한 효소이다. 활성은 4℃에서 적어도 1개월 동안 안정하고, -20℃에서는 1년 동안 안정하다. 혈장을 사용할 경우에는 EDTA 혈장이 좋다. 헤파린은 반응 혼합물에서 혼탁을 일으킨다. 시트르산염, 옥살산염, 플루오린염은 GGT 활성을 약 10~15% 억제한다.

3) 기준범위

성인 남성: 10~50 U/L, 성인 여성: 10~30 U/L
신생아: 50~150 U/L, 소아: 0~20 U/L

개체차가 크며, 성, 음주력에 의해 큰 폭으로 다르다. 연령에 따라 차이가 있으며, 신생아에서 높고, 사춘기에는 성인과 거의 비슷한 값을 나타내며, 고령자에서는 연령이 증가하면서 감소한다. 남성이 여성보다 높고, 임신부는 약간 저치를 나타낸다. 운동이나 **식사의 영향은 거의 없지만, 음주의 영향은 크다.**

4) 임상적 의의

GGT가 콩팥 요세관에서 활성이 높음에도 불구하고 콩팥 질환에서 혈청 GGT가 상승하지 않는 것은, 콩팥에서는 요세관 상피세에서 혈중으로 유출되지 않고 소변으로 직접 배설되기 때문이다. 췌장 질환에서는 담도계 폐쇄나

염증을 동반하지 않으면 유의한 상승을 나타내는 일은 드물다. 따라서 **혈중 GGT의 유의한 상승은 거의가 간에서 유래한다.** 간에서는 모세담관, 문맥 부위의 담관상피, 간세포막의 담즙 분비 측에 분포하기 때문에 담즙이 정체할 경우에는 배설 장애로 인하여 혈중으로 일탈되어 혈청 GGT가 상승하는 것으로 생각된다.

증가

간담도계 질환(특히 알코올성 간 질환, 담즙정체를 일으키는 질환, 담즙성 간경화, 약물성 간 장애), 간암 등

감소

임신, 경구피임약 복용(여성 호르몬, 특히 에스트로젠에 의한 간에서의 GGT 생산 억제에 기초한다.)

> GGT(γ-glutamyltransferase) 요약
>
> GGT는 간 및 콩팥 요세관에 널리 분포하고 있는 마이크로솜 효소이다. 그것의 활성은 담즙 정체 시에 상승한다. 또한 그것은 간의 병리학적 상태를 나타내는 매우 민감한 표지자이다. 별개로 알코올과 페니토인(phenytoin) 같은 약물은 마이크로솜 효소 활성을 유발한다. 그리고 GGT는 인지할 수 있는 간 질환이 없을지라도 알코올 섭취에 의해 상승한다. 따라서 GGT는 자주 알코올 섭취에 대한 표지자로서 사용되고 있다. 급성 간 손상에서 GGT는 ALT와 평행하게 변화한다.

종합

표 8 간 질환에서 예상되는 효소 활성의 변화

질환 종류	혈청 효소 활성			
	ALP	AST	ALT	GGT
급성 간염	S	H	H	S
만성 간염	R-S	S	S	R-S
알코올성 간염	M	S	S	M-H
담즙정체	M-H	R-S	R-S	H
간경화	R-S	R-S	R-S	R-S
간암	S-M	S	S	H

* R=기준 범위내, s=약간 증가(<1.5×R),
M=중등도 상승(1.5-4×R), H=매우 상승(>4×R

근육 효소

14. Creatine Kinase(CK, EC: 2.7.3.2)

1) 생화학적 특성 및 생리학적 의의

CK는 고에너지 인산 화합물을 생성하기 위한 효소이다.

$$\text{크레아틴+ATP} \underset{Mg^{2+},\ pH6.8}{\overset{CK,\ pH9.0}{\rightleftarrows}} \text{크레아틴인산+ADP}$$

생체 내에서 이 반응(Lohmann 반응)은 왼쪽으로 진행되는 경향이 있는데, 이는 크레아틴인산이 ATP보다 고에너지 인산 결합을 갖기 때문이다.

- CK는 **티올제**(SH 함유 물질: *N*-아세틸시스테인, 글루타티온, 디티오트레이톨)에 의해 활성화된다.
- **동종 효소(아이소엔자임)**

  CK는 M(muscle)형과 B(brain)형, 2종류의 서브유닛으로 구성되는 2량체이며, 분자량은 약 8만이다.

  이 때문에 세포 가용성 분획에는 CK-BB (CK_1), CK-MB(CK_2), CK-MM(CK_3)으로 밝혀진 3종류의 동종 효소가 있다.

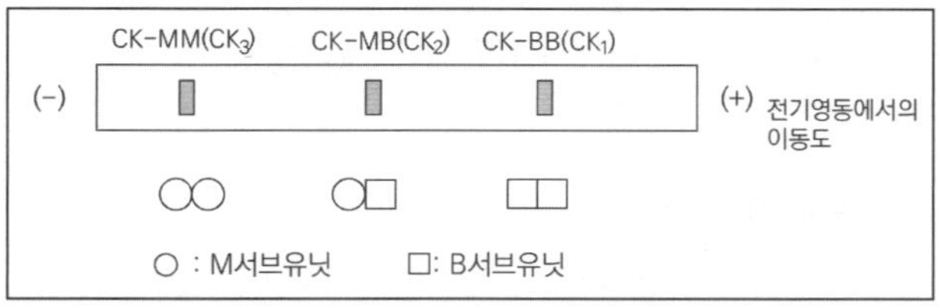

그림 4 CK 동종 효소

CK-BB는 주로 뇌에, CK-MM은 골격근에 존재하며, CK-MB는 심근에 많다. Mt-CK는 미토콘드리아에 존재하는 CK이고, macro-CK는 면역글로불린과 결합한 CK이다.

표 9 CK 동종 효소의 생화학적 성상

	CK-BB	CK-MB	CK-MM	mt-CK
분자량	82,000	82,000	82,000	84,000
최적 pH	6.2~6.6	6.2~6.6	6.0~6.4	6.7
K_m (크레아틴인산)	0.86	1.4	2.5	0.5-1.3
활성화 에너지 (kj/mol)	60	66	55	100-110
등전점	4.5-5.4	5.1-5.4	6.2-6.9	6.7-7.9
반감기 (시간)	3	12	15	
전기영동 이동도	Alb보다 양극	α_2	γ	MM보다 음극

- **총 CK 활성의 조직 분포**

골격근(절대적으로 높음) 〉 심근 〉 대뇌 〉 갑상샘 〉 위

2) 검사 방법

IFCC법: Oliver•Rosalki법

① 크레아틴인산 + ADP $\xrightarrow[\text{pH6.8}]{\text{CK}}$ 크레아틴 + ATP

② ATP + 글루코스 $\xrightarrow{\text{HK}}$ ADP + G6P

③ G6P + $NADP^+$ $\xrightarrow{\text{G6PD}}$ 6-포스포글루콘산 +

NADPH + H^+

* G6PD: glucose-6-phosphate dehydrogenase

3) 기준범위

총 CK(37℃): 남성 46~171 U/L, 여성 34~145 U/L

- 기본적으로 근육량이 많은 쪽이 높다. 남성이 여성보다 10~20% 고치이다. 고령자는 10~20% 저치이다.
- CK-MB는 측정법에 따라 다르며, 면역저해법에서는 25 U/L 이하이다.
- 전기영동에 의한 동종 효소 분획
  CK-MM 〉94%, CK-MB 〈 5%, CK-BB 〈 1%

4) 임상적 의의

급성 심근경색(AMI), 근 디스트로피 특히 뒤시엔느(Duchenne) 진행성 근 디스트로피에서 증가한다(정상 상한치의 50~100배↑).

CK의 값은 근육의 양에 따라 변하기 때문에 성, 종족, 육체적 컨디션 상태, 연령에 따라 다르다.

표 10 혈청 상승의 원인

	원인
골격근 유래 (주로 CK-MM 상승)	골격근 붕괴하는 병태 · 질환 진행성 근 디스트로피, 피부근염, 다발성 근염, 갑상샘 기능 저하증, 당뇨병, 근육통, 근육주사, 악성 고열증, 말초 순환부전, 선천성 대사 이상증
심근 유래(CK-MM+CK-MB)	급성 심근경색, 심근염, 심장 수술 후
뇌 유래(주로 CK-BB)	뇌혈전, 뇌경색, 뇌손상, 미숙아
종양 유래(mt-CK/CK-BB)	고형암(solid tumor). 특히 소화기계의 암에 많음.
macro-CK (CK-Ig복합체)	혈중에서 CK와 면역글로불린의 복합체 형성

* 근 디스트로피, 다발성 근염, 횡문근 융해증, 급성 심근경색, 심근염, 악성 고열증 바이러스성 근염에서는 500~2,000 U/L 이상까지 증가한다.

5) 동종 효소(아이소엔자임)

정상인에서는 CK-MM만 확인되나 MI에서는 MM 및 **MB(심근경색진단에 민감한 지표임)**의 상승이 확인된다.

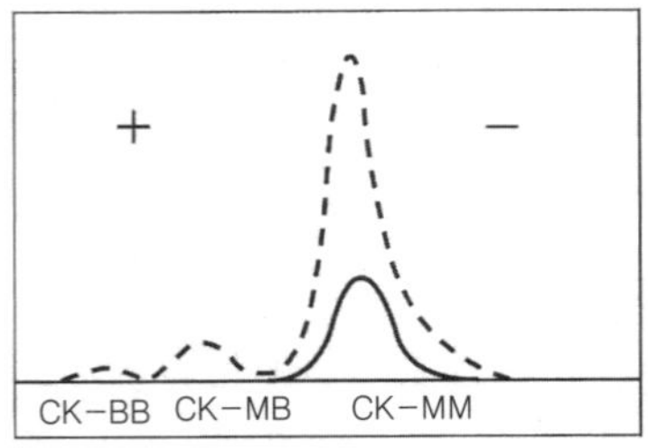

그림 5 심근경색에서 CK 동종 효소 패턴

실선: 정상, 점선: 심근경색

심근경색 진단 표지자 검사의 변동

심근경색(MI)에서 CK-MB의 변화: 4~8시간에 상승 시작하고, 12~24시간에 최고치에 도달하며, 48~72시간에 정상으로 회복된다.

[주의사항]

용혈: 적혈구 안에 있는 아데닐산 카이네이스(AK)는 "2ADP → ATP + AMP"(위양성)

급성 심근경색의 진단

(Tietz Fundamental of Clinical Chemistry and Molecular Diagnostics, 8th Ed, 2019, p634)

역사적으로 급성 심근경색(acute myocardial infarction, AMI)을 진단하기 위한 심장 바이오마커(biomarker)의 이용은 1950년대부터 시작되었다. 그때 AMI를 진단하기 위해 측정한 것은 (1) 아스파르트산염 아미노기 전이 효소(aspartate aminotransferase, AST), (2) 젖산 탈수소 효소(lactate dehydrogenase, LD), (3) 총 크레아틴 카이네이스(creatine kinase, CK), 그리고 (4) α-하이드록시부티르산염(α-hydroxybutyrate)이었다. 1986년에는 세계보건기구(WHO)에서 AMI의 진단을 위한 검사 항목, 즉 (1) 흉통병력, (2) ECG의 급격한 변화, (3) 일련의 심장 바이오마커의 증가(정상치의 2배 증가) 등을 제시하였다. 이들 항목 중 적어도 2개 항목이 해당되면 AMI로 진단하였다. AMI의 진단을 위한 항목들의 대체는 2000 유럽심장학회(European Society of Cardiology, SC)와 미국심장학회(American College of Cardiology, ACC)에서 이루어졌고, 2007년과 2012년(2018년 4번째의 보편적 정의의 업데이트는 유예됨)에 업데이트가 되었다.

급성 심근경색의 정의에 대한 항목

심장 바이오마커(트로포닌)의 증감이 기준 상한치의 99% 이상을 초과하고, 최소한 다음 한 가지를 나타내는 허혈이 있을 때

a. 허혈 증상

b. 새로운 허혈의 심전도 변화(새로운 ST-T 변화나

새로운 방실다발 왼쪽 가지 차단)

c. 심전도상에서 병적인 Q파의 출현

d. 생존 가능한 심근의 상실이나 비정상적인 심장벽 운동을 하는 새로운 구역의 출현

e. 혈관조영술 또는 부검에 의한 관상동맥 내부에서의 혈전 확인

[참고문헌]

From Thygesen, K., Alpert, J.S., Jaffe, A.S., et al., the Writing Group on behalf of the joint ESC/ACCF/AHA/WHF Task Force for the Universal Definition of Myocardial Infarction(2012). Third universal definition of myocardial infarction. ESC/ACCF/AHA/WHF expert consensus document. *Circulation*, 126, 2020-2035.

AMI 진단을 위한 ESC/ACC 위원회의 생화학 패널의 권고안은 다음과 같다.

European Society of Cardiology/American College of Cardiology Recommendations for Use of Cardiac Biomarkers for Detection of Myocardial Injury and Myocardial Infarction

- 심장 손상 바이오마커의 증가는 심근의 손상을 가리키며, 그렇지만 손상의 허혈 기전은 없다.
- cTn(I 또는 T)이 심근 손상을 진단하는 데 좋은 바이오마커이다.
- 심장 바이오마커 단백질의 증가는 비가역적 손상을 나타낸다.
- cTn의 개선된 질관리(QC), 특별히 hs-cTn 측정에 대한 99%에서의 QC가 필수적이다.
- 심근경색은 심근허혈이 있고, 99% 상한치(URL) 이상으로 cTn의 증가가 관찰되는 심장 손상에서 나 타난다.
- 허혈 증상이 있는 환자의 예후는 cTn의 증가 정도와 관련이 있다.
- 만일 허혈이 없다면, 다른 심장 손상을 찾아야 할 것이다.
- hs-cTn 측정을 위한 시료는 증상이 시작된 후 0~3시간에 얻어져야 하고, 증상이 있을 때 측정하는 동시적 측정(contemporary assay)을 위해서는 6~9시간에 얻어져야 한다.

* *cTn*, Cardiac troponin; *hs*, high sensitivity; *URL*, upper reference limit, *QC*, quality control

심장 생물표지자

심근 손상과 기능 장애를 평가하기 위해 많은 생물표지자들을 관찰해왔다(그림 4, 표 2와 3). 대부분은 심근 단백질이다. 그들은 (1) 근육 세포 내에서 위치, (2) 손상 후 방출 동역학, 그리고 (3) 순환으로부터 제거가 다르다. 이 섹션에서는 cTn(심근 손상 및 AMI의 진단의 생물표지자로서 사용됨)과 NP(울혈성 심부전)만 기술하였다.

심장 트로포닌 I와 T

cTnI와 cTnT는 심장 근육에 있는 단백질이며, 심근경색(MI)을 진단하기 위해 측정된다. cTnI는 100% 심장 조직에만 있는 특이적인 단백질이다. 반면에 TnT는 흔한 것은 아니지만 몇 가지 신경근육 질환에서 골격근에 존재하는 것으로 보고되었다.

생화학

세 종류의 소단위체(subunit)으로 구성된 트로포닌은 액틴(actin)과 마이오신(myosin)의 상호작용을 조절하여 심장 수축을 조절한다(그림 5). 세 종류의 트로포닌은 (1) 트로포닌 T(트로포마이오신-결합 성분), (2) 트로포닌 I(억제 성분), (3) 트로포닌 C(칼슘-결합 성분)이다. 트로포닌의 94~97%는 근섬유에 있으며, 3~6%는 세포질 분획에 존재한다. cTnI와 cTnT는 서로 다른 유전자에 의해 만들어지기 때문에 아미노산 배열이 다르며, 골격근 같은 다른 근육에서 발견된 우세한 cTn과도 다르다. 사람 cTnI는 번역 후 아미노기 말단(N-말단)에 31개의 아미노산이 추가되어서 골격근에 존재하는 TnI와 비교되며, 이로 인해 특이성이 부여된다. cTnI의 한 가지 아이소폼(isoform)만이 확인되었다. cTnI는 정상적이거나, 재생하고 있거나, 또는 병에 걸린 사람 또는 동물의 골격근에 발현되지 않는다. cTnT는 골격근 아이소폼을 생성했던 유전자와는 다른 유전자에 의해 생성된 단백질이다. 아미노기 말단 쪽에 있는 11개의 아미노산이 이 생물표지자의 심장 특이성을 부여한다. 아무튼 사람 태아가 발달하는 동안 그리고 어떤 골격근 질환에서 소량의 cTnT가 골격근에 4개의 확인된 아이소폼 중 하나가 발현된다. 사람에서 cTnT 아이소폼 발현은 (1) 근육 디스트로피, (2) 다발성 근염, (3) 피부근염, (4) 말기 콩팥 질환의 환자에서 얻은 골격근 검체에서 보고되었다. 병에 걸린 골격근은 순환하고 있는 cTnT 면역반응성(현재 hs-cTnT 면역측정법으로 측정되고 있음)을 증가시킨다는 몇 가지 증거가 있다. 심장에서 발현된 트로포닌 C는 심장에 특이적이지 않아서 심장 생물표지자로서 유용하지 않다. 심근 손상에 따라 다양한 트로포닌이 조직과 혈액에 나타난다. 이러한 것에는 (1) 심장 트로포닌 T, I 및 C의 복합체(T-I-C 또는 3중 복합체), (2) I와 C 복합체(I-C 또는 2중 복합체), (3) 유리형 I 등이 있다. 또한 산화, 환원, 인산화, 탈인산화, 분자의 C 또는 N 말단에서 아미노산 제거 등의 생화학적 반응에 의해 다양하게 변조된 것들이 존재한다.

분석적 고려사항

많은 제조사들이 cTnI를 측정하기 위한 측정법들을 개발해왔다. cTnT 측정법은 한 가지만 있다. 이러한 측정법들은 표

준화가 되어 있지 않아서 각 측정법마다 다른 99% 상한기준한계(URL)를 정하고 있다. 2017년에 제조사에서 업데이트한 종합적인 내용이 국제임상화학연맹(International Federation of Clinical Chemistry, IFCC) 웹 사이트(http://www.ifcc.org/executive-board-and-council/eb-task-forces/task-force-on-clinical-application-of-cardiac-bio-markers-tf-cb/).

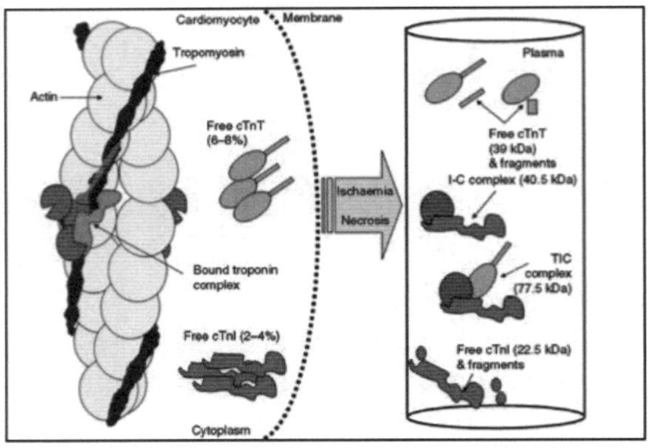

그림 6 심장 트로포닌(cTn) 복합체의 구조와 근원섬유의 괴사에 따라 방출된 트로포닌 형태

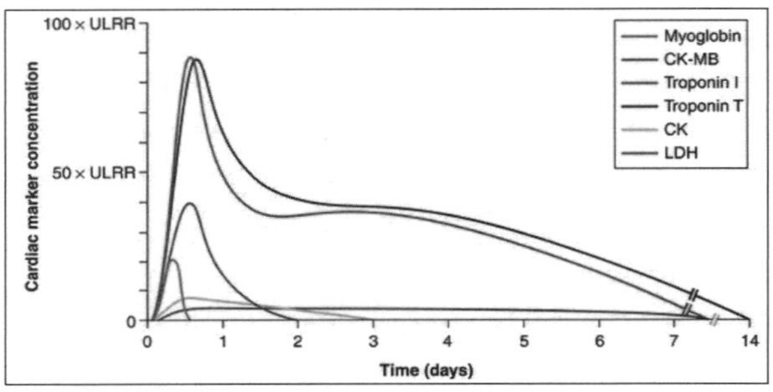

그림 7 심근경색에 따른 혈청 심장 생물표지자(cardiac biomarker)의 변화

췌장 효소

15. Lipase(LP, 3.1.1.3)

1) 생화학적 특성 및 생리학적 의의

라이페이스(lipase)는 트라이글리세라이드(TG)를 가수분해하여 MG, 글리세롤, 지방산을 생성하는 효소이다. 라이페이스에는 몇 가지 종류의 동종 효소가 있다. 분자량은 약 45,000이다.

표 11 라이페이스의 종류와 성상

	췌장 라이페이스(LIP)	호르몬 감수성 라이페이스(HSL)	지질단백질 라이페이스(LPL)	간성 라이페이스(HTGL)
분포	이자 지방 세포	지방 세포	지방조직, 내피 세포	간
유전자 좌위	10번 염색체 장완	19번 염색체 장완	8번 염색체 단완	15번 염색체 장완
분자량	약 5만	약 8만5천	약 6만	6만 5천
최적 pH	8.6~9.2	6.8	8.2~8.5	8.8~9.0
활성인자	NaCl, Ca, Mg^{2+}	아드레날린, 갑상샘 호르몬, g^{2+}	헤파린, Apo C	헤파린
저해제	중금속	아세톤, ACTH,	헤파린, 아포C-II	
기질 특성	TG의 α위치의 제1에스터 결합	TG, 콜레스테롤 에스터	카일로마이크론, VLDL	IDL, HDL_2

2) 검사 방법

방법 1(자외부법)

$$1,2\text{-dioleylglycerol} + H_2O \xrightarrow{LIP} \text{Monoacylglycerol} + \text{Oleic acid}$$

$$\text{Monooleylglycerol} + H_2O \xrightarrow{MLIP} \text{Glycerol} + \text{Oleic acid}$$

$$\text{Glycerol} + \text{ATP} \xrightarrow{GK} \text{ADP} + \text{Glycerol-3-Phosphate}$$

$$\text{ADP} + \text{D-glucose} \xrightarrow{ADP-HK} \text{G-6-P} + \text{AMP}$$

$$\text{G-6-P} + \text{NADP}^+ \xrightarrow{G6PD} \text{6-phospho-glucono-1,5-lactone} + \text{NADPH} + H^+$$

LIP, lipase; MLIP, monoacylglycerol lipase; GK, glycerol kinase; ADP-HK, ADP-dependent hxokinase

방법 2

$$1,2\text{-DG} + H_2O \xrightarrow{LIP} \text{2-MG} + \text{Fatty acid}$$

$$\text{2MG} + H_2O \xrightarrow{MLIP} \text{Glycerol} + \text{Fatty acid}$$

$$\text{Glycerol} + \text{ATP} \xrightarrow{GK} \text{ADP} + \text{Fatty acid}$$

$$\text{L-}\alpha\text{-glcerophosphate} + \text{D-glucose} \xrightarrow{GOD} \text{DHP} + H_2O_2$$

$$2H_2O_2 + 4AA + TOOS \xrightarrow{POD} \text{Quinonediimine(550nm)} + 2H_2O$$

DG, diacylglycerol; MG, monoacylglycerol; MLIP, monoacyl glycerol; GK, glycerol kinase; GOD, L-α-glycerophosphate oxidase; DHP, dihydroxyacetone phosphate; POD, peroxidase; TOOS, sodium N-ethyl-N-(2-hydroxyl-3-sulfopropyl)-m-toluidine

3) 기준범위

〈19세: 4~39 U/L

성인: 〈38 U/L(자동분석기 초속도측정법)

4) 측정시 주의사항

혈청 중의 LIP 활성은 실온에서 1주일 동안 안정하다. 냉장고에서는 3주, 만일 동결시킨다면 몇 년 동안 안정하다.

5) 임상적 의의

LIP 측정은 급성 췌장염 진단을 위해 추천되는 검사이다. 임상적인 감도는 컷오프를 선택하기에 달려있지만 80~100%이다. 특이성은 100%이다. 급성 췌장염이 시작된 후 4~8시간(AMY: 2~4시간)에 증가하기 시작하여 약 24시간(AMY: 24~48시간)에 최고치에 이르렀다가 7~14일(AMY: 5~7일) 이내에 감소한다. 급성 췌장염에서 LIP는 기준범위 상한치(upper limit)의 약 2~50배까지 증가한다.

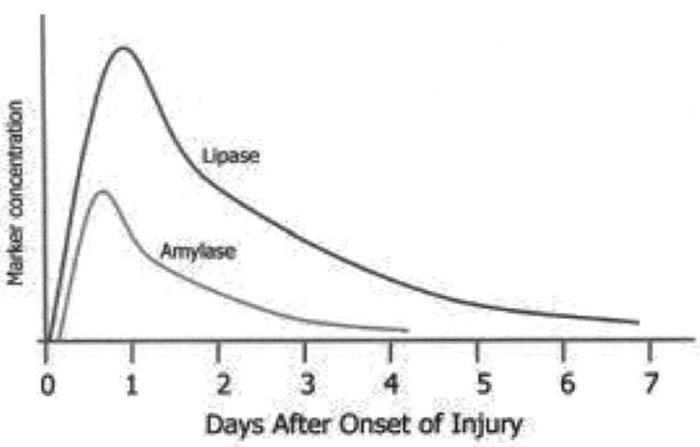

그림 8 급성 췌장염 후 혈청 아밀레이스와 라이페이스의 시간 경과에 따른 변화

급성 췌장염 진단에 **LIP는 AMY보다 특이성이 더 높으며,** 증가한 상태가 AMY보다 더 오래 지속된다.

16. Amylase(AMY, EC 3.2.1.1)

1) 생화학적 특성 및 생리학적 의의

AMY는 임상검사 영역에서 가장 오래전부터 활용되었던 효소이다. AMY는 각각의 작용 부위에 따라 1) α-아밀레이스(α-1,4-글리코시드 결합을 무작위로 분해함), 2) β-아밀레이스(α-1,4-글리코시드 결합을 비환원성 말단부터 말토스 단위로 규칙적으로 분해함), 3) γ-아밀레이스(녹말을 글루코스 단위로 분해함), 4) 아이소아밀레이스(α-1,6-글리코시드 결합을 분해함)가 있으나 사람에는 **α-아밀레이스**만 있다.

AMY는 1분자 내에 적어도 1당량의 **Ca^{2+}**을 함유하며, 음이온, 특히 **Cl^-**에 의해 활성화된다. 최적 pH는 **6.9~7.0**이다. 분자량은 약 55,000~60,000으로 알부민보다 작으며 농도가 높으면 사구체(토리)에서 여과되어 **소변으로 배설될 수도 있다**. 킬레이트 작용을 지닌 항응고제(EDTA, 옥살산 등)와 중금속(Cu^{2+}, Hg^{2+}, Pb^{2+})은 활성을 저하시킨다. AMY는 십이지장에서 생성하는 호르몬인 콜레시스토키닌(cholecystokinin, CCK)에 의해 분비가 촉진된다.

$$\text{녹말} \xrightarrow[\alpha^-]{AMY} \text{글루코스, 맥아당(말토스), 덱스트린}$$

덱스트린(dextrin)은 녹말이 분해될 때 생기는 다당류이다.

동종 효소

AMY는 이자형 P(**p**ancreas)-AMY와 침샘형 S(**s**alivary gland)-AMY가 있다.

표 12 아밀레이스(AMY)의 특징

	P-AMY	S-AMY	
		Family-A	Family-B
분자량	54,000	62,000	56,000
당쇄구조	적음	약 10%	적음
전기영동위치	fast γ	fast pre γ	slow pre γ
최적 pH	6.9~7.0		
활성화 물질	1가 음이온, 특히 Cl^-		
저해물질	킬레이트제, Cu^{2+}, Hg^{2+}, Ag^{2+}, Pb^{2+}		
유전자 좌위	1번 염색체 단완		

2) 검사 방법

원리별로 보면 1) 아밀로클라스틱(amyloclastic)법, 2) 사카로제닉(saccharogenic)법, 3) 크로모제닉(chromogenic)법 및 4) 효소법이 있으며, 현재는 합성 올리고당을 기질로 하는 효소 측정법이 90% 이상을 차지하고 있다.

표 13 AMY 측정법

측정법	개요
아밀로클라스틱법	녹말이 가수 분해되면, 아이오딘-녹말 반응에 의해 정색이 감소한다. 예: Caraway법
사카로제닉법	녹말이 가수 분해되면, 환원성 당이 증가한다. 예: Somogyi법
크로모제닉법	색소를 표지시킨 불용성 기질을 가수 분해하면, 가용성의 색소 표지 저분자 기질이 유리된다. 예: Rinderknecht법
올리고당기질법	가수 분해된 생성물에 효소를 공역시켜 생성된 글루코스를 NADPH 측정계나 H_2O_2 측정계로 측정하는 방법

합성기질법	PNP(*p*-nitrophenol) 등의 발색단을 환원성 말단에 부착시키고, 비환원성 말단에 4,6-ehtylidene기(blocking기)를 부착시킨 기질을 이용하는 방법이다.

올리고당을 기질로 사용한 측정법

Maltopentaose $\xrightarrow{\text{AMS}}$ Maltotriose + Maltose

Maltotriose + Maltose $\xrightarrow{\alpha-\text{glucosidase}}$ 5Glucose

5Glucose + 5ATP $\xrightarrow{\text{HK}}$ 5G6P + 5ADP

G6P + 5NADP $\xrightleftharpoons{\text{G6PD}}$ 6-Phosphogluconate + 5NADPH + H^+

합성 발색 기질을 사용한 방법

G5-PNP $\xrightarrow{\text{AMS}}$ G3+G2-PNP $\xrightarrow{\alpha-\text{glucosidase}}$ Glucose + PNP(405 nm)

PNP: para-nitrophenol

동종 효소

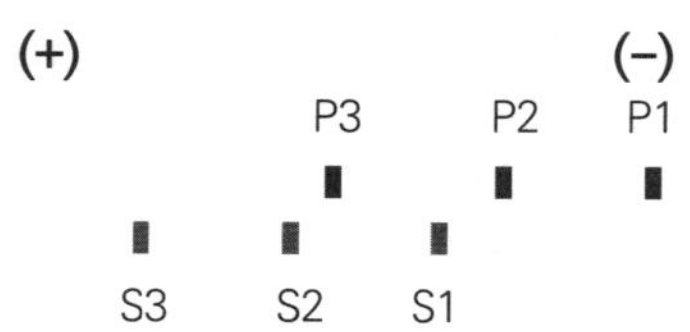

그림 8 아밀레이스 동종 효소

3) 기준범위

혈청: 40-130 U/L

이자 아밀레이스: 15-50 u/l

소변: 80-550 U/L

신생아 혈청에는 거의 없고, 생후 1-2개월에 혈액에 출현하며, 1세 이상이 되어야 성인 수준에 도달한다.

정상 혈청에는 P-AMY가 약 40%(30-60%), S-AMY가 약 60%(40-70%)의 비율로 존재한다. 콩팥으로부터의 AMY 배설률은 정상인에서는 거의 일정하며, 정상 소변에서는 P-AMY가 약 70%, S- AMY가 약 30%를 차지한다.

4) 임상적 의의

급성 췌장염에서는 발병 2~4시간에 증가하기 시작하여 24~48시간에 최고치에 도달하고, 5~7일에 정상 수준으로 회복된다. 만성 췌장염, 췌장암, 이하선염에서도 증가한다. 신부전에서는 소변으로 아밀레이스의 배설이 저하하여 혈액에 아밀레이스가 증가한다.

이자(췌장)나 침샘(타액선) 적출 시에는 감소한다.

기타 중요한 효소

17. Lactate dehydrogenase (LD, EC 1.1.1.27)

1) 생화학적 특성 및 생리학적 의의

젖산 탈수소 효소(LD)는 모든 세포에 존재하며 피루브산(pyruvic acid)과 젖산(lactic acid) 사이에서 가역적으로 산화환원 반응을 촉진한다.

생화학 반응

젖산 + NAD^+ $\underset{pH\ 7.4-7.8}{\overset{LD \atop pH\ 8.8-9.8}{\rightleftharpoons}}$ 피루브산 + NADH + H^+

동종 효소

LD는 H(heart)와 M(muscle), 두 종류의 서브유닛으로 구성되는 4량체(분자량 약 14만)이기 때문에 5종류의 동종 효소가 존재한다.

[동종 효소의 종류]

$H_4(LD_1)$, $H_3M(LD_2)$, $H_2M_2(LD_3)$, $HM_3(LD_4)$, $M_4(LD_5)$

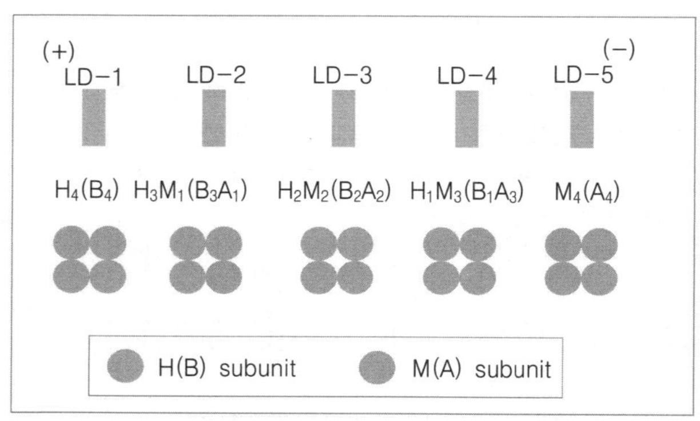

그림 8 LD 동종 효소

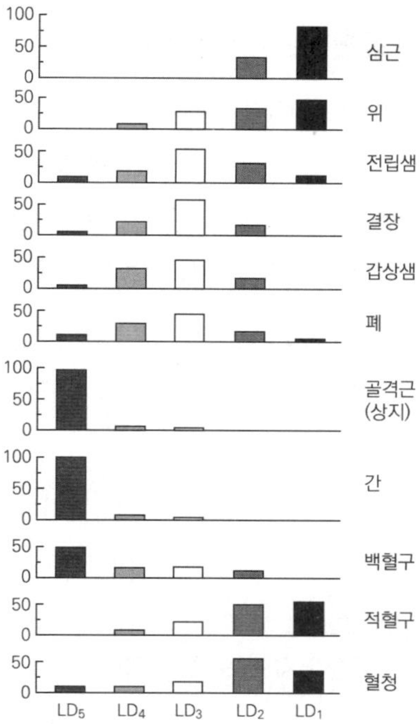

그림 9 LD 동종 효소의 조직 분포

2) 측정 방법

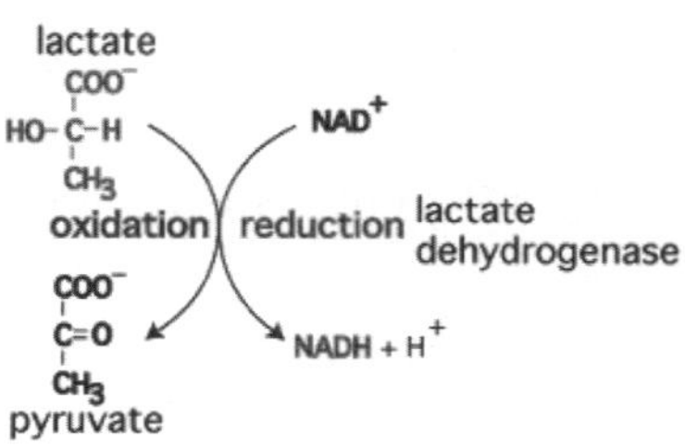

IFCC: Lactate → Pyruvate

- LD 동종 효소 활성 염색법의 원리

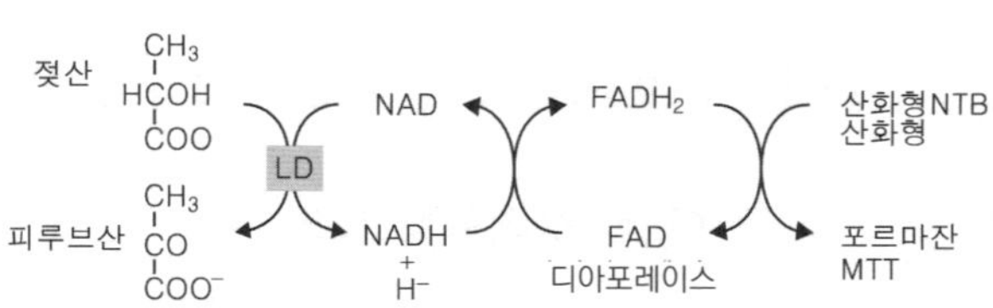

- LD 동종 효소 전기영동 패턴

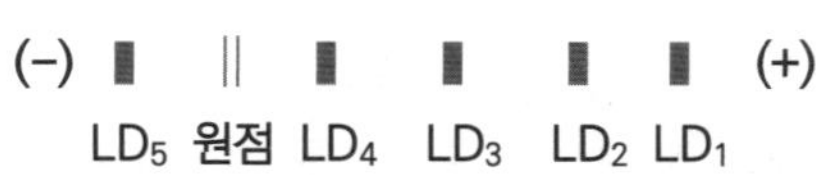

- 주의사항

LD_5와 LD_4는 냉장온도에서 활성을 빨리 상실하므로 바로 분석할 수 없을 때는 실온에 보관한다.

3) 기준범위

LD 총활성(IFCC, 37℃): 125-220 U/L

LD 동종 효소(전기영동)

LD_1 : 20.0~31.0%
LD_2 : 28.8~37.0%
LD_3 : 21.5~27.6%
LD_4 : 6.3~12.4%
LD_5 : 5.4~13.2%

4) 임상적 의의

표 14 질환에서 LD와 LD 동종 효소의 변화

상태	상대적 또는 절대적 변화
심근경색	정상의 10배까지 상승. 통증 시작 후 8~12시간에 상승 시작. 18~24시간에 최고치. 5~6일 정도에 정상 회복
선천성 심부전, 심막염, 쇼크	정상의 5배까지 상승
거대적아구성 빈혈	정상의 5배 이상으로 상승. LD_1과 LD_2의 상승($LD_1 > LD_2$)
바이러스성 간염	정상의 5배까지 상승. LD_5 우세하게 상승
간경화, 폐쇄성 황달	정상의 2배. LD_5 우세하게 상승
전이성 암	10배 이상 상승(간세포암, 전립선암: $LD_5 > LD_4$)
운동이나 사고에 의한 근육 손상	다양한 상승. 특히 LD_5 상승
근 디스트로피	정상의 10배까지 상승. 특히 LD_5 상승
고환종(남성), **난소 고환종**(여성)	약 60%에서 LD_1이 증가함

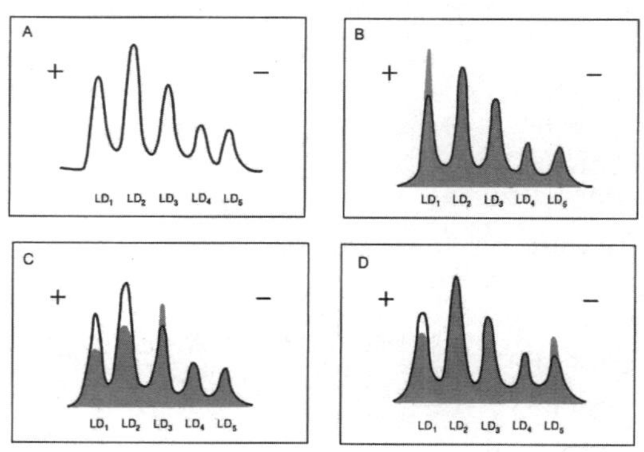

그림 10 질환에서 LD 전기영동 패턴

A: 정상, B: 심근경색, C: 폐색전증, D: 간 질환

18. Cholinesterase (ChE, 3.1.1.8)

1) 생화학적 특성 및 생리학적 의의

콜린에스터레이스(부티릴콜린에스터레이스butyrylcholinesterase, 위콜린에스터레이스pseudocholinesterase, 혈청 콜린에스터레이스; EC 3.1.1.8)는 콜린에스터를 콜린과 유기산으로 가수 분해하는 효소를 총칭한다.

다른 하나의 콜린에스터레이스는 신경 · 근육 자극전달에 관여하는 아세틸콜린에스터레이스(acetylcholin esterase; true cholinesterase; EC 3.1.1.7)이며, 이것은 아세틸콜린 수용체, 적혈구막 등에 있으면서 아세틸콜린을 특이적으로 분해한다. 또 하나는 아실콜린(지방산 콜린에스터, 방향족 콜린에스터, 마취제의 프로카인아마이드 등)에 작용하는 아실콜린에스터레이스(EC 3.1.1.8)이다. 전자는 진성, 후자는 위성(가성)이라고 부르며, 주로 간 기능 검사에 이용되고 있다.

ChE의 유전성 변이는 근육 이완제 투여 시 지연성의 무호흡이 문제로 된다. 따라서 수술 전에 ChE 활성을 측정하기도 한다.

표 15 콜린에스터레이스 종류와 특성

	(부티릴)콜린에스터레이스 (EC 3.1.1.8)	아세틸콜린에스터레이스 (EC 3.1.1.7)
별명	위성 콜린에스터레이스	진성 콜린에스터레이스
계통명	acylcholine acylhydrolase	acetylcholine acetylhydrolase
장기분포	간, 혈청	신경, 근, 적혈구
기능	불명확(석시닐콜린, 프로카인 등 분해)	신경 · 근육 자극전달
분자량	모노머 85,000 혈청 중의 95%는 수용성의 4량체로 약 34만	모노머 약 7만, 혈청 중 50% 4량체, 나머지는 2량체이거나 모노머
최적 pH	8.0-8.5	7.5-8.0
기질 특이성		
아세틸콜린	++	+++
벤조일콜린	+++	±
부티릴콜린	+++	±
유기인제제에 의한 저해	+	+
유전자 좌위	BCHE 3번 염색체 단완	ACHE 7번 염색체 단완

반응

$$\text{아세틸콜린} + H_2O \xrightarrow{\text{ChE}} \text{콜린} + \text{아세트산}$$

2) 검사 방법(현재는 측정 안 함)

① p-하이드록시벤조일콜린 + H_2O $\xrightarrow{\text{ChE}}$ 콜린 + p-하이드록시안식향산

② p-하이드록시벤조일콜린 + NADPH + O_2 $\xrightarrow{\text{p-HBO}}$ 프로토카테큐산 + NADP + H_2O

* p-HBO: p-hydroxybenzoate 3-monooxygenas
* 프로카테큐산: protocatechuic acid

3) 기준범위

200-450 U/L

ChE는 안정된 효소로 냉장고에서 장기간 안정하다. 검체는 살충제가 혼입되지 않도록 주의해야 한다.

4) 임상적 의의

[ChE 측정 목적]

① 스크리닝 검사
② 간 기능 검사(ChE는 간에서 만들어지며, 혈중 반감기는 약 10일로 알부민보다 짧기 때문에 간에서의 단백질 합성능에 대한 예민한 지표로서 이용되고 있다.)
③ 유기인 중독(농약 중독)이 의심되는 경우

유기인제제(농약 성분)는 ChE의 활성을 억제한다. 간경화증 및 전이성 간암 시에는 50~70% 감소하고, 급성 간염 시에는 30~50% 감소한다.

19. Acid Phosphatase(ACP, 3.1.3.2)

1) 생화학적 특성 및 생리학적 의의

pH 5.0 부근에서 인산모노에스테르를 가수 분해하는 효소이며, ALP와 비슷하게 인산기의 전이 반응을 촉매한다.

전립샘, 적혈구, 혈소판, 뼈, 간 등에 많지만, 거의 모든 조직 · 세포에서 발현하고 있다. 분자량은 약 10만이며, 3가지 동종 효소가 알려져 있으며, 동일한 서브유닛으로 구성된 2량체이다. 이중 전립샘의 가용성 분획에 있는 ACP, 혈소판, 간 및 콩팥의 리소좀에 존재하는 ACP는 **타르타르산(주석산)**에 감수성을 나타낸다. 한편 대식세포, 파골 세포 및 적혈구에 존재하는 ACP는 타르타르산에 저항성을 나타낸다.

건강한 사람의 혈중 ACP의 1/3은 혈소판의 리소좀에서 유래하고, 2/3는 파골 세포에서 유래하며, 전립샘에서 유

래하는 것은 매우 적다. PAP는 전립샘 상피 세포에서 생성되어 정액으로 이행하기 때문에 정액에는 혈청의 약 30배 이상의 활성이 확인된다. 또한 적혈구는 혈청의 70배, 백혈구는 20배, 혈소판은 1.5배 ACP를 함유하고 있다. 따라서 혈중 ACP 활성을 검사할 때는 이들 체액이나 혈구 세포의 간섭을 피해야 한다.

ACP의 생리적 의의는 리소좀 효소로서 세포내 소화에 관여하고 있으며, 정액에서는 정자의 활동에 관여하고 있다.

2) 검사 방법

p-니트로페닐인산(무색) $\underset{\text{pH 5}}{\overset{\text{ACP}}{\rightleftharpoons}}$ *p*-니트로페놀(황색) + 인산(405nm) * 시트르산 완충액

* 2,6-dichloro-4-acetylphenylphosphate(DCAP-P)를 기질로 사용하는 방법이 자주 사용된다. 분해된 DCAP를 340 nm측정한다.

3) 기준범위

타르타르산 저항성(TR)-ACP: 1.5-4.5 U/L(면역학적 측정법)

7-14 U/L(DCAP 기질법)

채혈 후 원심분리를 하기까지 검체를 실온에 방치하면 혈구 내의 ACP가 유출하여 위양성으로 된다. 혈청 분리 후 실온이나 냉장고에 보존하면 알칼리로 되는 경향이 있어서 활성이 저하하기 때문에 냉동 보존하는 것이 좋다.

만일 혈청을 산(아세트산)으로 처리하지 않고 실온에 그대로 방치하면 활성이 50%까지 소실된다(CO_2의 소실). 용혈에 의에 상승한다.

4) 임상적 의의

ACP는 여러 조직에 존재하지만, 임상적으로 사용되는 것은 PAP(prostate acid phosphatase)와 TRACP이다. PAP는 일찍이 **전립샘암**의 종양 표지자로 이용되어 왔지만, 조기암에서는 상승하지 않는 등 감도와 특이성이 부족하여 전립샘특이항원(prostate specific antigen, **PSA**)으로 대체되었다. PSA와 비슷하게 ACP도 전립샘 자극 시에 위(거짓)고치를 나타낸다.

Final Self-Check

1. 파제트병(변형성 골염)에서 가장 많이 상승하고, 간담도 질환에서도 상승하는 효소는? **ALP**
2. 고환종에서 증가하는 LD 동종 효소는? **LD_1**
3. 2-옥소글루타르산을 형성하도록 글루탐산과 피루브산의 반응을 촉진시키는 효소는? **ALT**
4. 현재 대부분의 ALP 측정법에서 이용되는 기질 은? **4-니트로페닐인산**
5. 급성 췌장염 시작 후 4~8시간에 활성이 증가하기 시작하고, 24시간에 최고치를 나타낸 후 1~2주 이내에 정상으로 되돌아오는 효소는? **라이페이스(LIP)**
6. 살충제 중독을 결정하기 위해 측정하는 효소는? **ChE**
7. 건강한 성인보다 소아가 ALP 활성이 높은 이유는? **정상적인 뼈 성장 중 골모세포로부터 유출되었기 때문임**
8. 췌장의 샘꽈리 세포(acinar cell)에서 합성되는 아밀레이스의 동종 효소는? **P-type**
9. 진행성 뒤시엔느형(Duchenne) 근육 퇴행 위축 시 활성이 증가하는 효소는? CK
10. 거대적아구성 빈혈 동안 유의하게 증가하는 산화환원 효소는? **LD**

연습문제 -효소

1. 가수 분해 효소가 **아닌** 것은?
   ① 크레아틴 카이네이스
   ② 알칼리성 포스파테이스
   ③ 아밀레이스
   ④ 라이페이스
   ⑤ 콜린에스터레이스

   해설: 크레아틴 카이네이스(CK)는 전이 효소이다.
   정답: 1

2. 젖산 탈수소 효소는?
   ① 이성질화 효소 ② 연결 효소 ③ 전이 효소
   ④ 가수 분해 효소 ⑤ 산화 환원 효소

   해설: 젖산 탈수소 효소(LD)는 산화 환원 효소이다.
   정답: 5

3. 아미노산의 아미노기를 2-옥소산(α-케토글루타르산)에 전달하는 반응을 촉진하는 효소는?
   ① AMY ② AST ③ LD ④ CK ⑤ ALP

   해설: AST는 아스파르트산 아미노기 전이 효소로서 아스파르트산에 있는 아미노기를 2-옥소글루타르산(α-케토글루타르산)으로 전이시킨다.
   정답: 2

4. LD에 대한 설명으로 **틀린** 것은?
   ① 젖산이 피루브산으로 전환될 때의 최적 pH는 7.4-7.8이다.
   ② 용혈 혈청에서 상승한다.
   ③ 젖산이 피루브산으로 산화되는 데 NAD가 필요하다.
   ④ LD_4와 LD_5는 냉장 온도에서 불안정하다.
   ⑤ 뼈대근육에는 LD_5가 가장 많다.

   해설: 젖산 + $NAD^+ \underset{pH\ 7.5}{\overset{pH\ 9.5}{\rightleftarrows}}$ 피루브산 + NADH + H^+
   정답: 1

5. 간 기능의 추정과 관련이 **없는** 것은?
   ① ALT ② CK ③ ALP ④ GGT ⑤ AST

   해설: CK는 심근경색, 골격근 질환에서 상승한다. AST는 심근경색 및 간 질환에서 상승한다. ALT, ALP, GGT는 간 및 담도 질환에서 상승한다.
   정답: 2

6. 급성 췌장염에 유의하게 상승하는 효소는?
   ① 크레아틴 카이네이스
   ② 아밀레이스
   ③ 알칼리성 포스파테이스
   ④ 아스파르트산 아미노기 전이 효소
   ⑤ 젖산 탈수소 효소

   해설: 급성 췌장염(이자염)에서 상승하는 것은 아밀레이스이다.
   정답: 2

7. 전립선암을 진단하는 데 유용한 효소는?
   ① 알칼리성 포스파테이스 ② 산성 포스파테이스
   ③ 알라닌 아미노기 전이 효소 ④ 젖산 탈수소 효소
   ⑤ 크레아틴 카이네이스

   해설: 전립샘 조직에 많은 것은 산성 포스파테이스(ACP)이다.
   정답: 2

8. 간 질환에서 감소하는 것은?
   ① ALP ② ALT ③ AST ④ GGT ⑤ ChE

   해설: 콜린에스터레이스(ChE)는 간에서 합성되므로 간 질환에서 감소한다.
   정답: 5

9. 감마-글루타밀기 전이 효소(GGT)에 대한 설명 중 **틀린** 것은?
   ① 인체의 거의 모든 세포에 있다.
   ② 간 질환에서 상승한다.
   ③ 만성 알코올 중독에서 상승한다.
   ④ 뼈 질환에서 상승한다.
   ⑤ 신생아가 성인보다 높다.

   해설: GGT는 간 질환이나 담도 질환에서 상승한다. 뼈 질환과는 관련이 없다. GGT는 세포막에 강하게 결합한 당단백질 효소로 간 세포에서는 마이크로솜 분획에 가장 많고, 미토콘드리아에도 존재한다. 세포막에서 아미노산을 세포안으로 수송하는 글루타밀 회로의 첫 반응을 촉매한다.
   정답: 4

10. CK에 대한 설명 중 **틀린** 것은?
   ① 급성 심근경색 발병 후 4-6시간에 상승하기 시작한다.
   ② ATP에 의한 크레아틴의 인산화를 촉진시킨다.
   ③ 활성을 위해 Ca^{2+}를 필요로 한다.
   ④ 주로 뼈대근육, 심근, 뇌 조직에서 발견된다.
   ⑤ 전형적인 동종 효소는 3가지이다.

   해설: CK 활성에 필요한 것은 Mg^{2+}이다.
   정답: 3

11. 올리고당인 말토펜타오스(maltopentaose)를 기질로 사용하여 측정하는 효소는?

① 라이페이스 ② 아밀레이스
③ 크레아틴 카이네이스 ④ 젖산 탈수소 효소
⑤ 알라닌 아미노기 전이 효소

해설: 올리고당을 기질로 사용하여 측정하는 것은 아밀레이스이다.

정답: 2

12. 혈청에 마이오글로빈이 상승하지 않는 질환은?

① 신부전 ② 격렬한 운동 ③ 급성 심근경색
④ 간염 ⑤ 근육 상해

해설: 마이오글로빈은 심근과 골격근에서 산소를 운반해주는 단백질이다. 따라서 심근경색뿐만 아니라 격렬한 운동, 근육주사, 근육상해, 근 디스트로피 등에서 혈장에 상승하고 분자량이 작아서 소변으로 배설된다. 신부전에서는 혈장에 상승한다.

정답: 4

13. 산화 환원 효소는?

① ALP ② AMY ③ CK ④ GGT ⑤ LD

해설: 국제 효소 위원회(International Enzyme Commission, IEC)에서는 효소를 반응 형식에 따라 6가지로 분류한다.

❶ 산화 환원 효소(EC 1.): LD
❷ 전이 효소(EC 2.): GGT, AST, ALT, CK
❸ 가수 분해 효소(EC 3.): ACP, ALP, AMY, ChE, LPS
❹ 분해 · 부가 효소(EC 4.): ALD
❺ 이성질화 효소(EC 5.)
❻ 연결(합성) 효소(EC 6.)

정답: 5

14. 라인위버-버크 식에서 구배를 나타내는 것은? 단, S = 기질 농도, V = 반응 속도, V_{max} = 최대 반응 속도, K_m = 미카엘리스 정수로 한다.

① $1/V_{max}$ ② V_{max}/K_m ③ S/V ④ K_m/V_{max} ⑤ $1/K_m$

해설: Lineweaver-Burk 식: $\frac{1}{v} = \frac{Km}{Vmax} \times \frac{1}{[S]} + \frac{1}{Vmax}$

y = a + bx의 1차 방정식이다.

여기서 기울기(slope)는 K_m/V_{max}이다.

정답: 4

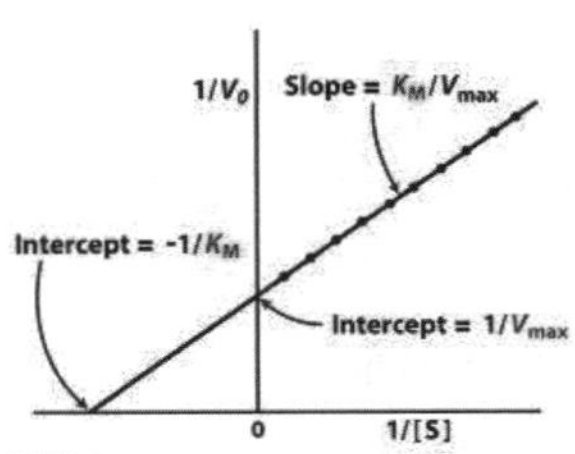

15. 효소에 대해 저해제의 경쟁적 저해가 있을 때 나타나는 현상은? (→=변함없음, ↑=커짐, ↓=작아짐)

① K_m↑, V_{max}↑ ② K_m↑, V_{max}→ ③ K_m→, V_{max}↓ ④ K_m↓, V_{max}→ ⑤ K_m↓, V_{max}↓

해설: 경쟁적 저해(competitive inhibition)에서는 K_m이 커지고(K_m↑), V_{max}는 변하지 않는다(V_{max}→). 비경쟁적 저해(noncompetitive inhibition): 효소 또는 ES복합체와 가역적으로 결합하며 K_m→, V_{max}↓를 나타낸다. 무경쟁적 억제(uncompetitive inhibition)는 ES복합체하고만 결합하여 저해하며 K_m↓, V_{max}↓를 나타낸다.

정답: 2

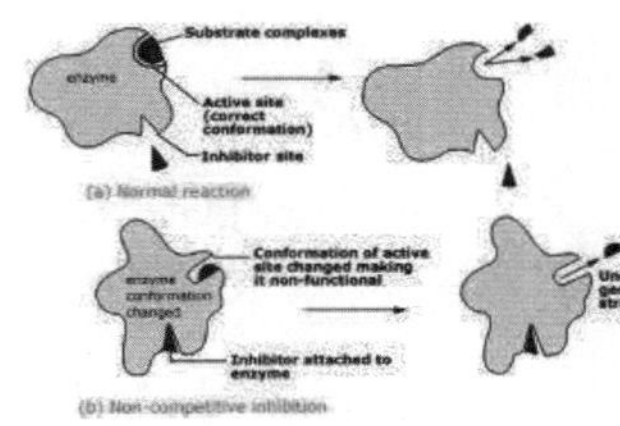

비경쟁적 저해Noncompetitive inhibition
- 저해제는 기질이 결합하는 활성부위 외의 다른 부위에 결합한다.
- 저해제는 유리 효소나 효소-기질 복합체에 결합한다.
- 저해는 비가역적이다.
- V_{max}는 작아진다. 기질을 가하더라도 커지지 않는다.
- K_m은 변하지 않는다.

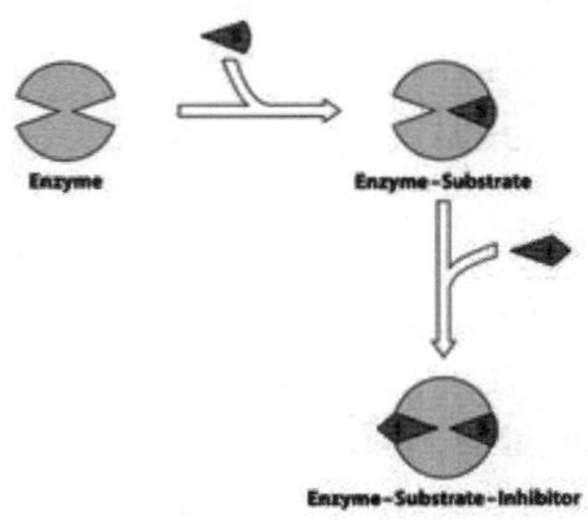

무경쟁적 저해Uncompetitive inhibition
- 저해제는 효소-기질 복합체하고만 결합한다. 유리 효소와는 결합하지 않는다.
- 저해는 가역적이다.
- V_{max}는 감소한다.
- K_m도 감소한다.

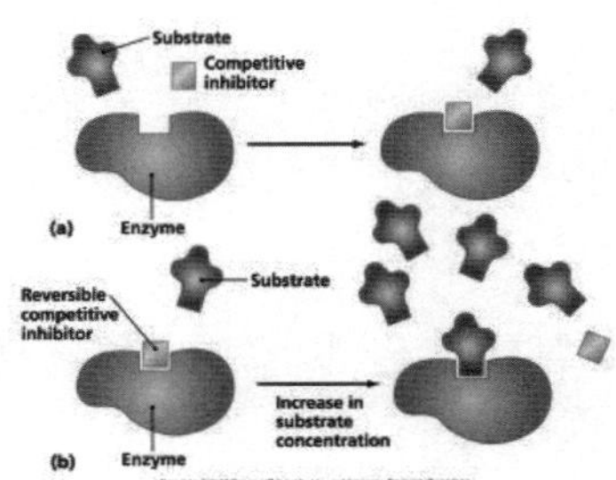

경쟁적 저해Competitive inhibition
- 저해제가 기질이 결합하는 동일한 활성부위에 경쟁적으로 결합한다.
- 저해는 가역적이다.
- 저해제는 기질과 유사한 모양을 하고 있다.
- V_{max}는 변하지 않는다.
- K_m은 커진다.

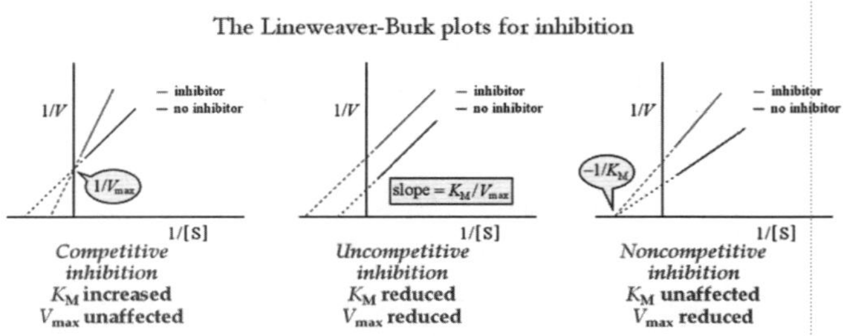

16. 다음 그림은 효소의 활성을 나타내는 Lineweaver-Burk 식을 도표화한 것이다. inhibitor 선이 가리키는 저해 형식은?

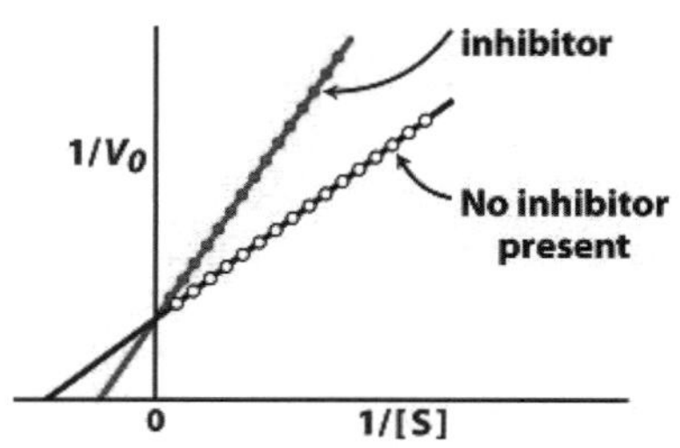

① 경쟁적 억제 ② 비경쟁적 억제 ③ 무경쟁적 억제
④ 혼합형 억제 ⑤ 비가역적 억제

해설: 문제 7번 참조.

정답: 1

17. 2종류의 서브유닛으로 구성된 2량체 효소는?

① LD ② CK ③ AST ④ AMY ⑤ ALP

해설: LD는 4량체(tetramer)이며 H형과 M형 2종류의 서브유닛(subunit)으로 구성된다. CK는 2량체(dimer)이며 B형과 M형 2종류의 서브유닛으로 구성된다. AST와 ALT도 2량체 분자이지만 동일한 2개의 서브유닛으로 구성된다. AMY는 분자량 약 54,000 달톤의 모노머이다. ALP도 동일한 서브유닛 2개로 구성된 이량체이다.

정답: 1, 2

18. 효소 측정법에서 2개 이상의 공역 효소를 이용하지 **않는** 것은?

① 아밀레이스 ② ALT ③ AST ④ CK ⑤ LD

해설: 피루브산 + NADH + H^+ $\overset{LD}{\rightleftarrows}$ 젖산 + NAD^+

정답: 5

19. 사람 혈청 아밀레이스(AMY)에 대한 설명으로 옳은 것은?

① Cl^-에 의해 활성화된다.
② Zn^{2+}을 함유하는 금속성 효소이다.
③ 알부민보다 분자량이 크다.
④ 2개의 서브유닛으로 구성된 효소이다.
⑤ 녹말의 말단 글루코스를 분해하는 효소이다.

해설: 이자에서 분비하는 P-AMY의 분자량은 약 54,000으로 66,300의 알부민보다 작으며 소변으로 배설된다. 사람 AMY는 α-1,4 글리코시드 결합(glycosidic linkage)을 무작위로 분해한다. AMY는 Cl^-에 의해 활성화된다. Zn^{2+}을 함유하고 있는 것은 알칼리성 포스파테이스(ALP)이고, AMY는 Ca^{2+}을 함유하고 있다. 2종류의 서브유닛으로 구성되는 것은 LD(H와 M)와 CK(B와 M)이다.

정답: 1

20. 사람 혈중 아밀레이스에 대한 설명으로 옳은 것은?

① 이자에서만 생성된다.
② 콩팥 토리(신사구체)에서 여과된다.
③ 혈중 반감기는 24시간이다.
④ α-1,6 글리코시드 결합을 분해한다.
⑤ 효소 분자 내에 아연 이온을 함유하고 있다.

해설: 아밀레이스는 침샘, 소장, 난소, 폐에도 존재한다. 반감기는 3~6시간이다. AMY는 Ca를 함유하고 있다. AMY는 α-1,4 글리코시드 결합(glycosidic bond)을 분해한다.

정답: 2

21. 혈액에 P형 아밀레이스가 상승하는 것은?

① 폐렴 ② 난소암 ③ 만성 콩팥 기능 상실
④ 다발성 골수종 ⑤ 급성 귀밑샘염

해설: 폐렴, 급성 귀밑샘염, 아밀레이스 생산 종양(폐암, 난소암, 골수종 등)에서는 혈액에 S형 아밀레이스의 활성이 상승한다. P형은 급성 이자염, 만성 이자염, 이자암에서 상승하고, 만성 콩팥 기능 상실에서는 콩팥에서 배설이 지연되기 때문에 혈중 P형 아밀레이스와 S형 아밀레이스가 모두 상승한다.

정답: 3

22. AST의 전효소에 필요한 것은?

① NADH ② Mg^{2+} ③ 아스파르트산
④ 2-옥소글루타르산 ⑤ 피리독살인산

해설: 전효소(holoenzyme)는 효소의 단백질 부분인 아포효소(apoenzyme)와 조효소(coenzyme)가 결합한 것을 말한다. AST의 조효소는 비타민 B_6 유도체인 피리독살인산이다.

정답: 5

23. 산성 포스파테이스를 포함하고 있는 세포 내 소기관은?

① 핵 ② 골지체 ③ 리소좀
④ 미토콘드리아 ⑤ 퍼옥시좀

해설: 산성 포스파테이스(ACP)는 인산 모노에스테르를 가수

분해하는 효소로 전립샘에 매우 많이 포함되어 있으며, 세포에서는 리소좀(lysosome)에 있다.

정답: 3

24. 골형 ALP에 대한 설명으로 옳은 것은?

① 열에 안정하다.
② 단백질의 1차 구조는 간형 ALP와 같다.
③ 건강한 성인 ALP의 대부분을 차지한다.
④ 전기영동의 이동도는 뉴라미니데이스의 처리에 의해 변화하지 않는다.
⑤ 다른 동종 효소보다 L-페닐알라닌에 의해 강하게 저해된다.

해설: 뼈에서 유래하는 골형 ALP는 열에 불안정하며, 열에 안정한 것은 태반형 ALP이다. 건강한 사람에서 가장 큰 분획은 간형 ALP이며, 소아에서는 골형 ALP가 대부분을 차지한다. 골형 ALP는 뉴라미니데이스(neuraminidase)에 의해 시알산이 잘 제거되어 이것으로 처리하면 전기영동에서 이동도가 변화한다(간형 ALP와 구분하기 위해 이 효소를 처리함). 감수성이 없는 것은 소장형 ALP이다. 페닐알라닌에 의해 저해를 크게 받는 것은 태반형 ALP이다. 조직 비특이적 ALP로부터는 번역 후 당쇄구조가 다른 간형이나 골형이 형성된다. 따라서 간형과 골형의 아미노산 구조가 같기 때문에(단백질의 1차 구조가 같음) 엄밀히 동종 효소라고 부르기 보다는 아이소폼(isoform)이라 부를 수 있지만, 관습적으로 동종 효소(아이소엔자임)이라고 부르고 있다.

정답: 2

25. 임신 후기에 상승하는 것은?

① ALP ② ALT ③ AST ④ GGT ⑤ LD

해설: 임신 후기(5개월 이후)에 상승하는 것은 ALP이며, 내열성이다.

정답: 1

26. 원발성 부갑상샘 항진증에서 상승하는 것은?

① ALP ② ALT ③ AST ④ LAP ⑤ GGT

해설: 부갑상샘 항진증에서는 뼈로부터 칼슘 방출이 항진되며 보상할 목적으로 ALP 활성이 상승한다. 다른 효소는 주로 간 질환에서 상승한다.

정답: 1

27. 심근경색에서 가장 빨리 상승하는 것은?

① CK ② LD ③ ALP ④ ALT ⑤ AST

해설: CK-MB는 4-8시간에 상승하기 시작하여 12-24시간에 최고치에 도달한다. 총CK도 24시간에 최고치를 나타내고, AST는 24-48시간, LD는 48-72시간에 최고치를 나타낸다. ALP와 ALT는 심근경색에서 상승하지 않는다.

정답: 1

28. CK 측정에 이용되는 것은?

① 헥소키네이스
② 피루브산 카이네이스
③ 말산 탈수소 효소
④ 젖산 탈수소 효소
⑤ 크레아티네이스

해설: CK 측정법

반응① 크레아틴 인산 + ADP $\xrightarrow[Mg^{2+}]{CK,\ pH\ 6.8}$ 크레아틴 + ATP

반응② ATP + 글루코스 $\xrightarrow{HK}$ ADP + G6P

반응③ G6P + $NADP^+$ $\xrightarrow{G6PDH}$ 6-인산글루콘산 + NADPH + H^+

* G6PDH: glucose-6-phosphate dehydrogenase (글루코스-6-인산 탈수소 효소)

정답: 1

29. 혈청 LD_5가 상승하는 것은?

① 폐암 ② 악성 빈혈 ③ 급성 간염
④ 악성 림프종 ⑤ 급성 심근경색

해설: 간에는 LD_5가 가장 많으며(85%), 그 밖에 LD_5가 가장 많은 조직은 피부(80%), 골격근(42%)이다. 따라서 LD_5는 급성 간염에서 상승한다. 악성 빈혈이나 급성 심근경색에서는 LD_1이 많이 증가하고, 폐암, 악성 림프종에서는 LD_2, LD_3가 증가한다.

정답: 3

30. 다음은 LD 동종 효소의 전기영동 패턴이다. 고려할 수 있는 질환은?

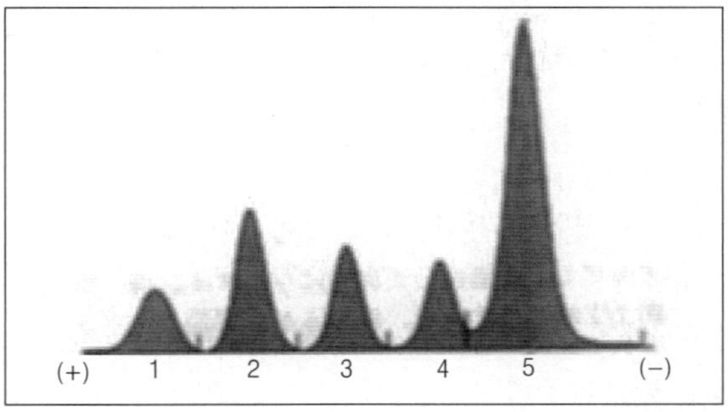

① 백혈병 ② 급성 간염 ③ 용혈성 빈혈
④ 급성 심근경색 ⑤ 근디스트로피

해설: LD_5가 많이 상승했으므로 급성 간염을 가리킨다. 골격근에는 LD_3가 24%, LD_4가 25%, LD_5가 42%의 비율로 분포하고 있으므로 근디스트로피에서는 LD_5뿐만 아니라 LD_4와 LD_3도 상승한다.

정답: 2

31. LD 활성 측정에서 반응 속도가 저하하는 원인이 **아닌** 것은?

① 용혈 ② pH 변동 ③ 효소 변성
④ 생성물에 의한 억제 ⑤ 기질 농도의 감소

해설: 용혈에서는 효소 활성이 유의하게 상승한다.

정답: 1

32. LD의 조효소는 어떤 비타민의 유도체인가?

① 나이아신 ② 판토텐산 ③ 비타민 B_2
④ 비타민 B_6 ⑤ 비타민 B_{12}

해설: AST, ALT의 조효소는 비타민 B_6 유도체인 피리독살인산이다. 나이아신(니코틴산 또는 비타민 B_5)은 NAD와 NADP의 성분으로 작용한다. LD의 조효소는 NAD 또는 NADH이다.

정답: 1

33. 젖산 탈수소 효소(LD)에 대한 설명으로 옳은 것은?

① 요소에 의해 활성화된다.
② 분자량은 약 5만이다.
③ 미토콘드리아 내에 존재한다.
④ 반감기는 LD_1이 LD_5보다 짧다.
⑤ 젖산을 기질로 할 경우에는 pH 9.5 부근에서 측정한다.

해설: LD는 가용성 분획, 즉 세포질에 있으며, 젖산을 피루브산으로 산화시키고(정 반응), 또한 반대로 피루브산을 젖산으로 환원시킨다(역 반응). LD 서브유닛의 분자량이 약 35,000 달톤이므로 4량체의 LD 분자량은 14만 달톤(35,000×4)이다. 반감기는 LD_5가 가장 짧다. 측정 시 정반응은 pH 9.5 부근, 역반응은 7.5 부근이다. LD는 요소에 의해 활성화되지 않는다.

정답: 5

34. 혈청 콜린에스터레이스 활성이 저하하는 것은?

① 비만 ② 간경화 ③ 당뇨병
④ 고지혈증 ⑤ 네프로제 증후군

해설: 콜린에스터레이스(ChE)는 간에서 합성되기 때문에 간경화증에서 저하한다. 또한 유기인제(농약, 살충제 성분) 중독에서 저하한다.

정답: 2

35. 효소에 대한 설명으로 옳은 것은?

① GGT는 이자에서 분비하는 효소이다.
② ALP는 Mg^{2+}에 의해 활성화된다.
③ 라이페이스는 산화화원 효소이다
④ ALT는 피리독살인산에 의해 저해된다.
⑤ LD 동종 효소(아이소자임) 중 -20℃에 보존할 때 가장 활성을 잃기 쉬운 것은 LD_1이다.

해설: GGT는 분비 효소가 아니라 간세포의 마이크로솜과 세담관과 모세담관의 막에 결합되어 있는 효소이며, 라이페이스는 가수 분해 효소이다. 피리독살인산은 ALT와 AST의 조효소이다. $LD_{4,5}$는 냉장고에서 불안정하다.

정답: 2

36. 효소와 기질을 바르게 연결한 것은?

① CK — 크레아틴인산 ② LD — 류신펩티드
③ AST — L-알라닌 ④ ChE — 콜린
⑤ ALP — 올리고당

해설: 기준법의 기질
CK: 크레아틴인산, LD: 젖산, AST: L-아스파르트산, ALT: L-알라닌, ChE: 4-히드록시벤조일콜린, ALP: 4-니트로페닐인산, GGT: L-γ-글루타밀-3-카복시-4-니트로아닐라이드, AMY: 4,6-에틸리덴-4-니트로페닐-α(1→4)-D-말토헵타오사이드.

정답: 1

37. EDTA가 첨가된 혈장으로 측정하면 혈청에 비해 활성이 크게 저하하는 것은?

① ALP ② ALT ③ AST ④ ChE ⑤ LD

해설: 알칼리성 포스파타아제(ALP)는 대표적인 금속 효소(metalloenzyme)로 그 효소 중심에 Zn^{2+}을 갖고 있다. 따라서 EDTA가 포함되어 있는 혈액에서는 킬레이트 작용에 의해 Zn^{2+}을 빼앗겨서 ALP의 활성이 저하한다. 또한 아밀레이스도 중심에 Ca^{2+}을 갖고 있어서 EDTA를 첨가한 혈액에서 활성이 저하한다. 또한 EDTA는 Mg^{2+}을 결합하기 때문에 ALP와 CK의 활성도 저하한다.

정답: 1

38. 질환과 그 진단에 유용한 효소를 바르게 연결한 것은? (2개 선택)

① 급성 심근경색 — CK
② 급성 사구체신염 — ALT
③ 급성 바이러스성 간염 — LIP
④ 급성 췌장염 — LD
⑤ 담석증 — ACP

해설: 급성 심근경색에서는 심근에서 유래하는 CK(creatine kinase)-MB 동종 효소, 급성 용혈성 빈혈에서는 적혈구에서 유래하는 젖산 탈수소 효소(lactate dehydrogenase, LD)가 혈장에 증가한다. 라이페이스는 이자 질환 진단에 유용하며, 담석증에서는 담도계 효소인 알칼리성 포스파테이스가 상승한다.

정답: 1

비단백질성 질소(NPN)

단백질 이외의 저분자 질소 함유 성분을 비단백질성 질소(nonprotein nitrogen ; NPN) 또는 잔여질소라고 한다.

□ NPN 성분

요소(~50%) 〉 아미노산(25%) 〉 요산(10%) 〉 크레아티닌 〉 크레아틴 〉 암모니아

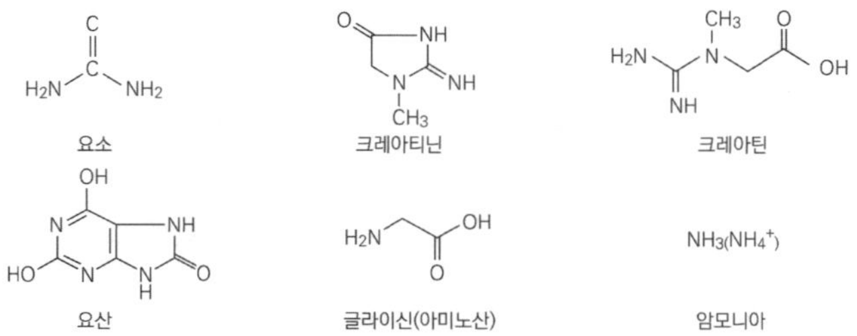

그림 1 주요 비단백질성 질소 화합물 종류와 구조

1. 요소(urea)

1) 생화학

요소는 단백질 분해, 아미노산의 탈아미노 반응에 의해 생긴 암모니아로부터 간에서 요소 회로를 통해 생성된다.

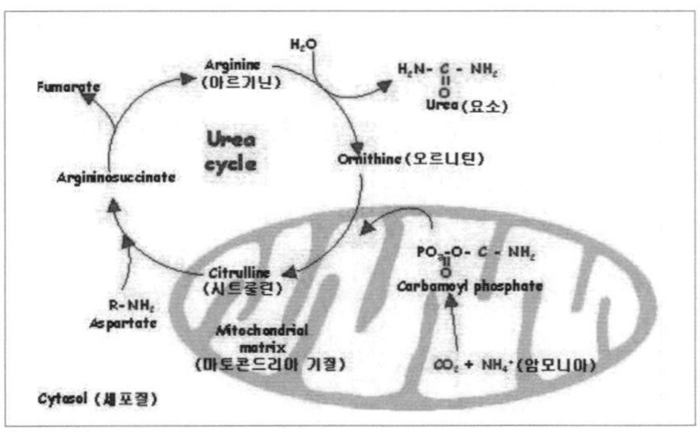

2) 요소 측정

공통반응

(1) Urease · GLD 반응(자동분석기)

$$(NH_2)_2CO + 2H_2O \xrightarrow{urease} 2NH_3 + CO_2$$

$$NH_3 + 2\text{-}OG + NADPH + H^+ \xrightarrow{GLD} Glu + NADP^+ + H_2O$$

* GLD, glutamate dehydrogenase; 2-OG, 2-Oxoglutarate; Glu, glutamate
* 2-OG = α-KG(ketoglutarate)

(2) Urease · LED 반응(자동분석기)

$$(NH_2)_2CO + 2H_2O \xrightarrow{urease} 2NH_3 + CO_2$$

$$NH_3 + 2\text{-}ketoisohexanate + NADH_2 \xrightarrow{LED} Leu + NAD^+ + H_2O$$

* LED, leucine dehydrogenase; Leu, leucine

(3) Dry Chemistry

$$(NH_2)_2CO + 2H_2O \xrightarrow{urease} 2NH_3 + CO_2 + \text{브롬페놀블루}$$

3) 요소 질소 측정의 임상적 의의

증가

① 신전성: 울혈성 심부전, 쇼크, 출혈, 탈수, 단백질 분해 항진, 고단백식이
② 신성: **급 · 만성 콩팥 기능 상실**, 콩팥 질환
③ 신후성: 요로 폐쇄

4) 혈장 및 혈청의 요소 질소 기준범위

8~20 mg/dL,
요소 질소 × 2.14 = 요소
패닉치(panic value): **〉 50 mg/dL**

2. 요산(uric acid)

1) 생화학

핵산의 퓨린(purine) 염기인 아데닌과 구아닌의 이화 작용 산물.

퓨린 뉴클레오타이드 → 구아노신, 아데노신 → 이노신 → 하이포크산틴 → 잔틴(크산틴) → **요산** → 소변(75%) 및 대변(25%) 배설

- 분자식: $C_5H_4N_4O_3$(MW 168)
- pKa가 **5.75**이며 생리적인 pH에서 혈장 요산의 대부분은 이온화하여 요산염(urate, 요산일나트륨)을 형성한다.

2) 임상적 의의

증가(고요산혈증hyperuricemia)

통풍(gout), 급 · 만성 신부전, 퓨린 전구체 합성 증가, 효소 결핍으로 인한 퓨린 전구체 축적 증가(**레쉬-니한증후군**)

감소(저요산혈증hypouricemia)

혈청 요산 농도가 2.0 mg/dL 미만인 상태를 말하며, 심한 간세포 질환에서 퓨린 합성 감소나 크산틴 산화 효소(xanthine oxidase)의 활성 감소로 인해 초래된다.

3) 측정

공통 반응

요산 산화 효소인 유리케이스(uricase)를 작용시켜 알란토인과 과산화수소를 생성한다.

$$\text{요산} + O_2 + 2H_2O \xrightarrow{\text{uricase}} \text{알란토인} + CO_2 + H_2O_2$$

(1) 분광광도법

285 nm(혹은 293 nm)에서 흡광도 감소(요산은 285 nm의 빛을 흡수함)

(2) 이중 반응: 과산화 효소

$$H_2O_2 + 4\text{-AA} + \text{페놀} \xrightarrow{\text{peroxidase}} \text{적색퀴논}$$

비타민 C나 결합형 빌리루빈 등의 환원성 물질의 영향을 받지만, 아스코르브산 산화 효소 등으로 처리하면 그 영향을 줄일 수 있다.

4) 기준범위

성인 남성: 3.5-7.2 mg/dL, 성인 여성: 2.6-6.0 mg/dL, 소아: 2.0-5.5 mg/dL

3. 크레아티닌

1) 생화학

① 크레아티틴(creatine)

아르지닌, 글라이신, 메티오닌으로부터 주로 간에서 합성되어 근육 등으로 운반되고 크레아틴인산으로 전환된 후 고에너지원으로서 작용한다. 분자식: $C_4H_9N_3O_2$

② 크레아티닌(creatinine)

- 크레아틴 $\xrightarrow{\nearrow H_2O}$ 크레아티닌,
- 크레아틴인산 $\xrightarrow{\nearrow H_2O,\ Pi}$ 크레아티닌

* 이 반응은 비효소적으로 일어나며 하루에 크레아틴과 크레아틴인산은 근육 100g당 약 400 mg이 포함되어 있으며, 이중 2%가 매일 각각 크레아티닌으로 전환된다. 이것은 근육의 양과 비례한다. 혈액이 콩팥을 통과할 때 크레아틴과 크레아티닌은 둘 다 사구체에서 여과되지만, 크레아틴은 근위 요세관에서 재흡수되고 크레아티닌은 재흡수되지 않기 때문에 소변에는 크레아틴보다 크레아티닌이 더 많다. 크레아티닌의 배설량은 성, 근육량, 나이, 비만 등의 영향을 받으며, 단백질 섭취량이나 운동의 영향을 받지 않는다. 체표면적이 일정할 경우 소변 중으로 배설되는 양은 일정하다. 따라서 크레아티닌은 신장의 여과기능의 평가 지표인 **사구체 여과율(glomerular filtration rate, GFR)**을 구하는 데 이용되고 있다.

- 체액 및 요검사학 설명을 참조

▶ GFR : 사구체에서 1분당 여과되는 혈장량.

▶ $Ccr(mL/min) = \frac{UcrVu}{Pcr}$

* Ccr: creatinine clearance, Vu:소변량(mL/min),
Pcr: 혈장 크레아티닌 농도, Ucr: 소변 크레아티닌 농도
이 값의 체표면적으로 인한 변동을 보정하면,

$$Ccr(mL/min) = \frac{UcrVu}{Pcr} \times \frac{1.73}{A}$$

* 1.73=국제평균체표면적, A=환자체표면적

MDRD 추정 토리 여과율(estimated GFR, eGFR)

$eGFR(mL/min/1.73m^2) = 175$
× 혈청크레아티닌$^{-1.154}$
× 연령$^{-0.203}$
× 0.742(여성)
× 1.210(흑인)

2) 임상적 의의

- **혈청 크레아티닌 증가**
  신부전(특히 사구체기능상실), 크레아티닌 농도 증가는 GFR의 감소를 의미한다
- **혈청 크레아틴 증가**
  근퇴행위축증, 소아마비, 갑상샘 항진증, 외상

3) 측정

야페반응(Jaffé reaction)

$$\text{크레아티닌} + \text{피크르산염} \xrightarrow{OH^-} \text{적색-오렌지}$$

- 초속도법: 정상 농도 부근에서 0.2~0.3 mg/dL의 정오차를 나타냄

야페 반응의 특이성을 높이기 위해 제단백여과액 중의 **creatine**을 산성백토(Fuller's earth)나 Lloyd 시약으로 흡착시켜 제거한 후 측정했었지만 현재는 사용 안함. 현재는 반응 특이성을 높인 초속도 분석법이 이용되고 있다.

Lloyd시약: 알루미늄실리카산나트륨

효소법

A

크레아티닌 + $H_2O \xrightarrow{\text{creatininase}}$ 크레아틴

크레아틴 + $H_2O \xrightarrow{\text{creatinase}}$ 사르코신 + 요소

사르코신 + O_2 + $H_2O \xrightarrow{\text{sarcosine oxidase}}$ 글라이신 + HCHO(포름알데하이드) + H_2O_2

H_2O_2 + 4-AA + phenol $\xrightarrow{\text{POD}}$ 적색 퀴논 + H_2O

B

크레아티닌 + $H_2O \xrightarrow{\text{creatininase}}$ 크레아틴

크레아틴 + ATP $\xrightarrow{\text{CK}}$ 크레아틴 인산염 + ADP

ADP+포스포엔올피루브산염 $\xrightarrow{\text{PK}}$ 피루브산염+ATP

피루브산 + NADH $\xrightarrow{\text{LD}}$ 젖산(락트산) + NAD^+

CK, creatine kinase; PK, pruvate kinase; LD, lactate dehydrogenase

4) 기준범위

	성인 남성	성인 여성
야페법	0.9~1.3 mg/dL	0.6~1.1 mg/dL
효소법	0.6~1.1 mg/dL	0.5~0.8 mg/dL

패닉치: 〉5 mg/dL

4. 암모니아

1) 생화학

단백질 대사 동안 아미노산의 탈아미노화 반응이 일어난다.

글루타민 $\xrightarrow{-NH_4^+}$ 글루탐산 $\xrightarrow{-NH_4^+}$ 2-옥소글루타르산

이 반응에 의해 생긴 암모니아는 간에서 요소로 전환되어 신장을 통해 제거된다. 심한 간 실질 장애로 인하여 혈액에 암모니아가 증가하면 뇌 세포 안에 있던 TCA 회로 구성 성분 중의 하나인 2-옥소글루타르산이 글루탐산으로 전환되어 세포 내에 2-옥소글루타르산의 결핍이 일어나 결국 TCA 회로가 정상적으로 작동하지 못해 ATP가 부족하게 되고, 그 결과 혼수에 이르게 된다. 이것을 **간성 혼수(hepatic coma)**라고 한다.

2) 임상적 의의

증가: 간 기능 상실, 라이 증후군(Reye'syndrome), 요소 회로 효소 결핍.

3) 측정

① 이온 선택 전극법(ISE): 선택막을 통해 NH_3의 확산 → pH 변화 → 전류계

② 분광광도법: NH_3 + 블롬페놀블루 → 청색

③ GLD법(요소 질소 측정법과 같음)
대부분의 자동분석기에 이용됨며, 정확도 와 정밀도가 좋다.

NH_4^++2-OG+$NADH_2 \xrightarrow{\text{GLDH}}$ 글루탐산+NAD^++H_2O

GLD, glutamate dehydrogenase;

4) 기준범위

성인: 19~60 μg/dL, 소아: 68~136 μg/dL
패닉치: 〉 200 μg/dL

채혈 후(샘플은 채혈 후 20분 이내에 0~4℃에서 원심분리) 시험관 내에서 아미노산의 탈아미노화 반응으로 인해 증가한다. 얼음물에서는 1시간 이내에는 상승하지 않는다. 혈장을 사용할 경우에는 항응고제로 헤파린을 사용하며, 옥살산암모늄을 사용하면 정오차를 일으킨다. 적혈구 내에는 혈장보다 3배가 더 많기 때문에 용혈이 일어나지 않도록 해야 한다.
흡연에 의해 상승하므로 채혈 수 시간 전에는 금연해야 한다. 근육운동이나 식사에 의해 혈중 암모니아가 상승하므로 주의해야 한다.

Final Self-Check

1. 75% 이상이 소변으로 배설되는 질소-함유 화합물은? **요산**
2. 크레아티닌의 혈장 농도는 주로 무엇에 의해 좁은 범위로 유지되는가? **사구체여과율**
3. 통풍의 증상을 일으키는 요인은? **관절 및 요로에 과다한 요산의 축적**
4. 심한 간세포 질환으로 인한 크산틴 산화 효소의 결핍에 의해 초래되는 것은?**저요산혈증(hypouricemia)**
5. 요소 질소 8.4 mg/dL를 mmol/L로 전환하면?
8.4 × 10/28 = **3 mmol/L**
6. 요산은 무엇의 분해 산물인가? **퓨린체(A, G)**

연습문제 -비단백질성 질소

1. 혈청 비단백질성 질소 성분 중 가장 많은 양을 차지하고 있는 것은?

① 요산 ② 크레아티닌 ③ 암모니아
④ 아미노산 ⑤ 요소

해설: 비단백질소 성분 중 요소가 45-50%, 아미노산이 25%, 요산이 10%, 크레아티닌이 5%를 차지한다.

정답: 5

2. 요소 질소 30 mg/dL를 요소로 나타내면?

① 14 mg/dL ② 20 mg/dL ③ 30 mg/dL
④ 50 mg/dL ⑤ 64 mg/dL

해설: 요소(CON_2H_4)의 분자량은 60 달톤이고 질소 분자량은 28이므로 질소 값에 60/28(2.14)을 곱하면 요소 값이 된다.

정답: 5

3. 요소 측정에 사용되는 요소 분해 효소인 유리에이스는 무엇에 의해 저해되는가?

① 헤파린나트륨 ② 플루오린화나트륨
③ 옥살산나트륨 ④ EDTA
⑤ 시트르산나트륨

해설: 유리에이스(urease)는 요소를 분해하여 2분자의 암모니아 이온(NH_3)과 1분자의 이산화탄소(CO_2)를 생성한다. 항응고제 플루오린화나트륨(NaF)은 유리에이스를 저해하기 때문에 이 효소를 사용하는 측정법에서는 NaF가 포함된 혈장을 사용하면 안 된다.

정답: 2

4. Urease/Glutamate dehydrogenase(GLD)를 이용한 요소 측정법에서 위양성을 일으킬 수 있는 내인성 물질은?

① 암모니아 ② 크레아티닌 ③ 콜레스테롤
④ 글루코스 ⑤ 아미노산

해설: 유리에이스와 글루탐산 탈수소 효소(GLD)를 사용하는 방법에서는 요소 분해에 의해 생성된 암모니아뿐만 아니라 혈청에 본래 존재하던 암모니아까지도 측정된다.

정답: 1

5. 암모니아 측정을 위한 검체 취급에 대한 설명으로 **틀린** 것은?

① 용혈 검체의 사용을 피한다.
② EDTA나 헤파린 진공관에 채혈한다.
③ 채혈 후 검체를 곧바로 37℃ 항온수조에 넣는다.
④ 환자는 채혈 8시간 전에 금연하도록 알려준다.
⑤ 채혈 후 검체를 곧바로 얼음 통에 넣는다.

해설: 검체는 채혈 후 얼음물에 넣어 운반하며 20분 이내에 0~4℃에서 원심분리를 한다. 항응고제는 EDTA-2Na나 헤파린을 사용한다. 혈구 내에는 혈장보다 3배나 더 많은 양의 암모니아가 있기 때문에 용혈은 위양성을 일으킨다.

정답: 3

6. 사구체여과율의 저하 시 혈청에 상승하는 물질 중 상관이 가장 큰 것은?

① 크레아티닌 ② 요산 ③ 요소
④ 암모니아 ⑤ 아미노산

해설: 사구체여과율(GFR)은 크레아티닌의 배설량으로부터 구한다. GFR은 사구체여과량이라고도 한다.

정답: 1

7. 크레아티닌은 어떤 물질로부터 생성되는가?

① 요소 ② 글루코스 ③ 크레아틴
④ 요산 ⑤ 아미노산

해설: 크레아티닌은 크레아틴과 크레아틴인산의 노폐물이다.

정답: 3

8. 야페(Jaffé) 반응으로 측정하는 물질은?

① 요소 ② 요산 ③ 암모니아
④ 크레아티닌 ⑤ 아미노산

해설: 알칼리성 피크르산염 용액과 크레아티닌이 반응하여 밝은 오렌지색-적색 복합체를 형성한다. 이 반응을 야페 반응이라고 한다.

정답: 4

9. 24시간 소변이 제대로 채취되었는지를 추정하기 위해 측정되는 물질은?

① 요소 ② 요산 ③ 크레아틴
④ 크레아티닌 ⑤ 아미노산

해설: 사람마다 매일 24시간 소변 안에 배설되는 크레아티닌의 양이 비교적 일정하기 때문에 크레아티닌을 측정하면 소변이 정확히 채취되었는지를 알 수 있다.

정답: 4

10. 사람에서 퓨린체의 분해 산물은?

① 요소 ② 요산 ③ 알란토인
④ 암모니아 ⑤ 크레아티닌

해설: 사람에서 핵산 염기인 아데닌과 구아닌 같은 퓨린체의 이화작용에 의해 생성되는 최종 노폐물은 요산이이며, 파충류나 조류에서는 알란토인이 최종 노폐물이다.

정답: 2

11. 통풍은 관절에 어떤 물질의 침착으로 인하여 발생하는가?

① 옥살산칼슘 ② 크레아티닌 ③ 요소
④ 요산 ⑤ 탄산칼슘

해설: 통풍(gout)은 요산염, 특히 요산일나트륨(monosodium urate)이 관절에 침착되어 발생한다.

정답: 4

12. 혈장 암모니아 질소 농도 A[μg/dL]를 혈장 암모니아 농도 B[μg/dL]으로 환산하는 식은?

① B=A ② B=A×17/14 ③ B=A×14/17
④ B=A×35/14 ⑤ B=A×14/35

해설: 암모니아의 화학식은 NH_3로 분자량은 17이고 질소는 14이므로 질소 값을 암모니아 값으로 전환하기 위해서는 "질소 × 17/14" 로 구한다.

정답: 2

13. 혈청 크레아티닌에 대한 설명으로 옳은 것은?

① 탈수 시 저하한다.
② 임신 시 상승한다.
③ 간에서 합성된다.
④ 투석 전후는 변화가 없다.
⑤ 여성보다 남성이 고치이다.

해설: 크레아티닌은 근육에서 크레아틴인산과 크레아틴으로부터 만들어지는 노폐물이며 신부전에서 고치를 보이지만 투석 후에는 저치로 된다. 혈청 크레아티닌(creatinine)치와 질환과의 관계는 다음과 같다. 혈청 크레아티닌치는 남성이 여성보다 높으며, 남녀 모두 나이와 함께 상승한다.

[상승하는 질환]
1) 사구체 기능 저하(급성 · 만성 사구체신염, 울혈성 심부전, 쇼크)
2) 근세포비(선단 거인증, 뇌하수체 거인증)
3) 혈액 농축(**탈수증**)

[저하하는 질환]
1) 소변중으로의 배설 증대(요붕증, **임신**)
2) 근위축(근디스트로피, 갑상샘기능저하)
3) 생산 장애(**간 장애**)

정답: 5

14. 암모니아에 대해 옳은 것은?

① 근육에서 인산화된다.
② 용혈이 일어나면 혈장 농도가 상승한다.
③ TCA 회로에 의해 해독된다.
④ 퓨린체의 최종 대사산물이다.
⑤ 음식물 섭취에 의해 혈중 농도가 저하한다.

해설: 암모니아는 적혈구 안이 혈장보다 2-3배 더 많기 때문에 용혈이 일어나면 상승한다. 검체를 장시간 방치하면 탈아미노 반응이 일어나 암모니아가 상승한다. 해독은 간의 요소 회로(오르니틴 회로)에 의해이루어지며, 이 회로를 통해 암모니아는 독성이 없는 요소로 전환된다. 퓨린체의 최종 대사산물은 요산이다. 고단백질식을 섭취한 후 1~4 시간에 혈중 농도가 상승한다.

정답: 2

15. 유리에이스 · 글루탐산 탈수소 효소(GLD)법으로 요소 질소를 측정할 때 사용되는 것은?

① NADP ② 카탈레이스 ③ 사르코신 산화 효소
④ 2-옥소글루타르산 ⑤ 4-AA

해설: Urease · GLD법

$$\text{Urea} + 2H_2O \xrightarrow{urease} 2NH_4^+ + CO_3^{2-}$$

$$NH_4^+ + \text{2-Oxoglutarate} + NADPH + H^+ \xrightarrow{GLD} \text{Glutamate} + NAD^+ + H_2O$$

16. 요소 1M을 유리에이스로 가수 분해하면 몇 몰의 암모니아가 생성되는가?

① 0.5몰 ② 1몰 ③ 2몰 ④ 3몰 ⑤ 4몰

해설: 요소의 분자식은 $(NH_2)_2CO$이다. 이것이 유리에이스에 의해 분해되면 2분자의 암모니아가 생성된다.

$$\text{Urea} + 2H_2O \xrightarrow{urease} 2NH_3 + CO_2$$

정답: 3

17. 효소법으로 크레아티닌을 측정할 때 사용되는 효소는?

① 유리케이스 ② 유리에이스
③ 크레아티닌 환원 효소 ④ 사르코신 산화 효소
⑤ 아이소시트르산 탈수소 효소

해설: 크레아티닌 + H_2O $\xrightarrow{creatininase}$ 크레아티틴

크레아틴 + H_2O $\xrightarrow{creatinase}$ 사르코신 + 요소

사르코신 + O_2 + H_2O $\xrightarrow{sarcosine\ oxidase}$ 글라이신 + 포름알데하이드(HCHO) + H_2O_2

H_2O_2 + 4-AA $\xrightarrow{POD}$ 적색 퀴논 + H_2O 또는

포름알데하이드 + H_2O + NAD^+ $\xrightarrow{FD}$ 포름산 + NADH + H^+

FD : formaldehyde dehydrogenase

정답: 4

18. 효소법으로 요산을 측정할 때 사용되는 것은?

① 유리에이스 ② 유리케이스
③ 크산틴 산화 효소 ④ 사르코신 산화 효소
⑤ 글루타민 탈수소 효소

해설: 효소법

Uric acid + O_2 + $2H_2O$ $\xrightarrow{\text{uricase}}$ Allantoin + CO_2 + H_2O_2

H_2O_2 + 환원형 색원체 $\xrightarrow{\text{peroxidase}}$ 산화형 착색 화합물 + $2H_2O$

정답: 2

19. 요산 측정에서 유리케이스에 의해 생성되는 것은?

① 폼알데하이드 ② 알란토인 ③ 암모니아
④ 하이포크산틴 ⑤ 사르코신

해설: Uric acid + O_2 + $2H_2O$ $\xrightarrow{\text{uricase}}$ Allantoin + CO_2 + H_2O_2

정답: 2

20. 혈액에 상승할 때 통풍을 일으킬 수 있는 성분은?

① 요소 ② 크레아티닌 ③ 요산
④ 크레아틴 ⑤ 암모니아

해설: 고요산혈증(hyperuricemia; 남성 7.0 mg/dL 이상, 여성 6.0 mg/dL 이상)으로 되면 손발의 관절강이나 조직 등에 침착하여 통풍(gout)이나 콩팥 장애를 일으킬 수 있다. 요산은 혈장에서 대부분 음이온을 띠고 Na^+와 결합하여 요산일나트륨(monosodium urate)으로서 존재한다.

정답: 3

21. 간 손상이 심할 때 간성 혼수를 일으킬 수 있는 성분은?

① 요소 ② 크레아티닌 ③ 요산
④ 크레아틴 ⑤ 암모니아

해설: 간 손상이 심하면 암모니아를 요소로 전환시키지 못하여 혈액에 증가하게 된다. 혈액의 암모니아가 증가할 때 뇌의 신경 세포에서는 암모니아가 세포 내의 α-케토글루타르산과 결합하여 글루탐산으로 된다. 결국 α-케토글루타르산의 결핍은 TCA 회로를 통한 에너지 생성을 낮추며, 이로 인해 세포가 작동하지 못하고 혼수상태나 사망에 이르게 된다. 이렇게 간 손상으로 인한 혼수를 간성 혼수(hepatic coma)라고 한다.

정답: 5

22. 사구체여과율을 구하기 위해 측정하는 성분은?

① 요소 ② 요산 ③ 크레아틴
④ 크레아티닌 ⑤ 아미노산

해설: 크레아티닌은 사구체(토리)에서 여과되면 요세관에서 흡수되지 않고 소변으로 배출되기 때문에 혈장과 소변 중의 크레아티닌을 측정하고 1분 동안 형성된 소변량을 구하면 1분 동안 혈장이 몇 mL 여과되었는지 구할 수 있다. 1분 동안 여과된 혈장량을 사구체여과율(glomerular filtration rate, GFR)이라고 한다. 콩팥 기능 검사 참조.

$$\text{GFR(mL/min) 또는 Ccr} = \frac{Ucr \times Vu}{Pcr} \times \frac{1.73}{A}$$

여기서 Ucr=소변 크레아티닌 농도(mg/dL), Pcr=혈장 크레아티닌 농도(mg/dL), Vu=1분간 소변량(mL/min), 1.73=국제평균체표면적, A=측정 대상자의 체표면적

GFR은 클리어런스(clearance)로도 표현된다. Ccr은 크레아티닌 클리어런스이며, 크레아티닌을 갖고 측정한 1분 동안에 여과된 혈장량을 가리킨다.

정답: 4

전해질

기능

① 용량과 삼투압 조절: Na^+, K^+, Cl^-
② 심근 리듬과 수축성: K^+, Mg^{2+}, Ca^{2+}
③ 효소활성 보조인자: Mg^{2+}, Ca^{2+}, Zn^{2+}
④ 이온펌프의 ATPase의 조절: Mg^{2+}
⑤ 산-염기균형: HCO_3^-, K^+, Cl^-
⑥ 혈액응고: Mg^{2+}, Ca^{2+}
⑦ 신경근육 흥분성: K^+, Mg^{2+}, Ca^{2+}
⑧ ATP의 생성과 이용: Mg^{2+}, PO_4^-
⑨ 헤모글로빈 생성: Fe^{2+}

[알아두기]

○ 인체에 가장 많은 원소는?
O(65%), C(18%), H(10%), N(3%), Ca(2%), P(1.1%)
○ 인체에 가장 많은 무기질은? **Ca**
○ 갑상샘 호르몬의 성분은? **아이오딘(I)**
○ 체중의 약 60%를 차지하는 것은? **수분**
세포내액: 40%
세포외액: 20%(혈장 5%, 조직간액 15%)

1. 나트륨(Sodium, Na)

1) 생리적 의의

- **세포외액(ECF)에서 가장 많은 양이온**
- 혈장 삼투농도 주요 인자: 295 mOsm/kg 중 270 mOsm/kg
- 신요세관 재흡수: 여과량의 99.4%(근위요세관, 능동수송: 60-75%)
- **혈액량이 감소할 때의 반응 기전 (레닌-안지오텐신 시스템)(그림 1)**
  ① 혈액량의 감소를 토리주위 세포(방사구체 세포)가 감지하여 **레닌(renin)**을 분비함
  ② 레닌은 간에서 합성된 안지오텐시노젠을 안지오텐신 I으로 전환시킴
  ③ 안제오텐신 I은 안지오텐신 전환 효소에 의해 안지오테신 II로 전환된다.
  ④ 안지오텐신 II는 부신 겉질에 작용하여 **알도스테론**의 분비를 촉진시킨다.
  ⑤ 알도스테론은 네프론의 원위요세관에 작용하여 Na^+를 흡수하고, K^+을 배설시킨다.
  ⑥ 혈액에 Na^+의 증가는 삼투압(오스몰 농도)을 상승시키고, 이로 인해 조직의 수분이 혈관 안으로 들어가 혈액량이 증가한다.
  ⑦ 또한 혈장 삼투압의 증가는 시상하부를 자극하여 ADH의 생성을 촉진시키고, ADH는 원위요세관 및 집합관에 작용하여 수분을 재흡수하여 혈액량을 증가시킨다.

* ADH: antidiuretic hormone(항이뇨 호르몬)

- 심방성 나트륨 이뇨(배설 촉진) 펩타이드(atrial natriuretic peptide, **ANP**): 여과된 Na 및 수분 배설 촉진, 따라서 혈액량이 감소한다.
- 적혈구: 혈장 비율: 16/140, Na-K 펌프 작용에 의해 농도구배가 유지됨

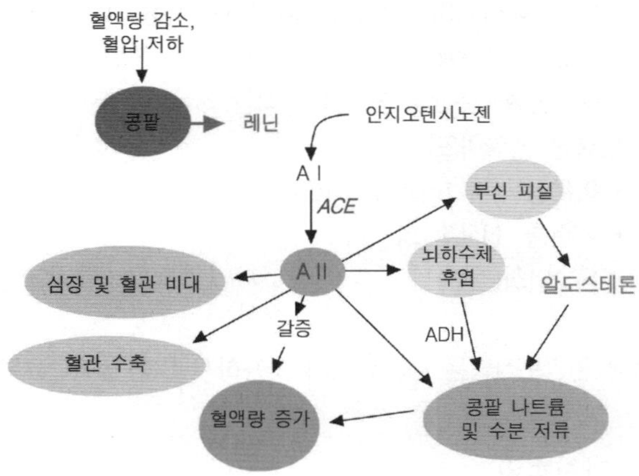

그림 1 레닌-안지오텐신-알도스테론계
ACE: angiotensin converting enzyme, A I: angiotensin I, A II: angiogensin II, ADH: antidiuretic hormone

2) 임상적 의의

① 저나트륨 혈증

- Na 상실 증가: 부신 피질 기능저하증(**애디슨병** Addison disease), 칼륨 결핍, 이뇨제 사용, 케톤뇨증, 지속적인 설사와 구토
- 수분 저류 증가: 콩팥 기능 상실, 신증후군, 간경화, 울혈성 심부전
- 수분 불균형: 수분 섭취 증가 등

② 고나트륨혈증

요붕증, 콩팥 요세관 질환, 지속적인 설사, 심한 화상, 알도스테론증(알도스테론 과다 분비, 콘Conn증후군), 쿠싱 증후군(Cushing syndrome)

3) 측정법

검사실에서 가장 일반화된 측정방법
검체: 혈청, 혈장(항응고제 헤파린)
① Na^+전극: 유리모세관막 전극

유리에 Al_2O_3, B_2O_5가 포함됨

② 크라운에테르(12-crown-4) 전극

Na, K : What's Crown Ether?

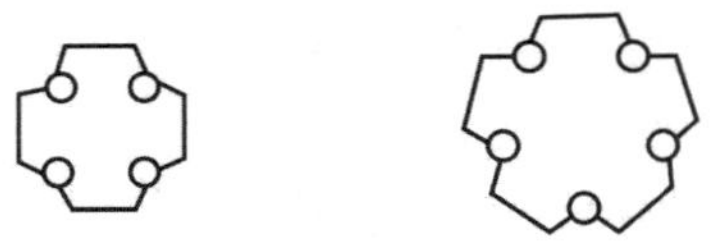

Na : 12-Crown-4　　K : 15-Crown-5

Ether derivatives (CH_2-O-CH_2) like crowns.
Named by C.J. Pedersen(DuPont)

③ Vitros 분석기(Ortho-Clinical Diagnostics): 일회용의 **직접 ISE 전류계 슬라이드 사용**. 슬라이드에 검체와 기준액 1방울씩 동시에 넣음. 전위차가 측정됨. 전위차는 Na^+농도와 비례함.

[전압측정 슬라이드]

- 이온선택막: methyl monesin
- 기준층: NaCl, pH 5.6
- 은, 염화은층

현재 염광분석법은 검사실에서 사용하지 않음

4) 기준범위

혈장, 혈청 : 136~145 mmol/L

24시간뇨 : 40~220 mmol/L

패닉치: ≥ 165 mmol/L, ≤ 120 mmol/L

* 전극법은 지질 증가 시 위음성을 나타낸다.

2. 칼륨(Potassium, K)

1) 생리적 의의

- 세포 내액(ICF)에서 가장 많은 양이온. 98%가 세포 내에 존재함.
- 신요세관 재흡수: 사구체 여과량의 85.7%가 근위요세관에서 재흡수된다.
- 적혈구/혈장 비율: 적혈구가 혈장보다 20~25배 많아서 용혈 시 정오차를 일으킨다.

2) 임상적 의의

① 저칼륨혈증

- 위장관 소실: 구토, 설사, 위액 흡입, 장 종양, 흡수 기능부전
- 신장 소실: 이뇨제, 신장염, 신요세관산증(RTA), 고알도스테론증, 쿠싱 증후군 등

② 고칼륨혈증

- 신장 배설 감소 : 급•만성 신부전(GFR,<20mL/min), 저알도스테론증, 애디슨병, 이뇨제
- **용혈**

3) 측정법

① 이온선택 전극(ISE)

- **발리노마이신 전극**
- 크라운에테르(15-crown-5) 전극

4) 기준범위

혈청: 3.5~5.1 mmol/L, 혈장: 3.5~4.5 mmol/L

혈액응고 시 혈소판으로부터 K^+의 유출로 인하여 증가하며, 지혈대를 오래 묶고 있으면서 주먹을 쥐었다 폈다 하면 증가함. 용혈에 의해 증가함.

3. 염소(chlorine, Cl)

1) 생리적 및 임상적 의의

- **세포외액(혈청)에 가장 많은 음이온**
- 삼투압(오스몰농도) 유지
- 혈액량 유지
- 전기적 중성 유지. 전기적 평형을 이루기 위해 염화이온(Cl^-)은 탄화수소 이온(HCO_3^-)과 반대로 이동한다(적혈구 안으로 들어간 CO_2는 물과 결합하여 H_2CO_3를 형성하며, 이것은 HCO_3^-과 H^+으로 해리된다. H^+은 데옥시헤모글로빈과 결합하고, HCO_3^-은 혈장으로 확산되어 나간다. 이때 Cl^-은 세포의 전기적 중성을 유지하기 위해 세포 안으로 들어간다. 이를 **염화물 이동**(chloride shift)라고 한다)
- 콩팥 요세관 재흡수: 요세관에서 Na^+의 재흡수는 Cl^- 에 의해 제한됨.

2) 측정법

검체: 혈청, 혈장(항응고제: 헤파린리튬)

① 전량적정법

- 검체 Cl^- + **은전극** $Ag^+ \rightarrow$ AgCl(침전).
- Cl^-이 없어지고 유리 Ag^+이 생기면 전류량이 급격히 상승하며 타이머가 정지됨.
- 전류가 흐른 시간과 Cl^-의 농도가 비례함.

② 할로젠 전극

막은 Ag_2S와 AgCl로 구성된다. 다른 할로젠 원소

인 Br^-, I^-, CN^- 등은 양이 적어 결과에 영향을 미치지 않는다.

3) 기준범위

혈장, 혈청: 98~107 mmol/L(100~110 mmol/L)
소변(24h): 110~250 mmol/L(음식물에 따라 변동함)

4. 칼슘(Calcium, Ca)

1) 화학 및 생리학

- Ca : 원자번호 20, 질량 40, 알칼리토금속
- 인체에서 5번째로 많은 원소. Ca^{2+}
- 체중 70 kg인 사람은 1 kg(25 mol) 함유
- 99%는 뼈에 $Ca_{10}(PO_4)_6(OH)_2$*로 존재함
  * hydroxyapatite(수산화인회석)

• 표 1 혈장에서의 존재 형태(%)

상태	Ca	Pi	Mg
유리형(이온형)	50	55	55
단백질-결합형	40	10	30
복합형(음이온 결합형)	10	35	15
Total, mg/dL	8.6~ 10.3	2.5~ 4.5	1.7~ 2.4
Total, mmol/L	2.15 ~ 2.57	0.81 ~ 1.45	0.70 ~ 0.99

참고문헌: Tietz Fundamental(2019, 8th) p. 747

• 표 2 혈액에서의 Ca 농도 조절

호르몬	혈장 농도	작용
PTH	↑	뼈 · 파골 세포 활성화 · Ca^{2+}, HPO_4^- 방출 촉진
		콩팥 · Ca^{2+} 재흡수 촉진 · HPO_4^- 배설 촉진 · 1-α-hydroxylase 활성화 (25-OH Vit D에 작용함)
1,25-(OH)$_2$ Vit D$_3$	↑	장 · Ca^{2+} 및 HPO_4^- 흡수 촉진
		콩팥 · Ca^{2+} 및 HPO_4^- 재흡수 촉진
		뼈 · Ca^{2+} 방출
CT	↓	· 파골 세포 억제 · 요세관 Ca^{2+} 및 HPO_4^-의 재흡수 억제

* PTH: parathyroid hormone, CT: calcitonin

- Ca^{2+}의 기능 : 자극 전도, 신경전달물질 방출, 근육 수축, 효소 활성 조절, 혈액 응고, 세포내 2차 전령

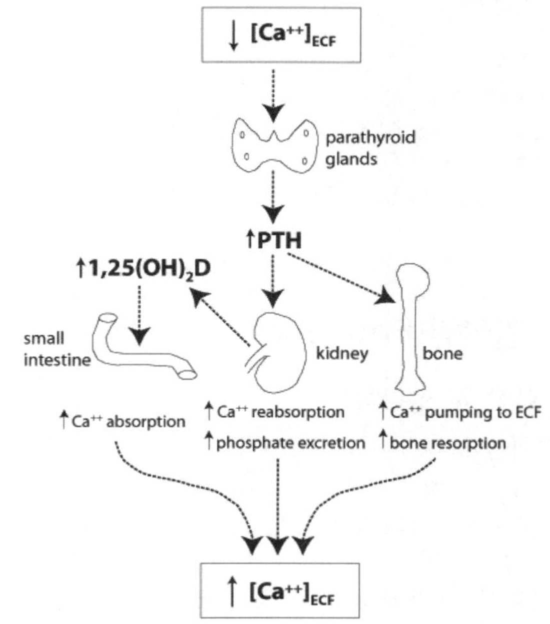

그림 2 부갑상샘 호르몬(PTH)의 작용

2) 임상적 의의

① 저칼슘혈증(hypocalcemia)
원발성 부갑상샘저하증(선 형성 부전, 파괴 또는 제거), 저알부민혈증(총 칼슘, 이온형 칼슘은 영향 없음), 급성 췌장염, 비타민 D 결핍, 콩팥 질환, 가로무늬근 변성

② 고칼슘혈증(hypercalcemia)
원발성 부갑상샘항진증(선종, 선 증식), 악성 종양, 다발성 골수종, 비타민 D 증가 등

3) 측정

검체

혈청(실온 30분 이내), 헤파린 처리 혈장(부분적으로 Ca^{2+}을 결합하여 Ca^{2+}이 감소함)

방법

① **o-크레졸프탈레인콤플렉손(o-cresolphthalein complexone, o-CPC)법, 575 nm**
o-CPC + Ca^{2+} → **red**(Mg^{2+}의 영향을 없애기 위하여 은폐제인 **8-하이드록시퀴놀린(hydroxyquinoline)**을 사용함).

② Arsenazo(아르세나조) Ⅲ
산성화에의해 단백질로부터 Ca^{2+}이 유리되고, Ca^{2+}은 색소와 결합하여 자색 복합체를 형성함

③ 원자흡광분석법(AAS): 총 칼슘 기준법

④ 이온선택전극법(현재 사용하는 대부분의 분석기, Ca^{2+}만

측정함): 셀로판막(cellophane membrane, 칼슘 감응성 막) 사용

4) 기준범위

표1 참조

보정 총 칼슘(mg/dL)
= 총 칼슘(mg/dL) + 0.8[4 - 알부민(g/dL)]

보정 총 칼슘(mmol/L)
= 총 칼슘(mmol/L) + 0.02[40 - 알부민(g/dL)]

5. 인산염(Phosphate)

1) 화학 및 생리학

- 무기인($H_2PO_4^-$: HPO_4^{2-}의 비율)
  산증 1:1, *pH 7.4* 1:4 *알칼리증* 1:9
- 성인 600 g(무기 및 유기 인산염에 인이 약 20 mol 포함되어 있음
- 혈액 인산 이온의 형태: HPO_4^{2-} 80%, $H_2PO_4^-$ 20%
  HPO_4^{2-}은 세포내액에 가장 많은 음이온이다.
- 혈액 존재 형태: 유리형: 75%, 결합형: 25%
- 뼈와 치아에 주로 존재함. 칼슘 다음으로 많은 무기질

2) 임상적 의의

① 저인산염혈증(hypophosphatemia)
- 입원환자의 2%(Tietz 8th, 2019, p.753)
- 당뇨병성 케톤산증(DKA), 만성 폐쇄성 질환, 천식, 악성 종양, 염증성 장 질환, 장기간의 수액 주사, 신경성 식용 부진, 알코올 중독 등의 20~40%
- 패혈증을 보이는 중환자실 환자의 60~80%

② 고인산염혈증(hyperphosphatemia)
- 급성 및 만성 신부전
- 인산염 섭취 증가
- 세포로부터의 인산염 방출 증가

3) 측정

검체specimen

- 혈청, 헤파린 혈장
- 옥살산염(oxalate), 시트르산염(citrate), EDTA는 인몰리브덴산염 복합체 형성을 간섭하여 사용하면 안 됨(Tietz 8th, 2019, p. 754)
- 검체를 실온이나 37℃에 오래 저장하면 증가함
- 세포내액에 많아서 용혈은 정오차를 일으킴(용혈 검체를 4℃에 저장하면 24시간당 4~5 mg/dL씩 증가함)

① 효소법(PNP-XOD-POD법)

a. 이노신을 기질로 하는 방법

$$HPO_4^{2-} + \text{이노신} \xrightarrow{PNP} \text{하이포크산틴} + \text{리보스-1-인산}$$

$$\text{하이포크산틴} + O_2 + H_2O \xrightarrow{XOD} \text{크산틴} + H_2O_2$$

$$2H_2O + \text{4-AA} + \text{HDAOS} + H+ \xrightarrow{POD} \text{퀴논 색소(585 nm)}$$

PNP: purine nucleoside phosphorylase
XOD: xanthine ooxidase
POD: peroxidase

② 몰리브덴블루법

몰리브덴산암모늄 + 인 → 인몰리브덴산염(무색, **340 nm**),
또는 환원제 1,2,4-아미노나프톨설폰산 첨가 →
몰리브덴블루(청색, 600~700 nm)

4) 기준범위

혈청

신생아 1.45~2.91mmol/L(4.5~9.0 mg/dL)
15세 이하 1.07~1.74mmol/L(3.3~5.4 mg/dL)
성인 0.78~1.42mmol/L(2.4~4.4 mg/dL)
소변(24h) 13~42mmol/day(0.4~1.3 g/day)

- 소아가 성인보다 높다(4~7 mg/dL).
- 일내변동(diunal variation)이 있다(2 mg/dL의 변동, 아침에 낮고 오후나 밤에 높다). 아침보다 밤에 30%가 더 높다(Tietz Textbook, p.124).

6. 마그네슘(Magnesium, Mg)

[화학 및 생리학]

- 인체에서는 4번째, 세포 내에서는 2번째로 많은 양이온.
- 분포: 뼈(53%), 근육 및 기타 장기(46%), 기타 장기, 혈청 및 적혈구(1%) (Bishop, 8th, 2018, p.351)
- 뼈에 존재하는 것의 1/3은 교환이 가능한 것으로 세포외액의 농도를 유지시켜 줌
- 인체 총 Mg량: 25 g(1 mol)
- 혈청 형태: 유리형(55%), 단백질결합형(30%), 인산 이온, 시트르산염과 같은 음이온 물질과 결합해 있는 음이온 결합형(15%)
- 기능: 효소 보조인자(300개 이상의 효소), 어떤 호르몬의 방출과 반응
- 비정상적 Mg^{2+}은 심혈관, 대사 및 신경근 질환과 관련이 있음
- **적혈구:혈장** 비율: 적혈구에 10배 이상 많음
- 신역치: 0.60~0.85 mmol/L
  (1.46~2.07 mg/dL)
- 조절
  PTH: 콩팥 재흡수 촉진, 장 흡수 촉진
  알도스테론, 티록신: 배설 촉진

콩팥 재흡수
- 근위곡요세관 20~35%
- **헨레고리상행각 50~60%**
- 원위곡요세관 2~5%

[임상적 의의]

① **저마그네슘혈증(hypomagnesemia)의 원인**
흡수 감소(흡수부전 증후군, 췌장염, 구토, 설사 등), 배설 증가(세뇨관 질환, 사구체신염, 신우신염), 분비증가(갑상샘기능항진증, 부갑상샘기능항진증, 고알도스테론증 등)

② **저마그네슘혈증(hypomagnesemia)의 증상**
- 심혈관계: 부정맥, 고혈압, 디기탈리스 독성
- 신경근육: 허약, 경련, 운동실조, 발작, 테타니, 마비, 혼수
- 정신과: 우울, 흥분(동요, 불안), 정신병
- 대사: 저칼륨혈증, 저칼슘혈증, 저인산염혈증, 저나트륨혈증

③ **고마그네슘혈증(hypermagnesemia)의 원인**
만성 간염, 신증후군, 심한 탈수, 고혈압, 갑상샘저하증, 주기성 사지마비, 백혈병, 중증 당뇨병성 산증, 저알도스테론증, 성장 호르몬 저하, 뼈암, 뼈 전이성암, 제산제(antacid), 관장, 설사제

④ **고마그네슘혈증(hypomagnesemia)의 증상**
- 저혈압: 서맥, 심장차단
- 피부: 홍조, 열
- 위장관: 메스꺼움, 구토
- 신경: 무기력, 코머
- 반사 저하: 발화곤란증, 호흡 저하, 마비
- 대사: 저칼슘혈증
- 트롬빈 생성 저하, 혈소판 부착 저하

[측정]

검체
- 혈청, 혈장(헤파린리튬)
- 적혈구에는 세포외액보다 10배 이상 많다. 따라서 용혈 검체는 부적합하다.
- 소변: 일내변동이 있어서 24시간 소변이 적당하며, HCl을 넣으면 침전이 예방됨

방법
① Calmagite-Mg(적자색, 532nm)
② Formazan-Mg(660nm)
③ Methylthymol blue-Mg
  * 비색법은 Ca의 간섭을 억제하기 위해 은폐제(shelter)인 EGTA (ethylene glycol tetraacetic acid)를 첨가함
④ AAS: 기준법
⑤ **효소법**

$$\text{글루코스+ATP} \xrightarrow[GK]{Mg} \text{G6P+ADP}$$

$$\text{G6P+NADP} \xrightarrow{G6PD} \text{6-인글루콘산+NADPH+H}^+$$

* G6P: glucose-6-phosphate
GK: glucokinase
G6PD: glucose-6-phosphate dehydrogenase

⑥ Xylidyl blue(청색)-Mg → 홍색

[기준범위] - 표1 참조

7. 철(Iron, Fe)

1) 생리적 의의

- 성인의 체내 함유량: 3~5 g
- 분포
  ① 65%(heme): 헤모글로빈
  ② 4%(heme): 마이오글로빈, 시토크롬
  ③ 30%(저장): 비장, 간, 골수
  ④ 0.1%: 트랜스페린과 결합하여 혈장에 존재함(남성 60~150μg/dL, 여성 50~130μg/dL)
- 기능: 산소 운반(헤모글로빈, 마이오글로빈), 전자전달 반응(시토크롬)
- 대사
  식이 철(10~20 mg/day) ➡ **장 흡수**(Fe^{2+}) ➡ **장점막 상피세포**(Fe^{3+} + 아포페리틴⇨페리틴) ➡ **혈액**(Fe^{3+}+트랜스페린)
  * 아포페리틴에 철 원자가 2000-3000개 결합한 것이 페리틴이다.

- **트랜스페린(transferrin)**: 간에서 합성되는 β-글로불린으로 분자량은 약 8만의 당단백질이며, 1분자는 Fe^{3+} 2분자와 결합하며, 혈청 트랜스페린의 약 30% 정도만 철과 결합함.
  * 트랜스페린과 결합해있는 철은 전체 철의 0.1%이지만, 그 회전률은 매우 높다.

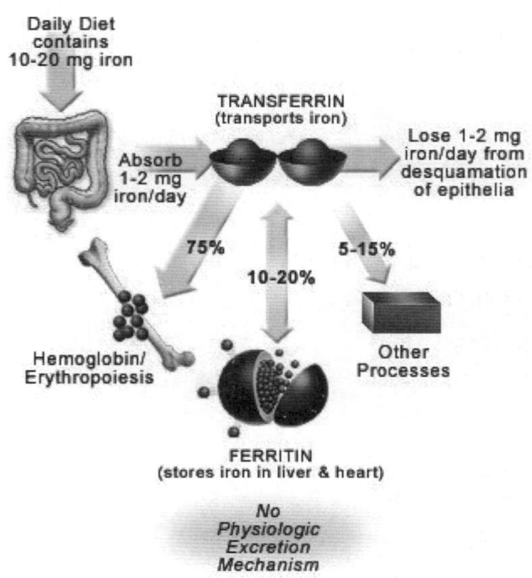

그림 3 철 대사

2) 임상적 의의

- 철 결핍 원인: 부적당한 섭취, 만성 설사, 흡수부전, 이용 증가(임신), 만성 출혈, 만성 질환(감염, 염증, 악성 종양)
- 철 과잉 원인: 흡수 증가, 적혈구 파괴 증가, 비효율적 조혈작용

표 3 철과 관련된 주요 질환

질환	혈청철	TIBC	UIBC
철결핍성 빈혈	↓↓	↑	↑
재생불량성 빈혈	↑↑	↘	↓↓
악성 빈혈	↑	↘	↘
용혈성 빈혈	↑	↓	↓
급성 간염	↑↑	↑↑	→
간경화증	→	↓	↘
네프로제 증후군	↓	↓	↓

- **철 결핍성 빈혈 · 임신**: 혈청 철(↓), TIBC(↑), 포화율(↓), 혈청 페리틴(↓)

3) 측정법

[혈청 철 측정 과정]

① **분리**: 산(염산, TCA) 처리로 단백질과 결합한 Fe^{3+}을 분리하고 단백질을 제거한다.

최근에는 제단백 조작을 생략하고 단백질 변성제나 계면활성제를 이용하여 트랜스페린으로부터 철을 유리시키는 직접법이 이용되고 있다. pH 4.5에서 nitroso-PSAP 금속 착색성 지시약과 반응하여 형성된 청색을 756 nm에서 측정한다.

※ PSAP : propyl sulfopropyl aminophenol

② **환원**: 아스코르브산 같은 환원제로 $Fe^{3+} \rightarrow Fe^{2+}$로 환원시킨다.

③ **발색**: ferrozine(적색), bathophenanthroline 황산나트륨(적색, 국제표준법)으로 발색

※ 현재 가장 많이 사용되는 발색 시약은 Nitroso-PSAP이다.

[총 철 결합능(total iron binding capacity, TIBC) 측정]

① 충분한 양의 Fe^{3+} 첨가

② 탄산마그네슘($MgCO_3$)으로 과잉 철 제거

③ 철 측정(TIBC)

TIBC - 혈청 철 = 불포화 철 결합능(UIBC)

4) 기준범위

[혈청 철]

성인 남성: 50~160 μg/dL,
성인 여성: 45~150 μg/dL

[TIBC]

성인 남성 · 여성: 250~425 μg/dL

* 일내변동이 크며 아침에 높고 저녁에 낮기 때문에 채혈시간은 이른 아침 공복시에 한다.

8. 구리(Cu)

1) 생리적 의의

- 체내 함유량: 100~120 mg(간, 뇌, 심장, 콩팥)
- 기능: 세룰로플라스민, 시토크롬 C 산화 효소, 타이로시네이스 등의 금속성 효소의 성분.
- 세룰로플라스민(ceruloplasmin): 구리 단백질, α_2-글로불린, 1분자에 구리 8개의 Cu^{2+} 함유
- 혈청 구리의 95%는 세룰로플라스민과 결합해 있고 5%는 알부민과 결합해있다.
- 대사

섭취(~10 mg/day) ➡ 흡수(50-80%) ➡ 배설(약 1/2은 대변으로 배설됨)

2) 임상적 의의

- **윌슨병(Wilson's disease)**: 혈청 Cu는 정상이거나 **감소**하며, 소변 Cu는 매우 **증가**한다.

  윌슨병은 세룰로플라스민이 선천적으로 결핍된 질환으로 간, 뇌, 콩팥 등에 구리가 침착되는 질환이다.

  임신, 흡연시에는 혈청 Cu가 증가한다.

3) 측정

분리와 제단백 ➡ **환원**(아스코르브산으로 $Cu^{2+} \rightarrow Cu^{+}$) ➡ **발색**(바소큐프로인 설폰산염, 디에틸디티오카르밤산)

4) 기준범위

- 혈청 Cu: 70-150 μg/dL
- 소변 Cu: 15-60 μg/24hr

성차가 있으며 여성이 약간 높다. 일내변동이 있으며 아침에 높고 야간에 낮다. 임신 시에는 세룰로플라스민의 합성이 항진되어 값이 높아진다.

9. 아연(Zinc, Zn)

1) 생리적 · 임상적 의의

아연(zinc)은 십이지장과 공장에서 흡수되고, 혈장 아연의 2/3는 알부민과 결합하고, 적혈구 내에는 혈장보다 약 20배가 더 많다.아연을 함유하고 있는 100종류 이상

이며, 그중 임상적으로 중요한 것은 ALP이다. 그밖에도 아연은 미각이나 후각, 발육, 성장, 창상 치유, 정자 생성 등에 관여하는 필수 원소이다.

2) 측정법

① 현재는 고감도 킬레이트인 5-Br-PAPS를 이용하여 생성된 적색을 측정한다.

② 원자흡광법(과거에 사용한 방법)

혈장 알부민치가 낮아지면 아연도 낮아진다.

3) 기준범위

66~118 μg/dL

혈액가스, pH, 완충계

○ 용어정의

- 산(acid): 양성자(H^+) 공여물질
- 염기(base): 양성자(H^+) 수용물질
- **완충제(buffer):** 완충제는 약산과 그것의 짝염기로 구성되며, 이러한 완충제를 포함하고 있는 용액은 pH의 변화를 막아주기 때문에 완충액이라고 한다. 혈액의 대표적인 완충시스템은 탄산 · 탄산수소 이온(중탄산염) 완충계이다.

○ 탄산 · 탄산수소 이온 완충계

혈액에서 완충 작용이 가장 큰 완충계는 탄산(H_2CO_3)과 탄산수소 이온(HCO_3^-) 완충계이다. 이 완충계는 전혈 완충용량의 65%, 혈장 완충용량의 95%를 차지한다.

$$H_2CO_3 \xleftrightarrow{Ka} HCO_3^- + H^+ \ (pKa=6.1^*)$$

* 순수 pKa 6.35이지만 혈장에서는 6.1이다.

완충액의 pH는 **Henderson-Hasselbalch식**에 따른다.

$$pH = pKa + \log\frac{[HCO_3^-]}{[H_2CO_3]} \text{ 또는}$$

$$pH = pKa + \log\frac{[HCO_3^-]}{PCO_2 \times 0.03}$$

* 정상적인 동맥혈의 pH는 $6.1 + \log\frac{20}{1} = 7.4$가 된다.

○ 산-염기 평형: H^+조절 기전

혈액에 H^+이 증가할 때: $H^+ + HCO_3^- \leftrightarrow H_2CO_3 \xrightarrow[\text{폐}]{\text{탄산탈수효소}} H_2O + CO_2$(폐에서 제거됨, 호흡 증가)

혈액에 OH^-이 증가할 때: $H_2CO_3 + OH^- \rightarrow H_2O + HCO_3^-$

○ 혈액의 pH 변화

산증(acidosis): <pH 7.35
알칼리증(alkalosis): >pH 7.45

혈액 pH는 완충계의 완충 능력을 초과하는 다양한 원인에 의해 변한다. 이를 헨더슨-하셀바하식으로 해석하면 다음과 같다

대사효과(HCO_3^-의 변화)

$\frac{[HCO_3^-](\downarrow)}{[H_2CO_3](\text{정상})} < \frac{20}{1}$	대사성 산증: 신장 질환으로 H^+배설 감소, 당뇨병성 산증, 설사	보상: 호흡수 증가로 CO_2 배출↑
$\frac{[HCO_3^-](\uparrow)}{[H_2CO_3](\text{정상})} > \frac{20}{1}$	대사성 알칼리증: 구토, 알칼리약물 과잉투여	보상: 호흡수 감소로 CO_2 배출↓

호흡효과(H_2CO_3의 변화)

$\frac{[HCO_3^-](\text{정상})}{[H_2CO_3](\uparrow)} < \frac{20}{1}$	호흡성 산증: 기종, 폐렴, 질식	보상: 신장 H^+배설 ↑, HCO_3^-재흡수 ↑
$\frac{[HCO_3^-](\text{정상})}{[H_2CO_3](\downarrow)} > \frac{20}{1}$	호흡성 알칼리증: 과도호흡, 히스테리, 기계적 과환기, 뇌압 상승	보상:신장 H^+ 배설 ↓, HCO_3^-재흡수 ↓

○ 동맥혈액가스분석(ABGA)

[검체]

- 검체: 주사기 안의 액체 헤파린(헤파린나트륨)
- 온도: 37℃ 측정. 1℃상승마다 약 0.015가 감소함
- 주사기내 기포 제거
- 검체 운반: 얼음 통에 넣어 운반함

[분석기]

- 원리: 전극
- PO_2전극(Clark electrode): **전류계**(전류량은 산소량과 비례함)
- PCO_2전극(Severinghaus electrode) 및 pH(유리 전극): **전압계**(전위차 측정)

[HCO_3^- 및 CO_2 함량]

- 분석기에서 자동으로 계산된 후 출력된다. 또한 pH와 PCO_2로부터 노모그램을 통해 구할 수 있다.

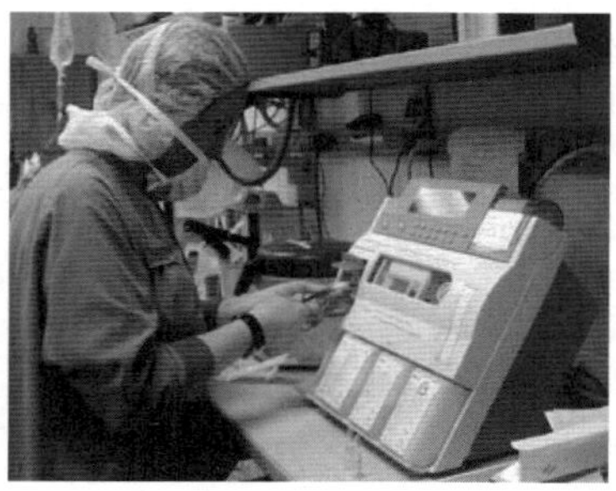

그림 1 혈액가스 측정

[기준범위(37℃)]

pH	7.35-7.45
PCO_2(mmHg)	35-45
HCO_3^-(mmol/L)	22-26
Total CO_2 content(mmol/L)	23-27
PO_2(mmHg)	80-110
SO_2(%)	>95
O_2Hb(%)	>95

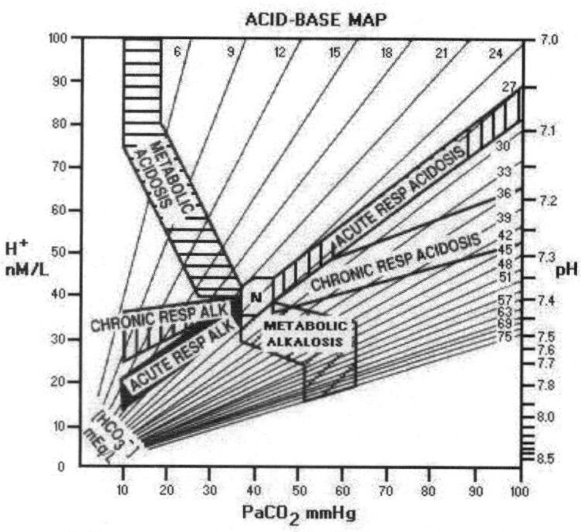

그림 2 HCO_3^- 측정용 노모그램

- **음이온 갭(anion gap)**

측정된 양이온과 측정된 음이온 사이의 수학적 차이를 통해 단백질, 황산염, 인산염, 유기산과 같은 측정되지 않은 음이온의 분포를 측정한다.

- 음이온 갭 = $(Na^+) - (Cl^- + HCO_3^-)$ = 8 - 16 mmol/L
- 음이온 갭 = $(Na^+ + K^+) - (Cl^- + HCO_3^-)$ = 12 - 20 mmol/L

정상 정맥혈의 음이온 갭: 8-16 mmol/L 또는 12-20 mmol/L. [예] 젖산산증인 환자의 결과가, Na = 141, K = 5, Cl = 103, HCO_3 = 22일 때 음이온갭은 (141 + 5) - (103 + 22) = 21이다. 이것은 젖산의 증가를 의미한다.

Q. 음이온 갭 성분 중 가장 큰 성분은?

A. 음이온 갭에서 값이 가장 큰 성분은 알부민이다.

Q. 혈액가스분석기로 직접 측정하는 성분은?

A. **pH, PCO_2, PO_2**는 직접 측정되며, HCO_3^- 및 총CO_2는 계산에 의한다.

Q. 대사성 산증, 대사성 알칼리증, 호흡성 산증일 때 인체에서는 어떤 반응을 통해 보정하는가?

A. 대사성 산증은 환기 증가로, 대사성 알칼리증은 환기 감소를 통해 빠르게 보정되며, 호흡성 산증은 콩팥을 통한 H+의 배설을 통해 느리게 보정된다.

- **염기과잉(base excess, BE)**

염기과잉이란 PCO_2 40 mmHg, 37℃에서 전혈의 pH가 7.4로 될 때까지의 필요한 산 또는 염기의 양을 말한다. PCO_2의 감소에 의해 HCO_3^-/H_2CO_3 비율이 상승하거나 PCO_2에 비해 HCO_3^-이 상대적으로 상승하거나, 비호흡성 완충제(단백질, 인산염 등)가 상승한 상태를 염기과잉이라고 한다. 정상적인 동맥혈의 염기과잉은 0 ± 2.5 mmol/L이다. 대사성 산증에서는 (-), 대사성 알칼리증에서는 (+)를 나타낸다.

연습문제 -무기질, 미량금속, 혈액가스

1. 나트륨의 신역치는 몇 mmol/L인가?

① 80~85 ② 90~110 ③ 110~130
④ 135~148 ⑤ 150~160

해설: 나트륨은 혈장의 주된 양이온이다. 혈청의 기준범위는 136~145 mmol/L이며, 소변의 농도는 음식물의 섭취에 따라 40~220 mmol/L의 범위를 갖는다. 나트륨은 신역치를 갖는 물질로 혈청 나트륨 농도가 110~130 mmol/L를 넘으면 소변으로 배설된다. 혈청 나트륨 농도가 110 mmol/L 이하이면 근위 및 원위 요세관에서 재흡수된다.

정답: 3

2. 총 혈청 오스몰랄 농도 중 Na^+, Cl^-, HCO_3^-이 차지하는 비율(%)은?

① 8 ② 45 ③ 75 ④ 80 ⑤ 92

해설: 오스몰랄 농도(osmolality)는 용액 kg당 용질의 입자 수를 나타내는 지표이다. 혈청이나 소변의 단위는 mOsm/kg을 사용한다. 혈청의 정상 오스몰랄 농도는 275~295 mOsm/kg이다. 혈청에서 1가 이온이 오스몰랄 농도에 미치는 비율은 약 92%이다. 나머지 8%는 혈청의 다른 전해질, 혈청 단백질, 글루코스 및 요소가 차지하고 있다.

정답: 5

3. 혈청의 색깔이 용혈로 인하여 매우 옅은 빨간색을 띠더라도 증가하는 것은?

① 나트륨 ② 칼륨 ③ 염화물 ④ 칼슘 ⑤ 중탄산염

해설: 칼륨 이온(K^+)은 세포 내의 주된 양이온으로 혈구가 혈청보다 약 20~25배나 더 많다. 따라서 미세한 용혈에서도 유의하게 상승한다. 반면에 Na^+, Cl^-, HCO_3^-, Ca^{2+}은 혈구보다 혈장에 더 많아서 용혈에서 상승하지 않는다.

정답: 2

4. 혈청의 총 음이온 함량에 포함되는 성분이 **아닌** 것은?

① 아세토아세트산 ② 칼륨 ③ 젖산
④ 철 ⑤ 피루브산

해설: 유기산은 카르복실기(−COOH)를 갖고 있어서 $-COO^-$을 띠고, 단백질은 양이온과 음이온을 같이 띤다. 철은 Fe^{2+}과 Fe^{3+}의 형태로 존재한다.

정답: 4

5. 칼륨과 관련이 **없는** 것은?

① 신역치가 없다.
② 산증에서 혈청에 상승한다.
③ 용혈에 의해 위양성으로 된다.
④ 세포내액의 주된 음이온이다.
⑤ 혈청을 분리하지 않은 채 검체를 냉장고에 보관하면 혈청에 상승한다.

해설: 칼륨은 신역치가 없으며, 세포내액에 가장 많은 양이온이다. 요세관성 산증에서는 H^+과 Na^+의 교환이 손상되어 K^+이 요세관으로 배설되지 못하고 혈액에 남게 되어 상승한다. 혈청의 기준범위는 3.5~5.1 mmol/L이다.

정답: 4

6. 염화 이온(Cl^-)에 대한 설명으로 틀린 것은?

① 세포외액의 주된 음이온이다.
② 세포외액인 혈장에서 적혈구의 세포내액으로 이동할 수 있다.
③ 능동수송에 의해 재흡수되지 않는다.
④ 혈청, 소변, 뇌척수액 등에서 측정된다.
⑤ 할로젠 전극으로 측정된다.

해설: 세포외액의 주된 음이온이고, 혈청의 기준범위는 98~107 mmol/L이다. 토리에서 여과된 Cl^-은 네프론의 근위요세관에서 수동수송에 의해 재흡수되고 헨레고리 상행각에서는 능동수송에 의해 재흡수된다. 적혈구 내에서 CO_2는 물과 결합하여 탄산(H_2CO_3)을 형성하며, 이것은 HCO_3^-와 H^+으로 해리된다. H^+은 디옥시헤모글로빈과 결합하고, HCO_3^-은 혈장으로 확산에 의해 나간다. 이때 세포 내의 전기적 중성을 유지하기 위해 Cl^-이 세포 안으로 들어간다. 이것을 염화물 이동(chloride shift)라고 한다.

정답: 3

7. 다음의 데이터에 대한 해석으로 **틀린** 것은?

Na^+ = 143 mmol/L, K^+ = 4.9 mmol/L
Cl^- = 105 mmol/L, HCO_3^- = 25 mmol/L

① 환자의 결과는 수용할 수 없다.
② 음이온갭은 일부 질환 상태를 파악하는 데 유용하다.
③ 음이온갭은 18 mmol/L이다.
④ 음이온갭은 분석 오류를 파악하는 데 유용하다.
⑤ 정상 상태에서 음이온갭을 일으키는 주성분은 단백질이다.

해설: 음이온갭은 측정된 양이온과 음이온 간의 차이를 통해 단백질, 황산염, 인산염, 유기산 같은 측정되지 않는 음이온의 분포를 알 수 있다. 데이터를 갖고 음이온갭을 구하면 다음과 같다.
음이온갭 = $(Na^+ + K^+) - (Cl^- + HCO_3^-)$ = 147.9 − 130 = 17.9 = ~18 mmol/L
정상적인 음이온갭의 기준범위는 12~20 mmol/L이다.

음이온갭은 분석장치를 평가하고 정도관리에 이용되기도 한다. 음이온갭은 젖산증, 케토산증, 신부전 등의 영향을 받는다.

정답: 1

8. 애디슨병(Addison's disease)에서 나트륨과 칼륨의 변화는?

① 나트륨 — 정상, 칼륨 — 저하
② 나트륨 — 저하, 칼륨 — 저하
③ 나트륨 — 저하, 칼륨 — 상승
④ 나트륨 — 상승, 칼륨 — 저하
⑤ 나트륨 — 정상, 칼륨 — 정상

해설: 애디슨병은 부신 겉질 호르몬인 코르티솔과 알도스테론이 저하하는 질환이다. 알도스테론이 저하하면 원위 요세관에서의 나트륨 재흡수가 줄어들어 혈장의 나트륨이 저하하고, 칼륨은 요세관으로 배설되지 못하여 상승한다. 이때 소변으로 Na, Cl, 물이 빠져나가면서 세포외액이 감소한다. Na^+의 재흡수 저하는 요세관으로의 K^+과 H^+의 분비 저하를 동반하여 혈청에 K^+과 H^+ (산증)이 상승하게 된다.

정답: 3

9. 원발성 알도스테론증에서 나타나는 현상은?

① 나트륨 — 정상, 칼륨 — 저하
② 나트륨 — 저하, 칼륨 — 저하
③ 나트륨 — 저하, 칼륨 — 상승
④ 나트륨 — 상승, 칼륨 — 저하
⑤ 나트륨 — 정상, 칼륨 — 정상

해설: 원발성 알도스테론증은 알도스테론이 과다하게 분비되는 질환으로 알도스테론이 상승하여 요세관에서 나트륨의 재흡수와 요세관으로 칼륨의 분비가 과다하게 일어나 혈장에는 나트륨이 상승하고 칼륨은 저하한다.

정답: 4

10. 혈청 총 칼슘에서 이온형 칼슘이 차지하는 비율(%)은?

① 10 ② 20 ③ 30 ④ 50 ⑤ 70

해설: 혈청 총 칼슘의 기준범위는 8.6~10.3 mg/dL(2.15~2.57 mmol/L)인데 이중 이온형 칼슘(Ca^{2+})은 약 50%, 단백질 결합형이 40%, 다른 음이온과의 결합형이 10%를 차지한다. 생리학적으로 중요한 역할을 하는 것은 이온형이다.

정답: 4

11. 요세관에서 인산의 재흡수 상태를 측정하는 것은 어떤 장기에 영향을 미치는 질환을 진단하는데 유용한가?

① 간 ② 이자 ③ 위 ④ 갑상샘 ⑤ 부갑상샘

해설: 요세관에서의 인산 재흡수는 콩팥에 대한 부갑상샘 호르몬(PTH)의 작용에 의해 조절된다. 어떤 원인에 의해 PTH가 증가하면 요세관에서의 인산 재흡수가 감소한다. 이때 혈청 칼슘은 상승하여 고칼슘혈증으로 된다.

정답: 5

12. 혈장 칼슘 농도에 영향을 미치지 **않는** 것은?

① 칼슘 섭취량 ② 알도스테론 ③ 칼시토닌
④ 비타민 D ⑤ 부갑상샘 호르몬

해설: PTH와 비타민 D는 혈장 Ca 농도를 상승시키며, 칼시토닌은 저하시킨다. 알도스테론은 원위 요세관에 작용하여 Na의 재흡수를 촉진시킨다.

정답: 정답: 2

13. 부갑상샘 호르몬의 상승이 미치는 효과는?

① 혈액 칼슘치 저하
② 요세관에서의 인산 재흡수 상승
③ 뼈로부터 혈액으로의 칼슘 유출 저하
④ 장에서의 칼슘 흡수 상승
⑤ 혈액 인산 상승

해설: 부갑상샘 호르몬(PTH)은 1) 뼈에 작용하여 칼슘을 혈액으로 방출시키고(골 흡수), 간에서 형성된 불활성 비타민 D를 콩팥에서 활성형의 1,25-$(OH)_2$ vitamin D_3로 전환시키고, 3) 요세관에 작용하여 칼슘 재흡수를 촉진시킨다. 장에서 칼슘 흡수를 촉진시키는 것은 비타민 D이지만 이것의 활성은 PTH에 의해서 이루어지므로 간접적으로 칼슘 흡수를 촉진시키는 게 된다.

정답: 4

14. 식욕부진, 변비, 복통, 구역질, 구토 등의 증상을 나타내는 60대 여성에서 얻은 결과는 다음과 같았다. 결과가 가리키는 것은?

> 혈청 이온형 칼슘 — 상승, 혈청 인산염 — 저하
> 소변 칼슘 — 상승, 소변 인산염 — 상승

① 원발성 부갑상샘 항진증 ② 비타민 D 결핍
③ 부갑상샘 저하증 ④ 파제트병
⑤ 갑상샘 항진증

해설: 파제트병(Paget's disease)은 과도하게 뼈의 파괴가 일어나는 원인 불명의 병이다.

정답: 1

15. 속발성 부갑상샘 항진증을 나타내는 것은?

① 비타민 C 결핍 ② 간 질환 ③ 콩팥 질환
④ 갑상샘 질환 ⑤ 이자 질환

해설: 속발성 부갑상샘 항진증은 만성 저칼슘혈증일 때 부갑상샘이 정상적으로 반응하는 상태의 질환이다. 저칼슘혈증은 콩팥 질환이나 비타민 D의 결핍으로 인해 발생한다.

콩팥 질환에서 토리의 여과 감소에 의해 혈청 인산치가 상승하거나 비타민 D의 합성이 저하하면 혈청 칼슘치를 상승시키기 위해 부갑상샘이 계속 자극을 받는다.

정답: 3

16. 무기인산염 측정에 사용되는 시약은?

① 에를리히 시약 ② 몰리브덴산암모늄
③ 8-하이드록시퀴놀린 ④ 바소페난트롤린
⑤ 칼마가이트

해설: 가장 많이 사용되는 것은 효소법이고, 그 다음은 효소-UV법이고, 그 다음은 몰리브덴 블루법이다.
[효소-UV법]
HPO_4^{2-} + 수크로스 $\xrightarrow{\text{sucrose phosphorylase}}$ 글루코스-1-인산 + 과당
글루코스-1-인산 $\xrightarrow{\text{phosphoglucomutase}}$ 글루코스-6-인산
글루코스-6-인산 + NADP $\xrightarrow{\text{G6PD}}$ 6-포스포글루콘산 + NADPH
[몰리브데넘산법(Fiske-Subbarow법)]
몰리브데넘산암모늄 + 인 + 1,2,4-아미노-나프톨-술폰산(환원제) → 몰리브데넘 블루

정답: 2

17. 혈청 칼슘 측정에 사용되는 시약은?

① *o*-크레졸프탈레인 콤프렉손
② 칼마가이트 ③ 타이탄옐로우
④ 란타넘 ⑤ 아미노-나프톨-술폰산

해설: 현재 사용되는 칼슘 측정법은 1) *o*-cresolphthalein complexone(*o*-CPC), 2) arsenazo Ⅲ법, 3) 이온선택 전극법이 있다.

o-CPC + Ca $\xrightarrow{\text{alkali}}$ 적색

정답: 1

18. 혈장 칼슘치에 영향을 미치는 것은?

① Na ② Pi ③ K ④ Fe ⑤ Mn

해설: 혈장 칼슘과 무기인산염(Pi)의 농도는 역으로 변동한다. 혈장 칼슘이 상승하면 무기인은 저하한다.

정답: 2

19. 세룰로플라스민과 결합하는 것은?

① Cr ② Cu ③ Fe ④ Zn ⑤ Mn

해설: 세룰로플라스민 구리를 결합하여 운반하는 청색 단백질이다.

정답: 2

20. 환자의 무기인산염 값이 상승하였다. 의사는 이러한 비정상적인 결과를 확정할 수 없었다. 이러한 결과를 초래할 수 있는 오류는?

① 채혈 시간이 오래 걸렸다.
② 검체가 용혈되었다.
③ 일내변동의 효과이다.
④ 글루코스 정맥주사를 맞고 있다.
⑤ 식사 후 채혈하였다.

해설: 세포내액에 가장 많은 음이온은 인산 이온이다. 용혈 검체를 4℃에 저장하면 하루에 4~5 mg/dL가 상승한다.

정답: 2

21. 체내의 주된 저장 철의 형태는?

① 아포트랜스페린 ② 마이오글로빈 ③ 페리틴
④ 헤모시데린 ⑤ 헤모글로빈

해설: 체내의 주된 저장 철은 페리틴(ferritin)이다.

정답: 3

22. 비색법으로 철을 측정하는 데 사용되는 발색 시약은?

① 바소페난트롤린 ② 바소큐프로인
③ 8-하이드록시퀴놀린 ④ EGTA
⑤ 칼마가이트

해설: 철 측정에 사용되는 발색 시약에는 nitroso-PSAP, 바소페난트롤린, 페로진, 트라이피리딜트리아진(TPTZ) 등이 있다.

정답: 1

23. 트랜스페린의 포화율이 증가하는 질환은

① 혈색소증 ② 철-결핍성 빈혈 ③ 심근경색
④ 악성 종양 ⑤ 황달

해설: 정상적으로 트랜스페린의 포화율은 20~30%인데, 혈색소증, 철 과부하 질환, 철 중독에서는 포화율이 상승한다.

정답: 1

24. 혈청 마그네슘을 화학적인 방법으로 측정할 때 간섭하는 것은?

① Ca ② Fe ③ Cu ④ Cl ⑤ K

해설: Mg 측정 시에는 Ca이 간섭하기 때문에 EGTA (ehtylene glycol tetraacetic acid)를 첨가하여 Ca을 제거한다.

정답: 1

25. 인체에서 완충 작용이 가장 큰 완충계?

① 탄산수소 이온/탄산 ② 인산염/인산
③ 아세트산염/아세트산 ④ 혈장 단백질
⑤ 헤모글로빈

해설: 혈액의 pH 변화를 막아주는 완충계(buffer system)는 다음과 같은 것들이 있다.
(1) 탄산수소 이온(중탄산염)/탄산: 전혈 완충 용량의 65%와 혈장 완충 용량의 95%를 책임지고 있다.
(2) 헤모글로빈: 전혈 완충 용량의 30%를 책임지고 있다.
(3) 혈장 단백질, 인산: 1% 미만을 책임지고 있다. 아세트산염/아세트산 완충계는 인체에 없다.

탄산수소 이온/탄산 완충계는 다음과 같이 작용하여 pH 변화를 막아준다.
(1) H^+이 증가할 때
$HCO_3^- + H^+$(과잉) $\rightleftarrows H_2CO_3 \xrightleftharpoons[\text{적혈구}]{\text{CA, 폐}} CO_2$(기체, 폐를 통해 배출) + H_2O
CA: 탄산탈수 효소(carbonic anhydrase)
(2) OH^-이 증가할 때
$H_2CO_3 + OH^-$(과잉) → $H_2O + HCO_3^-$
* 헤모글로빈 완충계의 완충 메커니즘
$KHbO_2 + H_2CO_3 \rightarrow HHb + K^+HCO_3^- + O_2$
* 인산 완충계의 완충 메커니즘
$HPO_4^{2-} + H^+ \rightarrow H_2PO_4^-$ (pH 7.4에서 혈장 인산염의 80%는 HPO_4^{2-}으로 존재하지만 산성 소변에서는 $H_2PO_4^-$으로 배설된다.

정답: 1

26. 혈액에 녹아있는 CO_2의 압력 측정은 어떤 물질의 농도와 밀접하게 관련이 있는가?

① H^+ ② HCO_3^- ③ H_2CO_3 ④ PO_2 ⑤ HPO_4^{2-}

해설: PCO_2는 탄산을 나타내는 지표이다. PCO_2에 0.0301을 곱하면 H_2CO_3 농도에 해당한다. PCO_2는 혈액가스 분석기로 측정한다.

정답: 3

27. 혈장에 있는 탄산과 탄산수소 이온의 총합을 무엇이라고 하는가?

① 총 이산화탄소 함량 ② 표준 중탄산염
③ 완충 염기 ④ 염기 과잉
⑤ 이산화탄소 분압

해설: 혈장의 총이산화탄소(CO_2) 함량은 HCO_3^-, H_2CO_3, 용존 CO_2, 카바미노-결합 CO_2(헤모글로빈과 결합한 이산화탄소)의 합을 말한다. 이중 탄산수소 이온(HCO_3^-)이 90~95%를 차지한다. 탄산수소 이온은 가스 분석기로 직접 측정하지 못한다.

정답: 1

28. 혈장의 pH가 7.4일 때 "탄산수소 이온 : 탄산"의 비율은 얼마인가?

① 10:1 ② 20:1 ③ 1:20 ④ 40:1 ⑤ 100:1

해설: 탄산수소 이온과 탄산에 의해 결정되는 pH는 Henderson-Hasselbalch식을 따른다. 따라서 Henderson-Hasselbalch식 $pH = pKa + \log\frac{[HCO_3^-]}{[H_2CO_3]}$에 대입하면(탄산의 pKa = 6.1),
$7.4 = 6.1 + x$, x값, 즉 $\log\frac{[HCO_3^-]}{[H_2CO_3]}$이 1.3이어야 하므로, 1.3 = log 20이 된다.

정답: 2

29. PCO_2의 변화없이 HCO_3^-이 증가하는 상태는?

① 호흡성 산증 ② 호흡성 알칼리증
③ 대사성 산증 ④ 대사성 알칼리증
⑤ 신요세관성 산증

해설: 혈액에 H^+을 공급하는 주요 공급원은 위액이다. 아무튼 지속적으로 구토를 유발하는 상태(예, 뇌압 상승 등)에서는 혈액에 H^+의 공급이 감소하므로 상대적으로 HCO_3^-이 증가한다. 이러한 상태를 Henderson-Hasselbalch식에 대입해보면 pH가 높아지며, 알칼리로 된다. 이렇게 HCO_3^-의 변화에 의한 것은 대사성(metabolic)이란 용어를 붙인다.

정답: 4

30. 호흡성 산증의 특징은?

① 탄산수소 이온 과잉 ② 탄산수소 이온 결핍
③ 용존 이산화탄소 과잉 ④ 용존 이산화탄소 결핍
⑤ 요세관으로의 H^+ 분비 감소

해설: 폐에서 이산화탄소의 배출 감소로 인해 혈액에 H_2CO_3이 증가할 때 호흡성 산증이 된다. 이러한 상태의 대표적인 질환이 폐렴, 폐기종이다.

정답: 3

31. 혈액가스 분석에 일반적으로 많이 이용되는 검체는?

① 정맥혈 ② 동맥혈 ③ 모세관혈 ④ 혈청 ⑤ 소변

해설: 혈액가스는 정맥혈과 동맥혈을 검체로 하여 측정할 수 있지만 일반적으로 동맥혈이 검체로 사용된다.
○ 검체: 동맥혈
(1) 동맥혈 채혈은 위험하기 때문에 경험과 훈련을 필요로 한다.
(2) 진공시험관에 채혈할 경우 음압으로 인해 탈가스 작용이 일어나 PO_2와 PCO_2가 감소한다.
(3) 주사기 안에 기포가 생기면 그 속으로 가스가 유입된다.
○ 항응고제
(1) 일반적으로 액체 헤파린이 사용된다. 하지만 양이 많을 경우에는 검체가 희석되며, PCO_2가 증가한다. 농도는 10 mg/dL 헤파린나트륨 용액이 사용된다. 소량의 혈액에는 2~4 mL가 사용된다.
○ 채혈 시 주의사항
(1) 지혈대를 매고 빨리 채혈한다. 울혈이 길어지면 PO_2가 감소하고, PCO_2가 증가하고, pH가 낮아진다.
(2) 채혈 시 주먹을 꽉 쥐면 근육 수축으로 인해 PO_2가 감소하고 pH가 낮아진다.

(3) 채혈 후 바로 기포를 제거하고 바늘을 제거한 후 마개를 씌워 공기와의 접촉을 차단한다. 혈액을 손바닥 사이에 놓고 돌리면서 항응고제와 잘 섞이도록 혼합한다.

○ 검체 수송

(1) 검체는 혐기 상태를 유지한다. 검체가 공기에 노출되면, PO_2 증가, PCO_2 감소, pH 증가의 변화가 나타난다. 이것은 혈액과 공기의 기체 분압 차이에 의해 일어난다.

장소	PO_2 mmHg	PCO_2 mmHg
공기	158	22.8
폐포	100	36
정맥혈	40~50	40~44
세포 표면	20	50~55

SC. Anderson & Ssan Cockayne, Clinical Chemistry-Concepts and Application, Philadelphia, Saunders, p. 411, 1993.

혐기적 상태에서도 세포 호흡이 일어나 PO_2가 감소한다. 혈액 온도가 높을수록 혈액 가스 변화가 더 크다. 검체는 얼음 슬러시에 넣어 4℃를 유지하는 것이 좋다. 검체는 채혈 후 15분 이내에 검사해야 한다.

○ 혈액 가스 측정 오류

(1) 검체 안에 생긴 기포, (2) 검사 지연, (3) 헤파린 효과, (4) 통증 및 불안, (5) 기술적 오류, (6) 온도, (7) 검체 혼합 오류, (8) 진공시험관 채혈

정답: 2

32. 혈액 가스 분석을 위한 혈액 검체에 사용되는 항응고제는?

① EDTA ② 헤파린 ③ NaF
④ 시트르산염 ⑤ 옥살산염

해설: 33번 문제 해설 참조.

정답: 2

33. 혈액 가스 검체가 공기에 노출될 때 일어나는 변화는?

① PO_2와 pH ↑, PCO_2 ↓
② PO_2와 pH ↓, PCO_2 ↑
③ PO_2 ↑, pH와 PCO_2 ↓
④ PO_2 ↓, PCO_2와 pH ↑
⑤ PO_2, PCO_2, pH 모두 ↑

해설: 33번 문제 해설 참조.

정답: 1

34. 공기와 완전히 차단된 혈액 검체를 2시간 이상 실온에 방치할 경우 일어나는 변화는?

① PO_2 ↑, PCO_2 ↓, pH ↑
② PO_2 ↓, PCO_2 ↓, pH ↓
③ PO_2 ↓, PCO_2 ↑, pH ↓
④ PO_2 ↑, PCO_2 ↑, pH ↓
⑤ PO_2 ↑, PCO_2 ↑, pH ↑

해설: 공기와 완전히 차단된 혈액 검체가 실온에 방치되면 적혈구에서 해당과 기타 산화 대사가 일어난다. 그 과정에서 산소가 소비되고(PO_2 ↓ 3-12 mmHg/hr/37℃), 해당에 의해 이산화탄소와 젖산이 증가하며(PCO_2↑, 5 mmHg/hr/37℃), pH가 낮아진다(↓).

정답: 3

35. 총CO_2와 PCO_2로부터 HCO_3^-을 구하는 공식은?

① 0.03 × (PCO_2 - 총CO_2)
② (총CO_2 + 0.3) × PCO_2
③ 0.03 × (총CO_2 - PO_2)
④ 총CO_2 - (0.03 × PCO_2)
⑤ 총CO_2 - (PCO_2 + PO_2)

해설: 2번 문제 해설 참조.
Henderson-Hasselbalch식 $pH = pKa + \log\frac{[HCO_3^-]}{[H_2CO_3]}$ 는 $pH = pKa + \log\frac{[HCO_3^-]}{[pCO_2 \times 0.03]}$ 로 표현할 수 있다.

정답: 4

36. 혈액가스 파라미터 중 혈액가스 분석기로 직접 측정하는 것은?

① pH, HCO_3^-, 총 CO_2 ② PCO_2, HCO_3^-, PO_2
③ pH, PCO_2, PO_2 ④ pH, 총 CO_2, PCO_2
⑤ PO_2, HCO_3^-, 총 CO_2

해설: 혈액가스 분석기에서 전극으로 직접 측정되는 것은 pH, PCO_2, PO_2이며, HCO_3^-는 계산으로 구한다.

정답: 3

37. 적혈구에서 탄산수소 이온이 빠져나갈 때 적혈구 내부의 전기적 중성을 유지하기 위해 혈장에서 어떤 전해질이 적혈구로 들어오는가?

① Na^+ ② K^+ ③ HPO_4^{2-} ④ Mg^{2+} ⑤ Cl^-

해설: 전기적 평형을 이루기 위해 Cl^-은 HCO_3^-과 반대로 이동한다. 적혈구 안으로 들어간 CO_2는 물과 결합하여 H_2CO_3를 형성하며, 이것은 HCO_3^-과 H^+으로 해리된다. H^+은 디옥시헤모글로빈과 결합하고, HCO_3^-은 혈장으로 확산되어 나간다. 이때 Cl^-은 세포의 전기적 중성을 유지하기 위해 세포 안으로 들어간다. 이것을 염소 이온 이동(chloride shift)이라고 한다.

정답: 5

38. 당뇨병성 케톤산증을 가리키는 검사 결과는?

① 공복 혈당치 상승, pH 상승, 케톤체 존재
② 공복 혈당치 상승, pH 저하, 케톤체 존재
③ 공복 혈당치 상승, pH 정상, 케톤체 없음
④ 공복 혈당치 저하, pH 저하, 케톤체 없음
⑤ 공복 혈당치 정상, pH 정상, 케톤체 존재

해설: 당뇨병성 케톤산증(diabetic ketoacidosis, DKA)은

당뇨병이 심하여(공복 혈당이 매우 높음) 혈액에 케톤체(아세토아세트산, β-하이드록시부티르산, 아세톤)가 증가하여 대사성 산증이 되는 것으로, 일단 DKA로 진단되면 신속한 치료를 필요로 한다.

정답: 2

39. 탄산탈수 효소의 설명으로 옳은 것은?

① 적혈구에서 CO_2와 H_2O로부터 H_2CO_3의 생성을 촉진시킨다.
② 산소해리곡선을 좌측으로 이동시킨다.
③ 근육조직에서 CO_2와 H_2O로부터 H_2CO_3의 생성을 촉진시킨다.
④ 신요세관에서는 작용하지 않는다.
⑤ 2,3-다이포스포글리세르산(DPG)의 생성을 촉진시킨다.

해설: 탄산탈수 효소(carbonic anhydrase, CA)는 적혈구에서 이산화탄소와 물로부터 탄산의 생성을 촉진시킨다.

$$CO_2 + H_2O \xrightleftharpoons{CA} H_2CO_3 \rightleftarrows HCO_3^- + H^+$$

그 다음 탄산은 HCO_3^-과 H^+으로 해리되고, 수소 이온(프로톤)은 헤모글로빈의 히스티딘과 결합하여 완충되고 이때 헤모글로빈은 산소를 방출한다. 이렇게 옥시헤모글로빈(oxyhemoglobin)은 디옥시헤모글로빈(deoxyhemoglobin)이 된다. CA는 적혈구와 콩팥 요세관 상피 세포에서 활성을 나타낸다. CA는 산소해리곡선이나 2,3-DPG와 상관이 없다.

정답: 1

40. "염기 과잉" 을 가장 잘 설명한 것은?

① 탄산 농도의 증가를 가리킨다.
② 양성 값은 대사성 알칼리증을 가리킨다.
③ 탄수화물 대사에 의해 일어난다.
④ 음성 값은 호흡 불균형을 가리킨다.
⑤ 양성 값은 대사성 산증을 가리킨다.

해설: 염기과잉(base excess, BE)이란 PCO_2 40 mmHg, 37℃에서 전혈의 pH가 7.4로 될 때까지 필요한 산 또는 염기의 양을 말한다. 다시 말하면, PCO_2의 감소에 의해 HCO_3^-/H_2CO_3 비율이 증가하거나, PCO_2에 비해 HCO_3^-이 상대적으로 증가하거나, 비호흡성 완충제(단백질, 인산염, 중탄산염)가 증가한 상태를 염기과잉이라고 한다. 정상적인 동맥혈의 염기과잉은 0~± 2.5 mmol/L이다. 대사성 산증에서는 (−), 대사성 알칼리증에서는 (+)를 나타낸다.

정답: 2

41. K^+ 농도가 Na^+ 농도보다 높은 것은?

① 혈장 ② 간질액 ③ 세포내액
④ 뇌척수액 ⑤ 림프액

해설: 혈장의 Na^+이 136~145 mmol/L인데 대하여, 세포내액의 Na^+은 약 9 mmol/L이다. 혈장의 K^+은 3.5~4.5 mmol/L인데 대하여 세포내액의 K^+은 약 148 mmol/L이다.

정답: 3

42. 세포외액에 가장 많은 양이온은?

① K^+ ② Na^+ ③ Ca^{2+} ④ Mg^{2+} ⑤ Fe^{3+}

해설: 세포외액에 가장 많은 양이온은 Na^+이고, 음이온은 Cl^-이다. 반면 세포내액에 가장 많은 양이온은 K^+이고, 음이온은 인산 이온(HPO_4^{2-})이다.

정답: 2

43. 2가 양이온은?

① 칼륨 ② 중탄산염 ③ 나트륨
④ 마그네슘 ⑤ 알루미늄

해설: K^+, Ca^{2+}, Na^+, Mg^{2+}, Al^{3+}

정답: 4

44. 저나트륨혈증을 초래하는 것은? (2개 선택)

① 요붕증 ② 애디슨병
③ 쿠싱 증후군 ④ 원발성 알도스테론증
⑤ 항이뇨 호르몬 부적합 분비 증후군

해설: * **저나트륨혈증(<135 mEq/L)**

1) 물과 Na^+의 상실: 콩팥을 통한 상실(애디슨병, 이뇨제), 콩팥 이외의 상실(구토, 설사)
2) 수분 저류: 항이뇨 호르몬 분비 이상증, 부종성 질환(만성 및 급성 콩팥 질환), 간경화증, 신증후군
3) 위성 저Na^+혈증: 정상 삼투압(고지혈증, 고단백혈증), 고삼투압(고혈당)

* **고나트륨혈증(>145 mEql/L)**

1) 수분 상실: 콩팥을 통한 상실(요붕증), 콩팥 이외의 상실(발한, 설사, 구토)
2) 수분 섭취 저하: 고령자, 영아, 소화기 질환
3) Na^+ 저류: 원발성 알도스테론증, 부신피질 항진증(쿠싱 증후군)

정답: 2, 5

45. 칼슘에 대한 설명으로 옳은 것은?

① 요세관에서 재흡수되지 않는다.
② 비타민 D를 활성화한다.
③ 음식물 중의 칼슘은 위에서 흡수된다.
④ 뼈에서는 인산칼슘의 형태로 존재한다.
⑤ 혈청 칼슘의 약 20%는 이온형이 차지한다.

해설: 칼슘은 요세관으로부터 재흡수되며 부갑상샘 호르몬(PTH), 1,25-$(OH)_2$ 비타민 D_3에 의해 촉진되고, 칼시토닌(calcitonin)은 배설을 촉진시킨다. 활성형의 비타민 D_3는 소장에서 칼슘 흡수를 촉진시킨다. 비타민 D를 활성화하는 것은 PTH이다.

정답: 4

46. 혈중 칼슘에 대한 설명으로 옳은 것은?

① 약 50%는 이온형으로 존재한다.
② 기준범위는 3.6~4.4 mg/dL이다.
③ 저알부민혈증에서는 거짓 고치로 된다.
④ 알칼리혈증에서는 이온형이 증가한다.
⑤ 부갑상샘 호르몬(PTH)의 작용에 의해 저하한다.

해설: 칼슘의 기준범위는 8.6~10.3 mg/dL이며, 알부민과 결합하기 때문에, 저알부민혈증에서는 거짓 저치로 된다. 알칼리혈증에서는 알부민의 전하가 (−)로 되기 때문에, 이온형이 결합하여 저하한다. PTH는 뼈에 작용하여 칼슘을 유리시키기 때문에 혈중 칼슘 농도가 증가한다.

정답: 1

47. 혈청 칼슘이 상승하는 질환은?

① 구루병 ② 요독증 ③ 급성 이자염
④ 폐쇄성 황달 ⑤ 원발성 부갑상샘 항진증

해설: 원발성 부갑상샘 항진증에서는 부갑상샘 호르몬(PTH)이 과다하게 분비되므로 혈청 칼슘이 상승한다. 반면 무기인은 PTH에 의해 소변으로 배설이 상승하기 때문에 혈청 무기인은 저하한다. 한편 비타민 D 중독증이나 악성 종양, 백혈병, 다발성 골수종 등과 같이 뼈가 파괴되는 병변이 있을 때는 고칼슘혈증을 나타낸다.

정답: 5

48. 칼슘 정량법이 **아닌** 것은?

① *o*-크레졸프탈레인 콤플렉손(*o*-CPC)
② 효소법
③ 이온 선택 전극법
④ 메틸자이레놀법
⑤ 트라이피리딜 트라이아진(TPTZ)법

해설: 효소법은 칼슘(Ca)이 아밀레이스의 활성제인 것을 이용한 방법이다. TPTZ은 철 킬레이트 비색법이다. 현재 비색법은 *o*-CPC법과 아르제노(Arsenazo)-III법이 많이 이용되고 있다.
[칼슘 측정 비색법]
① *o*-CPC법: *o*-CPC + Ca^{2+} → 적색
② Arsenazo-III법: Arsenazo-III + Ca^{2+} → 적자색-청자색
③ 메틸자이레놀 블루(Methylxylenol Blue, MXB)법: MXB + Ca^{2+} → 청색

정답: 5

49. 무기질과 그 검사법의 연결이 옳은 것은?

① 칼슘 — 자일리딜 블루
② 나트륨 — 전량 적정법
③ 칼륨 — 발리노마이신 전극법
④ 철 — 바소큐프로인
⑤ 무기인 — 타이탄 옐로우법

해설: 자일리딜(코시리딜) 블루법은 마그네슘 측정법이며, 전량 적정법은 Cl, 바소큐프로인법은 구리, 타이탄 옐로우법은 마그네슘 측정법이다. 발리노마이신 전극은 K^+ 측정 전극이다.

정답: 3

50. 필수미량원소는? (2개 선택)

① 철 ② 아연 ③ 무기인 ④ 칼슘 ⑤ 나트륨

해설: 건강이나 생명 유지에 필수적인 금속을 필수 미량금속이라고 한다. 철, 아연, 망가니즈, 코발트, 구리, 몰리브데넘, 아이오딘, 크롬, 셀레늄이 필수미량금속이다.

정답: 1, 2

표. 필수미량원소와 그 생리적 역할

원소	생리적 기능
철(Fe)	헤모글로빈의 구성 성분으로서 산소를 운반한다. 결핍이 있으면 빈혈을 일으킨다.
아연(Zn)	미각 감지, 창상 치료, 면역 기전, 정자 형성에 관여하며, 아연을 함유하고 있는 효소는 100종류가 넘는다.
구리(Cu)	철 대사에 관여하고, 구리가 부족하면 철 흡수량이 저하하여 빈혈을 일으킨다. 사이토크롬, 카탈레이스, 모노아민 산화 효소, 과산소 디스뮤테이스(speroxide dismutase, SOD) 등의 활성에 관여한다.
셀레늄(Se)	셀레노프로테인의 구성 성분으로서 활성 산소나 라디칼로부터 생체를 방어한다.
망가니즈(Mn)	뼈 형성·발육의 ALP, 당신생에서 피루브산 카복실레이스, 동맥경화와 관련한 항산화 작용의 과산소 디스뮤테이스(SOD) 활성에 관여한다.
아이오딘(I)	갑상샘 호르몬의 구성 성분으로서 작용한다.
몰리브데넘(Mo)	크산틴 산화 효소에 포함되어 있으며 요산 합성과 관련되어 있으면서 통풍에 관여한다. 알데하이드 디하이드로게네이스의 구성 성분이며, 이것은 알코올 대사에 있어서 필수적인 효소이다.
크롬(Cr)	인슐린 수용체의 결합 보조인자로서 내당인자를 구성하는 재료이다.
코발트(Co)	비타민 B_{12}의 구성 성분으로서 적혈구나 핵산 합성에 필요하다.

51. 음이온 갭을 계산할 때 필요한 것은?

① 젖산 이온 ② 인산 이온 ③ 황산 이온
④ 칼슘 이온 ⑤ 나트륨 이온

해설: 음이온 갭(anion gap, AG)이란 측정된 양이온과 측정된 음이온 사이의 수학적 차이를 통해 단백질(알부민이 가장 큰 음이온 갭 성분임), 황산염, 인산염, 유기산과 같은 측정되지 않은 음이온의 분포를 추정하는 것이다. 음이온 갭은 다음과 같은 2가지 공식을 사용하여 구한다.
• 음이온 갭(Murray 계산식) = (Na^+) − (Cl^- + HCO_3^-) * 기준 범위 8~16 mmol/L
• 음이온 갭(Lubowitz 계산식) = (Na^+ + K^+) − (Cl^- + HCO_3^-) * 기준 범위 12~20 mmol/L
정상 정맥혈의 음이온 갭: 8~16 mmol/L 또는 12~20 mmol/L. [예] 젖산 산증인 환자의 결과가, Na^+ = 141, K^+ = 5, Cl^- = 103, HCO_3^- = 22일 때 음이온 갭은 (141 + 5) − (103 + 22) = 21이다. 이것은 젖산이 증가했음을 의미한다.

정답: 3, 5

52. 음이온 갭을 가장 많이 차지하는 음이온은?

① 젖산 ② 황산 ③ 인산 ④ 케톤체 ⑤ 알부민

해설: 음이온 갭은 $[(Na^+ + K^+) - (Cl^- + HCO_3^-)]$로 계산하며, 혈장에서 측정되지 않는 음이온인 단백질, 유기산, 황산염 및 인산염을 포함한다. 가장 큰 음이온은 알부민이다. 이 식에 따른 음이온 갭의 기준범위는 12~20 mmol/L이다.

정답: 5

53. 동맥혈 가스(ABG)를 분석하기 위한 검체를 실온에 1시간 동안 방치했을 때 나타나는 변화는? (↑: 증가, ↓: 감소, →: 변함없음)

① PO_2 ↑, pH ↓ ② PO_2 ↑, pH ↑
③ PO_2 ↓, pH ↑ ④ PO_2 ↓, pH ↓
⑤ PO_2 →, pH →

해설: 검체를 방치하면 혈구 성분, 특히 백혈구의 대사에 의해 PO_2가 감소하고, PCO_2가 상승하며, pH가 저하한다.

정답: 4

54. 혈액 pH를 구하는 데 필요한 것은? (2개 선택)

① Cl^- ② HCO_3^- ③ Na^+ ④ PCO_2 ⑤ PO_2

해설: 혈액 pH는 1) 탄산-탄산수소 이온 완충계, 2) 인산 완충계, 3) 혈장 단백질, 4) 헤모글로빈에 의해 조정되며, 이중 가장 중요한 것은 탄산-탄산수소 완충계이다.
탄산-탄산수소 이온 완충계에 의한 pH를 구하는 Henderson-Hasselbalch식은 다음과 같다.

$$pH = 6.1 + \log \frac{[HCO_3^-]}{[H_2CO_3]} \text{ 또는 } pH = 6.1 + \log \frac{[HCO_3^-]}{PCO_2 \times 0.03}$$

정답: 2, 4

55. 철 결핍성 빈혈의 검사치는?

	혈청 철(μg/dL)	불포화 철 결합능(μg/dL)
①	210	40
②	100	200
③	60	200
④	30	360
⑤	20	50

해설: 철 결핍성 빈혈에서는 총철결합능(total iron binding capacity, TIBC; 트랜스페린의 농도 반영)이 높아지지만 실제는 철 공급이 부족하여 철 농도는 높아지지 않는다. 따라서 불포화 철결합능(unsaturated iron binding capacity, UIBC)(UIBC = TIBC - 혈청 철)은 증가한다. 이것은 빈혈 검사의 기본이다.
철 기준범위: 성인 남성 50~160 μg/dL, 성인 여성 45~150 μg/dL
TIBC 기준범위: 250~425 μg/dL

정답: 4

56. 틀린 것은?

① 혈장 마그네슘의 약 80%는 단백질 결합형이다.
② 칼슘 이온은 신경의 흥분성에 관여한다.
③ 철은 페리틴으로 저장된다.
④ 구리의 운반 단백질은 세룰로플라스민이다.
⑤ 아이오딘은 갑상샘 호르몬의 구성 성분이다.

해설: 혈장에서 마그네슘은 이온형 55%, 화학결합형 25%, 단백질 결합형 20%의 비율로 존재한다.

정답: 1

57. 혈액의 이온 농도가 저하할 때 테타니를 유발하는 것은?

① Na^+ ② K^+ ③ Ca^{2+} ④ HCO_3^- ⑤ HPO_4^{2-}

해설: 칼슘 이온은 Na 채널의 바깥 면에 결합해 있으면서 채널의 개방을 억제한다. 따라서 칼슘 이온이 저하하면 Na 채널이 열려 뉴런을 더 흥분시킬 것이다. 이렇게 근육이 수축 상태로 되는 것이 테타니(tetany)이다.

정답: 3

58. 연결이 틀린 것은?

① 크시리딜블루 - 마그네슘
② 바소큐프로인 - 구리(I)
③ 바소페난트롤린 - 철(II)
④ 발리노마이신 - 칼슘
⑤ 몰리브덴산 - 무기인

해설: 발리노마이신 - 칼륨, *o*-CPC (ortho-cresolphthalein complexone) - 칼슘

정답: 4

59. 틀린 것은?

① 코발트(Co)는 비타민 B_6의 구성성분이다.
② 아이오딘(I)은 갑상샘 호르몬의 구성성분이다.
③ 혈장 중의 철은 트랜스페린과 결합해있다.
④ 혈장 마그네슘의 50% 이상은 이온 상태로 있다.
⑤ 구리는 과산소 디스뮤테이스(SOD)의 구성 성분이다.

해설: 코발트가 구성성분인 것은 비타민 B_{12}(cobalamin)이다. 비타민 B_6에는 금속이 없다.

정답: 1

60. 혈액 가스 분석 장치로 실측하는 것은? (2개 선택)

① pH ② SaO_2 ③ HCO_3^- ④ PCO_2 ⑤ 염기 과잉

해설: 혈액 가스 분석기로 실제 측정하는 것은 pH, PO_2, PCO_2이다. HCO_3^-, SaO_2, 염기과잉 등은 계산으로 구한다.

정답: 1, 4

생체 색소

A. 헴

1. 포르피린

포르피린(porphyrin)은 헴(heme) 생성 과정에서 생기는 중간 대사산물로서 4개의 피롤 고리가 메텐에 의해 연결되어 환상 구조를 이루고 있다. 포르피린은 헴의 전구체로서 간과 조혈 세포에서 합성되며, 생체 내에서 헴, 시아노코발아민(비타민 B_{12}에는 코발트가 포함되어 있음) 등으로 존재하며, 모두 중요한 역할을 맡고 있다.

생체 내에서는 우선 δ-아미노레불린산(ALA)이 합성되고, ALA 2분자를 탈수 축합시켜 피롤인 포르포빌리노젠(porphobilinogen, PBG)이 합성된다. 다음은 PBG 4분자가 중합되어 하이드록시메틸빌레인(hydroxymethylbilane)을 합성하고, 이것이 고리로 되어 포르피린의 하나인 우로포르피리노젠(uroporphyrinogen, UPG) Ⅲ가 합성된다. 이것으로부터 탈탄산 · 산화 반응을 경유하여 **프로토포르피린 Ⅸ**이 합성된다. 그다음 철 부가 효소(ferrochelatase)의 작용에 의해 헴이 만들어진다.

글라이신 + 석시닐-CoA → **δ-아미노레불린산(ALA)** $\xrightarrow[\text{납, 중금속억제}]{\text{ALA탈수효소}}$ 포르포빌리노젠(PBG) $\xrightarrow[\text{보조합성효소}]{\text{합성효소}}$ 우로포르피리노젠Ⅲ(합성 효소만 작용하면 우로포르피리노젠Ⅰ) $\xrightarrow{-4CO_2}$ 코프로포르피리노젠Ⅲ → 프로토포르피리노젠Ⅸ $\xrightarrow{-6H}$ **프로토포르피린Ⅸ**(미CDC의 납중독 검사 물질, 혈액) $\xrightarrow[\text{납 억제}]{+Fe^{2+}}$ **헴(Heme)**

- **납** 중독 시, 1) ALA를 포르포빌리노젠으로 전환시키는 ALA 합성 효소와 2) 프로토포르피린 Ⅸ을 헴으로 전환시키는 철 부가 효소의 작용이 억제되어 혈액에 **ALA와 프로토포르피린이 증가**한다.
- 납 중독 선별 시험: 유리 적혈구 프로토포르피린(FEP)의 존재를 전혈로부터 분석한다(미질병관리 예방센터, CDC).
- ALA, 포르포빌리노젠 및 우로포르피린은 용해성이 높고(소변에 나타남), 코프로포르핀린은 용해성이 낮지만 소변에 나타나고, **프로토포르피린은 소변에 나타나지 않는다**.
- 대변 검사에서는 코프로포르피린과 프로토포르피린을 검출한다.

납 중독이나 효소가 결핍된 선천성 질환에서는 헴 중간 대사물질이 체내에 축적된다. 이러한 중간물질인 포르피린이 체내에 축적되면, 과민증, 용혈, 간 장애, 담석, 그리고 신경 장애를 일으킨다.

표 1 포르피린체 연관 효소와 결손증

효소	결손증	증상
아미노레불린산 탈수소 효소	아미노레불린산 탈수소 효소 결손성 포르피린증	복통, 말초 신경 장애, 경련, 불안, 환각, 망상 등의 정신신경 장애
포르포빌리노젠 탈아미노 효소	급성 간헐성 포르피린증	
우로포르피리노젠Ⅲ 합성 효소	선천성 적아구성 포르피린증	피부 광민감증, 빈혈, 요독증
우로포르피리노젠Ⅲ 탈탄산 효소	만발성 피부포르피린증	태양광에 의한 피부 수포
코프로포르피리노젠 산화 효소	유전성 코프로포르피린증	복통, 말초신경 장애, 경련, 불안, 환각, 망상 등의 정신신경 장애
프로토포르피리노젠 산화 효소	다채(多彩)성 포르피린증	
철 부가 효소	골수성 프로토포르피리아	피부 광민감증, 빈혈, 요독증

포르피린 전구체나 포르피린 검사에는, 전구체로서 δ-ALA나 포르피린체를 검출한다. 주로 소변을 시료로서 검사하지만, δ-ALA는 알칼리성에서 분해되기 때문에 소변의 pH를 4~6으로 조정해야 한다. 포르피린체는 빛에 의해 분해되기 때문에 냉암소에서 24시간 소변을 모으고 그중 일부를 시료로 사용한다.

[기준범위, HPLC법]

HPLC로 측정했을 때의 기준범위는, 소변 우로포르피린 36 μg/g · Cre 이하, 소변 코프로포르피린 170 μg/g · Cre 이하, δ-ALA 5.0 mg/L

2. 담즙산

담즙산은 콜레스테롤로부터 간 세포에서 합성되며, 체내 콜레스테롤 대사의 최종 산물로서 담즙에 섞여 콜레스테롤과 함께 배설된다.

담즙산은 1차 담즙산과 2차 담즙산으로 나뉘며, 1차 담즙산에는 콜산과 케노디옥시콜산이 있고, 2차 담즙산에는 디옥시콜산과 리토콜산이 있다. 주성분은 간에서 합성되는 콜산(80%)이며, 2차 디옥시콜산은 소장의 장내세균에 의해 생성되며 약 15%를 차지한다.

담즙산은 글라이신, 타우린 등과 결합하고, 이러한 결합형은 담즙으로 잘 배설되며, 간 독성도 약하다. 1차 담즙산은 타우린이 결합된 타우로콜산(75%), 글라이신이 결합된 글라이코콜산(25%)의 형태로 존재한다.
담즙산이 소화관으로 배설되면 장관내 물의 표면장력을 저하시켜, 지방의 유화를 촉진시켜서 이자의 라이페이스가 중성지방을 잘 분해하도록 한다. 이자 라이페이스에 의한 중성지방의 가수분해로부터 생성된 지방산과 모노글리세리드(모노아실글리세롤, MG)는 담즙산과 미셀(micelle)을 형성하여 회장이나 결장의 장점막 상피 세포로부터 흡수된다. 이후 담즙산은 유리되어 혈액으로 들어가고 문맥을 경유하여 간으로 간 후 다시 이용되는 장간순환을 한다.
담즙산의 검사법은 폐쇄성 황달, 만성 간염, 간경화증 등의 진단에 이용되고 있다. 측정 방법에는 효소적 측정법과 효소 사이클링 반응을 이용한 고감도 측정법이 이용되고 있다.
기준범위는 1~8 μmol/L, 시료는 공복 시 혈청(혈장)을 사용하며, 플루오린화나트륨(NaF)은 측정 시약의 효소 반응을 억제하기 때문에 이것이 들어간 채혈관에 채혈한 시료를 사용하면 안 된다.

B. 생체색소 검사

1. 빌리루빈(Bilirubin) 측정

● 대사

① 성인에서 적혈구는 매초 약 250만 개가 만들어지고 파괴된다. 적혈구 1개에는 헤모글로빈 약2억8천만 분자가 들어있다. 적혈구는 주로 비장(지라)의 그물내피계 세포에서 파괴되며 헤모글로빈은 헴과 글로빈으로 분해된다. 헴(heme, ferroprotoporphyrin)은 빌리버딘을 거쳐 빌리루빈으로 환원된 후 혈액으로 방출된다.
② 혈액으로 나온 빌리루빈은 소수성이어서 스스로는 혈장에 용해되지 않고 알부민과 비공유적으로 결합하여 존재한다. 이 때문에 알부민과 결합한 빌리루빈은 소변으로 배설이 안 되어 배설을 위해 간으로 수송된다. 이렇게 알부민과 결합한 빌리루빈 복합체를 간접 빌리루빈이라고 한다.
③ 간 세포로 들어간 빌리루빈은 글루쿠론산을 전이하는 UDPG(uridyl diphosphate glucuronyltransferase)라는 효소에 의해 글루쿠론산과 공유 결합을 함으로써 친수성의 빌리루빈 글루쿠로나이드(이를 직접 빌리루빈이라고 함)가 된다.
④ 대장에서 빌리루빈 글루쿠로나이드는 세균 효소에 의해 분해되어 우로빌리노젠이 되고 직장으로 내려가면서 산화되어 우로빌린이 된 후 대변으로 배설된다. 대장에서 형성된 우로빌리노젠의 약 10~20%는 흡수되어 다시 간으로 들어간다. 이로 인해 혈액에는 약 1%의 우로빌리노젠이 남아 있으며 이것이 소변으로 배설된다.

종류

1) **간접 빌리루빈(α-빌리루빈)**: 비결합형(유리형), 비수용성
2) **직접 빌리루빈**: 결합형, 수용성
   ① Bilirubin monoglucuronide(**β-빌리루빈**)
   ② Bilirubin diglucuronide(**γ-빌리루빈**)

* **δ-빌리루빈**: 알부민과 결합형(직접) 빌리루빈이 공유결합 한 것. 직접 빌리루빈 = 결합형 빌리루빈 + δ-빌리루빈

● 측정 방법

혈청 빌리루빈은 Ehrich diazo 시약으로 빌리루빈을 아조빌리루빈으로 전환하여 측정되는 방법이 이용될 수 있다.

$$\text{빌리루빈 + 디아조시약} \xrightarrow{\text{acidic}} \text{2 아조빌리루빈(홍색)}$$

① 모노글루쿠로나이드: 아조 A, 아조 B
② 다이글루쿠로나이드: 아조 B(2분자)
* 디아조 시약: HCl, Sulfanilic acid, Sodium nitrite

[고전적 방법]

Malloy-Evelyn법: 간접 빌리루빈의 반응 촉진제로서 **메탄올**을 사용하였다. 변법으로 Jendrassik-Grof법(녹색)이 있다.
Michaelson법: 간접 빌리루빈의 반응 촉진제로서 **카페인**이나 **다이필린**을 사용하였다.

[효소법]

빌리루빈 산화 효소(bilirubin oxidase)측정법

$$\text{Bilirubin} + O_2 \xrightarrow[\text{pH 7.2}]{\text{BOD}} \text{Biliverdin(녹색)} + H_2O$$

(450 nm 흡광도 감소)

* 직접 빌리루빈은 pH 3.7에서 측정한다.
간접 빌리루빈 = 총 빌리루빈 - 직접 빌리루빈

● 분석 상의 변동인자

빌리루빈은 빛에 의해 분해되기 때문에 시료는 직사광선이나 형광등 등의 빛에 노출되면 안 된다. 빛의 영향에 의해 비결합형(간접)은 결합형보다 2~3배 더 예민하게 반응한다. 결합형 빌리루빈은 산화되기 쉽기 때문에, 혈청 분리 후, 신속히 측정하고 검체는 차광하여 냉장고에 보존한다. 디아조법에서는 일부 약제(아세토헥사마이드, 카페인, 에리스로마이신)가 정오차를 일으킨다.
빌리루빈을 포함하고 있는 검체가 햇빛에 1시간 동안 노출되면 약 50%까지 감소할 수 있다.

기준범위

총 빌리루빈	0.4~1.5 mg/dL
직접 빌리루빈	0.0~0.4 mg/dL
간접 빌리루빈	0.0~0.3 mg/dL
패닉치:(신생아)	20 mg/dL 이상 (빌리루빈 뇌증, 핵황달)

임상적 의의

- **황달**: ≥ 2.5 mg/dL, 피부에 황색색소 침착
- **황달에 따른 혈청 빌리루빈 변동**

  간성 황달 : DB ↑, IB ↑(급성 및 만성 간염, 간경화증)

  용혈성 황달: DB↑/−, IB↑↑

  폐쇄성 황달: DB↑↑, IB ↑

[참고]

- **황달 지수(Icterus Index)**

  황달 지수는 환자의 혈청을 중크롬산칼륨 용액과 비교하여 고빌리루빈혈증을 추정하는 데 사용된다.

  문제 14번 해설 참조

연습문제 -생체색소

1. 빌리루빈 형성 과정에서 빌리루빈 바로 전 단계의 대사물질은?

① 우로빌리노젠 ② 빌리버딘
③ 빌리루빈 글루쿠로나이드 ④ 우로빌린
⑤ 헴

해설: 빌리루빈은 헴을 함유하고 있는 단백질의 붕괴로 인해 하루에 약 250-300 mg(약 450 μmol)이 생성되며, 이중 약 80%는 노화 적혈구에서 유래하며, 나머지 20%는 간성 헴단백질(hepatic hemoprotein)인 마이오글로빈, 사이토크롬 P450 등에서 유래한다. 노화 적혈구는 그물내피 세포(주로 지라, 간, 골수 등에 있는 대식 세포)에서 파괴된다.

* 적혈구는 1초에 약 250만 개가 파괴되며, 적혈구 1개에는 2억8천만 분자의 헤모글로빈이 있다. 헤모글로빈이 분해되면서 헴으로부터 생기는 노폐물이 빌리루빈이다.

정답: 2

빌리루빈 대사

A. 노화 적혈구가 그물내피 세포(주로 지라)에서 파괴되면 헤모글로빈이 유출되고(매일 6 g) 분해되어 헴(heme)이 유리된다. 이것은 헴 산소화 효소(heme oxygenase)에 의해 빌리버딘(biliverdin)이 되고, 이것은 다시 빌리버딘 환원 효소(biliverdin reductase)에 의해 빌리루빈(bilirubin)(오렌지색-황색 색소, 비수용성)이 된다.

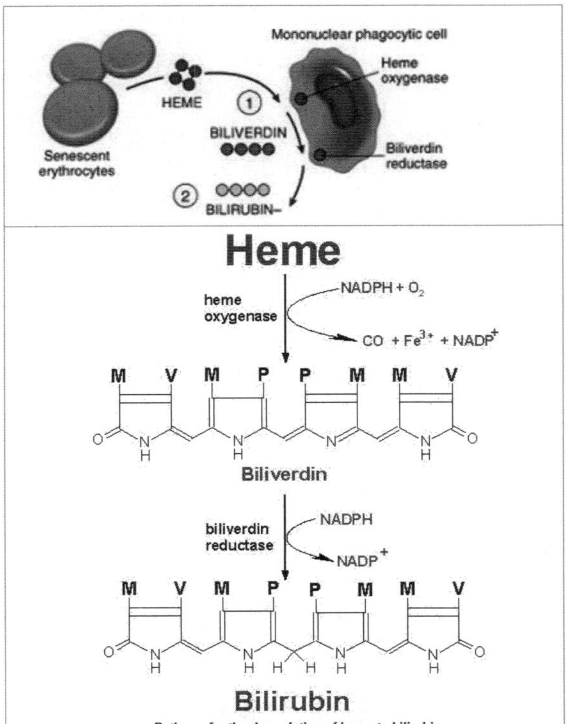

Pathway for the degradation of heme to bilirubin
Substituents: M=methyl, P=proprionic, V=vinyl

* 그림 중 맨 하단 "P=proprionic" → "P=propionic"으로 정정

B. 그물내피 세포에서 혈액으로 나온 비수용성의 빌리루빈은 알부민과 비공유적으로 결합하여 빌리루빈-알부민 복합체(이것을 간접indirect, 비결합형 또는 유리형 unconjugated, 알파 빌리루빈이라고 함)를 형성하면서 혈장에 섞인 후 간으로 운반된다.

C. 빌리루빈-알부민 복합체가 간 세포막에 결합하면 빌리루빈만 세포 안으로 들어가고, 알부민은 들어가지 않는다.

D. 간 세포 안으로 들어온 비수용성의 빌리루빈은 UDPG(uridyl-diphosphate glucuronyltransferase)에 의해 수용성의 빌리루빈 글루쿠로나이드(bilirubin glucuronide)가 된다. 이것을 결합형 빌리루빈(conjugated bilirubin) 또는 직접 빌리루빈(direct bilirubib)이라고 한다. 빌리루빈에 1분자의 글루쿠론산이 결합하면 빌리루빈 모노글루쿠로나이드(베타 빌리루빈)라고 하며, 2분자의 빌리루빈이 결합하면 빌리루빈 다이글루쿠로나이드(감마 빌리루빈)라고 한다.

* 델타 빌리루빈: 알부민과 공유 결합을 한 결합형 빌리루빈을 δ-빌리루빈(직접 빌리루빈으로 분류함)이라고 한다. 신생아 황달이나 간 질환 회복기에 증가하는 것으로 알려져 있다.

E. 수용성의 빌리루빈 글루쿠로나이드는 간 세포에서 담즙 세관으로 분비되어 장으로 배설된다.

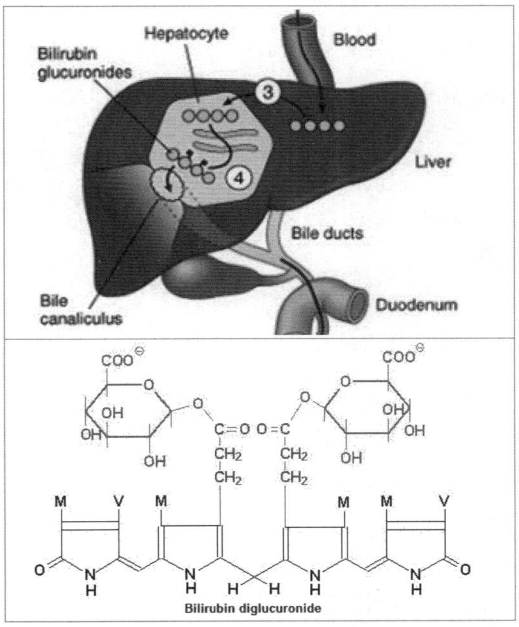

F. 대장으로 들어온 빌리루빈 글루쿠로나이드는 장내 세균 효소(β-glucuronidase)에 의해 빌리루빈과 글루쿠론산으로 분해된다. 그 다음에 빌리루빈은 다시 세균 효소에 의해 환원되어 우로빌리노젠(urobilinogen), 스테르코빌리노젠(stercobilinogen), 메소빌리노젠(mesobilinogen)이라고 불리는 무색의 물질들로 환원된다. 장에서 형성된 이러한 세 가지 물질(구조가 약간씩 다름)을 총괄적으로 우로빌리노젠이라고 부른다.

G. 우로빌리노젠의 약 10~20%는 장에서 흡수되어 간으로 들어간 후(이를 장간 순환이라고 함) 다시 배설된다. 그렇지만 대장에 포함되어있는 우로빌리노젠 약 1%는 혈액에 남아있다. 따라서 우로빌리노젠은 정상적으로 매일 약 2 mg이 소변으로 배설된다.

H. 무색의 우로빌리노젠은 대장 하부로 내려가면서 황갈색의

우로빌린(urobilin)으로 산화되어 대변으로 배설된다. 우로빌린은 매일 대변으로 매일 약 200 mg이 배설된다.

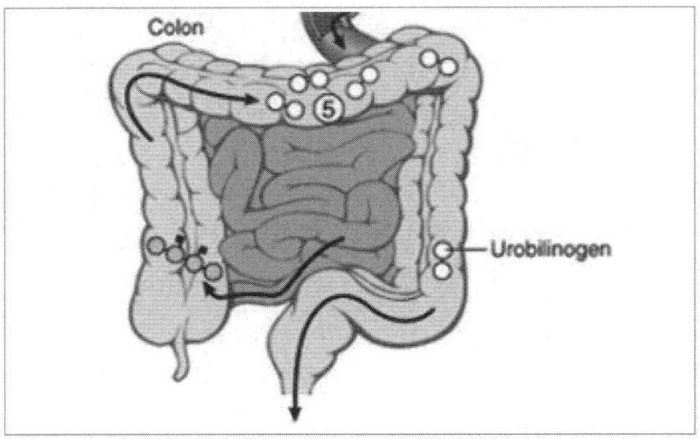

Q. 결합형 빌리루빈의 형성을 촉매하는 효소는?

A. uridine diphosphate glucuronyltransferase(UDPG)

Q. 빌리루빈의 분해산물로서 장에서 미생물에 의해 생성된 우로빌리노겐이 산화되어 형성된 것은?

A. 우로빌린

2. 알부민과 강하게 공유 결합을 하고 있는 결합형 빌리루빈은?

① 알파 ② 베타 ③ 감마 ④ 델타 ⑤ 뮤

해설: 1) 알파 빌리루빈 – 간접(유리형) 빌리루빈(알부민과 빌리루빈의 비공유 결합 화합물), 2) 베타 빌리루빈 – 빌리루빈 모노글루쿠로나이드, 3) 감마 빌리루빈 – 빌리루빈 다이글루쿠로나이드, 4) 델타 빌리루빈 – 알부민과 공유 결합을 한 결합형 빌리루빈.

정답: 4

3. 성인에서 노화 적혈구를 파괴하여 빌리루빈을 형성하는 주된 장기는?

① 지라 ② 콩팥 ③ 장 ④ 간 ⑤ 이자

해설: 1번 문제 해설 참조.

정답: 1

4. 스테르코빌리노젠, 우로빌리노젠, 메소빌리노젠을 총괄적으로 무엇이라고 부르는가?

① 우로빌린 ② 빌리루빈 ③ 우로빌리노젠
④ 스테르코빌리노젠 ⑤ 메소빌리노젠

해설: 성인에서 노화 적혈구는 주로 지라의 대식 세포에서 파괴되며, 또한 간의 쿠퍼 세포에서도 파괴된다.

정답: 3

5. 혈액에서 빌리루빈을 수송하는 단백질?

① 알부민 ② α_1-글로불린 ③ α_2-글로불린
④ β-글로불린 ⑤ γ-글로불린

해설: 1번 문제 해설 참조.

정답: 1

6. 직접 빌리루빈에 대한 설명으로 **틀린** 것은?

① 수용성이다.
② 비수용성이다.
③ 글루쿠론산과 결합한다.
④ 간에서 결합형으로 된다.
⑤ 황달 환자에서 소변으로 배설되는 빌리루빈이다.

해설: 직접 빌리루빈은 간에서 비수용성의 빌리루빈과 글루쿠론산이 결합한 수용성 화합물이다. 폐쇄성 황달에서는 담즙울체로 인해 직접 빌리루빈이 혈액으로 역류되어 유입되기 때문에 빌리루빈이 증가하여 황달이 되고, 이것은 토리에서 여과되어 소변으로 배설된다.

정답: 2

7. 용혈성 황달의 특징은?

① 대변 우로빌린 저하
② 소변 빌리루빈 상승
③ 소변 우로빌리노젠 저하
④ 혈청 결합형 빌리루빈 상승
⑤ 혈청 비결합형 빌리루빈 상승

해설: 황달(jaundice)이란 혈장에 총 빌리루빈 농도가 증가하여(2.5 mg/dL 이상) 혈장의 색깔이 진한 황색을 띠며, 또한 피부나 공막이 황색으로 변색된 상태를 가리킨다.

정답: 5

황달의 종류와 감별

종류	원인 및 특징	검사 결과 변동
용혈성 황달	적혈구 파괴 항진(태아 신생아 용혈성 질환HDFN, ABO 및 Rh 부적합 수혈)	혈액 유리형 빌리루빈: 증가 소변 빌리루빈: 검출 안 됨 소변 우로빌리노젠: 증가
폐쇄성 황달	담석, 이물질 등에 의한 담관 폐쇄나 담관 주위의 암에 의한 담관 압박	혈액 직접 빌리루빈: 현저한 증가 소변 우로빌리노젠: 감소 또는 변함 없음
간 세포성 황달	간 기능 저하로 인한 혈중 빌리루빈 섭취 불량, 빌리루빈의 글루쿠론산 결합 능력 저하, 결합한 빌리루빈의 배설 불량, 담즙 색소의 혈중 역류 등	혈액 직접 및 간접 빌리루빈: 증가 소변 빌리루빈 및 우로빌리노젠: 증가

Q. 피부에 빌리루빈이 축적된 상태를 무엇이라고 하는가?

A. 황달

8. 혈액에 결합형 빌리루빈이 증가하여 총 빌리루빈이 증가한 상태는?

① 용혈성 황달 ② 신생아 황달 ③ Crigler-Najjar병
④ Gilbert병 ⑤ 폐쇄성 황달

해설: 7번 문제 해설 참조.

- 신생아 황달: 신생아는 간에서 빌리루빈에 글루쿠론산을 결합시키는 우리딜이인산 글루쿠로닐기 전이 효소(UDPG)의 생성이 아직 미흡하여 생후 2일부터 혈액에 **유리형(간접) 빌리루빈**이 증가하며, 5일쯤에 소실되기 시작하여 2주쯤에 정상으로 회복되는 신생아의 생리적 황달이다.
- 크리글러-나야르 증후군(Crigler-Najjar syndrome): UDPG의 완전 결핍(Ⅰ형) 또는 부분적 결핍(Ⅱ형)이 있는 희귀한 유전 질환으로 **유리형(간접)** 빌리루빈이 증가한다. Ⅰ형은 25~50 mg/dL, Ⅱ형은 5~20 mg/dL을 나타낸다.
- 질베르 증후군(Gilbert syndrome): 질베르 증후군은 굴모양혈관 막에서 간 세포의 마이크로솜으로 수송이 손상된 질환이다. 상염색체성 열성 형질로서 유전되는 질환으로 약하게 **유리형(간접)** 빌리루빈이 증가하는 양성 질환이다. 빌리루빈 값은 보통 1.5~3 mg/dL을 나타낸다.
- 듀빈-존슨 증후군(Dubin-Johnson syndrome): 마이크로솜에서 담즙 세관으로 결합형(직접) 빌리루빈의 수송이 손상된 질환이다. **결합형(직접) 빌리루빈**이 많이 증가하고, 유리형 빌리루빈이 약간 증가하여 황달을 일으키는 보통염색체성 열성 상태의 유전 질환이다.
- 류시-드리스콜 증후군(Lucey-Driscoll syndrome): 결합형 빌리루빈의 형성을 촉진하는 UDPG가 혈중 저해제에 의해 억제되어 발생한다. 출생 후 2~3주 동안 약한 고빌리루빈혈증이 지속된다.
- 로터 증후군(Rotor syndrome): 듀빈-존슨 증후군과 비슷하지만 간에 검은 과립이 없다. 결함 원인은 밝혀지지 않았다.

정답: 5

9. 생리적 신생아 황달의 원인은?

① ABO 부적합 수혈에 의한 용혈
② 총담관의 협착
③ Rh 부적합 수혈에 의한 용혈
④ 빌리루빈 결합 효소(UDPG)의 결핍
⑤ 유리형 빌리루빈의 간 흡수 불량

해설: 8번 문제 해설 참조.

정답: 4

10. 크리글러-나야르병의 특징은?

① 굴모양혈관 막에서 마이크로솜으로 빌리루빈의 수송 불능
② 결합형 빌리루빈 형성에 필요한 효소의 결핍
③ 담즙세관으로 결합형 빌리루빈의 수송 불능
④ 괴사를 동반한 심한 간세포 손상
⑤ 용혈에 의한 유리형 빌리루빈 증가

해설: 8번 문제 해설 참조.

정답: 2

11. 굴모양혈관 막에서 간세포 속으로 빌리루빈을 수송하지 못해서 혈액에 유리형 빌리루빈이 증가하는 질환은?

① 총담관암 ② 크리글러-나야르 증후군
③ 듀빈-존슨 증후군 ④ 질베르 증후군
⑤ 류시-드리스콜 증후군

해설: 8번 문제 해설 참조.

정답: 4

12. 듀빈-존슨 증후군의 특징이 아닌 것은?

① 담즙 속으로 빌리루빈의 배설 손상
② 간 세포의 빌리루빈 섭취 정상
③ 결합형 빌리루빈으로의 전환 불능
④ 소변 빌리루빈 증가
⑤ 혈액 직접 빌리루빈 증가

해설: 8번 문제 해설 참조.

정답: 3

13. 설파닐산, 염산 및 아질산나트륨으로 구성된 시약은?

① Biuret ② Jaffé ③ Ehrlich
④ Calcein ⑤ Diazo

해설: 디아조 시약은 설파닐산(sulfanilic acid)을 농염산에 녹이고, 이것에 아질산나트륨을 일정한 비율로 섞어 사용한다.

정답: 5

14. 빌리루빈이 무색의 빌리버딘으로 산화되는 반응을 이용한 측정 방법은?

① Icterus index ② Bilirubinometer
③ Bilirubin oxidase ④ Malloy-Evelyn
⑤ Jendrassik-Grof

해설:

1) 빌리루빈 측정 디아조 반응(Hijmans van den Bergh 반응)

직접 빌리루빈 + 디아조 시약 → 2 아조빌리루빈 B(중성 적색, 강산성 또는 강알칼리성 청색)

간접 빌리루빈 + 반응 촉진제 + 디아조 시약 → 2 아조빌리루빈 A

간접 빌리루빈 측정에서는 반응 촉진제를 사용하는데, Malloy-Evelyn법에서는 메탄올, Jendrassik-Grof법에서는 벤조산나트륨과 카페인을 사용한다. 기타 반응 촉진제로는 요소, 다이필린(Michaelson법), 표면활성제 등이 있다.

2) 효소법

빌리루빈 산화 효소(bilirubin oxidase, BOD)는 빌리루빈을 산화하여 빌리버딘(biliverdin)을 생성한다. 총 빌리루빈은 콜산나트륨과 도데실황산나트륨의 존재 하에(pH 7.2) 산화되어 자색으로 되고 최종적으로 무색 산물을 형성한다. 직접 빌리루빈은 시트르산 젖산 완충액(pH 3.7-4.5)의 존재 하에 빌리버딘으로 산화된다. 이 pH 범위에서는 직접 빌리루빈과 델타 빌리루빈이 모두 BOD에 의해 산화된다. 그러나 pH 10에서 델타 빌리루빈은 산화되지 않는다. 빌리루빈이 산화되

면 450 nm에서 흡광도가 감소한다.

$$\text{총 빌리루빈} + O_2 \xrightarrow[\text{pH 7.2}]{\text{BOD}} \text{빌리버딘} + H_2O$$

$$\text{직접 빌리루빈} + O_2 \xrightarrow[\text{pH 3.7}]{\text{BOD}} \text{빌리버딘} + H_2O$$

3) 직접 분광분석법(Bilirubinometer)

빌리루빈이 460 nm의 빛을 흡수하는 것에 기초하여 측정한다. 용혈이 있으면 460 nm와 416 nm 또는 575 nm에서 흡광도를 측정하여 계산에 의해 빌리루빈 값을 구한다.

4) 황달 지수(Icterus index)

중크롬산칼륨 0.01 g/dL 용액을 기준으로 하고 혈청 0.5 mL의 색이 중크롬산칼륨 용액과 같아질 때까지 생리식염수로 희석하는데, 그 배수를 황달 지수라고 한다.

정답: 3

15. 황달 지수와 관련이 있는 성분은?

① 헤모글로빈 ② 빌리루빈 ③ 지질
④ 단백질 ⑤ 크레아티닌

해설: 14번 문제 해설 참조.

정답: 2

16. 핵황달은 빌리루빈이 어느 장기에 비정상적인 축적이 일어난 상태를 가리키는가?

① 뇌 ② 간 ③ 콩팥 ④ 혈액 ⑤ 이자

해설: 핵황달(kernicterus)은 혈액에 빌리루빈의 상승으로 인해 중추신경계 조직에 비정상적으로 독성의 빌리루빈이 축적되는 상태를 가리킨다.

정답: 1

17. 빌리루빈 이화작용의 환원 산물로서 일부가 장에서 재흡수되어 문맥을 통해 간으로 간 후 다시 배설되는 화합물은?

① 메소빌리루비노젠 ② 베르도헤모글로빈
③ 우로빌리노젠 ④ 빌리버딘
⑤ 포르포빌리노젠

해설: 장에서 빌리루빈으로부터 만들어져서 장간순환을 하는 것은 우로빌리노젠이다. 베르도헤모글로빈verdohemoglobin (콜레글로빈choleglobin)은 헤모글로빈이 파괴되어 담즙색소가 형성되는 과정에서 생기는 화합물이다.

정답: 3

18. 빌리루빈 정량에서 위음성을 일으키는 요인은?

① 지질 혈청 ② 용혈 ③ 빛에의 노출
④ 검체 냉장 보관 ⑤ 검은 용기에 검체 보관

해설: 빌리루빈은 백색광이나 자외선에 노출될 때 변질된다. 이러한 변질은 온도에도 민감하다. 지질 혈청(lipemic serum)은 분광광도계로 분석할 때 간섭을 일으키므로 피해야 한다.

정답: 3

19. 아미노레불린산은 어느 화합물로부터 형성되는가?

① 옥소글루타르산과 아스파르트산
② 아이소시트르산과 조효소 II
③ 옥살로아세트산과 말산
④ 석시닐-CoA와 글라이신
⑤ 석신산과 퓨마르산

해설: 아미노레불린산(aminolevulinic acid, ALA)은 석시닐(succinyl)- CoA와 글라이신(glycine)으로부터 형성된다.

정답: 4

20. 철을 킬레이트하는 헴 직전 단계의 전구물질은?

① 포르포빌리노젠 ② 프로토포르피리노젠 IX
③ 우로포르피리노젠 III ④ 프로토포르피린 IX
⑤ 코프로포르피리노젠 III

해설: Succinyl-CoA + Glycine → 2 ALA → 4 phorphobilinogen(PBG) → hydroxymethylbilane → urophorphyrinogen III →coprophorphyrinogen IX → protoporphyrinogen IX → protoporphyrin IX → Heme(ferroprotoporphyrin)

납중독 시에는 ALA와 프로토포르피린이 상승한다.

정답: 4

21. 포르포빌리노젠의 선별 검사는?

① Caraway test ② Gutman test
③ Jendrassik-Grof test ④ Watson-Schwatz test
⑤ Nitroso-Naphthol test

해설: 포르포빌리노젠은 *p*-디메틸아미노벤즈알데하이드(에를리히 시약)와 반응하여 적색을 띤다. 그러나 우로빌리노젠도 적색을 띠므로 이들 두 물질을 구분해야 하는데 형성된 적색이 클로로포름과 부탄올에 의해 모두 추출되면 우로빌리노젠이고, 모두 추출되지 않으면 포르포빌리노젠이다. 이러한 감별 시험이 왓슨-슈바르츠 시험(Watson-Schwatz test)이다.

정답: 4

22. 산성 용액에서 오렌지색-적색 형광을 관찰함으로써 검출되는 화합물은?

① 포르포빌리노젠 ② 우로포르피리노젠
③ 아미노레불린산 ④ 코프로포르피린
⑤ 프로토포르피리노젠

해설: 임상적 의의가 있는 포르피린은 우로포르피린(URO), 코프로포르피린(COPRO), 프로토포르피린(PROTO)이다. 이들 포르피린을 포함하고 있는 산성 용액에 자외선을 조사하면 오렌지색-적색 형광을 나타낸다. 포르피린의 형광은 4개의 피롤 고리의 불포화에 의해 생긴다.

정답: 4

Q. 포르피린 측정용 검체 취급 시 주의할 점은?

A. 포르피린은 빛에 민감하기 때문에 측정용 검체(24시간 소변)는 채취하는 동안 차광이 되는 흑갈색 용기에 넣어 냉장고에 보관한다. 포르포빌리노젠은 알칼리에서 안정하며, ALA는 산성에서 더 안정하다. 염산을 첨가하면 안 된다.

23. 직접 빌리루빈이 상승하는 것은?

① 신생아 황달 ② 폐쇄성 황달 ③ 용혈성 빈혈
④ Gilbert 증후군 ⑤ Crigler-Najjar 증후군

해설: 신생아황달은 간접 빌리루빈에 글루쿠론산을 전이시키는 효소인 uridyldiphosphate glucuronyltransferase (UDPG)가 아직 완전하게 생성되지 못해서 간접 빌리루빈이 상승하는 것이다. 질베르 증후군(Gilbert syndrome)은 간세포의 마이크로솜으로 간접 빌리루빈의 수송이 손상되어 혈액에 간접 빌리루빈이 증가하는 질환이다. 크리글러-나야르 증후군(Crigler-Najjar syndrome)은 UDPG의 완전 또는 부분적 결핍으로 인해 간접 빌리루빈이 증가하는 질환이다.

정답: 2

24. 비결합형(간접) 빌리루빈이 우세하게 상승하는 것은?

① 신생아 황달 ② 폐쇄성 황달 ③ 약제성 간 장애
④ 급성 바이러스성 간염 ⑤ Dubin-Johnson 증후군

해설: 비결합형 빌리루빈(간접 빌리루빈)은 간에서 글루쿠론산과 결합하기 전의 빌리루빈으로, 신생아에서는 간이 미숙하여 글루쿠론산을 전이해주는 효소인 UDPG가 완전하게 생성되지 못하여 간접 빌리루빈이 상승한다. 간 실질 질환에서는 결합형 빌리루빈(직접 빌리루빈)이 증가한다. Dubin-Johnson 증후군은 마이크로솜에서 담세관으로의 수송이 손상된 질환으로 결합형 빌리루빈이 증가한다.

정답: 1

25. 혈청 빌리루빈에 대해 옳은 것은?

① 결합형은 타우린과 결합한 것이다.
② 환원되면 빌리버딘이 된다.
③ 신생아 황달에서는 결합형이 상승한다.
④ 비결합형은 디아조 시약과 직접 반응한다.
⑤ 빌리루빈 산화 효소법은 흡광도 감소를 측정한다.

해설: 유리형 빌리루빈은 간에서 글루쿠론산과 결합하여 결합형 빌리루빈이 된다. 빌리루빈이 산화되면 빌리버딘이 된다. 신생아 황달에서는 신생아가 간에서 포합 능력이 떨어지기 때문에 비결합형 빌리루빈이 고치로 된다. 비결합형 빌리루빈은 알코올이나 카페인을 가하지 않을 경우 디아조시약과 반응하지 않아 간접 빌리루빈이라고 부른다.

정답: 5

26. 빌리루빈에 대한 설명으로 옳은 것은? (2개 선택)

① DNA의 대사산물이다.
② 검체를 보존할 때는 빛을 차단한다.
③ δ-빌리루빈은 알부민과 결합한 것이다.
④ 건강한 성인의 혈청에는 직접 빌리루빈이 간접 빌리루빈보다 더 많다.
⑤ 글루쿠론산과 결합한 것이 간접 빌리루빈이다.

해설: 델타 빌리루빈은 알부민과 공유 결합을 한 빌리루빈이다. 성인의 총빌리루빈 기준범위는 0.3~1.2 mg/dL이고, 직접 빌리루빈은 0~0.4 mg/dL이므로, 혈청에는 직접 빌리루빈보다 간접 빌리루빈이 더 많다.

정답: 2, 3

27. 빌리루빈에 대한 설명으로 옳은 것은?

① 담즙산염 중 하나이다.
② 산화되면 적색을 띤다.
③ 노화 적혈구의 헴에서 유래한다.
④ 혈액에서 우로빌리노젠으로 전환된다.
⑤ 폐쇄성 황달에서 비결합형의 비율이 증가한다.

해설: 폐쇄성 황달에서는 혈액에 결합형(직접) 빌리루빈이 유의하게 증가한다.

정답: 3

28. 건강한 성인의 빌리루빈에 대한 설명으로 옳은 것은? 2개 선택

① 결합형은 담즙으로 배설된다.
② 비결합형은 소변으로 배설된다.
③ 간에서 빌리루빈과 글루쿠론산이 결합한다.
④ 환원되면 빌리버딘이 된다.
⑤ 약 50%는 헤모글로빈에서 유래한다.

해설: 빌리루빈의 70~80%는 적혈구의 헤모글로빈에서 유래한다. 비결합형의 빌리루빈은 간에서 글루쿠론산과 공유결합을 하여 결합(포합)형이 된다. 이것은 장에서 세균에 의해 환원되어 우로빌리노젠이 된다. 빌리루빈이 산화되면 빌리버딘이 된다. 비결합형은 알부민과 결합하고 있어서 소변으로 배설되지 않는다.

정답: 1, 3

29. **틀린** 것은?

① 헴의 포르피린 고리는 헴 산소화 효소에 의해 끊어진다.
② σ-빌리루빈은 알부민과 비결합형 빌리루빈의 결합물이다.
③ 결합형 빌리루빈은 글루쿠로닐기 전이 효소에 의해 만들어진다.
④ 빌리루빈은 장내세균에 의해 우로빌리노젠으로 전환된다.
⑤ 빌리루빈은 빛에 의해 분해된다.

해설: σ-빌리루빈은 알부민과 비결합형 빌리루빈이 공유

결합을 한 것이다. 이것은 디아조 반응에서 직접 빌리루빈으로 반응한다.

[빌리루빈 분류]

1) 간접 빌리루빈(α-빌리루빈): 빌리루빈과 알부민이 비공유적으로 결합한 것이다.
2) 직접 빌리루빈
   a. 빌리루빈 모노글루쿠로나이드(β-빌리루빈): 빌리루빈과 글루쿠론산 1분자가 공유 결합을 한 것이다.
   b. 빌리루빈 다이글루쿠로나이드(γ-빌리루빈): 빌리루빈과 글루쿠론산 2분자가 공유 결합을 한 것이다.
3) δ-빌리루빈: 비결합형 빌리루빈과 알부민이 공유 결합을 한 것으로 반응으로 볼 때는 직접 빌리루빈으로 분류한다.

정답: 2

30. 효소법으로 빌리루빈을 측정할 때 사용하는 파장은?

① 280 nm ② 340 nm ③ 450 nm
④ 540 nm ⑤ 660 nm

해설: 효소법에서는 빌리루빈 자체의 황색을 빌리루빈 산화효소(bilirubin oxidase, BOD)로 퇴색시키고, 그 변화량을 450 nm에서 측정한다.

정답: 3

31. 소변의 δ-아미노레불린산(δ-ALA) 측정은 어떤 중금속 중독증을 진단하기 위해 측정하는가?

① 납 ② 수은 ③ 비소 ④ 카드뮴 ⑤ 크롬

해설: 납 중독 시 증가하는 것은 ALA와 프로토포르피린이다.

정답: 1

약물 검사

[약물 검사 관련 용어]

항간질약(antiepileptic): 발작을 예방하거나 완화시키는 물질.
응용 약물동태학(applied pharmacokinetics): 치료 약물의 임상 적용을 안내하기 위한 약물통태학 원리의 사용.
베타-차단제(beta-blocker): P1- 이나 P2-아드레날린 수용체에서 또는 양자에서 아드레날린 봉쇄를 유도하는 유도하는 약물.
생체이용률(bioavailability): 약물을 투여했을 때 표적 조직에서 그 물질이 이용되는 효율.
생체내변환(biotransformation): 생체내에서 효소 작용 등에 의해 생기는 약물 등의 일련의 변화.
용량반응관계(dose-response relationship): 약물 투여량과 약물에 대한 생체 반응 사이의 관계.
약물 반감기(drug half-life): 투여된 약물이 대사나 인체의 제거에 의해 반으로 줄어드는 데 걸리는 시간.
약물 상호작용(drug interaction): 다른 하나의 약물의 장흡수, 대사 또는 작용에 대한 하나의 약물의 영향.
효소 유도(enzyme induction): 한 유도체나 다른 자극제에 반응하여 효소 합성이 증가하는 것.
초회통과효과(first pass effect): 특별히 경구적으로 투여된 약물의 농도가 체순환에 도달하기 전에 크게 감소하는 약물 대사의 현상. 일반적으로 간과 창자벽과 관련된 흡수 과정에서 소실된 약물 분획.
일반약명(generic drug name): 약에 붙여진 공식적인 비상표명. 일반약명으로 모든 약품이 제조되지만, 약물은 제조자에 의해 상품명으로 명명됨.
이뮤노필린(immunophilin): 사이클로스포린cyclosporine(CsA), 타크로리무스tarcrolimus(FK 506) 또는 시롤리무스sirolimus (라파마이신rapamycin) 같은 면역억제제를 결합하는 세포내 단백질(수용체)에 대한 일반명.
면역억제제(immunosuppressant): 면역계에서 면역 억제를 수행하는 어떤 물질.
약력학(pharmacodynamics): 약물의 화학적 구조와 함께 그들의 작용과 효과의 상호관계를 포함한 약물의 생화학적 및 생리학적 효과와 약물 작용의 메커니즘을 연구하는 학문.
약동학(pharmacokinetics): 체내에서의 약물의 흡수, 분포, 조직에의 국지화, 생체내변형 및 배설 과정을 비롯한 시간 경과에 따른 약물의 활성 또는 운명에 대한 연구하는 학문.
치료 약물농도 감시(therapeutic drug monitoring, TDM): 약물 투여를 안내하기 위해 약물 농도나 기타 약력학 생물표지자를 사용하는 과정.
독성학(toxicology): 생물계에 대한 화학물질의 부작용과 관련된 약학의 한 분야.
생체이물(xenobiotics): 생물계에 대한 이질의 화학물질.

치료를 목적으로 투여되고 있는 약물의 혈중 농도는 유효 혈중 농도로 관리되어야 약물 효과를 발휘한다. 그러나 이러한 유효 혈중 농도를 초과하면 부작용을 나타내기 때문에, 치료 약물농도 감시(therapeutic drug monitoring, **TDM**)가 필요하다. 투여된 약물의 혈중 농도는 연령, 성별, 질병, 음식물 및 병용약물 등의 환경 요인과 약물 대사 효소 등의 유전적 요인이 관여한다.

특히 TDM을 필요로 하는 약물은 최적 농도 범위가 좁고, 중독량이 근접해있는 약물이다. 중독의 예를 들면, 디곡신(digoxin)에 의한 부정맥과 아미노글리코사이드(아미노배당체) 항생제의 콩팥 독성과 난청 등이 있다. 약물 대사 효소(시토크롬 P450 등)는 개인에 따라, 유전적으로 규정되어 있는 것도 있어서, 개인별로 투여법의 설정이 필요하다. 이 때문에, 최근에는 약물대사에 관여하는 효소의 유전자 진단이 도입되고 있다.

혈중 약물 검사의 필요성

① 치료량과 중독량의 경계가 근접해있다(최적 농도의 범위가 좁음).
② 심한 부작용이 있다. 예) 디곡신에 의한 부정맥, 아미노배당체 항생물질의 신독성과 난청 등이다.
③ 투여 후 혈중 농도의 개인 차이가 크다.
④ 흡수 장애와 배설 장애가 있다.
⑤ 중독이 우려된다.
⑥ 생물학적 반감기가 길다.
⑦ 의사 지시 이행 여부를 확인할 필요가 있다.
⑧ 약물에 민감하다.

인체에서 약물 분포에 영향을 미치는 요인

A 인구 통계학적 요인

연령
체중
성
유전성(예; 대사 효소)

B 건강-관련 요인

간 질환(간경화증, 간염, 담즙정체)
콩팥 질환
갑상샘 질환(갑상샘저하증 또는 갑상샘항진증)
심혈관 질환(부정맥, 울혈성 심부전)
위장관 질환(만성 흡수불량증, 흡수부전, 소화성 궤양 질환)
암
수술
화상
수화 상태(예; 탈수)
영양 상태(악액질 또는 식욕부진)

임신 또는 혈장 단백질이나 신체 구성 성분에 영향을 미치는 기타 요인

C 체외 요인

혈액투석(hemodialysis)
복막투석(peritoneal dialysis)
심폐우회술(cardiopulmonary bypass)
체온 저하 또는 체온 상승

D 화학 및 환경 요인

약물의 흡수
흡수 정도나 속도에 영향을 미치는 음식과 함께 투여 된 약물
약물의 분포
혈장 단백질 또는 조직에 결합하는 단백질에 영향을 미치는 함께 투여된 약물
약물의 대사
대사에서 경쟁하는 음식물, 약초, 또는 약물
대사 효소를 유도하는 약물의 공동 투여 (예; phenobarbital)
대사 효소를 억제하는 약물의 공동 투여 (예; cimetidine)
약물의 배설
신요세관 분비경로에서 경쟁하는 약물의 공동 투여
(예; pprobenecid, penicillin)
신요세관 재흡수를 촉진시키는 약물의 공동 투여

핵심 요약
TDM 결과에 영향을 미치는 주요 요인
- 적절한 검체 채취 시간
- 검체 채취 및 취급
- 환자의 생리적 변화(예: 혈청 알부민 농도 및 페니토인 분포)

표 1 주요 약물의 종류와 혈중 농도

약물	약물 이름	채혈 시간	유효혈중농도 (μg/mL)
항간질약 antiepileptic drug	Phenytoin	정상후 차회 투여 직전	10~20
	Valproic acid	정상후 차회 투여 직전	50~100
	Carbamazepine	정상후 차회 투여 직전	4~12
	Phenobarbital	정상후 차회 투여직전	10~30
강심제 cardioactive drug	**Digoxin**	정상후 차회 투여 직전	**0.5~2 ng/mL**
	Digitoxin	정상후 차회 투여 직전	
	Quinidine	정상후 차회 투여 직전	
기관지확장제 bronchodilator	Theophylline	다음 번 투여 직전	10~20
항생제 antibiotics	Amikacin	점적 직후, 차회 직전	15~25
	Vancomycin	점적 직후, 차회 직전	20~40
면역억제제 immuno-suppressant	Cyclosporine	다음 번 투여 직전	50~250 ng/mL
	Tacrolimus	다음 번 투여 직전	5~20
항악성종양약 antineoplastic drug	Methotrexate	정상후 차회 투여 직전	10 이하 (24시간치)

* 정상후 차회: 일정한 상태가 된 후 다음 번
점적 후: 수액주사 후

TDM에 이용되고 있는 측정법

1. 면역학적 측정법

1) 측정법: 방사성면역측정법(RIA), 형**광 편광면역측정법(FPIA)**, 화학발광면역측정법(CLIA)
2) 측정 대상 약물: 항간질약, 각성제, 대마
* FPIA: 편광 감소는 약물농도와 비례함. 약물 -형광표지자-항체 → 편광 유지. 약물-항체가 결합하여 약물-형광이 항체에 결합하지 못하면 편광이 소실된다.

2. 효소면역법

1) 측정법: Homogeneous EIA, 효소표지면역측정법
2) 측정 대상 약물: 항간질약, 각성제, 항천식약, 강심제

3. 분리분석법

1) 측정법: **HPLC, LC-MS**
2) 측정 대상 약물: 약물 전반

4. 분리분석법

1) 측정법: GC, GC-MS
2) 측정 대상 물질: 항간질약, 농약

5. 물리적 방법

1) 측정법: 원자흡광광도법
2) 측정 대상 물질: 리튬(항우울증약), 중금속

[HPLC법]

광범위하게 약물 농도 측정에 적용할 수 있는 분석법이며, 분리 칼럼, 이동상, 검출기를 개발하여 다양한 종류의 약물과 그 대사 물질을 동시에 측정할 수 있게 되었다. 병용약물과 생체성분에 의한 영향도 측정 전처리 과정에서 제거될 수 있기 때문에 측정 방해를 받는 일이 거의 없다.

[면역학적 측정법]

방사성 물질을 이용하는 방법과 이용하지 않는 방법이 있으며, 처리의 간편함으로 인해 후자가 널리 이용되고 있다. 특히 형광편광면역측정법(fluorescence polarization immunoassay, FPIA)과 미립자 효소면역측정법(microparticle ezyme immunoassay, MEIA)이 자동화되어 있어서 널리 사용되고 있다.

연습문제 -약물 검사

1. 혈중 약물 검사가 필요한 조건에 해당하는 것은?

① 치료량과 중독량의 차이가 크다.
② 약물 대사 능력에 개인 차이가 없다.
③ 약효가 우수하다.
④ 수용성이고 배설이 잘된다.
⑤ 심각한 부작용이 있다.

해설: 약물요법에서 유효한 치료와 치료로 인한 의원성 사고를 방지하기 위해 혈중 치료용 약물 농도를 모니터하는 것이 매우 중요하다. 이러한 것을 치료 약물 감시 또는 치료 약물 모니터링(therapeutic drug monitoring, TDM)이라고 한다. 혈중의 약물 농도 측정은 다음과 같은 조건에 해당할 때 실시한다.

- 치료량과 중독량의 경계, 즉 치료 범위의 상한선과 독성 범위의 하한선이 근접해있다.
- 심한 부작용이 있다.
- 투여 후 혈중 농도의 개인 차이가 크다.
- 환자가 흡수 장애와 배설 장애가 있다(혈중 농도가 투여량과 비례하지 않는다).
- 중독이 우려된다(좁은 치료적 지수를 갖고 있다).
- 약물의 생물학적 반감기가 길다.
- 의사의 처방을 잘 이행했는지 확인하고자 한다.
- 약물에 감수성이 높다.
- 여러 가지 약물을 동시에 투여하고 있다.

정답: 5

Q. 일상적으로 측정하는 약물은?

A: 치료 약물로는 항간질약(항경련제), 항우울증약, 항부정맥약(심장 활성제), 천식치료제, 항생물질, 면역억제제 등이 있고, 남용 약물로는 알코올, 중금속, 살리실산염 과다복용, 마약, 대마 등이 있다.

2. 심장 활성제는?

① 페노바르비탈 ② 리튬염 ③ 디기톡신
④ 겐타마이신 ⑤ 사이클로스포린 A

해설: TDM 대상이 되는 주요 약물

정답: 3

약물 분류	약물명	최소 유효 농도 (MEC) (μg/mL)	최소 독성 농도 (MTC) (μg/mL)	반감기(hr)
항간질약 (항경련제)	Oxcarbazepine	6–10		8–10
	Phenobarbital	15(소아) 20(성인)	35(소아) 40(성인)	70(소아) 90(성인)
	Phenytoin (diphenylhydantoin)	10	20	~30
	Topiramate	5	20	18–23
	Valproic acid	50	100	12–16(성인) 8(소아)
	Zonisamide	10	30	50–70
심장활성약 (강심제)	Amiodarone	1.0	2.0	45일
	Digoxin	0.5 ng/mL	0.8 ng/mL	40
	Lidocaine	1.5	6.0	1.8
	Procainamide	4.0	12.0	6
	N–Acetylprocainamide	12.0	18.0	8
	Quinidine	2.0	5.0	6
항생제	Amikacin	25	35	2.5
	Chloramphenicol	10	25	3
	Gentamicin	〈5	8	2.5
	Tobramycin	〈5	8	2
	Vancomycin	20	40	6
항우울증약	Amitriptyline	80	250	17
	Clozapine	100	600	8
	Lithium	0.6 mmol/L	1.2 mmol/L	22
	Olanzapine	10	1000	30
	Paroxetine	30	70	21
	Trimipramine	100	300	7
면역억제제	Cyclosporine A	100	350	8.4
	Mycophenolic acid	2 μg/mL	12 μg/mL	18
	Sirolimus	6	20	18
	Tacrolimus	6	20	21
기관지 확장제	Theophylline	10–20		6

MEC: minimum effective concentration(최소유효농도), MTC: minimum toxic concentration(최소독성농도)

참고문헌: Tietz Fundamentals of Clinical Chemistry, pp. 540–561

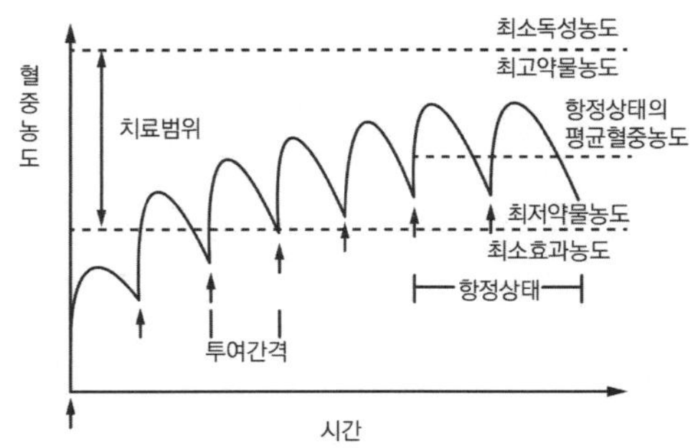

그림 1. 동일 용량의 약물을 일정한 간격으로 반복 투여했을 때 시간 경과에 따른 혈중 약물 농도의 변화

3. 면역억제제는?

① 페노바르비탈 ② 리튬염 ③ 디기톡신
④ 겐타마이신 ⑤ 사이클로스포린 A

해설: 2번 문제 해설 참조

정답: 5

4. 리튬은 어떤 작용이 있는 약물인가?

① 경련 억제 ② 우울증 억제 ③ 기관지 확장
④ 면역 억제 ⑤ 심장 활성

해설: 2번 문제 해설 참조

정답: 2

5. 기관지를 확장하는 데 사용되는 약물은?

① 테오필린 ② 페니토인 ③ 아미카신
④ 리도카인 ⑤ 타크로리무스

해설: 문제 2 해설 참조

정답: 1

6. 혈장에서 유리 약물의 수준을 변동시킬 수 있는 성분은?

① 크레아티닌 ② 요소 ③ 알부민
④ 칼슘 ⑤ 마그네슘

해설: 혈중 약물은 유리 상태로 있거나 단백질과 결합해있다. 일반적으로 산성 약물은 알부민과 결합하고, 염기성 약물은 α_1-산성 당단백질과 같은 글로불린과 결합한다. 간혹 어떤 약물은 양 단백질과 결합하기도 한다.

정답: 3

7. 치료 약물 측정과 관련이 없는 방법은?

① 액체 크로마토그래피-질량분석(LC-MS/MS)
② 이온 선택 전극법(ISE)
③ 형광 편광 면역 측정법(FPIA)
④ 가스 크로마토그래피(GC)
⑤ 모세관 전기영동(CE)

해설: 치료약물 측정법에는 가스 크로마토그래피(GC), 고속 액체 크로마토그래피(HPLC), 방사 면역 측정법(RIA), 효소면역측정법(EIA, EMIT), 모세관 전기영동(CE), 형광 편광 면역 측정법(FPIA), 질량분석법(MS) 등이 있다. 방법은 형광 편광면역측정법(fluorescence polarization immunoassay, FPIA)이다. 그렇지만 가장 좋은 분석법은 HPLC와 MS를 연결한 탠덤 LC-MS/MS이다. 이 방법은 생물학적 검체를 직접 분석할 수 있고, 분석에 사용되는 시료의 양도 적으며, 감도가 높고, 특이성이 좋으며, 정밀하고, 처리 속도도 높다. RIA는 과거에 이용했으나 현재는 거의 이용하지 있지 않다. 이온 선택 전극(ISE)법은 약물 측정과 관련이 없다.

정답: 2

[FPIA 원리]

이 측정법에서는 약물에 형광 표지자 분자를 공유결합시킨 물질을 사용한다. 만일 형광 표지자가 용액 내에서 자유롭게 분자 회전 운동을 하면 편광성을 잃고 발산되는 빛은 왼쪽과 오른쪽으로 균등하게 편광된다. 그러나 형광 표지자가 항체와 같은 거대분자와 결합하면, 상대적으로 분자 회전 운동이 적어지고 편광성이 유지된다. 형광 표지자-약물 복합체가 항체와 결합하면 분자 회전 운동은 적어지며 편광 값이 커진다. 혈중에 약물 농도가 높으면 이것이 항체와 결합하여 상대적으로 약물-형광 표지자 복합체가 항체와 결합하지 못하므로 편광이 감소한다. 편광 감소는 약물 농도와 비례한다.

이 방법을 적용하고 있는 전용 분석기로는 Abbott사(Chigago, IL, USA)의 TDx와 AXSYM 분석기, Roche사의 COBAS INTEGRA 분석기, Dade Behring사의 Dimension 분석기가 있다.

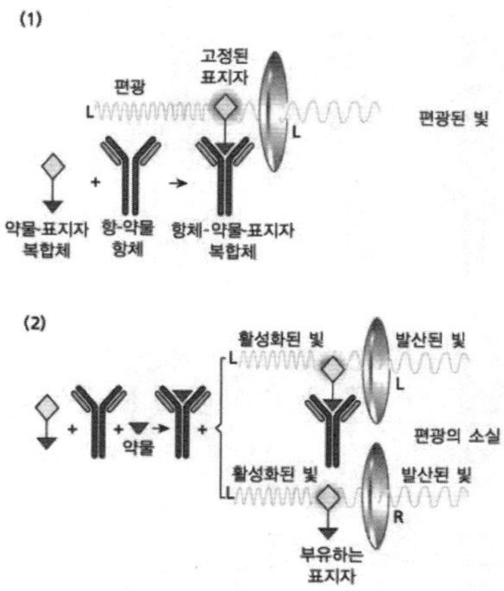

그림 2. FPIA 원리

항체와 결합하지 않는 유리 형광 표지 약물이 증가하면 편광이 작아진다. 편광 표지 약물과 혈중 약물은 항체에 경쟁적으로 결합한다.

참고문헌: 진단검사의학 4th ed., pp. 399-400, 2009.

8. 장기 이식, 특히 간 이식에 사용되는 면역억제제는?

① 메토트렉세이트 ② 아미오다론
③ 타크로리무스 ④ 겐타마이신
⑤ 파록세틴

해설: 타크로리무스(tarcrolimus)는 장기 이식, 특히 간 이식에 사용되는 면역 억제 기능을 가진 항생물질이다. 이것은 인터류킨(interleukin) 생성을 억제하여 림프구의 증식을 차단한다. 그렇지만 타크로리무스는 콩팥 독성, 구역, 구토 및 두통 등과 같은 부작용을 나타낸다. 다른 면역억제제로는 사이클로스포린, 마이코페놀산(mycophenolic acid), 시로리무스(sirolimus)가 있다. 메토트렉세이트(methotrexate)는 항종양제이고, 아미오다론(amiodarone)은 항류마티스 약이고, 파록세틴(paroxetine)은 항우울증 약이다.

정답: 3

9. 동종 효소면역측정법인 EMIT(enzyme-multiplied immunoassay technique)법에서 효소는 무엇과 중첩시켜 사용하는가?

① 항체 ② 항원 ③ 기질 ④ 조효소 ⑤ 생성물

해설: EMIT 원리: (1) 약물이 존재하지 않는 경우에는 기질이 효소와 반응을 하지 않아 생성물이 형성되지 않지

만, (2) 혈청에 약물이 존재하면 유리형의 효소 표지 약물이 존재하기 때문에 기질과 반응한다. 혈청에 약물(효소를 표지하지 않은 약물)이 증가하면 그와 비례하여 유리형의 효소 표지 약물이 증가하기 때문에 생성물이 증가한다.

정답: 2

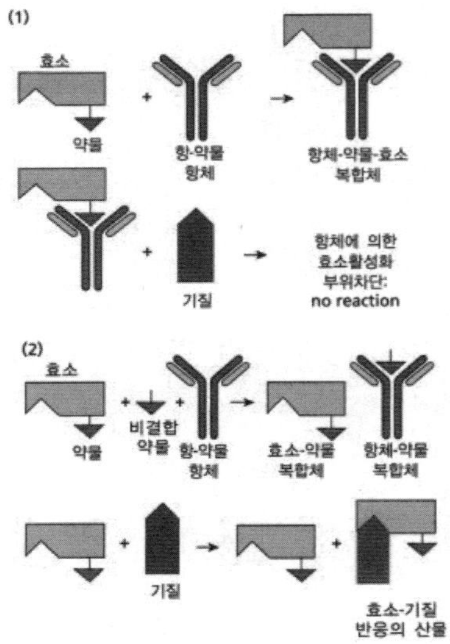

그림 3. EMIT의 원리

참고문헌: 진단검사의학 4th ed., pp. 399-400, 2009.

10. 혈중 약물 농도 측정의 필요성에 대한 설명 중 틀린 것은?

① 약물 대사 능력의 개체 간 차이를 판단할 수 있다.
② 약물 복용 상태를 감시할 수 있다.
③ 치료 범위와 중독 범위가 근접해있을 때 실시한다.
④ 약제의 투여량을 결정하는 데 유용하다.
⑤ 약물에 의한 간 기능 장애를 검사하는 데 유용하다.

해설: 간 기능 장애는 간 질환과 관련된 검사를 한다.

정답: 5

11. 혈중 약물 농도 측정이 필요한 조건이 아닌 것은? (2개 선택)

① 최적 투여량의 범위가 넓다.
② 최적 투여량의 개인 차이가 작다.
③ 약리 작용이 혈중 농도와 상관한다.
④ 약물 알러지 발생을 예측한다.
⑤ 과잉 투여가 중대한 유해 작용을 일으킨다.

해설: 혈중 약물 농도 측정은 최적 투여량의 범위가 좁고, 개인차가 클 때 특히 중요하다. 혈중 약물 농도로 알러지의 발생을 예측하기는 어렵다.

정답: 2, 4

12. 혈중 약물 모니터링이 필요한 것은? (2개 선택)

① 디곡신 ② 아스피린 ③ 데오필린
④ 프레드니솔론 ⑤ 니트로글리세린

해설: 프레드니솔론(prednisolone)은 피부와 결막, 각막의 염증과 면역 억제 목적의 치료를 위해 처방한다. 니트로글리세린(nitroglycerin)은 관상동맥확장제로 협심증의 예방이나 완화를 위해 처방한다.

정답: 1, 3

13. 혈중 약물 농도 측정 시 전혈을 필요로 하는 것은? (2개 선택)

① 페니토인 ② 타크로리무스
③ 디곡신 ④ 사이클로스포린
⑤ 메토트렉세이트

해설: 타크로리무스(tarcrolimus)와 사이클로스포린(cyclosporin)은 대표적인 면역억제제로서 측정 시 전혈을 이용하고 나머지 항간질약인 페니토인(phenytoin), 강심제인 다이곡신(digoxin), 항부정맥약인 리도카인(lidocaine), 항암제인 메토트렉세이트(methotrexate)는 혈장을 이용한다.

정답: 2, 4

14. 면역억제제는? (2개 선택)

① 리도카인 ② 테오필린 ③ 타크로리무스
④ 사이클로스포린 ⑤ 반코마이신

해설: 리도카인은 강심제이고, 테오필린은 기관지 확장제이고, 반코마이신은 항생제이다.

정답: 3, 4

15. 혈장에서 유리 약물의 수준을 변동시킬 수 있는 성분은?

① 크레아티닌 ② 요소 ③ 알부민
④ 칼슘 ⑤ 마그네슘

해설: 혈액 중에서 약물은 유리 상태이거나 알부민과 결합해 있다. 산성 약물은 알부민과 결합하고 염기성 약물은 α_1-산성 당단백질 같은 글로불린과 결합한다. 간혹 어떤 단백질은 두 단백질과 다 결합한다.

정답: 3

16. 약물 측정법이 아닌 것은?

① 질량 분석법 ② 이온선택 전극법
③ 형광 편광 면역 측정법 ④ 가스 크로마토글래피
⑤ 모세관 전기영동

해설: 이온선택 전극법은 전해질 측정에 사용되고 약물 측정과는 관련이 없다.

정답: 2

17. 혈중 약물 모니터링(TDM)을 하지 않는 것은?

① 디곡신 ② 테오필린 ③ 프레드니솔론
④ 반코마이신 ⑤ 페노바비탈

해설: TDM은 치료역과 중독역이 근접한 약물을 대상으로 실시된다. ① 강심제, ② 기관지확장약, ④ 항균약, ⑤ 항간질약. 프레드니솔론(prednisolone)은 합성 글루코코르티코이드로서 염증과 자가면역을 치료하는 데 사용된다.

정답: 3

18. 복용 중인 약물의 혈중 농도의 모니터링에서 몇 번 반복해서 복용을 했을 때 언제 검사해야 복약 후의 안정 상태를 평가하는 데 가장 좋은가?

① 복용 전 ② 복용 직후
③ 복용 30분 후 ④ 복용과 복용의 중간
⑤ 시간 제약 없음

해설: 몇 번 복용을 했을 때 검사는 복용 직전에 해야 한다.

정답: 1

호르몬

신경계, 내분비계, 면역계는 상호 밀접한 관계를 유지하면서, 생체의 항상성(homeostasis)을 유지하고 있다. 내분비계의 정보전달 물질을 호르몬이라고 한다. 과거에는 「관을 통해 운반되지 않고, 선 세포로부터 직접 혈액 중으로 방출하는 내분비선에 의해 분비되며, 혈액을 통해 운반되고, 표적기관에 작용하는 화학물질」로 알려져 있었다.
근래에는 심장, 혈관 내피 세포, 소화관, 지방조직 등 내분비선으로 인식되지 않았던 조직으로부터도 다양한 생리적 활성 물질을 생성하고 분비하는 것이 밝혀졌고, 또한 혈액을 매개로 할 뿐만 아니라 주변분비(paracrine), 자가분비(autocrine), 세포내분비(intracrine) 같은 국소에서의 분비와 작용 기전이 밝혀졌다. 그래서 최근에는 호르몬을 과거의 정의에다 덧붙여 「**세포에서 생성되며, 표적 세포의 수용체에 도달하여, 미량으로 생리작용을 발휘하는 생체 정보 전달 물질**」로 폭넓게 정의하고 있다.

1. 호르몬의 화학적 분류

a. 아미노산 유도체: 부신 속질에서 만들어지는 에피네프린, 노르에피네프린, 갑상샘에서 만들어지는 티록신(thyroxine)은 타이로신 유도체이고, 송과샘 호르몬인 멜라토닌(melatonin)은 트립토판 유도체이다.

b. 펩타이드 및 단백질: 항이뇨 호르몬(ADH), 옥시토신, 인슐린, 글루카곤, 부신 피질 자극 호르몬(ACTH), 부갑상샘 호르몬(PTH)는 100개 이하의 아미노산으로 구성되고, 성장 호르몬(GH)은 100개 이상의 아미노산으로 구성된다.

c. 당단백질: 여포 자극 호르몬(FSH), 황체 형성 호르몬(LH), 갑상샘 자극 호르몬(TSH)

d. 스테로이드: 남성 호르몬인 테스토스테론, 여성 호르몬인 에스트로젠과 프로제스테론, 부신 피질(겉질) 호르몬인 알도스테론과 코르티솔

2. 호르몬의 분비와 조절

a. 성 호르몬의 분비와 조절

시상하부 $\xrightarrow{GnRH}$ 뇌하수체 전엽 $\xrightarrow{FSH,\ RH}$ 성선(고환, 난소) ➡ 에스트로젠, 테스토스테론 $\xrightarrow{(-)}$ 뇌하수체 전엽(GnRH에 대한 반응 억제), 시상하부(GnRH의 분비 억제)

* GnRH: gonadotropin releasing hormone

b. 성장 호르몬의 분비와 조절

시상하부 $\xrightarrow[Somatostatin(-)]{GHRH(+)}$ 뇌하수체 전엽 $\xrightarrow{GH}$ 간, 기타 조직 ➡ 인슐린양 성장인자 $\xrightarrow{(-)}$ 뇌하수체 전엽, 시상하부

* GHRH: growth hormone releasing hormone

3. 뇌하수체 전엽 호르몬

호르몬	표적조직	주요 작용
GH	전체	단백질 합성과 성장 촉진, 지방 분해, 혈당량 증가
ACTH	부신 피질	당질 코르티코이드 분비 자극
TSH	갑상샘	갑상샘 호르몬 분비 자극
FSH	생식샘	여성: 여포 성장, 에스트로젠 분비 자극 남성: 정자 생성 자극
LH	생식샘	여성: 황체 형성, 황체에서 프로제스테론 분비 자극, 배란 자극 남성: 테스토스테론 분비 자극
PRL	유방	유선 성장, 젖 분비 촉진

GH: growth hormone, 성장 호르몬
ACTH: adrenocorticotropic hormone, 부신 피질 자극 호르몬
TSH: thyroid stimulating hormone, 갑상샘 자극 호르몬
FSH: follicle stimulating hormone, 여포 자극 호르몬
LH: lutenizing hormone, 황체 형성 호르르몬
PRL: prolactin, 프로락틴

4. 뇌하수체 후엽 호르몬

호르몬	표적조직	주요 작용
ADH	원위 요세관 소동맥	수분 재흡수 촉진, 혈압 상승
옥시토신	부신 피질	당질 코르티코이드 분비 자극

ADH: antidiuretic hormone, 항이뇨 호르몬

5. 갑상샘 호르몬

호르몬	표적조직	주요 작용
T_3, T_4	전체 조직	대사율 증가(산소 소비)
칼시토닌	뼈 파골 세포	뼈로부터 칼슘 유리 억제

T_3: triiodothyronine, T_4: thyroxine

- 갑상샘에서 분비되는 주된 것은 T_4이며, 말초 조직에서 T_4는 T_3로 전환된다.
- 생물학적으로 활성이 있는 것은 T_3이다.
- 혈장에서 잘 용해되지 않아 70~75%는 티록신-결합 글로불린(TBG)에 의해 운반되고, 나머지는 알부민에

의해 운반된다.

- 갑상샘 호르몬은 스테로이드 호르몬처럼 세포막을 통과하여 세포 안의 수용체와 결합한다.
- 갑상샘 호르몬은 네거티브 피드백(negative feedback)에 의해 조절된다.

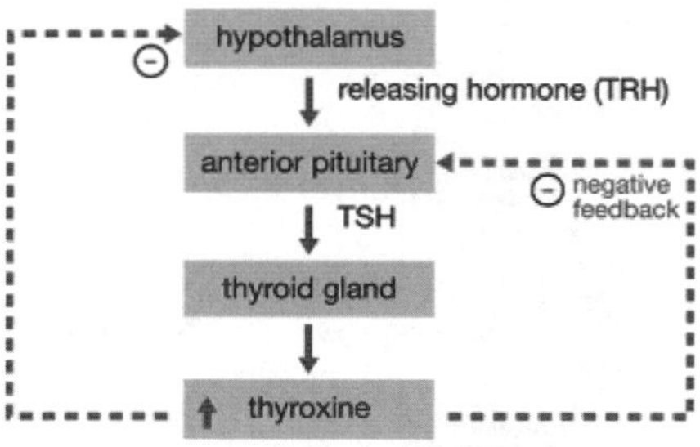

그림 1 갑상샘 호르몬 분비 조절

〈 기준범위 〉

❶ 총 T_4: 5.0~10.0 μg/dL
❷ 총 T_3: 0.5~2.0 ng/mL
❸ 유리형 T_4: 1.0~2.0 ng/dL
❹ 유리형 T_3: 2.4~4.0 pg/mL

〈 임상적 의의 〉

증가	갑상샘항진증(Basedow병) 크레틴병(cretinism)
감소	갑상샘저하증(점액수종myxedema) 플룸머병(Plummer's disease, 독성 선종)

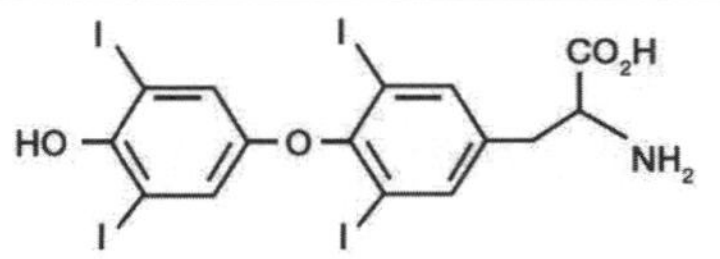

T_4(티록신) 구조(아이오딘 4개가 있음)

6. 부신 피질(겉질) 호르몬

부신 피질 호르몬으로서 생리적 활성을 가진 중요한 호르몬은 염류 코르티코이드(mineral corticoid)인 알도스테론(aldosterone)과 당질 코르티코이드(glucocorticoid)인 코르티솔(cortisol)과 부신 안드로젠인 dehydroepiandrosterone sulfate(DHEA-S) 및 DHEA가 있다.

코르티솔

코르티솔은 스트레스나 운동 등에 의해 시상하부의 CRH, 뇌하수체 전엽의 ACTH가 증가하여 분비된다. 또한 네거티브 피드백(negative feedback)에 의해 이들 호르몬의 분비가 억제되고 있다.

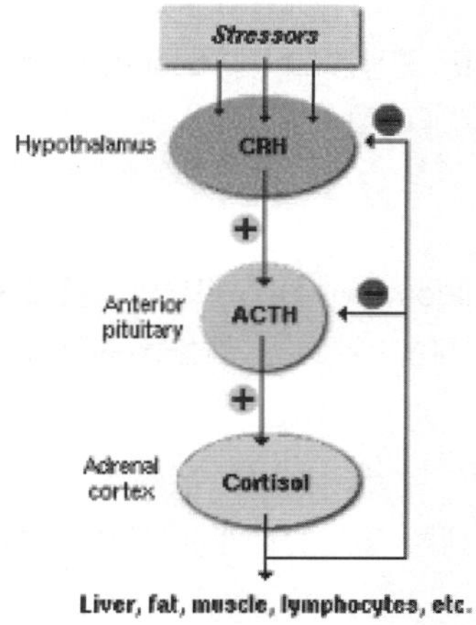

그림 2 코르티솔 분비 조절
CRH: corticotropin releasing hormone

〈 코르티솔의 작용 〉

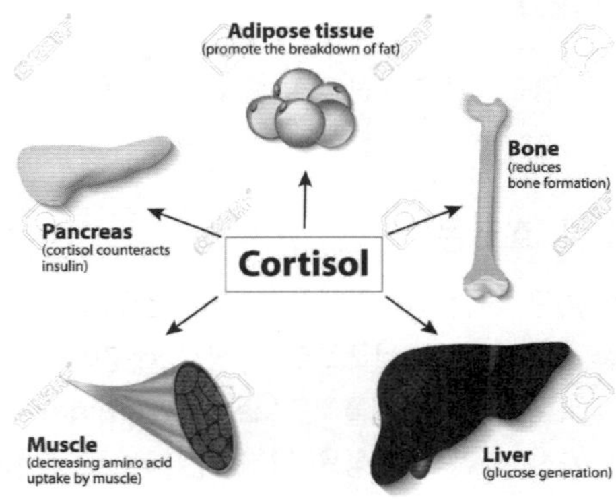

그림 3 코르티솔의 작용

❶ 당 대사: 당신생 촉진, 간에서 글리코젠 분해
❷ 단백질 대사: 단백질 분해 촉진, 간에서 아미노산으로부터 단백질 합성
❸ 지질 대사: 지방 분해
❹ 뼈 대사: 뼈 흡수 촉진, 골 신생 억제
❺ 수분 · 전해질 대사: 나트륨 재흡수, 칼륨 배설 촉진
❻ 면역 기능: 면역 기능 억제, 항염증 작용
❼ 순환 기능: 전해질, 수분 확보에 의한 혈압 유지
❽ 정신신경계로의 작용: 중추신경 세포의 피자극성 항진

〈 기준범위 〉

❶ 혈청: 5~20 μg/dL(오전)
❷ 소변: 30~100 μg/일

〈 임상적 의의 〉

증가	Cushing 증후군, ACTH 생성 종양, 부신종양
감소	부신 피질 기능 저하증(Addison병)

《 검사방법 》

RIA, EIA, 형광 편광면역측정법(fluorescence polarization immunoassay, FPIA)

• 알도스테론

알도스테론(aldosterone)은 콩팥의 원위요세관에 작용하여 나트륨의 재흡수와 칼륨 배설을 촉진시킨다.

《 검사방법 》

혈중 알도스테론 및 혈장 레닌 활성의 측정은 RIA가 이용되고 있다.

《 기준범위 》

❶ 혈청 및 혈장 알도스테론: 30~160pg/mL(와위)
❷ 혈장 레닌 활성: 0.5~2.0 ng/mL/시(와위)

《 임상적 의의 》

증가	원발성 알도스테론증(부신 피질 종양 또는 과형성)

7. 부신 수질 호르몬

부신 수질(속질)은 발생 시 외배엽의 척수 신경절 세포와 같은 기원의 크롬 친화성 세포로부터 생긴 내분비 기관이다. 부신 수질 호르몬인 카테콜아민(catecholamine)은 카테콜 골격을 가진 생리적 활성을 나타내는 아민으로 타이로신(으로부터 순차적으로 합성되며, 이것에는 도파민(dopamine), 노르에피네프린(norepinephrine), 에피네프린(epinephrine)이 있다. 노르에피네프린은 노르아드레날린(noradrenaline), 에피네프린은 아드레날린(adrenaline)으로도 불린다.

카테콜아민

《 생리학적 의의 》

도파민은 중추신경, 노르에피네프린은 교감신경절로부터 대부분이 분비되며, 주로 신경전달물질로서 작용하지만, 노르에피네프린의 일부는 혈액으로 이행한다. 한편 에피네프린은 부신 수질로부터 혈액으로 분비되며, 호르몬으로서 작용한다.

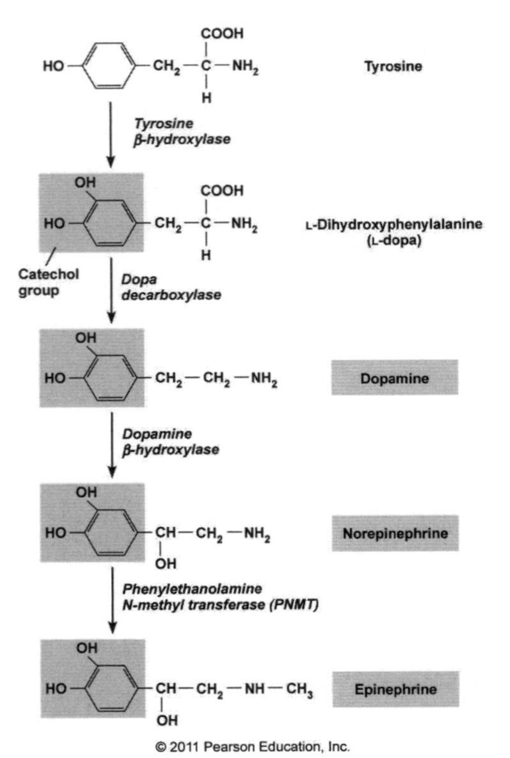

그림 4 카테콜아민 합성

호르몬	표적조직	주요 작용
에피네프린	교감신경 수용체, 간 세포, 근육 세포, 지방 세포	교감신경 자극, 글리코젠 분해 촉진(간, 근육), 지방 분해 촉진(지방 세포)
노르에피네프린	교감신경 수용체	신경전달물질, 세동맥 수축

《 검사방법 》

카테콜아민 분비의 지표로서 혈액과 소변의 카테콜아민 3분획, 소변 메타네프린, 노르메타네프린, VMA 및 HVA가 측정되고 있다.
측정은 HPLC로 한다. 또한 소변 중의 VMA와 HVA는 시험지(페이퍼 크로마토그래피)로 간이 측정이 가능하다.

《 기준범위 》

❶ 아드레날린
소변: 15 μg/일, 혈장: 〈 100 pg/mL
❷ 노르아드레날린
소변: 〈 120 μg/일, 혈장: 100~450 pg/mL
❸ 도파민
소변: 200~1000 μg/일, 혈장: 〈 20 pg/mL

《 검체 채취 시 주의점 》

카테콜아민의 분비는 입위, 운동, 정신적 스트레스 등에 의해 쉽게 증가하기 때문에 혈장 카테콜아민을 측정할 때에는 정확을 기하기 위해 채혈할 주사바늘을 미리 삽입하고, 30분 정도 안정을 취한 후에 누운 상태에서 채취한다. 채혈관은 EDTA-2Na를 사용하며, 채취 후에는 신속하게 냉각 원심하고 혈장을 분리한 후에는 -20℃에 보존한다.
소변 카테콜아민 및 대사산물 측정에는 24시간 소변이 사용되는데, 축뇨는 6N 염산을 미리 넣은 용기에 한다.

바닐릴만델산(VMA)

바닐릴만델산(vanillylmandelic acid, VMA)은 노르아드레날린(노르에피네프린)과 아드레날린(에피네프린)의 최종 분해산물이다. 소변 중 VMA는 크롬친화성 세포종(pheochromocytoma, 갈색 세포종)이나 신경모세포종(neuroblastoma)에서 증가한다.

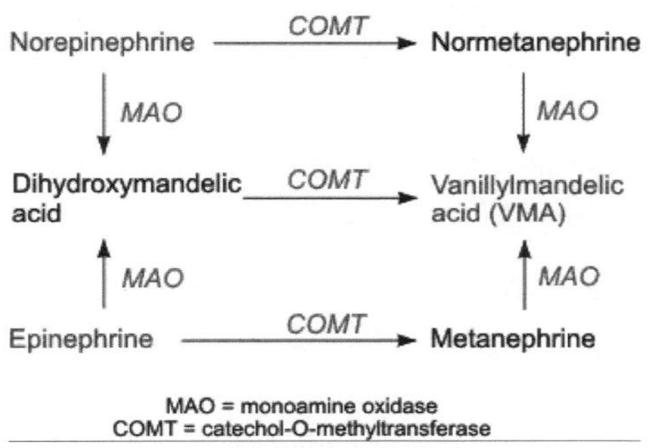

그림 5 VMA 생성

- 카테콜아민의 반감기는 1~2분이므로 혈장에서 그것을 정확하게 측정하기는 힘들다. 그래서 에피네프린과 노르에피네프린의 최종 대사산물인 VMA를 소변에서 정량적으로 검출한다.
  소변으로 배설된 VMA의 성인 정상치는 2~7 mg/24h 이다.

호모바닐산(HVA)

호모바닐산(homovanillic acid, HVA)는 도파민의 최종 대사산물이다(그림6).

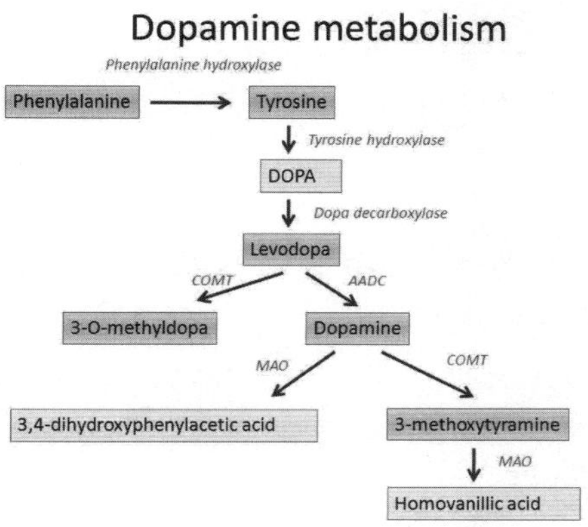

그림 6 도파민 대사

[참고] 앞의 각 단원(chapter)에서 이미 기술한 호르몬들은 이 장에서 생략하였다.

연습문제 -호르몬

1. 뇌하수체 전엽(샘하수체)의 호르몬 분비를 직접 조절하는 기관은?

① 뇌하수체 후엽 ② 뇌하수체 중엽
③ 시상하부 ④ 연수
⑤ 부신 수질

해설: 화학 전령인 호르몬은 "시상하부(방출 호르몬) → 뇌하수체 후엽(효과 및 자극 호르몬) → 내분비 기관(효과 호르몬)" 의 계통을 통해 조절되고 분비된다. 갑상샘 호르몬인 티록신(thyroxine)의 분비는 "시상하부(갑상샘 자극 호르몬-방출 호르몬) → 뇌하수체 전엽(갑상샘 자극 호르몬) → 갑상샘(티록신)" 을 통해 조절된다.

정답: 3

2. 뇌하수체 전엽에서 생성되는 부신 피질 자극 호르몬의 분비는 무엇의 상승에 의해 억제되는가?

① 알도스테론 ② 코르티솔 ③ 에스트라디올
④ 프로제스테론 ⑤ 에피네프린

해설: 부신 피질(겉질) 호르몬인 알도스테론은 "혈액량 · 혈압 저하 → 토리 곁장치의 레닌 분비 → 레닌에 의한 안지오텐신 활성화 → 안지오텐신의 부신 피질 자극 → 나트륨 원위 요세관에서의 재흡수 상승 → 혈액 삼투압 상승 → 수분 흡수 → 혈액량 상승 → 토리 곁장치 자극 정지" 를 통해 조절된다. 또 하나의 부신 피질 호르몬 코르티솔의 상승은 시상하부와 뇌하수체 전엽(샘하수체)에 음성 피드백으로 작용하여 코르티솔의 생성을 억제한다.

정답: 2

3. 무기질(미네랄) 코르티코이드는?

① 알도스테론 ② 코르티솔 ③ 코르티코스테론
④ 테스토스테론 ⑤ 글루카곤

해설: 알도스테론은 무기질 코르티코이드(mineral corticoid)이고, 코르티솔은 당질 코르티코이드(glucocorticoid)이다.

정답: 1

4. 레닌의 활성은 무엇을 측정하여 평가하는가?

① 안지오텐시노젠 ② 안지오텐신 I
③ 안지오텐신 II ④ 안지오텐신 전환 효소
⑤ 알도스테론

해설: angiotensinogen $\xrightarrow{renin}$ angiotensin I $\xrightarrow{ACE}$ angiotensin II

ACE: angiotensin converting enzyme(안지오텐신 전환 효소)

안지오텐신 II는 부신 피질에 작용하여 알도스테론의 분비를 촉진시키며, 알도스테론은 콩팥 원위요세관에 작용하여 Na 재흡수(K 배설)를 촉진시켜 혈액의 삼투압(오스몰 농도)을 증가시킨다.

이로인해 조직의 수분이 혈액으로 이동하여 혈액량이 증가한다. 안지오텐신 II는 또한 세동맥을 수축하여 혈압을 상승시킨다.

정답: 2

5. 염분이 적은 식사를 하고 있고, 서있으며, 또한 이뇨제를 복용한 상태에서 일어날 수 있는 변화는?

① 레닌 ↑, 알도스테론 ↑, 고나트륨혈증, 저칼륨혈증
② 레닌 ↑, 알도스테론 ↓, 고나트륨혈증, 저칼륨혈증
③ 레닌 ↓, 알도스테론 ↓, 저나트륨혈증, 고칼륨혈증
④ 레닌 ↓, 알도스테론 ↑, 저나트륨혈증, 고칼륨혈증
⑤ 레닌 ↑, 알도스테론 ↑, 저나트륨혈증, 저칼륨혈증

해설: 혈액량이 감소하여 레닌-안지오텐신계가 자극되고 이로 인해 알도스테론이 증가하여 혈액에 나트륨이 상승하고 칼륨이 저하한다.

정답: 1

6. 쿠싱 증후군 진단을 위한 검체 채취 시간으로 가장 적당한 것은?

① 오전 6시, 오후 2시 ② 오전 8시, 오후 8시
③ 낮 12시, 오후 6시 ④ 낮 12시, 밤 12시
⑤ 오후 2시, 밤 12시

해설: 쿠싱 증후군(Cushing's syndrome)은 코르티솔이 과다하게 분비되는 질환이다. 코르티솔은 일내변동이 있으며, 아침 6시와 8시 사이에 가장 높고 초저녁이나 한밤중에 최저치로 된다. 검체는 아침 8시와 저녁 8시에 채취한다. 저녁때의 코르티솔 농도는 아침의 절반 정도이다.

정답: 2

7. 소변으로 배설된 코르티솔은?

① 혈청 총코르티솔 ② 복합형 코르티솔
③ 비결합형 코르티솔 ④ 알부민 결합형 콜르티솔
⑤ 글로불린 결합형 코르티솔

해설: 혈청에는 3가지 형태의 코르티솔이 존재한다. 즉 1) 글로불린 결합형 75%, 2) 알부민 결합형 15%, 유리형 10%. 소변으로 배설되는 것은 유리형이며 이것은 쿠싱 증후군을 진단하는 데 하나의 자료가 된다.

정답: 3

8. 안드로젠 중 생리적 기능이 가장 강한 것은?

① 안드로스테네디온 ② 디하이드로에피안드로스테론

③ 안드로스테론 ④ 에티오콜라놀론
⑤ 테스토스테론

해설: 남성 호르몬인 안드로젠 중 생리적 활성이 가장 강한 것은 테스토스테론이다. 말초조직에서 안드로젠의 일부는 테스토스테론으로 전환된다. 안드로젠은 부신과 고환에서 생성된다.

정답: 5

9. 가장 강력한 에스트로젠은?

① 안드로스테네디온 ② 에스트론(E_1)
③ 에스트리올(E_3) ④ 에스트라디올(E_2)
⑤ 안드로스테네디온

해설: 성숙 여포에서 분비하는 에스트로젠 중 생리적 활성이 가장 강한 것은 에스트라디올이다.

정답: 4

10. 임신 3~6개월 기간에 사람 융모 생식샘 자극 호르몬(hCG)과 프로제스테론의 변화는?

① 상승/상승 ② 상승/저하 ③ 저하/상승
④ 저하/저하 ⑤ 변화 없음

해설: 임신부에서 사람 융모 생식샘 자극 호르몬(human chorionic gonadotropin, hCG)은 임신 수일 후부터 10~12주까지 지속적으로 증가한다. 그 다음에는 임신 기간 내내 저치를 유지한다. 임신이 지속되면 황체와 태반에서 프로제스테론이 계속 분비되어 월경이 억제되고 임신이 유지된다. 프로제스테론은 발정과 배란과 황체 형성 호르몬(LH)의 생성을 억제한다.

정답: 3

11. 스테로이드 호르몬이 아닌 것은?

① 프로제스테론 ② 에스트로젠 ③ 테스토스테론
④ 코르티솔 ⑤ 인슐린

해설: 성 호르몬과 부신 피질 호르몬은 모두 스테로이드 호르몬이고, 인슐린은 단백질 호르몬이다.

정답: 5

12. 다운 증후군 진단에 유용한 3가지 검사는?

① CEA, AFP, hCG
② AFP, 비결합형 에스트리올($_UE_3$), hCG
③ AFP, 프로제스테론, hCG
④ AFP, FSH, LH
⑤ 프로제스테론, 에스트라디올, 사람 태반 락토젠

해설: 다운 증후군(Down's syndrome)을 진단하는 데 유용한 3중 검 검사는 AFP, $_UE_3$, hCG 검사이다. 여기에 inhibinA(inhA)가 추가되면 4중 검사이다. 이들을 임신 16~18주 사이에 측정하면 신경관 결함이나 다운 증후군을 진단하는 데 유용하다. 다운 증후군에서 AFP와 $_UE_3$는 저하하고, inhA와 hCG는 상승한다.

정답: 2

13. 태반에서 분비하는 호르몬이 아닌 것은?

① 에스트로젠 ② 프로제스테론 ③ hCG
④ 황체 형성 호르몬 ⑤ 사람 태반 락토젠(hPL)

해설: 태반에서는 hCG, hPL, 에스트로젠(에스트라디올), 프로제스테론을 생성한다. 황체 형성 호르몬은 뇌하수체 전엽에서 생성한다.

정답: 4

14. 에스트로젠의 전구물질이 아닌 것은?

① 프로제스테론 ② 테스토스테론
③ 콜레스테롤 ④ 11-디옥시코르티솔
⑤ 알도스테론

해설: 알도스테론은 스테로이드 호르몬의 최종 산물로서 다른 성분으로 전환되지 못한다.

정답: 5

15. 세포질에 수용체가 있는 것은?

① 에스트라디올 ② 에피네프린
③ 성장 호르몬 ④ 여포 자극 호르몬
⑤ 인슐린

해설: 스테로이드 호르몬은 지질 이중층으로 되어있는 세포막을 통과하여 세포질에 있는 수용체와 결합하여 작용한다.

정답: 1

16. 부신 수질(속질)에서 가장 많이 분비하는 호르몬은?

① 메타네프린 ② 노르에피에프린
③ 에피네프린 ④ 도파민
⑤ 바닐릴만델산

해설: 카테콜아민(catecholamine)은 방향족 아미노산인 타이로신으로부터 생성되는 도파민, 노르에피네프린, 에피네프린을 지칭한다. 부신 수질 호르몬의 약 80~90%는 에피네프린이다. 바닐릴만델산(vanillyl-mandelic acid, VMA)은 에피네프린과 노르에피네프린의 최종 분해산물이다.

정답: 3

17. 요붕증과 관련이 있는 호르몬은?

① 프로락틴 ② 성장 호르몬 ③ 항이뇨 호르몬
④ 옥시토신 ⑤ 인슐린

해설: 요붕증(diabetes insipidus)은 항이뇨 호르몬(antidiuretic hormone, ADH)의 저하하는 상태에서 나타난다. ADH는 바소프레신(vasopressin)이라고도 한다.

정답: 3

18. 5-하이드록시인돌아세트산(5-HIAA)는 무엇의 대사산물인가?

① 세로토닌 ② 프로락틴 ③ 에피네프린
④ 노르에피네프린 ⑤ 타이로신

해설: 트립토판의 대사는 다음과 같이 일어난다.
1) 정상: 트립토판 → 인돌 → 대변
2) 비정산(장 질환): 트립토판 → 인돌 과다 생성 → 간(인돌→인디칸) → 인디칸 → 소변 →공기 중 인디고 블루
3) 비정상(악성 종양): 트립토판 → 5-하이드록시트립토판 → 세로토닌 → 5-HIAA

정답: 1

19. 갑상샘 수질(속질)암에서 증가하는 것은?

① 티록신 ② 칼시토닌 ③ 부갑상샘 호르몬
④ 카테콜아민 ⑤ 세크레틴

해설: 갑상샘 수질(속질)암은 C 세포의 신생물이며, C 세포에서는 뼈에서 칼슘 유리를 억제하는 칼시토닌을 분비한다.

정답: 2

20. 갑상샘 호르몬 중 혈액에 가장 많은 것은?

① 티록신 ② 트리아이오도티로닌
③ 디아이오도티로닌 ④ 모노아이오도티로닌
⑤ 칼시토닌

해설: 티록신(T_4) 97%, T_3 2%. T_4와 T_3의 70-75%는 티록신-결합 글로불린(TBG)과 결합해있고, 나머지는 알부민과 결합해있다. 생리적 활성은 가 보다 4-5배 더 강하다.

정답: 1

21. 질환과 증가하는 호르몬의 연결이 옳은 것은?

① 요붕증 — 프로락틴
② 크레틴병 — 부갑상샘 호르몬
③ 말단비대증 — 바소프레신
④ 애디슨병 — 알도스테론
⑤ 쿠싱병 — 코르티솔

해설: 요붕증은 뇌하수체 후엽으로부터 바소프레신(항이뇨 호르몬)의 분비가 결핍된 것이고, 크레틴병은 갑상샘 호르몬 저하증이고, 말단비대증은 뇌하수체 전엽에서 성장 호르몬이 과잉으로 생성되는 질환이고, 애디슨병은 부신 코르티솔 저하증이다.

정답: 5

22. 성장 호르몬의 분비를 억제하는 것은? (2개 선택)

① 아르지닌 ② 인슐린 ③ 글루코스
④ L-dopa ⑤ 소마토스타틴

해설: 성장 호르몬(growth hormone, GH)은 피드백 시스템에 의해 조절된다. 글루코스가 상승하면 GH 분비가 억제된다. 시상하부에서 분비되는 소마토스타틴(somatostatin)은 GH 분비를 억제한다.

정답: 3, 5

23. 펩타이드 호르몬은?

① 아드레날린 ② 코르티솔 ③ 티록신
④ 테스토스테론 ⑤ 부갑상샘 호르몬

해설: 부갑상샘 호르몬은 84개의 아미노산으로 구성된 펩타이드 호르몬이고, 코르티솔과 테스토스테론은 스테로이드 호르몬이고, 아드레날린과 티록신(thyroxine)은 아미노산 유도체이다.

정답: 5

24. 콩팥에서 생성되는 것은?

① 레닌 ② 글루카곤 ③ 코르티솔
④ 바소프레신 ⑤ 알도스테론

해설: 글루카곤은 이자(췌장), 코르티솔과 알도스테론은 부신 피질, 바소프레신은 뇌하수체 후엽에서 분비한다. 혈압 이나 혈액량이 저하하면 방사구체장치 세포(토리곁 세포)에서 레닌(renin)을 분비한다. 레닌은 간에서 생성한 안지오텐시노젠을 안지오텐신 Ⅰ으로 전환시키는 효소이다.

정답: 1

25. 시상하부에 의해 분비가 직접 조절되는 호르몬은?

① 에스트로젠 ② 칼시토닌 ③ 코르티솔
④ 티록신 ⑤ 성장 호르몬

해설: 뇌하수체 전엽에서 분비되는 성장 호르몬(GH)은 시상하부에서 분비하는 GH-RH(releasing hormone)에 의해 조절된다.

26. Basedow병에 의한 갑상샘 항진증에서 저하하는 것은?

① T_3 ② T_4 ③ TSH ④ ALP ⑤ 티로글로불린

해설: 바세도병은 원발성 갑상샘 항진증이며, 갑상샘 호르몬(T_3, T_4, thyroglobulin)의 분비가 항진되기 때문에 피드백 기전에 의해 호르몬 분비를 촉진하는 TSH는 저하한다. 티로글로불린(thyroglobulin)은 갑상샘 글로불린이라고도 부르며, 갑상샘 호르몬의 전구체가 되는 단백질이다. ALP는 상승한다.

정답: 3

27. 뇌하수체 후엽에서 분비되는 것은?

① 성장 호르몬(GH)
② 항이뇨 호르몬(ADH)
③ 여포 자극 호르몬(FSH)
④ 갑상샘 자극 호르몬(TSH)
⑤ 부신 겉질 자극 호르몬(ACTH)

해설: 뇌하수체 후엽(신경하수체)에서 분비되는 호르몬은 항이뇨 호르몬(바소프레신)과 옥시토신이다.

정답: 2

28. 인슐린에 대한 설명으로 옳은 것은?

① 핵 안에 있는 수용체와 결합한다.
② 스테로이드 호르몬이다.
③ 소화관의 내분비 세포에서 분비된다.
④ 분해되면 C 펩타이드가 생긴다.
⑤ 근육 세포의 글루코스의 섭취를 촉진시킨다.

해설: 인슐린은 근육으로 글루코스가 잘 들어가도록 하여 혈당치를 저하시킨다. C-펩타이드는 프로인슐린이 인슐린으로 되는 과정에서 생기는 산물이다. 인슐린은 51개의 아미노산으로 구성된 분자량 약 6,000달톤의 단백질 호르몬으로 이자의 랑게르한스섬 β 세포에서 분비된다.

정답: 5

29. 펩타이드 호르몬은? (2개 선택)

① 에피네프린 ② 인슐린 ③ 에스트라디올
④ 칼시토닌 ⑤ 티록신

해설: 인슐린은 단백질 혹은 펩타이드 호르몬으로 분류하며, 칼시토닌은 폴리펩타이드 호르몬이다. 티록신과 에피네프린은 아미노산인 타이로신의 유도체이다. 에스트라디올은 에스트로젠의 한 종류로서 스테로이드 호르몬이다.

정답: 2, 4

30. 생식샘(성선) 호르몬은? (2개 선택)

① 옥시토신 ② 코르티솔 ③ 프로제스테론
④ 테스토스테론 ⑤ 알도스테론

해설: 남성 호르몬은 테스토스테론이고, 여성 호르몬은 에스트로젠과 프로제스테론이다. 성 호르몬은 모두 스테로이드 호르몬이다. 옥시토신은 시상하부에서 생성되어 뇌하수체 후엽에서 분비하고, 코르티솔과 알도스테론 부신 겉질(피질)에서 생성하는 스테로이드 호르몬이다.

정답: 3, 4

31. 스테로이드 핵을 갖는 호르몬은? (2개 선택)

① 글루카곤 ② 티록신 ③ 아드레날린
④ 에스트로젠 ⑤ 알도스테론

해설: 스테로이드 구조를 갖는 호르몬을 스테로이드 호르몬이라고 하며, 이것에는 성 호르몬, 즉 남성 호르몬인 테스토스테론, 여성 호르몬인 에스트로젠과 프로제스테론, 그리고 부신 겉질 호르몬인 코르티솔(당류 코르티코이드), 알도스테론(무기질 코르티코이드), 안드로젠이 속한다. 글루카곤은 폴리펩타이드, 티록신과 에피네프린(아드레날린)은 타이로신 유도체이다.

정답: 4, 5

32. 바르게 연결된 것은?

① 바세도병 — TSH 증가
② 쿠싱병 — ACTH 감소
③ 갈색세포종 — 소변 VMA 증가
④ 악성 빈혈 — 가스트린 감소
⑤ 애디슨병 — 코르티솔 증가

해설: 바세도병(Basedow's disease)은 갑상선이 비대해지는 갑상샘종으로 갑상선 호르몬인 티록신(T_4)이 증가하므로 갑상샘 자극 호르몬(TSH)은 증가하지 않는다. 쿠싱병(Cushing's disease)은 뇌하수체 선종과 같이 부신 겉질 자극 호르몬(ACTH)이 증가하여 부신 겉질 호르몬(코르티솔)이 비정상적으로 많아지는 대사 장애이다. 애디슨병(Addison's disease)은 자가 면역, 신생물, 분비샘 출혈 등으로 부신 겉질 호르몬의 생성이 저하하는 질환이다. 악성 빈혈은 위샘에서 분비하는 내인성 인자(intrinsic factor)의 결핍으로 비타민 B_{12}가 소장에서 흡수되지 못해 일어나는 질환으로 적혈구 생성 시 DNA 합성이 영향을 받는다. VMA (vanillylmandelic acid)는 에피네프린과 노르에피네플린의 최종 대사산물로서 부신 속질의 종양인 갈색세포종이나 신경모세포종에서 생성이 상승하고 소변으로 배설된다.

정답: 3

33. 바르게 연결된 것은? (2개 선택)

① 알도스테론 — 젖 분비
② 에스트로젠 — 황체 형성
③ 카테콜아민 — 혈압 상승
④ 칼시토닌 — 칼슘 조절
⑤ 프로락틴 — 자궁 평활근 수축

해설: 카테콜아민(에피네프린, 노르에피네프린, 도파민의 총칭)은 교감 신경의 신경전달물질로서 혈압을 상승시킨다. 칼시토닌(calcitonin)은 주로 갑상선의 C세포에서 분비하며 뼈에서 칼슘이 방출되는 것을 막아준다(혈장 칼슘 값 저하). 이것은 부갑상샘 호르몬(PTH, 혈장 칼슘 값 상승)과 함께 칼슘 농도를 조절한다. 젖샘을 성장시키고, 젖 분비를 촉진시키는 것은 뇌하수체 전엽 호르몬인 프로락틴이다. 자궁 평활근을 수축시키는 것은 뇌하수체 후엽 호르몬인 옥시토신이다. 에스트로젠은 난자의 성숙과 여성의 2차 성징 유지에 관여한다.

정답: 3, 4

34. 부신 겉질(피질)에서 합성되는 것은? (2개 선택)

① 아드레날린 ② 알도스테론 ③ 코르티솔
④ 티록신 ⑤ 멜라토닌

해설: 1) 부신 겉질(피질): 코르티솔(당질 코르티코이드), 알도스테론(무기질 코르티코이드), 2) 부신 속질(수질): 에피네프린(아드레날린), 노르에피네프린(노르아드레날린)

정답: 2, 3

35. 인슐린에 대한 설명 중 옳은 것은? (2개 선택)

① 펩타이드 호르몬이다.
② 글리코젠을 분해한다.
③ 랑게르한스섬 α 세포로부터 분비된다.
④ 분해산물이 C-펩타이드이다.
⑤ 결핍되면 당뇨병으로 된다.

해설: C-펩티드는 프로인슐린의 분해산물이다. 인슐린은 펩타이드 또는 단백질 호르몬으로 분류된다.

정답: 1, 5

36. 연결이 **틀린** 것은?

① 성장 호르몬 — 뇌하수체 전엽
② 항이뇨 호르몬 — 뇌하수체 후엽
③ 칼시토닌 - 부갑상샘
④ 레닌 - 콩팥
⑤ 에스트로젠 - 난소

해설: 칼시토닌은 갑상샘의 C세포에서 분비된다.

정답: 3

37. 아미노산 유도체인 호르몬은?

① 안드로젠 ② 알도스테론 ③ 에스트리올
④ 코르티솔 ⑤ 티록신

해설: 티록신(thyroxine)은 방향족 아미노산인 타이로신(tyrosine)으로부터 형성되며, 아이오딘을 4분자 함유하고 있어서 T_4라고도 부른다.

38. 17-케토스테로이드(17-KS)는? (2개 선택)

① 알도스테론 ② 안드로스테론
③ 에스트라디올 ④ 디하이드로에피안드로스테론
⑤ 프로게스테론

해설: 17-KS는 17-옥소스테로이드(17-OS)라고도 하며, 17번 탄소에 케톤기(-CO-)를 가진 스테로이드로서 대부분이 부신 겉질에서 생성된다. 주요 17-KS는 안드로스테론, 에티오콜라놀론, 디하이드로에피안드로스테론(dehydroepiandrosterone, DHEA) 등이다. 남성에서 17-KS의 2/3는 부신 겉질(피질)에서 유래하고, 1/3은 고환에서 유래한다. 여성의 17-KS는 대부분이 부신 겉질에서 유래한다.

정답: 2, 4

39. 호르몬과 그 원재료의 연결이 **틀린** 것은?

① 테스토스테론 — 콜레스테롤
② 세로토닌 — 트립토판
③ 아드레날린 — 타이로신
④ 프로스타글란딘 — 팔미트산
⑤ 티록신 — 페닐알라닌

해설: 프로스타글란딘(prostaglandin)은 불포화 지방산인 아라키돈산(arachidonic acid, 20:4)의 유도체이다.

정답: 4

40. 아이오딘을 함유하고 있는 것은?

① 칼시토닌 ② 옥시토신 ③ 티록신
④ 아드레날린 ⑤ 레닌

해설: 갑상샘 호르몬인 티록신(thyroxine)은 타이로신 유도체로서 4개의 아이오딘(요오드)을 함유하고 있어서 T_4라고도 부른다.

정답: 3

간 기능 검사

간은 생체 내에서 각종 생체 성분의 합성, 분해, 해독, 이물질(색소) 배설 등의 다양한 기능을 지닌 장기이다.

색소 배설 시험

Indocyanine green(ICG) 시험

임상적 의의

ICG를 투여하면 대부분이 **α_1-지질단백질(지단백)**과 결합하여 간으로 운반되어 간 세포 속으로 들어간다. 그러나 간 세포에서는 결합되지 않고 유리된 채로 담즙 중으로 배설된다. 간의 병태 파악, 간의 예비능 검사로서 이용되고 있다. 간 절제 수술 시 사전 검사로서 필수적이다. 부작용이 적기 때문에 BSP 대신 이물질(색소) 배설 기능 검사의 시약으로 이용되고 있다.

평가에는 15분 정체율(R_{15})과 혈장 소실률(K_{ICG})이 이용되고 있다. ICG의 15분치는 간 혈류량을 잘 반영하기 때문에 간경화증과 같이 간 혈류량의 감소를 동반하는 중대한 간 장애를 진단하는 데 유용하게 이용되고 있다.

방법 및 평가

이른 아침 공복 시에 1앰플(25 mg)을 증류수 5 mL로 조제하여 체중 10 kg당 1 mL를 정맥주사한다.	15분 후에 반대편 팔에서 채혈한다.
↓	↓
정맥주사 ------------→	15분

15분 정체율(R_{15})과 **혈장 소실률(κ)**을 구한다.

만성 간염, 간경화, 체질성 황달(Rotor 증후군) 등에서는 15분 정체율이 고치를 나타내고, 혈장 소실률은 저치를 나타낸다.

기준범위

15분 정체율 정상치: 10% 이하

혈장 소실률(K_{ICG}) = $0.693/T_{1/2}$

혈장 소실률(κ): 0.168-0.206

편대수그래프 종축에 흡광도, 횡축에 시간을 놓고, 주사 후 5, 10, 15분 치를 플롯하여, 이것을 연결한 직선과 종축과의 교차점을 C_0으로 하고, 그 1/2에 대응하는 반감기 시간 $T_{1/2}$을 구하면, 혈중 ICG 소실률은 **$K_{ICG} = 0.693 / T_{1/2}$**로 된다.

Bromsulfophthalein(BSP) 시험

임상적 의의

BSP를 투여하면 대부분이 **알부민**과 결합하여 간으로 운반되어 간 세포 속으로 들어간다. 간 세포에서는 글루타티온과 결합하여 담즙 중으로 대부분이 배설된다. ICG 시험과 비슷하게, 간의 병태 파악, 간의 예비능 검사에 이용되고 있다. BSP에 의해 중대한 과민 반응을 나타내는 증례가 있어서 현재는 거의 실시하지 않고 있다. 그러나 BSP 시험은 체질성 황달의 하나인 Dubin-Johnson 증후군에서는 90~120분에 사이에 BSP 농도가 재상승하기 때문에 진단에 유효하다.

검사 방법과 평가

이른 아침 공복 시에 5% BSP 수용액(1앰플, 3 mL)을 체중 1 kg당 0.1 mL를 정맥주사하고, **45분** 후에 반대편 팔에서 채혈한 후 정체율을 구한다.

만성 간염, 간경화증, Dubin-Johnson 증후군, Rotor 증후군 등에서 고치를 나타낸다.

기준범위

45분 정체율: 5% 이하

콩팥 기능 검사

콩팥(신장)은 생체의 내부 환경을 일정하게 유지시켜주며, 그 주된 작용은, ① 물, 전해질의 이동에 의한 삼투압 조절, ② 수소 이온, 탄산수소 이온 등의 출납에 의한 혈액 산염기평형의 조절, ③ 종말 대사산물의 배설 등이다.

콩팥 기능 검사는 크게 신혈장류량, 사구체(토리) 기능, 요세관 기능 3가지로 분류된다.

1. 콩팥 혈장류량 검사

신동맥으로부터 혈액은 사구체 혈관망으로부터 요세관 주위 혈관망을 거쳐 신정맥으로 들어가기 때문에 사구체 기능이나 요세관 기능에 영향을 미친다. 콩팥 혈장류량 검사에는 파라-아미노마뇨산 클리어런스(*p*-am inohippuric acid clearance, CPAH), 페놀술폰프탈레인(phenolsulfonphthalein, PSP) 시험이 있다.

• *p*-아미노마뇨산 클리어런스(C_{PAH})

임상적 의의

콩팥 혈장류량의 측정에는 1회의 순환으로 사구체로부터 여과되고, 요세관으로 완전히 배설되며, 요세관에서 재흡수되지 않는 물질이 적당하여 PAH가 이용되고 있다. PAH는 체내에서 분해되지 않고 주로 근위요세관에서 배설되어, 그 클리어런스는 대략 **콩팥 혈장류량**에 상당한다.

검사 방법과 평가

공복 시에 10% PAH(12 mL)를 정맥 주사한 후 채혈, 채뇨하여 각각의 PAH 농도를 측정하고, 이론적으로 체내 혈장 PAH치(mg/dL)와 소변 PAH치(mg/dL) 및 1분간 소변량(mL/min), 체표면적으로부터 클리어런스를 산출한다. CPAH는 다음과 같이 구한다.

$$C_{PAH} = \frac{\text{소변 PAH치} \times \text{1분간소변량} \times 1.73}{\text{혈장 PAH치} \times \text{체표면적}}$$

탈수, 심부전, 쇼크, 신동맥협착, 사구체신염, 간질성신염, 요관 결석 등에서는 저치를 나타낸다.

기준범위

410~760 mL/min

• PSP 시험

임상적 의의

PSP는 혈액 중에서 알부민과 결합하기 때문에 대부분이 사구체(토리)에서 여과되지 못하고 근위 요세관에서 대부분이 분비되며, 이후에는 재흡수되지 않는다. 소변으로의 PSP 배설은 신혈장류량, 근위 요세관 기능, 요로의 상태를 반영하고, 특히 PSP 정맥 주사 후 15분치는 신혈장류량과 잘 상관하기 때문에 많이 사용되지만, 채뇨가 불완전하면 재현성이 좋지 않기 때문에 최근에는 별로 이용되지 않고 있다. 이 시험은 신혈장류량의 추정 외에 근위 요세관의 기능 평가에 이용되고 있다.

검사 방법과 평가

① 피검자는 300~500 mL의 물을 마신다.
② 약 30분 후 0.6% PSP액 1 mL를 정맥주사한다.
③ 15분, 30분, 60분, 120분에 채뇨한다.
④ 소변에 10% NaOH를 넣으면 적색을 띠며, 물로 희석하여 1L가 되게 한 후 560 nm에서 측정한다.
④ 배설량/투여량 × 100, **15분치가 중요**

기준범위

15분치: 25-50%
30분치: 40-60%
60분치: 50-75%
120분치: 55-85%

2. 사구체(토리) 기능 검사

• 크레아티닌 클리어런스 (Creatinine Clearance, Ccr)

임상적 의의

사구체 기능 검사는, **사구체여과량(glomerular filtra tion rate; GFR)**을 평가하는 방법이며, 이것을 직접 측정할 수 없기 때문에 클리어런스 시험을 실시한다. 이눌린, 티오황산나트륨, 크레아티닌 등은 체내에서 어떤 변화 없이 사구체에서 여과되며, 요세관에서 재흡수나 분비 없이 소변으로 배설되기 때문에 클리어런스 시험 목적에 적당하다. 이것은 체내에 존재하며 혈중 농도의 생리적 변동에(식사 등의 영향)이 작기 때문에 부하를 하지 않아도 클리어런스를 측정할 수 있는 장점이 있다. 그 때문에 내인성 크레아티닌 클리어런스는 이눌린 클리어런스에 비해 정도가 약간 떨어지지만 사구체 여과치와 비슷하여서 자주 이용되고 있다.

검사 방법 및 평가

1) 2시간법

물 400~500 mL를 마신 후 60분에 완전히 배뇨하고(0분), 60분 후와 120분 후에 채뇨하고, 그 중간 점 30분과 90분에 채혈한다. 혈액과 소변의 크레아티닌을 측정하고, 혈청 크레아티닌치(mg/dL)와 소변 크레아티닌치(mg/dL) 및 1시간 소변량(mL), 체표면적(m^2)로부터 클리어런스치를 구한다. 1시간 동안 2회의 클리어런스 평균치를 Ccr로 한다. Ccr(mL/min)은 다음과 같이 구한다.

$$\text{Ccr} = \frac{\text{소변 Cr치} \times \text{1시간 소변량} \times 1.73}{\text{혈청 Cr치(mg/dL)} \times 60 \times \text{체표면적}}$$

C: 클리어런스, U: 요 농도, V: 요량/min,
P: 혈장 농도, A: 환자의 체표면적
1.73: 국제표준체표면적

2) 24시간법

$$\text{Ccr} = \frac{\text{소변 Cr치} \times \text{24시간 소변량} \times 1.73}{\text{혈청 Cr치(mg/dL)} \times 1440 \times \text{체표면적}}$$

크레아티닌 클리어런스(Ccr) 값은 사구체여과율(GFR)에 해당한다.

c. 기준범위

91~130 mL/min

3. 요세관 기능 검사

요세관 기능은 재흡수 및 분비능을 보는 근위 요세관 기능 검사와 소변의 농축·희석을 보는 원위 요세관(수질) 기능 검사로 나뉜다. 근위 요세관 기능 검사에는 PSP 시험, 원위 요세관 기능 검사에는 Fishberg 농축 시험이 있다.

• Fishberg 농축 시험

임상적 의의

수분 섭취를 제한하여 일정한 시간 후의 농축력을 조사하는 검사이다. 소변의 농축은 **요세관, 신 수질 기능(원위 요세관부터 집합관의 기능)**을 반영한다.

검사 방법 및 평가

전날 오후 6시까지 건조식품을 섭취하고, 이후 아무 것도 먹지 않는다. 취침 전에 배뇨하고, 오전 6시에 첫 번째 채뇨를 하고, 그후 60분 후, 120분 후에 채뇨하여 총 3회 채뇨한다. 각 소변에 대해 비중과 삼투압을 측정한다.

신부전, 요붕증, 간질성 신염, 만성신우신염, 폐쇄성 요로 질환 등에서 저치를 나타낸다.

기준범위

3회의 소변 중 어느 것이라도 비중이 1.022 이상, 삼투압 850 mOsm/kg H_2O 이상

[참고] 신장 관련 호르몬 및 효소

① 신장에서 분비하는 것
- 적혈구 조혈인자: 골수에 작용하여 혈구 생성을 촉진시킨다.
- 1,25$(OH)_2$ 비타민 D_3: 장에서 Ca 흡수를 촉진시키며, 뼈에서 Ca을 유리시킨다.
- 레닌: 안지오텐시노젠을 분해하여 안지오텐신 I으로 전환시키는 효소

② 콩팥에 작용하는 호르몬: 항이뇨 호르몬(바소프레신), 알도스테론, 부갑상샘 호르몬(PTH)

종양 표지자

주요 종양 표지자

특정 장기의 악성 종양을 진단하기 위해 혈액이나 소변에 있는 성분을 분석하고 있는데, 이러한 성분들을 종양표지자(tumor marker)라고 한다. 오래 전부터 잘 알려진 대표적인 종양 표지자로 α-태아단백질(α-fetoprotein, AFP)이 있다. 종양 표지자의 측정은 치료 효과의 판정, 재발 체크에도 이용되고 있다.

표 1 주요 종양 표지자

종양표지자	종양 종류
전립선 특이 항원 prostate specific antigen(PSA)	전립샘암
알파-태아단백질 α-fetoprotein(AFP)	간세포암
암배아 항원 carcinoembryonic antigen(CEA)	**대장암** (결장직장암)
탄수화물 항원19-9 carbohydrate antigen 19-9(**CA 19-9**)	위장관암 및 선암(췌장암)
탄수화물 항원 125 carbohydrate antigen 125(**CA 125**)	**난소암**
탄수화물 항원 15-3 carbohydrate antigen 15-3(**CA 15-3**)	**전이성 유방암**
바닐릴만델산 vanillylmandelic acid(VMA)	크롬친화세포종(갈색세포종), 신경모세포종, 부신경절종
β_2-미량글로불린 β_2-microglobulin(β_2-MG)	혈액 악성 종양
사람융모성선자극호르몬 human chorionic gonadotropin (hCG)	영양막종양(trophoblastic tumor), 난소 및 정소의 배세포종양
비타민 K 결핍 또는 대항제-Ⅱ에 의해 유도된 단백질 protein induced by vitamin K absence or antagonist-Ⅱ(PIVKA-Ⅱ)	간세포암

측정 방법

종양 표지자는 면역측정법(immunoassay, IA), 효소면역측정법(enzyme immunoassay, EIA), 방사면역측정법(radioimmunoassay, RIA), HPLC, LC -MS/MS, 면역조직화학(immunohistochemistry, IHC) 등으로 분석하고 있다.

《 참고사항 》

종양표지자와 관련된 국가시험 문제는 2014년부터 면역혈청 분야에서 출제되고 있다.

연습문제 -간 및 콩팥 기능 검사, 심장 표지자 검사, 종양 표지자 검사

1. 다음 그림은 ICG 잔존률(정체율) 5분, 10분, 15분치를 표시한 것이다.
ICG 소실률 값에 가장 가까운 것은? 단, 소실률은 0.693을 반감기 시간(분)으로 나눈 값으로 한다.

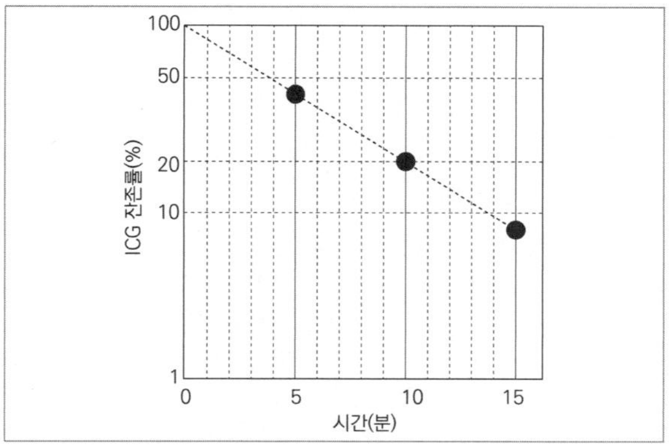

① 0.051 ② 0.173 ③ 0.217 ④ 0.395 ⑤ 0.803

해설: 반감기는 100%가 50% 혹은 20%가 10%로 줄어드는 데 걸리는 시간으로 표에서 구하면 4분이다. 따라서 소실률은 0.693/4=0.173이다.

정답: 2

2. 다음은 55세의 남성의 검사 결과이다. 이것을 이용하여 내인성 크레아티닌 클리어런스 값(mL/min)을 구하면?

24시간 소변량 1440 mL, 소변 크레아티닌 80 mg/dL, 혈청 크레아티닌 1 mg/dL, 체표면적 1.73 m^2

① 40 ② 60 ③ 80 ④ 100 ⑤ 120

해설:

$$\text{Ccr} = \frac{\text{1분 소변량}(1mL) \times \text{소변 크레아티닌 농도}(80mg/dL)}{\text{혈장 크레아티닌 농도}(1mg/dL)} \times \frac{1.73m^2}{\text{환자의 체표면적}(1.73m^2)} = 80$$

정답: 3

3. ICG 시험 15분 값의 기준범위는?

① 0~10 ② 10~30 ③ 30~50
④ 50~70 ⑤ 70 이상

해설: ICG 시험은 간 혈류량과 간 세포의 색소 섭취 기능을 반영하며, 간경화의 진단이나 간 예비 능력의 평가에 이용되고 있다. 간 절제수술 검사에 필수적인 검사이다. 혈중 소실률 및 15분 값(정체율)이 지표로 이용되며, 기준치는 0~10%, 간염에서는 10~30%를 나타내는 경우가 많고, 간경화에서는 30% 이상을 나타난다.

정답: 1

4. 기준 범위 안에 있는 것은?

① ICG 시험: 5%(15분 값)
② PSP 시험: 80%(15분 값)
③ 피시버그 농축 시험: 1.012(소변 비중)
④ 크레아티닌 클리어런스: 25 mL/분
⑤ 75 g 글루코스 경구 부하 시험: 300 mg/dL(2시간 값)

해설: 기준 범위
① ICG(indocyanine green) 시험의 15분 값: 10% 이하
② PSP(phenolsulfonphthalein) 시험의 15분 값: 25~50%
③ 피시버그(Fishberg) 농축 시험의 소변 비중: 1.022 이상
④ 크레아티닌 클리어런스(Ccr): 62~108 mL/min
⑤ 75g 경구 글루코스 부하 시험의 2시간 값: 140 mg/dL 미만

정답: 1

5. 연결이 틀린 것은?

① BSP 시험 — 뇌하수체 기능
② ICG 시험 — 간 색소 배설 기능
③ PSP 시험 — 신혈류량
④ 판크레오자이민 · 세크레틴 시험 — 이자 외분비 기능
⑤ 메티라폰 시험 — 부신 겉질 기능

해설: BSP(bromsulfophthalein 또는 bromsulphalein) 시험은 간의 색소 배설 능력을 평가하는 시험이며, 간 기능 장애 시 BSP 배설 능력이 저하한다. ICG(indocyanine green)보다 간 독성이 강하여 현재는 ICG 시험을 많이 사용하고 있으며, 듀빈-존슨(Dubin-Johnson) 증후군에서 120분치의 재상승은 진단적 가치가 높다. PSP는 96%가 근위 요세관에서 배설되므로 배설량은 신혈장류량과 비슷한 값을 나타낸다. 메티라폰(metyrapone) 시험은 코르티솔을 생성하는 부신 피질의 기능을 평가하는 시험이다. 판크레오지민(pancreozymin)은 콜레시스토키닌(cholecystokinin)이라고도 하며 이자에서의 소화 효소 분비를 촉진시킨다. 세크레틴(secretin)은 이자에서 탄산수소 이온의 분비를 촉진시킨다.

정답: 1

6. 55세 남성의 24시간 소변량 1.44 L, 소변 크레아티닌 60.0 mg/dL, 혈장 크레아티닌 1.2 mg/dL, 체표면적 1.73 m^2였다. 위 사람의 24시간 내인성 크레아티닌 클리어런스 값(mL/min)은 얼마인가? 단, 평균 체표면적은 1.73 m^2로 한다.

① 20.0 ② 50.0 ③ 72.0 ④ 120.0 ⑤ 144.0

해설: $C = \frac{UV}{P} = \frac{60 \times 1}{1.2} \times \frac{1.73}{1.73} = 50\ mL/\text{min.}$

1분당 요량은 1440 mL/1440분 = 1 mL 이다. 국제 평균 체표면적은 1.73 m^2이다.

정답: 2

7. 연결이 옳은 것은?

① PSP 배설 시험 — 췌장 외분비능력
② ICG 시험 — 유효 혈장류량
③ 세크레틴 시험 — 콩팥 혈류량
④ 파라 아미노마뇨산 클리어런스 — 간의 이물질 배설능력
⑤ 피시버그 농축 시험 — 요세관 기능

해설: PSP(phenolsulfonphthalein) 배설 시험은 토리쪽(근위) 요세관의 배설 기능과 콩팥 혈장류량 검사이다. ICG(indocyanine green) 시험은 간의 이물질 배설 기능 검사이다. 파라-마뇨산 클리어런스는 콩팥 혈장류량 검사이다. 피시버그(Fishberg) 농축 시험은 원위 요세관의 기능을 평가하는 데 사용된다.

정답: 5

8. 내인성 크레아티닌 클리어런스 시험에서 1일 소변량 1.44 L, 소변 크레아티닌 농도 90 mg/dL, 혈액 크레아티닌 농도 1.5 mg/dL, 체표면적 1.73 m^2였다. 내인성 크레아티닌 클리어런스 값은? 단 일본인 평균 체표면적은 1.73 m^2로 한다.

① 6 ② 17 ③ 60 ④ 90 ⑤ 135

해설: $\frac{90 \times 1}{1.5} \times \frac{1.73}{1.73} = 60$

정답: 3

9. 경구당부하 시험(OGTT)에서 당뇨병 판정에 가장 중요한 시간은?

① 30분 ② 60분 ③ 90분 ④ 120분 ⑤ 180분

해설: OGTT에서 2시간치가 200 mg/dL 이상이면 당뇨병이다. 정상인의 2시간치는 140 mg/dL 미만이다.

정답: 4

10. 간경화에서 감소하는 것은? (2개 선택)

① 알부민 ② 콜린에스터레이스 ③ TTT
④ γ-글로불린 ⑤ 빌리루빈

해설: 간의 합성 능력 저하로 알부민과 ChE가 감소한다.

정답: 1, 2

11. 크레아티닌 클리어런스(Ccr)의 측정 목적은 무엇인가?

① 토리여과율 ② 요세관 재흡수 ③ 요세관 분비
④ 소변 형성 ⑤ 여과 압력 평가

해설: Ccr은 토리(사구체)여과율을 구하는 데 사용된다.

정답: 1

12. 심부전의 지표로서 적절한 것은?

① AST ② BNP ③ CK-MB
④ 트로포닌 T ⑤ 마이오글로빈

해설: BNP(brain natriuretic peptide)는 심부전이나 심근경색 시 심근의 부하에 의해 분비가 촉진되며, 심부전의 지표로서 측정되고 있다.

정답: 2

13. 심근경색 발작 후 혈액에 가장 빨리 증가하는 표지자는?

① 심장 트로포닌 T ② 심장 트로포닌 I
③ LD ④ CK
⑤ 마이오글로빈

해설: cTnI와 cTnT는 8시간에 상승을 시작하고, 2일 이내에 20~50배까지 상승한다. LD는 12~24시간에 상승을 시작하고, 48~72시간에 최고치를 나타낸다. CK는 4~8시간에 상승을 시작하고, 12~24시간에 최고치를 나타낸다. 마미오글로빈(MI)은 2~3시간에 상승을 시작하고, 8~12시간에 최고치를 나타낸다.

정답: 5

14. 종양 표지자와 암을 바르게 연결한 것은?

① PSA — 방광암
② CA 125 — 유방암
③ CA 15-3 — 식도암
④ CA 19-9 — 갑상샘암
⑤ PIVKA-II — 간세포암

해설: PSA는 전립선암, CA 125는 난소암, CA 15-3은 유방암, CA 19-9는 담도계 및 이자(췌장)암 표지자로서 이용되고 있다.

정답: 5

15. 이자(췌장)암의 종양 표지자는? 2개 선택

① AFP ② CA 19-9 ③ CEA ④ PSA ⑤ PIVKA II

해설: 1) 암배아 항원(CEA), 탄수화물 항원 19-9(CA 19-9): 이자(췌장)암, 2) 알파 태아 단백질: 간세포암, 3) 전립샘 특이 항원(PSA): 전립샘암, 4) PIVKA II: 간세포암

정답: 2, 3

16. 바르게 연결된 것은?

① PIVKA-II — 담관암 ② PSA — 난소암
③ CA 15-3 — 유방암 ④ VMA — 콩팥암

⑤ 세로토닌 — 갈색세포종

해설: 1) PIVKA-II: 간세포암, 2) PSA: 전립샘암, 3) CA 15 - 3: 유방암 4) VMA: 갈색세포종, 5) 세로토닌: 카르시노이드 증후군(carcinoid syndrome),

정답: 3

17. 틀린 것은?

① 전립샘암 — PSA ② 이자암 — CA 19 - 9

③ 간암 — AFP ④ 대장암 — CEA

⑤ 유방암 — CA 125

해설: CA 125는 난소 암, 폐 암, 이자(췌장) 암 표지자이고, 유방암 표지자는 CA 15 - 3이다.

정답: 5

비타민

비타민은 생체 영양소 중, 탄수화물, 단백질, 지질, 미네랄 이외의 영양소로 생리작용을 유지하는 데 필수적인 미량 유기화합물의 총칭이다. 비타민의 대부분은 생체 내에서 합성이 불가능하기 때문에 주로 음식을 통해 공급된다. 비타민은 미량으로 체내의 물질대사나 생리기능을 조절하며, 부족하면 특유의 결핍증이 나타난다.

현재 13종의 화합물이 비타민으로 인정되고 있다. 비타민은 물에 용해되기 쉬운 수용성 비타민(비타민 B_1, B_2, B_3, B_6, B_{12}, C와 pantothenic acid, biotin, folic acid)과 물에 잘 녹지 않는 지용성 비타민(비타민 A, D, E, K)으로 크게 분류한다.

1. 수용성 비타민

a. 비타민 B_1

- 화학명: 티아민(thiamine)
- 생리작용: 피루브산 탈수소 효소, 2-옥소글루타르산 탈수소 효소 등의 조효소
- 결핍증: 각기병(beriberi), 베르니케(Wernicke)뇌증
- 과잉증: 없음
- 기준범위: 전혈 총 비타민 B_1 28~56 ng/mL
- 검사 방법: HPLC, 형광검출법
- 시료: 적혈구 내에는 B_1이 많이 함유되어 있기 때문에 혈장 검체는 용혈의 영향을 받는다. -20℃ 보존에서 2개월 간 안정하다.

b. 비타민 B_2

- 화학명: 리보플라빈(riboflavin)
- 생리작용: 산화 환원 반응, 산소 전이 반응에 작용하는 플라빈 효소의 조효소
- 결핍증: 발육장애, 입술증(cheilosis), 혀염
- 과잉증: 없음
- 기준범위: 전혈 비타민 B_2 65~111 ng/mL
- 검사 방법: HPLC, 형광검출법
- 시료: 빛, 알칼리, 열에 약하기 때문에 차광하여 수송한다. 측정 시에는 차광이 필요하지 않다.

c. 비타민 B_3

- 화학명: 니코틴산(nicotinic acid), 나이아신(niacin)
- 생리작용: 산화환원 효소에 관여하는 조효소 NAD(P)의 성분
- 결핍증: 펠라글라(pellagra)
- 과잉증: 없음
- 기준범위: 전혈 총 니코틴산 2.9~7.1 μg/mL
- 검사 방법: HPLC, *Lactobacillus plantarum* ATCC8014에 의한 미생물학적 정량법
- 시료: 헤파린 전혈, 4℃에서 약 2주간 안정, 혈장보다 적혈구 농도가 높기 때문에 용혈이 일어나지 않도록 주의한다.

d. 비타민 B_5

- 화학명: 판토텐산(pantothenic acid)
- 생리작용: 아실기 전이 효소에 관여하는 CoA의 성분
- 결핍증: 피부염, 탈모, 부신장애, 소화관 이상, 작열각 증후군(burning feet syndrome)
- 과잉증: 없음
- 기준범위: 전혈 판토텐산 0.2~1.8 μg/mL
- 검사 방법: HPLC, *Lactobacillus plantarum* ATCC8014에 의한 미생물학적 정량법
- 시료: 냉장 보존으로 1일, 장기간 보존은 -80℃에서 냉동시킨다.

e. 비타민 B_6

- 화학명: 피리독신(pyridoxine), 피리독살(pyridoxal)
- 생리작용: AST, ALT와 carboxlase의 조효소
- 결핍증: 피부염, 선단통증, 구순염, 구내염, 신경증
- 과잉증: 없음
- 기준범위: 전혈 총 비타민 B_6 7~17 ng/mL(남성<여성)
- 검사 방법: HPLC, *Saccharomyces cerevisiae* ATCC9080에 의한 미생물학적 정량법
- 시료: 혈청은 차광 동결보존에서 2주 간 안정하다.

f. 비타민 B_7

- 화학명: 바이오틴(biotin)
- 생리작용: 카복실기 효소의 조효소(피루브산 카복실레이스)
- 결핍증: 백발, 탈모, 습진, 염증 등의 피부 증상, 결막염
- 과잉증: 없음
- 기준범위: 전혈 총 바이오틴 292~1,049 pg/mL
- 검사 방법: HPLC

g. 비타민 B_{12}

- 화학명: 코발라민(cobalamin) * 코발트(Co) 함유
- 생리작용: 아미노산 대사 조효소(메티오닌 합성 효소)
- 결핍증: 펠라그라(pellagra)
- 과잉증: 없음
- 기준범위: 전혈 총 비타민 B_{12} 200~1,000 pg/mL
- 검사 방법: 면역학적인 경쟁적 결합 측정법, *Lactobacillus delbrueckii* subsp. *lactis* ATCC7830에 의한 미생물학적 정량법

- 시료: 공복 혈청, 차광한 냉장고에서 1일, 냉동 에서 장기간 안정하다.

h. 비타민 B_9(엽산)

- 화학명: 엽산(folic acid), tetrahydrofolate
- 생리작용: 퓨린체 생합성, 수소 전이 효소 조효소, 엽산 유도체는 일련의 메틸기 전이 효소 기질로 DNA 합성 관여
- 결핍증: 빈혈, 신경 장애, 구각염, 설염
- 과잉증: 없음
- 기준범위: 혈청 엽산 2~10 ng/mL, 적혈구 엽산 140~628 pg/mL
- 검사 방법: HPLC, *Lactobacillus rhamnosus* ATCC7469에 의한 미생물학적 정량법, HPLC
- 시료: 적혈구 내의 농도는 혈청보다 높기 때문에 용혈을 주의해야 한다. 식사의 영향을 받기 때문에 공복 채혈하며, 혈청과 전혈 모두 차광한다. -20℃ 보존으로 1개월간 안정하다.

i. 비타민 C

- 화학명: 아스코르브산(ascorbic acid)
- 생리작용: 시토크롬 P-450 활성화, 아미노산 · 호르몬 대사
- 결핍증: 괴혈병, 탈모, 부피피질 장애, 색소 침착
- 과잉증: 없음
- 기준범위: 전혈 총 비타민 C 0.70~1.38 mg/dL
- 검사방법: HPLC
- 시료: 산소, 빛, 열, 알칼리에 매우 불안정, 혈청은 신속히 분리, 과염소산으로 제단백, 혈청은 -80℃ 보존으로 1주간 안정

2. 지용성 비타민

a. 비타민 A

- 화학명: 레티놀(retinol), 카로틴(carotene)
- 생리작용: 망막 시물질인 로돕신(rhodopsin)의 구성 성분
- 결핍증: 야맹증, 결막건조증, 피부 · 점막 각질화, 갑상샘 기능 항진증
- 과잉증: 고지혈증, 지방간, 신부전, 갑상샘 기능 저하증
- 기준범위: 총 레티노이드(혈청, 혈장) 57.0 ±7.5 μg/dL, 레티놀(혈청, 혈장) 88.3±36.6 μg/dL, 총 카로티노이드(혈청, 혈장) 182.8±31.7 μg/dL
- 검사 방법: HPLC 자외선 검출법
- 시료: 공복 혈청, 차광 실온 당일, 4℃ 1일, 장기보존 -80℃

b. 비타민 D

- 화학명: 칼시페롤(calciferol)
- 생리작용: 장관으로부터 인, 칼슘 흡수 촉진, 석회화 촉진
- 결핍증: 구루병, 골연화증, 골다공증
- 과잉증: 고칼슘혈증, 신사구체 장애, 고콜레스테롤혈증
- 기준범위: 1,25-$(OH)_2$ 비타민 D_3 총량 20~60 pg/mL, 25-(OH) 비타민 D_3 총량 7~41ng/mL
- 검사 방법: HPLC 자외선 검출법, ELISA, RIA
- 시료: 채혈 후 곧바로 냉각 원심분리한 혈청 -20℃ 이하 보존(1개월 안정)

c. 비타민 E

- 화학명: 토코페롤(tocopherol)
- 생리작용: 막 지질의 항산화 작용
- 결핍증: 미숙아의 용혈성 빈혈
- 과잉증: 고지혈증
- 기준범위: 혈청 α-토코페롤 0.5~1.1 mg/dL
- 검사 방법: HPLC · 형광 검출법
- 시료: 공복 혈청, 차광 실온 당일, 4℃ 1일, 장기보존 -80℃

d. 비타민 K

- 화학명: 필로퀴논(phylloquinones, K_1), 메나퀴논(menaquinone, MK-4, MK-7))
- 생리작용: 혈액 응고 인자의 활성화
- 결핍증: 혈액 응고 장애
- 과잉증: 없음
- 기준범위: 비타민 K_1 0.15~1.25 ng/mL, MK-4 0.03~0.05 ng/mL
- 검사 방법: HPLC · 형광 검출법
- 시료: 공복 혈청, 차광 실온 당일, 4℃ 1일, 장기보존 -80℃

연습문제 -비타민

1. 괴혈병은 무엇의 결핍에 의해 발생하는가?

① 비타민 A ② 비타민 C ③ 비타민 B_{12}
④ 비타민 D ⑤ 비타민 K

해설: 괴혈병(scurvy)은 비타민 C(아스코르브산)의 결핍으로 인해 신체 허약, 빈혈, 부종, 관절통, 뼈의 탈석회화, 체중 감소, 치주염, 다리 근육의 경화 등이 나타내는 질환이다.

정답: 2

주요 비타민의 종류와 특성

비타민	공급원	기능	결핍증
A	노란 채소와 과일	시각 색소 성분, 상피막 강화	야맹증, 피부 건조증
B_1(티아민)	간, 곡물	탈카복실화 효소의 조효소	각기병, 신경염
B_2(라이보플라빈)	간, 우유	FAD, FMN 구성	혀염, 입술증
B_6(피리독신)	간, 옥수수, 효모	탈카복실화 효소 및 아미노기 전이 효소의 조효소	경련
B_{12}(시아노코발아민)	간, 계란, 우유	아미노산 대사의 조효소, 적혈구 생성	악성 빈혈
바이오틴	난황, 간	지방산 합성	피부염, 장염
C	귤, 녹색 채소	콜라젠 합성	괴혈병
D	물고기 간	Ca^{2+}, Pi 흡수	구루병, 골연화증
E(토코페롤)	우유, 계란, 고기	항산화 작용	근육 퇴행위축
엽산	녹색 채소	탄소 1개 전이	빈혈
K	녹색 채소	혈액 응고	출혈
나이아신	간, 효모	NAD, NADP 구성	펠라그라
판토텐산	간, 효모	조효소 A 구성	피부염, 장염

2. 수용성 비타민은?

① 비타민 A ② 비타민 C ③ 비타민 D
④ 비타민 E ⑤ 비타민 K

해설: 비타민은 크게 지용성과 수용성 군으로 분류된다. 지용성 비타민(fat-soluble vitamin)은 비타민 A, D, E, K이며, 수용성 비타민은 비타민 B 복합체와 C이다.

정답: 2

3. 지방변을 진단하는 데 어떤 화합물을 측정하는 것이 유용한가?

① 비타민 B_{12} ② 비타민 C ③ 카로티노이드
④ 엽산 ⑤ 피리독신

해설: 지방변증(steatorrhea), 즉 지방 흡수 부전을 진단하기 위해서 제한적이지만 대변의 지방을 측정한다. 카로티노이드(carotenoid)는 비타민 A(retinol)의 전구물질인 지용성 화합물이다. 카로티노이드는 인체에서 합성되지 못하며, 흡수는 장의 지방 흡수에 의존한다. 따라서 혈청 카로틴(carotene) 농도는 지방변을 진단하는 간단한 선별 검사로 이용된다.

정답: 3

4. 비타민 B_{12}의 다른 이름은?

① 레티놀 ② 티아민 ③ 리보플라빈
④ 피리독신 ⑤ 코발아민

해설: 레티놀→비타민 A, 티아민(thiamine)→비타민 B_1, 리보플라빈(riboflavin)→비타민 B_2, 피리독신(pyridoxine)→비타민 B_6, 코발아민→비타민 B_{12}

정답: 5

5. 비타민 B_{12}와 관련이 없는 것은?

① 비수용성 ② 내인성 인자 ③ 실링 검사
④ 악성 빈혈 ⑤ 코발아민

해설: 비타민 B_{12}(코발라민)는 메틸기의 전달 작용에서 중요한 역할을 한다. 이 비타민은 말이집(수초)의 유지, 핵산과 헤모글로빈의 합성, 지질과 탄수화물 대사와 관련이 있다. 위에서 분비되는 내인성 인자가 없으면 소장에서 비타민 B_{12}가 흡수되지 않아 악성 빈혈(pernicious anemia)이 일어난다. 실링(Schilling) 시험은 비타민 B_{12} 흡수 시험이다.

정답: 1

6. 비타민 D 대사에서 중요한 역할을 하는 조직은?

① 지라 ② 이자 ③ 갑상샘 ④ 피부 ⑤ 위

해설: 비타민 D는 피부에서 햇빛의 존재 하에 콜레스테롤로부터 만들어진다. 피부에서 만들어진 7-디하이드로콜레스테롤(dehydrocholesterol)은 햇빛에 의해 비타민 D_3(콜레칼시페롤)이 되고, 이것은 간에서 25-하이드록시비타민 D_3가 되고, 최종적으로 콩팥에서 활성형의 1,25-다이하이드록시비타민 D_3 [$1,25(OH)_2D_3$] 가 된다.

정답: 4

7. 타이아민의 결핍과 관련이 있는 질환은?

① 각기병 ② 펠라그라 ③ 구루병
④ 야맹증 ⑤ 피부염

해설: 티아민(비타민 B_1) 결핍→각기병, 나이아신 결핍→펠라그라(pellagra), 비타민 D 결핍→구루병, 피리독신(비타민 B_6) 결핍→피부염

정답: 1

8. 산화환원 반응의 조효소로서 작용하는 것은?

① 비타민 A ② 비타민 B_2 ③ 비타민 B_6
④ 비타민 B_{12} ⑤ 비타민 C

해설: 리보플라빈(riboflavin, 비타민 B_2)은 FAD(flavine adenine dinucleotide)와 FMN(flavin mononucleotide)의 성분이 되어 조효소로서 작용한다. 이들 조효

소는 전자 전달 과정에서 NADH와 사이토크롬 사이에서 프로톤을 전달하는 수용체로서 작용한다.

정답: 2

9. 응고 시간의 지연과 영아에서의 출혈은 어떤 비타민의 결핍에 의해 일어나는가?

① 리보플라빈 ② 피리독신 ③ 토코페롤
④ 메나퀴논 ⑤ 나이아신

해설: 메나퀴논(menaquinone, 비타민 K_2)은 비타민 K의 한 형태이다. 비타민 K는 간에서 프로트롬빈을 합성하는 데 필요하다. 비타민 K가 결핍되면 프로트롬빈이 부족하여 혈액 응고 시간이 길어진다. 영아에서 출혈을 일으킬 수도 있다.

정답: 4

10. 체내에서 CoA의 구성 성분이 되는 것은?

① 아스코르브산 ② 바이오틴 ③ 판토텐산
④ 리보플라빈 ⑤ 피리독신

해설: 판토텐산(pantothenic acid)은 CoA의 구성 성분 중 하나이다.

정답: 3

11. 수용성 비타민은? (2개 선택)

① 비타민 A ② 비타민 B_{12} ③ 비타민 C
④ 비타민 D ⑤ 비타민 E

해설: 지용성 비타민: A, D, E, K. 수용성 비타민: 비타민 B군(B_1, B_2, B_6, B_{12}, 판토텐산, 나이아신, 엽산), 비타민 C

정답: 2, 3

12. 비타민과 그 결핍증의 연결이 틀린 것은?

① 비타민 B_2 — 각기병
② 비타민 B_6 — 햇빛 과민증
③ 비타민 B_{12} — 악성 빈혈
④ 나이아신 — 펠라그라
⑤ 비타민 C — 괴혈병

해설: 각기병은 B_1의 결핍에 의해 생긴다. 비타민 B_6 결핍은 구각염, 구내염, 지루성 습진, 신경염, 빈혈, 지방간, 고콜레스테롤혈증으로 된다.

정답: 2

13. 틀린 것은?

① 비타민 A는 에스테르화되어 저장된다.
② 비타민 B_{12}는 위의 벽세포에서 흡수된다.
③ 비타민 C는 환원 작용이 있다.
④ 비타민 D는 칼슘 흡수를 촉진한다.
⑤ 비타민 E는 항산화 작용이 있다.

해설: 비타민 B_{12}는 위에서 비타민 B_{12}-내인성 인자 복합체를 형성하며 주로 돌창자(회장)에서 흡수된다.

14. 비타민과 그 결핍증을 연결한 것 중 틀린 것은?

① 비타민 A — 야맹증
② 비타민 B_1 — 각기병
③ 비타민 B_6 — 거대적아구성 빈혈
④ 비타민 C — 괴혈병
⑤ 비타민 D — 구루병

해설: 거대적아구성 빈혈은 비타민 B_{12} 결핍증이다.

정답: 3

15. 비타민에 대한 설명으로 옳은 것은?

① 비타민 D_3는 파골 작용이 있다.
② 비타민 B_{12}는 분자 중에 망가니즈(Mn)를 함유한다.
③ 나이아신은 NAD의 구성 성분이다.
④ 토코페롤은 수용성 비타민이다.
⑤ β-카로틴은 비타민 E의 전구물질이다.

해설: 비타민 D_3는 칼슘 대사를 조절하며(장에서 칼슘 흡수 촉진), 조골 작용이 있다. 비타민 B_{12}는 분자 내에 코발트(Co)를 포함하고 있다. 토코페롤은 비타민 E의 별칭이며, 지용성이다. β-카로틴은 비타민 A의 전구물질이다.

정답: 3

16. 비타민의 기본적인 성질로서 옳은 것은?

① 비타민 A는 수용성 비타민이다.
② 비타민 B_6는 AST의 조효소이다.
③ 비타민 K는 항트롬빈 작용을 지닌다.
④ β카로틴은 비타민 E의 전구물질이다.
⑤ 비타민 B_{12}는 위의 벽 세포로부터 흡수된다.

해설: 비타민 A는 지용성 비타민(A, D, E, K)이며, 비타민 K는 트롬빈을 활성화하는 작용이 있다. β카로틴은 비타민 A의 전구체이며, 비타민 B_{12}는 위로부터 분비된 내인자와 결합하여 회장에서 흡수된다.

정답: 2

17. 지용성 비타민은? (2개 선택)

① 엽산 ② 비타민 B_6 ③ 비타민 C
④ 비타민 D ⑤ 비타민 E

해설: 지용성 비타민은 비타민 A, D, E, K이다.

정답: 4, 5

18. 항산화 작용이 있는 것은? (2개 선택)

① 비타민 K ② 비타민 C ③ 비타민 E
④ 엽산 ⑤ 바이오틴

해설: 항산화 작용이 있는 비타민은 아스코르브산(비타민

C), α-토코페롤(비타민 E), β-카로틴(프로비타민 A)이다.

정답: 2, 3

19. 금속 이온을 포함하고 있는 유일한 비타민은 비타민 B_{12}이다. 그것은 어떤 금속을 포함하고 있는가?

① Fe ② Ca ③ Mn ④ Co ⑤ Zn

해설: 비타민 B_{12}는 코발트(Co)를 포함하고 있다.

정답: 4

20. 펠라그라는 어떤 비타민의 결핍에 의해 일어나는가?

① 비타민 A ② 비타민 B_1 ③ 비타민 C
④ 나이아신 ⑤ 비타민 E

해설: 펠라그라는 나이아신의 결핍에 의해 초래된다.

정답: 4

21. CoA를 만드는 비타민은?

① 판토텐산 ② 리보플라빈 ③ 바이오틴
④ 피리독신 ⑤ 아스코르브산

해설: CoA를 형성하는 것은 판토텐산이다.

정답: 1

22. 결핍 시 출혈을 초래할 수 있는 비타민은?

① 비타민 A ② 비타민 B_1 ③ 비타민 B_{12}
④ 비타민 D ⑤ 비타민 K

해설: 비타민 K는 간에서 프로트롬빈을 합성하는 데 필요하다. 비타민 K가 결핍되면 프로트롬빈의 결핍이 일어나고 혈액 응고 시간이 길어진다.

정답: 5

23. 시각 회로(visual cycle)에 사용되는 비타민은?

① 비타민 A ② 비타민 B_1 ③ 비타민 C
④ 비타민 D ⑤ 비타민 E

해설: 비타민 A의 유도체인 레티날은 망막 시홍인 로돕신을 재생시키는 역할을 하고 있다. 결핍되면 야맹증(nyctalopsia)으로 된다.

정답: 1

부록

1. B형 나트륨 이뇨 펩타이드(BNP)

1981년 캐나다 생리학자인 Adolfo de Bold와 그의 동료들은 심방 추출물의 주입으로 (1) 나트륨과 수분의 콩팥 배설이 증가하였고, (2) 혈압의 빠르게 감소하였고, (3) 혈액 헤마토크릿이 증가하였다고 보고하였다. 이러한 작용을 하는 물질은 28개의 아미노산으로 구성된 펩타이드로 밝혀졌고, 그래서 이름을 심방 나트륨 이뇨(배설 촉진) 펩타이드(atrial natriuretic peptide, ANP)라고 정했다. 이보다 뒤늦게 구조적으로 연관성이 있는 뇌 나트륨 배설 촉진 펩타이드(brain natriuretic peptide, BNP)와 C형 나트륨 이뇨 펩타이드(C-type natriuretic peptide, CNP)가 돼지 뇌에서 분리되었고 규명되었다. 아무튼 BNP는 주로 심장에 발현되기 때문에, **B형 심방 나트륨 이뇨 펩타이드(B-type natriuretic peptide, BNP)**라고 이름을 지었다.

생화학

BNP는 주로 심실의 심근에서 방출된다. 그림 1은 심장 근육 세포에서 일어나는 프리프로호르몬(preprohormone)과 연이은 NP 단백질의 분비를 나타낸 것이다. proBNP가 근육 세포에서 분리되는지 아니면 혈장에서 분리되는지에 대한 여부는 아직 밝혀지지 않았다. 주요 순환 형태는 기능이 알려지지 않은 NT(N-terminal)-proBNP와 또한 기능이 알려지지 않은 proBNP, 그리고 생리학적으로 활성이 있고 proBNP의 C말단 부분에 있는 BNP이다. BNP는 펩티드 내부 가수 분해 효소(endopeptidase)에 의해 분해된 후 수용체 매개 제거 과정을 거쳐 주로 콩팥에서 제거되는 것으로 알려져 있다. 따라서 제거는 콩팥 기능의 변화에 민감하다. **울혈성 심부전(CHF)**에 대한 대부분의 연구는 BNP와 NT-preBNP에 초점이 맞추어져 있다. 아무튼 BNP와 NT-proBNP 측정에서 교차반응하는 순환 proBNP에 대한 연구들이 상당히 많이 이루어지고 있다.

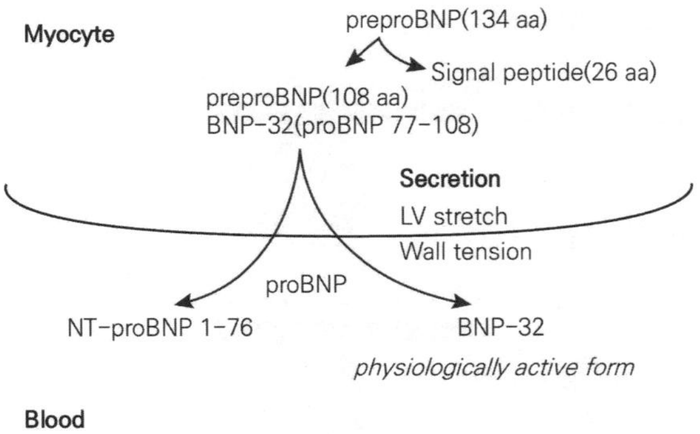

그림 1 근육 세포에서 혈액으로 BNP와 NT-proBNP의 생물학적 물질변환과 방출

울혈성 심부전

울혈성 심부전(congestive heart failure, CHF)은 심장의 무력한 펌프질이 특징인 증후군이다. 이때 자주 폐에 액체가 축적된다. 그러한 경우의 최소한 절반은 심장 조직의 기능 상실로 인하여 초래되며, 박출량 감소 심부전(heart failure with reduced ejection fraction, HFREF)이라고 부른다. 나머지 절반은 심장근육의 경직 증가에 기인하다. 이러한 종류의 HF를 박출량 보전 심부전(heart failure with preserved ejection fraction, HFPEF)이라고 한다. 다른 형태로는 판막 심장 질환과 소위 고박출성 심부전과 관련된 것들이 있다. 그 상태는 심장이 조직의 대사에 필요한 양만큼 충분히 혈액을 펌프질할 수 없을 정도로 심장 기능이 비정상이다. 전달되는 혈액의 양이 너무 적으면 장기와 기타 조직은 적절한 기능을 수행할 산소와 영양분을 충분히 받지 못한다.

뉴욕심장협회(New York Heart Association, NYHA)는 CHF 환자의 상태에 따라 기능적으로 분류한 체계를 제시하였다(표 1). 이 체계에서, Ⅰ등급 환자는 보통 육체적 활동에 제한이 없고 무증상이다. 가장 높은 Ⅳ등급 환자는 육체적 활동에 심한 제한이 있고 휴식 중에도 자주 증상이 나타난다. 심부전의 임상소견은 매우 다양하고 많은 경우 비특이적이다. 소견은 다음과 같은 요인들의 영향을 받는다: (1) 환자의 임상 특징, (2) 심장의 성능이 비정상적으로 되는 정도와 비율, (3) 심장 질환의 원인, (4) 동반질병, (5) 비정상적 기능에 의해 영향을 받는 심장의 부위.

심부전의 증상과 징후는 비특이적이기 때문에, 나트륨 이뇨 펩타이드(natriuretic peptide, NP) 같은 심부전에 대한 개관적인 생물표지자를 검사한다. 이러한 표지자는 질환 정도가 심각해짐에 따라 점차적으로 증가하지만, CHF와 유사한 상태에서는 증가하지 않거나 감소한다.

표 1. 심부전의 정도를 분류하는 데 사용되는 뉴욕심장의사회의 기능적 분류 기준

NYHA 등급	증상
Ⅰ	심장 질환, 그러나 증상이 없고, 육체적 활동도 제한이 없음(예: 걷거나 계단을 오를 때의 호흡 곤란)
Ⅱ	경미한 증상(경미한 호흡곤란 또는 협심증), 일반적 활동 시 약간의 제한
Ⅲ	증상으로 인해 활동의 유의한 제한, 일반적 활동보다 덜한 상태에서조차 유의한 증상이 나타남(20~100 m 정도의 단거리 걷기). 휴식 상태에서만 편안함을 느낌
Ⅳ	심각한 제한; 휴식 상태에서조차 증상이 나타남(주로 침대에서 지내는 환자)

분석적 고려사항

BNP와 NT-proBNP 측정에 이용할 수 있는 방법은 항원 분자의 다른 에피토프에 결합하는 항체를 사용하는 면역측정법이다(그림 2). BNP의 분해는 생체와 시험관내에서 세린 및 프롤린 아미노산이 있는 곳에서 일어난다(그림 3). 분해는 단백질 분해 효소(protease)에 의해 유도되며, 이로 인해 혈액 농도가 불안정하다. NT-proBNP의 N-말단 부분의 분해 산물 및 proBNP 자체와 잠재적인 교차반응을 이해하는 것이 필요하다. BNP 측정용 검체는 오직 EDTA 전혈이나 혈장만 사용된다. NT-proBNP 측정용 검체는 혈청, 헤파린 혈장 및 EDTA 혈장이 사용될 수 있으며, 값은 EDTA 혈장이 약간 더 낮은 경향이 있다. BNP 측정용 검체는 플라스틱 시험관에 채혈하지만, NT-proBNP는 유리나 플라스틱 시험관 어느 것을 사용해도 된다. 최근의 연구에 의하면, (1) BNP와 NT-proBNP 측정법은 proBNP 펩타이드와 상당한 교차반응성을 나타내고, (2) NT-proBNP 측정법은 NT-proBNP나 proBNP의 당화 형태를 검출할 수 없고, (3) proBNP 측정법은 오히려 1-32 펩타이드를 잘 검출하고, BNP 펩타이드 및 당화 proBNP와 최소의 교차반응을 나타낸다. 따라서 BNP나 NT-proBNP의 결과는 교차반응과 proBNP-유도성 절편의 다양한 당화성 형태를 검출하는 능력의 차이로 인하여 현재의 면역측정법들 간에 양도될 수 없다. 표준화된 NP 측정법이 부족함에도 불구하고, 임상 심혈관 및 심

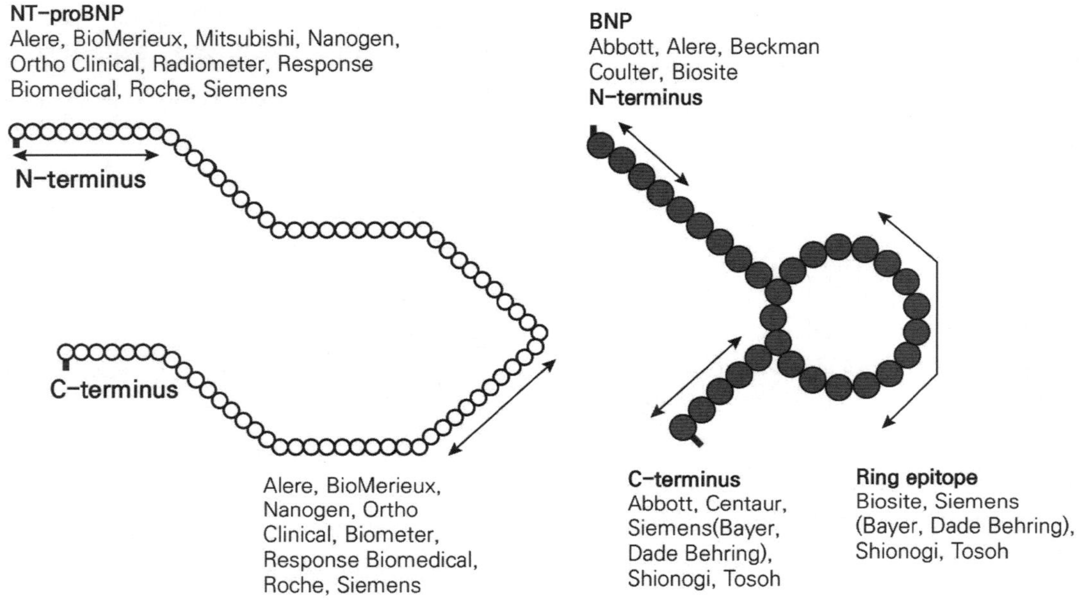

그림 2. 측정에 이용되고 있는 BNP와 NT-proBNP의 에피토프 위치

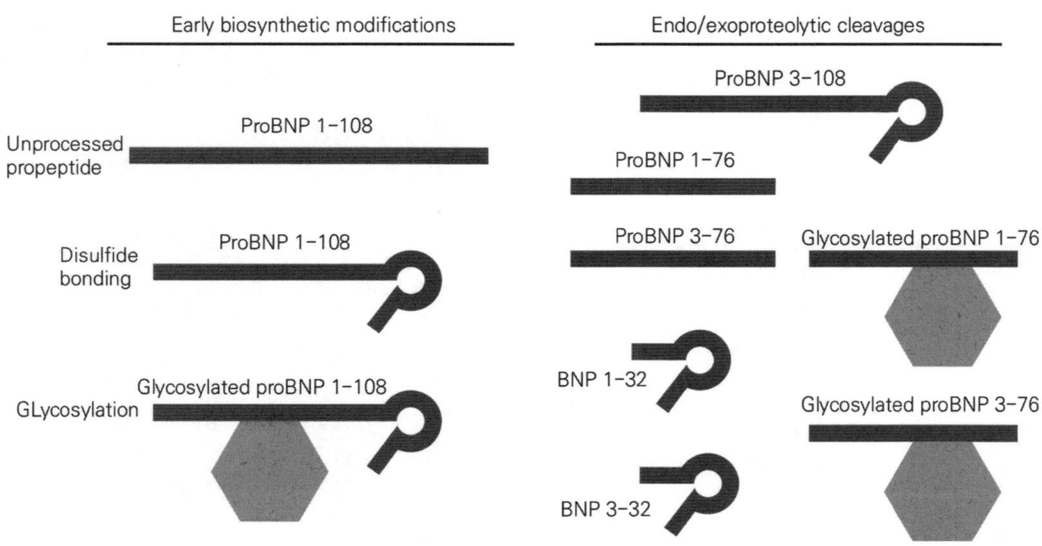

그림 3. ProBNP-유도 펩타이드 산물의 모형도

부전 가이드라인은 BNP 및 NT-proBNP에 대한 동일한 컷 포인트를 정하고 있다. NP 측정법에 대한 표준화와 조화를 향상시키고 심부전 환자에 대한 임상 케어를 향상시키기 위한 시도들이 새로운 약리학적 인자의 등장과 함께 지금도 계속되고 있다.

가이드라인

2005년 IFCC는 NP 측정에 대한 분석 및 분석전 질 세부사항을 정하였다. 이러한 세부사항은 NP 측정을 하는 임상 검사실과 상업 제조사들의 사용을 위한 것이었다. 연속해서 NACB와 IFCC 위원회는 심부전에 대한 생물표지자의 분석 이슈와 관계된 가이드라인을 개발하였다.

이러한 가이드라인의 권고안은 다음의 내용을 포함하고 있다:

1. 기준 한계(95% 또는 97%)는 연령과 성별에 기초하여 BNP와 NT-proBNP 양자에 대해 독립적으로 설정되었다. 각 상업 측정은 별도로 평가되어야 한다. 민족성과 콩팥 기능의 효과는 가능성이 있는 독립적 변동인자로서 평가될 필요가 있다.
2. Receiver operating characteristic curve(ROC, 경계 값 비율의 모든 가능한 값에 대해 민감도를 "1-특이도"의 함수로 나타낸 그림)는 임상 효율성과 진단 유용성을 위해 BNP와 NT-proBNP에 대해 최적의 의학 결정 컷오프를 설정하기 위해 마련되었다.
3. BNP와 NT-proBNP에 대한 측정은 연령과 성에 따라 규정된 URL에서 그리고 뉴욕심장협회(NYHA)에서 규정한 의학 결정 농도에서 15% 미만이나 15% 정도의 총 부정확(%CV)을 가질 것이다.

임상 실행에 도입하기 전, BNP와 NT-proBNP 측정은 다음의 분석전 및 분석 이슈에 대해 규정이 되어야 한다.

1. 분석전:
   a. 저장 시간과 온도
   b. 항응고제의 종류 따른 영향
   c. 젤 분리제가 들어있는 시험관의 영향
   d. BNP 측정에는 플라스틱 채혈관이 필요하고, NT-proBNP 측정에는 유리나 플라스틱 채혈관 어느 것이라도 사용할 수 있다는 점
2. 분석
   a. 시약 항체에 의해 인식되는 NP 에피토프의 확인
   b. NT-proANP, ANP, CNP, BNP, 그리고 당화 및 비당화 NT-proBNP 및 proBNP를 포함하는 NP들과 관련된 교차반응성 특징들
   c. 이호 항체(heterophile antibody), 류마티스 인자, 그리고 사람 항마우스 항체에 의한 간섭 확인
   d. 사용된 표준화(교정) 물질에 대한 정보(제조 방법, 농도 등)
   e. 희석 반응에 대한 설명
3. BNP와 NT-proBNP 측정치는 pmol/L가 아니라 **ng/L**로 보고한다. 환자 검체의 비교 및 회귀 분석이 CLSI 가이드라인에 따라 수행되어야 한다.
4. BNP와 NT-proBNP에 대한 생물학적 변동성은 최소한 50%인 것으로 결정되어 왔다. 그러므로 50% 미만부터 의학적 치료를 고려해야 하는 80%까지의 농도 변화를 잘 해석해야 한다. 아무튼 일관된 경향은 임상적으로 중요하다.

기준 범위

1. BNP
   [FDA 승인]
   single cutoff: 100 pg/mL(ng/L)
2. NT-proBNP
   [FDA 승인]
   (1) 75세 미만 cutoff: 125 ng/L, (2) 75세 이상 cutoff: 450 ng/L
   [International Collaborative on NP-proBNP, ICON]
   연령 $<$ 50세: 450 pg/mL, $\geq$ 50세: 900 pg/mL
   eGFR $\leq$ 60 mL 1200 pg/mL
   모든 연령에서 가장 좋은 음성 예상치는 $<$ 300 pg/mL이다.

임상 이용

BNP는 다양한 기능을 갖고 있으며, 여러 가지 심장 스트레스, 대부분은 특히 심장 신장에 반응하여 역조절 호르몬(counterregulatory hormone)으로서 방출된다. 그것은 양과 심장 성능의 변화에 의해 유의하게 영향을 받는다. BNP는 액체-용적 감소와 혈관확장을 일으킨다. BNP와 NT-proBNP는 연령과 성에 의존하며, CHF에서 증가하며, 그리고 심한 정도(중증도)와 상관한다. NP 측정은 (1) 중등도 내지는 심각한 CHF 환자를 확인하고, (2) CHF 환자와 ACS를 나타낸 환자의 위험을 계층화하는 데 유용하다. 보다 높은 NP 값은 급성과 만성 모두에서 일반적으로 더 유해한 예후를 가리킨다. 아마 NP의 가장 흥미로운 사용은 더 효과적으로 치료할 수 있는 능력을 찾고자 하는 HF 환자이다. BNP와 NT-proBNP 측정은 cTn 측정과 상승 작용이 있는 정보를 제공한다. 특히 cTn 농도가 기준범위 내에 있을 때, 위험 정도를 계층화하는 데 유용하다.

핵심요약: 나트륨 이뇨(배설 촉진) 펩타이드

나트륨 이뇨 펩타이드(natriuretic peptide)는 심방 나트륨 이뇨 펩타이드(atrial natriuretic peptide, ANP), **B형 나트륨 이뇨 펩타이드**(B-type natriuretic peptide, **BNP**; 이전에는 brain natriuretic peptide로 불리었음) 및 C형 나트륨 이뇨 펩타이드(C-type natriuretic peptide, CNP)로 구성된다. ANP와 BNP는 CNP에 비해 심장 조직에서 고도로 발현된다. CNP는 여러 조직에서 낮은 수준으로 발현된다. 이러한 펩타이드의 성숙 형태는 분자 내부의 이황화 결합(-S-S-)에 의해 안정화된 17-아미노산 고리를 포함하고 있다. 각 펩타이드는 특수한 구아닐산염 고리 효소-공역 수용체(adenylate cyclase coupled receptor)를 경유하여 작용함으로써 **나트륨과 수분 배설 촉진시키고, 레닌-안지오텐신계의 활성을 둔화시키고, 그리고 혈관 저항을 감소(혈관 확장)**시킨다. ANP와 BNP의 혈중 농도는 (CNP는 아님) 심부전의 특징인 충만압(filling pressure)의 증가에 반응하여 빠르게 증가한다. 임상에서 **BNP의 측정은 심부전을 검출하고 그것의 진행을 감시하기 위한 도구**로서 널리 사용되고 있다.

B형 나트륨 이뇨 펩타이드(BNP)는 108개의 아미노산으로 구성된 전구체인 pro-BNP가 활성적인 32개의 아미노산으로 구성된 펩타이드(BNP)와 생물학적 활성이 결핍된 N-말단 단편(N-terminal fragment, NT-proBNP)으로 분열되면서 형성된다. BNP와 NT-proBNP는 대부분이 two-site 면역측정법(sandwich법; 항원의 에피토프가 2곳이어서 1개의 항원이 2개의 항체와 결합하여 샌드위치를 형성함, Ab-Ag-Ab*)으로 측정되고 있다. NT-proBNP는 반감기가 60분으로 반감기가 20분인 BNP보다 길어서 혈중 농도가 BNP보다 더 높다. 최근의 연구에 의하면, 심부전에서 면역학적으로 검출된 BNP는 BNP 생물활성형이 아닌 것으로 밝혀졌다. 향후 이에 대한 더 많은 연구가 진행되어야 할 것이다.

2. 뼈 교체율의 생화학적 표지자

뼈 교체율 표지자는 뼈 형성 표지자와 뼈 흡수 표지자로 나뉜다(표 2). 이러한 표지자를 측정하면 뼈 형성과 붕괴 상태를 알 수 있다. 뼈 형성(bone formation) 표지자는 뼈모세포의 산물, 제1형 콜라겐의 아미노-말단 또는 카르복시-말단, 제1형 프로콜라겐 N-말단 폴리펩타이드(procollagen type Ⅰ N-terminal polypeptide, PINP)와 Ⅰ형 프로콜라겐 N-말단 폴리펩타이드(procollagen type Ⅰ carboxy-terminal polypeptide, PICP), 뼈 알칼리성 포스파테이스(bone alkaline phosphatase, bone ALP) 및 오스테오칼신(osteocalcin, OC) 등이다. 뼈 흡수(bone resoption) 표지자는 제1형 콜라겐의 분해산물이며, 콜라겐의 텔로펩타이드(telopeptide) 부분과 교차 결합한 아미노-말단 및 카르복시-말단[N-telopeptide (NTX), C-telopeptide(CTX), C-telopeptide of type Ⅰ collagen(ICTP)]과 피리디늄(pyridinium) 교차 결합[pyridinoline(PYD) 및 deoxypyridinoline(DPD)]이다. TRAP5b는 흡수하는 파골 세포로부터 방출된 효소이다. 오스테오프로테게린(osteoprotegerin, OPG)과 핵 인자 카파 B에 대한 수용체 활성제(receptor activator for nuclear factor kappa B, RANK) 리간드 측정법은 파골세포 형성, 활성 및 뼈 흡수에 영향을 미치는 골모세포 단백질을 이용할 수 있다.

표 2 뼈 형성 및 흡수 표지자

이름	약어
뼈 형성(Bone Formation)	
Polypeptides of Type Ⅰ Procollagen	PINP, PICP
Bone alkaline phosphatase	BALP
Osteocalcin	OC
뼈 흡수(Bone Resorption)	
Type Ⅰ Collagen Telopeptides	
N-telopeptide	NTX
C-telopeptide	CTX
C-telopeptide of type Ⅰ collagen	ICTP
Pyridium Crosslinks	
Free deoxypyridinoline	fDPD
Free deoxypyridinoline and free pyridinoline	fDPD and fPYD
Total deoxypyridinoline and total pyridinoline	tDPD and tPYD
Tartrate-resist acid phosphatase 5b	TRACP5b

뼈 형성 표지자

뼈 형성 표지자는 뼈모세포의 발달에 있어서 특정한 단계를 반영하여 3가지 부류로 나뉜다. 각각의 재형성 주기 동안, 뼈모세포는 증식, 기질 성숙 및 무기질화의 단계를 거친다. 만일 뼈 형성이 뼈모세포의 특별한 발달단계를 표적으로 하는 질환에 의해 영향을 받는다면 일치하지 않는 결과가 나올 수 있다.

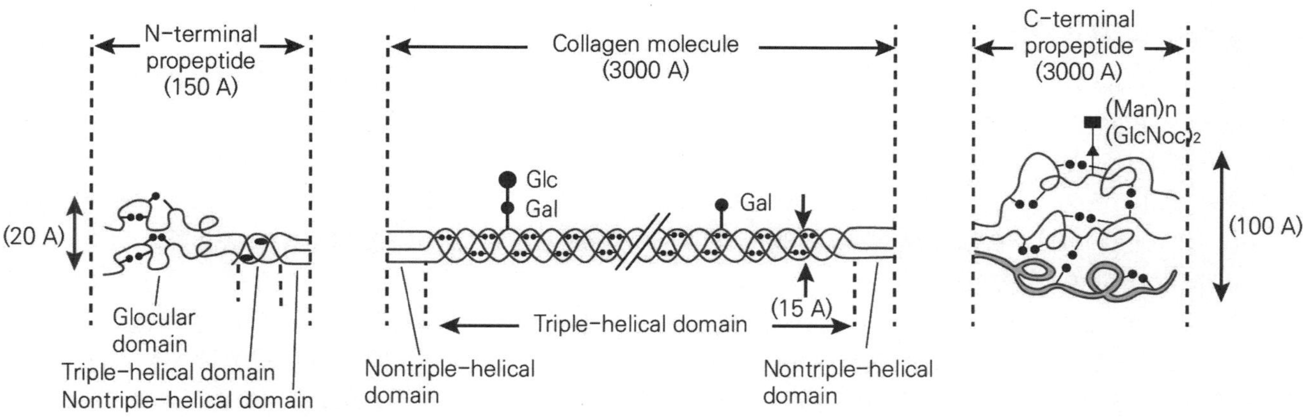

그림 4. 제1형 프로콜라겐 분자 모식도

콜라겐 분자의 양쪽 말단에 있는 비삼중나선형 영역이 말단펩타이드(telopeptide)이다. N-말단 프로펩타이드는 N-말단 구형 영역, 삼중-나선 영역 및 비 삼중나선 영역으로 구성된다.

제1형 프로콜라겐의 폴리펩타이드(제1형 프로콜라겐 N-말단 프로펩타이드 및 제1형 프로콜라겐 C-말단 프로펩타이드)

제1형 콜라겐은 뼈 유기 기질의 90%를 차지하며, 뼈에 인장강도(tensile strength)를 제공한다. 제1형 콜라겐은 세 가닥의 사슬, 즉 두 가닥의 동일한 α_1(Ⅰ) 사슬과 α_2(Ⅰ) 사슬로 구성된다. 제1형 콜라겐의 전구체는 제1형 프로콜라겐인데, 이것은 막대기 같은 구조를 한 콜라겐 분자의 양쪽 말단에 큰 영역이 추가된 구조이다(그림 4). C-말단 프로펩타이드(PINP)의 분해는 콜라겐 분자가 콜라겐 섬유로 합쳐지기 전에 꼭 필요한 과정이다. 반면에 N-말단 프로펩타이드(PINP)는 더 길게 남아있을 수 있다. PINP는 뼈 무기질화 전에 방출된다. 그러나 연성조직에서 제1형 콜라겐은 아직까지 N-말단 폴리펩타이드를 포함하고 있을 수도 있다. 프로콜라겐 프로펩타이드의 농도는 콜라겐 합성율을 반영한다.

건강한 사람에서 혈장 PINP는 주로 무손상의 삼량체(trimer)로 존재한다. 어떤 상황에서(혈액투석을 받고 있는 말기 신장 질환, 침대에 누워있는 노인 환자), 보다 작은 PINP가 혈장에서 검출되었다. PINP 측정법은 무손상 PINP(삼량체)를 측정하느냐 또는 총 PINP(무손상과 작은 PINP)를 측정하느냐에 따라 달라진다.

프로펩타이드의 제거

무손상 프로펩타이드는 간의 내피 세포에 의해 분해된다. 분자량이 작은 순환하던 프로펩타이드는 콩팥 여과에 의해 제거된다.

임상적 의의

원리적으로, 어느 프로펩타이드를 측정하더라도 같은 정보를 제공한다. 소아에서 순환하고 있는 프로펩타이드는 몸 성장을 밀접하게 반영한다. PICP와 PINP의 최고치는 남자 아이보다 여자 아이에서 더 일찍 나타난다. 사춘기 동안은 여자 아이보다 남자 아이가 더 많다.

골다공증 치료를 하는 동안 이것의 측정은 뼈 형성을 알 수 있게 해준다. 다시 말하면, PICP와 PINP는 뼈 형성의 주요 표지자이다. 활발하게 성장하는 동안에는 PINP 농도가 PICP 농도보다 더 증가한다.

검체 요건

콜라겐의 프로펩타이드를 측정에 많이 사용되는 검체는 혈청이다. 이 항원은 혈청 또는 혈장에서 매우 안정하다. 실온에 혈청을 보존하면 1주일이 지나도 농도가 감소하지 않는다.

PICP와 PINP 측정법

PICP 측정에는 RIA와 EIA가 이용된다. PINP는 무손상 PINP와 총 PINP로 나누어 측정할 수 있다. 미국 식품의약국은 무손상 PICP의 경우 RIA로 측정해야 인정한다.

기준범위

PICP의 기준범위는 남성 38~202 μg/L이고, 여성 50~170 μg/L이다. 무손상 PICP의 기준범위는 남성 20~78 μg/L이고, 여성 19~84 μg/L이다. 젊고 건강한 폐경 전 여성(30~39세)의 총 PICP의 기준범위는 16.3~72.2 μg/L이며, 남성은 13.9~85.5 μg/L이다. 아이들의 경우 신생아나 뒤이어 급성장하는 동안에 높은 농도를 나타낸다. 생후 1개월 미만의 신생아 기준범위는 770~3202 μg/L로 높다.

뼈 알칼리성 포스파테이스

알칼리성 포스파테이스(alkaline phosphatase, ALP)는 pH 8~10에서 인산염 모노에스테르의 가수 분해를 촉진시키는 막-결합성 세포외 효소(ectoenzyme)이다. 네 가지 다른 유전자 코드가 조직에 있는 것으로 밝혀졌다: 비특이적, 장, 태반, 배세포(태반과 유사함) 유래 동종 효소(isoenzyme). 이러한 이소폼(isoform)들은 N-글리코실화되어 있으며, 오직 간 ALP만 O-연관 글리칸(glycan)을 포함하고 있지 않다. 뼈 ALP는 음이온 교환수지를 이용한 HPLC나 등전점전기영동에 의해 시알산(sialic acid) 함량이 다른 네 개의 이소폼으로 분리될 수 있다.

뼈에 무기질화가 일어나는 동안, 뼈 ALP의 주요 기능은 무기 피로인산염(pyrophosphate, PPi)을 인산염(Pi)을 생성하는 것이다. Pi와 PPi 사이의 균형은 PPi가 수산화인회석(hydroxyapitite)의 형성을 억제하기 때문에 무기질화에 있어서 매우 중요하다.

뼈 ALP는 새롭게 형성된 콜라겐성 기질이 무기질 침착을 위하여 준비하는 기질성숙 단계 동안 뼈모세포에 의해 생성된다. ALP는 세포막에 단단히 고정되어 있기 때문에 혈장으로의 방출이 지연되며, 혈장에 증가하는 데 시간이 걸린다.

뼈 ALP의 측정

총 ALP와 뼈 ALP의 활성 측정에 대해서는 앞의 효소에서 기술하였다. 비록 ALP 동종 효소에 대한 내부표준물질이 뼈 ALP 활성의 정밀한 측정을 증가시키기 위해 사용하고 있지만, 그들은 기술적으로 복잡하고, 노동 집약적이고, 정밀하지 않고, 민감하지 않고, 그리고 정확하지 않은 경향이 있다.

현재 면역측정법이 뼈 ALP 측정을 위해 사용되고 있다. 단클론성 항체들 중 뼈 ALP에 완전히 특이적인 것은 없다. 현행 면역측정법은 간 ALP와 7~17%의 교차 반응성을 나타낸다.

기준범위

뼈 ALP의 혈장 농도는 연령과 성의 영향을 받는다. 농도는 여성보다 남성이 더 높고, 남녀 공히 연령 증가에 따라 증가한다.

뼈 ALP의 기준범위(IRMA)는 5~20 μg/L이다. 면역흡수법으로 했을 때는 남성이 15.0~41.3 U/L이고 폐경 전 여성이 11.6~29.6 U/L이다. 자동화된 화학발광 면역효소법으로 측정했을 때 95% 한계치는 남성이 14.3 μg/L이고, 폐경 전 여성이 20.1 μg/L이다. 소아는 성인보다 더 높으며, 특히 사춘기에 훨씬 더 높다.

오스테오칼신

오스테오칼신(osteocalcin, OC)은 인체 뼈에 존재하는 가장 풍부한 비콜라겐성 단백질이다. 그것은 46~50개의 아미노산으로 구성된 작은 단백질로 17번, 21번, 24번 아미노산은 글루탐산으로 글루타밀 측쇄(glutamyl residue, $-CH_2-CH_2-COOH$)를 포함하고 있다. 이들은 번역 후(post-translation) 비타민 K 의존성 효소 작용에 의해 카르복실화되어 γ-카르복시글루타밀(γ-carboxy glutamyl, $-CH_2-CH_2-[COOH]_2$) 측쇄로 전환된다. 이렇게 특이하게 카르복실화된 아미노산(gamma-carboxy glutamic acid, Gla)은 칼슘 이온을 결합하고, 혈액 응고와 칼슘 수송, 침착 및 항상성에 포함된 단백질에서 관찰된다. OC는 칼슘과 수산화인회석을 결합하여 뼈 무기질화에 어떤 생리적 역할을 담당하고 있다.

OC는 인슐린 분비와 민감도를 조절할 수 있다. 지방 조직에서 형성된 렙틴(leptin)은 뼈모세포에서 OC의 합성을 조절한다. 지방 세포는 OC를 합성한다. OC는 혈장에 카르복실화형(carboxylated form)과 비카르복실화형(undercarboxylated form, Glu-OC) 두 가지 형태가 존재한다. OC의 비카르복실화형은 호르몬으로서 작용한다. 비카르복실화형은 총 OC의 16~21%를 차지한다.

혈장 OC는 콩팥에 의해 제거되며, 반감기는 5분이다. OC 농도는 CKD에서 증가한다. OC는 일내변동을 나타내며, 밤에 높고 아침에 약 50%가 감소한 최저치를 나타낸다. 순환하는 OC는 무손상 분자 외에 몇 가지의 단편들이 존재한다. 무손상 OC는 총 OC의 35%를, N-말단/중앙 영역이 30%를, 나머지는 다른 단편들이 차지한다.

임상적 의의

OC의 농도는 뼈 교체율에 영향을 미치는 상황에서 빠르게 변한다. 혈장 OC는 뼈 형성 증가-부갑상샘항진증, 콩팥성 뼈 형성 장애, 갑상샘항진증, 골절 후, 말단비대 및 뼈 전이 등의 대사성 뼈 질환에서 증가한다. 반면에 OC는 부갑상샘저하증, 갑상샘저하증, GH 결핍, 에스트로겐요법 중, 글루코코르티코이드, 비스포스포네이트(bisphosphonate) 및 칼시토닌의 치료 등에서 감소한다.

OC 농도는 몇 가지 상황에서 오인될 수 있다. 그들은 콩팥에서 제거되기 때문에 뼈 형성 증가와 상관없이 콩팥 손상에서 증가한다. 또한 침대에 누워 지내는 동안에는 뼈 형성과 상관없이 증가한다.

뼈모세포에서 합성된 OC의 10~30%는 순환 속으로 방출된다. OC 단편들은 뼈 흡수 동안 뼈 기질로부터 방출되고 순환 OC에 기여한다. 혈청 OC는 단지 뼈 형성이라기보다는 오히려 뼈 교체율의 표지자로 생각할 수 있다.

오스테오칼신의 측정

1980년에 오스테오칼신의 존재가 보고된 이래로 이것을 측정하기 위한 많은 면역측정법들이 개발되었다. 그 측정법들은 무손상 OC와 N-말단/중앙 영역(1~43)을 둘 다 측정하며, 뼈 흡수 동안 생성되는 보다 작은 단편들은 측정하지 않는다. OC 농도는 무손상 호르몬(1~49)과 N-말단/중앙 영역(1~43)을 모두 인식하는 측정법으로 측정할 때 더 안정적이다. 건강한 사람에서 순환하는 OC는 방법과 검사실 간에 변화가 크다.

비카르복실화 OC에 대한 면역측정법들이 개발되었다. 이 측정법은 표준 곡선 작성과 두 개의 단클론성 항체에 대하여 재조합 사람 비카르복실화 OC를 사용한다. 두 개의 단클론성 항체 중 하나는 14-30 배열을 인식한다. 여기에 있는 글루탐산은 카르복실화되지 않았다.

검체 요건

OC는 실온 및 4℃에서 보존된 혈액 시료에서 빠르게 분해된다. 혈청 OC 농도는 무손상 OC와 N-말단/중앙 영역(1~43) 단편을 둘 다 측정하는 방법 평가할 때 더 안정적이다. OC 농도는 실온에서 3시간, 4℃에서 24시간 동안 변하지 않는다.

기준 범위

OC 농도는 연령, 성 및 일내변동에 의해 변한다. OC 농도는 남성이 여성보다 더 높으며, 폐경기 동안 증가한다.

OC ELISA로 측정했을 때, 남성의 기준범위는 9.6~40.8 μg/L이고, 폐경 전 여성은 8.4~33.9 μg/L이고, 폐경 후 여성은 12.8~55.0 μg/L이이다. 농도는 소아에서 더 높으며, 급성장기에 가장 높다.

뼈 흡수의 생화학적 표지자

대부분의 뼈 흡수 표지자는 제1형 콜라겐의 분해를 반영한다. 이러한 표지자들은 처음에는 소변에서 측정되었으나 혈청 표지를 측정하는 방법들이 개발되었다. 파골 세포-유도 효소인 혈청 TRAP5b는 뼈 흡수를 평가하기 위해 사용해오고 있다.

콜라겐 교차 결합

세포외적으로, 제1형 콜라겐 분자는 제한된 인장강도로 미성숙 섬유소 속에 모인다. 그 다음 분자 내 및 분자 간 공유 결합 또는 교차 결합(crosslink)의 형성에 의해 변조된다. 분자 간 교차 결합 장소는 텔로펩타이드(telopeptide)라고 하는 제1형 콜라겐 분자의 각 말단에 있는 짧은 비-삼중 나선 영역에 위치하고 있다. 세포 안의 리실 수산화 효소(lysyl hydroxylase) 2b와 세포 밖의 리실 산화 효소(lysyl oxidase), 이들 두 효소가 교차 결합의 변형 구조가 형성되는 것을 조절한다. PYD와 DPD는 산에 의한 가수 분해에서초차도 안정하다. 반면에 피롤 변형체들은 완전히 불안정하다. 3가 교차 결합은 연성 조직과 제1형 이외의 다른 콜라겐 형(제2형, 제3형)에서 에서 관찰된다.

PYD는 최초의 성숙 교차 결합으로 밝혀졌지만, 뼈에 그들의 양은 비교적 낮다. 콜라겐 분자당 1개의 2가 전구체를 갖는 것과 비교했을 때 PYD는 3~5개의 콜라겐 분자당 1개 정도이다. 피롤 교차 결합은 사람 뼈 콜라겐의 N-말단에 집중되어 있다. 양 텔로펩타이드가 아스파르트산 측쇄를 포함하는 배열을 가진다. 아시파르트산 측쇄는 라세미화(racemization, 광학적으로 활성인 분자의 반을 대칭 입체분자로 변환하여 불활성화하는 것)와 α-이성화(isomerization)를 겪을 수 있다. 면역측정법은 이러한 구조의 한 형태를 검출한다.

뼈 콜라겐의 분해

카텝신 K(cathepsin K)는 뼈 콜라겐을 분해하는 효소이다. 그것의 활성은 성인 피질 뼈의 불용성 콜라겐을 홀로 완전히 분해한다. 파골 세포는 다른 단백질 분해 효소를 생성하는데, 특별히 기질 금속성 단백질 분해 효소(matrix metalloproteinase, MMP)(MMP-9, MMP-10, MMP-12, MMP-14)의 생성이 대표적이다. 교차 결합은 인접한 폴리펩타이드 사슬이의 단백질 분해에 저항하기 때문에, 교차 결합 텔로펩타이드는 뼈 흡수 동안 제1형 콜라겐으로부터 방출된다. 이것이 면역측정법으로 검출할 수 있는 NTX 같은 신항원결정기(neoepitope)의 생성을 초래할 수 있다.

C-말단 텔로펩타이드인 ICTP와 CTX의 면역측정은 뼈 붕괴의 다른 효소적 경로를 반영한다. 카텝신 K는 CTX 항원을 방출하지만 ICTP 측정에서 활성을 파괴한다. ICTP 항원은 MMP-1, MMP-9 및 MMP-13 소화 후 안정하다. 이러한 ICTP 측정은 또한 *CTX-MMP 측정*이라고도 부른다.

NTX와 CTX는 정상적인 파골 세포 기능을 반영한다. ICTP는 다발성골수종, 뼈 전이 및 류마티스관절염에서 보이는 뼈와 연성 결합 조직의 병적 분해를 검출한다.

소변과 혈청 분석의 비교

뼈 콜라겐 분해를 측정하기 위해 선택하는 시료는 소변이었다. 소변 하이드록시프롤린 분석은 더 민감하고 특이적인 교차 결합(DPD, PYD)과 텔로펩타이드(CTX, NTX)로 대체되었다. 소변 측정은 소변 농축과 희석 효과를 조정하기 위해 크레아티닌 배설로 교정하는 것이 필요하다.
혈청과 소변 텔로펩타이드 측정은 몇 가지 연구들이 비교되었는데, 상관지수는 0.6~0.9였다. 콩팥은 교차 결합 펩타이드의 분해에 포함된다. 그로 인해 소변에 있는 총 교차 결합의 약 40%는 유리형이다. NTX의 평균 분획 배설(0.22)은 CTX의 분획 배설(0.44)보다 낮다. 이것은 콩팥 분해는 전자가 더 크다는 것을 가리킨다.

텔로펩타이드와 교차 결합의 임상적 의의

소변 CTX, NTX 및 DPD는 골다공증, PDB, PHPT 및 2°HPT, 갑상샘항진증, 암 전이 및 다발성골수종에서 보고되었다.
약리학적 인자(비스포스포네이트bisphosphonate, 데노수맵denosumab)로 뼈 흡수를 억제하면 혈장/혈청 또는 소변 CTX, NTX 및 DPD의 감소를 초래한다. 임상 실무에서 이러한 표지자가 가장 많이 이용되고 있다.

텔로펩타이드 및 피리디늄 교차 결합의 측정

몇 가지 방법이 이용되고 있다. 가장 많이 측정되고 있는 것은 혈청 및 소변 중의 NTX와 CTX, 혈청 중의 1CTP, 그리고 소변 중의 DPD이다.

N-텔로펩타이드(NTX). 소변 중의 NTX는 ELISA로 측정된다. NTX 방법은 혈청 중의 N-텔로펩타이드를 측정하기 위해 채택되었다. 혈청의 사용은 일차변동을 유의하게 감소시킬 수 있다.
C-텔로펩타이드(CTX). 시료로는 EDTA 혈장이 좋다. 혈청은 최소 -20℃에서 동결하기 전에 신속하게 분리한다면 사용할 수 있다. 건강한 사람의 뼈에서 C-텔로펩타이드의 70~80%는 α-이성화를 겪는다. 그러나 PDB에서 그것은 50~60%를 차지한다. α-이성화와 라세미화는 개인에 따라 변할 수 있다. 모든 CTX 방법은 유리형 아르기닌이 되기 위한 C-말단 아미노산을 필요로 한다. 혈장과 혈청 CTX는 두 개의 단클론성 항체를 사용하여 측정한다.
C-텔로펩타이드 ICTP 측정. ICTP에 대한 RIA는 혈청에 있는 콜라겐 분해 단편을 검출한다. 측정된 항원결정기는 카텝신 K에 의해 소화되기 쉽다. 이 방법은 정상적인 뼈 교체율에 의해 일어나는 뼈 흡수의 변화에 대해 비교적 둔감하다. 이 방법은 다발성골수종, 전이성 뼈 질환, 그리고 류마티스관절염(침식이 일어남)에서 일어나는 뼈 용해 과정을 검출하는 데 적합하다.
디옥시피리디놀린(DPD) 및 피리디놀린(PYD). DPD와 PYD는 본래 HPLC로 측정했었다. 하지만 현재, DPD는 주로 자동분석기나 매뉴얼 ELISA를 사용한 면역측정법으로 측정한다. DPD와 PYD를 측정할 수 있는 HPLC와 다르게, DPD 또는 DPD/PYD에 대한 면역측정법은 주로 유리형을 측정하고, 펩타이드-결합형은 측정하지 못한다.

검체 요건

밤새 금식한 공복 상태의 혈액으로부터 얻은 혈청 또는 혈장이 가장 좋다. 아침에 두 번째로 배뇨한 소변이 좋다. 치료 감시를 위하여, 검체는 같은 시간에 채취되어야 한다. PYD가 소변으로 가장 많이 배설되는 시간은 오전 5시에서 8시 사이로 밤에 뼈 교체율이 가장 높았다는 것을 가리킨다. PYD의 최저치는 오후 2시에서 11시 사이에 나타난다.

기준범위

콜라겐 교차 결합의 농도는 연령과 성의 영향을 받는다. 농도는 소아에서 높으며, 영아와 청소년기 동안 최고치를 나타낸다. 성인에서 콜라겐 교차 결합의 농도는 30~45세에 비교적 일정하다. 폐경 후에는 유의하게 증가한다. 연령-관련 증가는 남성에서 보고되었다.

타르타르산-저항성 산성 포스파테이스 5b(TRACP5b)

파골 세포는 뼈 흡수 동안 타르타르산염-저항성 산성 포스파테이스(tartrate-resistant acid phosphatase 5b, TRACP5b)를 생성하고 분비한다. 파골 세포 수는 뼈 질환에서 상승하며 항흡수 치료 시 감소한다. 초기 방법들은 두 가지 아이소폼(isoform), 즉 파골 세포에 의해 생성된 TRACP5b와 염증성 대식 세포와 수지상 세포(dendritic cell)에 의해 생성된 TRACP5a를 구분하지 못했다. 아이소폼 5b는 이량체(dimer)이고, 5a는 단량체(monomer)이다. TRACP의 10%는 활성형의 효소로서 순환하고, 나머지 90%는 불활성 단편으로 존재한다.
초속도법에서, TRACP5b 활성은 총 활성에서 타르타르산염-저항성 플루오르화물-저항성 산성 포스파테이스 활성을 빼서 구한다. TRACP5b 측정에 면역측정법이 이용될 수 있다.

검체 요건

선호되는 시료는 혈청이다. 일내변동은 작고, TRACP5b의 반감기는 뼈 흡수의 다른 표지자들보다 더 길다. TRACP5b는 저장에서 불안정하다. 실온에서는 8시간 동안 저장할 수 있고, 4℃에서는 3일 동안 저장할 수 있다. 시료를 장기간 보존하려면 -80℃로 냉동시켜야 한다. -20℃에서 6개월간 저장하면 활성도가 약 40% 감소한다.

임상적 의의

알렌드로네이트(alendronate, 뼈 흡수 억제제)에 반응하여, TRACP5b는 평균 39%(표준오차 4%) 감소하며, 소변 텔로펩타이드(CTX 및 NTX)는 49~69%(표준오차 4~5%) 감소하며, 그리고 혈청/혈장 CTX는 75%(표준오차 8%) 감소한다. 13~17세 소년들은 같은 나이대의 소녀들보다 더 높은 농도를 나타낸다.

기준범위

TRACP5b에 대한 면역측정법에서는 기준범위의 상한치가 여성 4.2 U/L, 남성 4.8 U/L이다.

뼈 교체율 표지자의 분석 전 및 분석 중 변동 요인

분석 전 변동 요인 중 관리가 가능한 것은 검체 채취 시간, 시료 보존 및 음식물 섭취 등이다. 대부분의 뼈 표지자들은 일내변동을 나타내며 이른 아침 시간(04:00~08:00시)에 최고치를 나타내며, 오후와 밤(13:00~23:00)에 최저치(최고치의 약 70%)를 나타낸다. 이러한 변동의 크기는 뼈 흡수 표지자에서 가장 크다. 검체는 일내변동에 따른 값의 변화를 최소화하기 위해 일정한 시간에 채취해야 한다. 소변 표지자는 두 번째 배뇨한 검체로 측정한다.

소변 뼈 흡수 표지자들은 보통 소변 크레아티닌 농도로 나누어서 표준화된다. 크레아티닌 측정의 변동성(방법 내 및 방법 간), 소변 크레아티닌의 집단내 변동성, 그리고 근육량에 대한 크레아티닌의 의존성은 소변 표지자의 변동성에 기여한다.

소변 표지자의 개인내 변동성은 혈청 표지자(5~6%)보다 더 높다(15~50%). 뼈 ALP 및 TRACP5b는 긴 반감기 때문에 일내변동이 크지 않다.

음식물 섭취는 CTX 농도에 영향을 미친다. 혈장 CTX의 일내변동은 약 ±40%이다. 공복은 24시간주기의 변화를 감소시킨다. 운동은 예민하게 CTX 농도를 증가시킨다. 다른 표지자들은 식사와 공복의 임상적 영향이 작다. 검체 채취는 공복 및 휴식 상태에서 시행해야 한다.

대사적 뼈 질환

대사적 뼈 질환은 뼈 흡수와 형성 사이의 불균형에 의해 초래된다. 뼈 질량이 감소하는 뼈감소증(osteopenia)은 뼈 질량이 증가하는 것보다 더 일반적으로 나타난다. 가장 흔한 뼈 대사 질환은 골다공증(osteoporosis), 골연화증(osteomalacia)/구루병(rickets) 및 콩팥성 뼈 형성 장애(renal osteodystrophy)이다. 골다공증은 뼈 질량의 손실, 뼈 미세구조의 악화 및 골절 위험 증가를 특징으로 하는 뼈 질환이다. 구루병과 골연화증은 뼈 기질의 불완전한 무기질화를 특징으로 하는 뼈 질환이다. 콩팥성 뼈 형성 장애는 콩팥의 내분비 및 배설 기능의 이상에 의해 발생되는 복잡한 상태의 뼈 질환이다.

골다공증

골다공증은 골절을 일으키는 주된 요인이다. 골절은 주로 척추, 고관절(엉덩관절), 및 먼쪽 아래팔에서 일어난다. 50대 여성은 일생동안 40%의 골절 위험을 갖고 있다. 남성의 골절 위험은 여성의 1/3 정도이다. 소주골(작은 기둥 뼈)은 치밀골보다 5~7배 높은 교체율을 보인다. 따라서 소주골이 우세한(척추 및 먼쪽 아래팔) 뼈의 골절이 일찍 나타난다. 65세 이상 여성의 1/3은 척추 으깸 골절로 통증과 불편을 초래한다. 장기간의 합병증은 부동화와 키 상실, 복부 돌출, 열공성 헤르니아, 만성 변비, 요실금, 자신감 상실 등을 포함하고 있다. 척추 골절의 50%는 임상적으로 침묵성이다.

치밀골(근위 대퇴골 또는 관골)의 골절은 노년기에 나타난다. 여성의 관골 골절 위험성은 15%이고, 남성은 3%이다. 관골 골절을 동반한 사망률은 골절이 발생 6개월이 경과한 경우 20%로 높다. 사망률은 여성보다 남성이 더 높다. 그것은 나이와 함께 증가하고, 다른 병이 있을 때 더 높다.

남녀 모두 뼈 질량은 30대에 가장 높고, 40대 이후에 서서히 감소한다. 뼈 질량을 얻고 유지하려면 운동을 하고 적당한 영양상태를 유지하는 것이 중요하다. 성인의 초기에는 뼈 형성과 뼈 흡수가 균형을 이루고 있어서 뼈 질량은 안정적이다. 40대 이후에 뼈 흡수가 뼈 형성을 추월한다. 1년에 0.5%의 뼈 질량이 상실된다. 여성의 경우, 폐경 후 성 스테로이드 호르몬이 감소하면 뼈 상실이 가속화되어 1년에 2~3%의 뼈가 상실된다. 골다공증은 일반적으로 폐경 후 여성들이 직면한다. 골다공증의 위험인자로는 나이 증가, 여성, 성 스테로이드 호르몬 결핍, 가족력, 알코올 남용, 흡연 및 만성 질환 등이 있다. 뼈 질량을 측정하여 감소한 것이 확인되면 원인을 찾아야 한다. 뼈 질량의 감소는 내분비 또는 염증 상태, 흡수 불량 및 약물 등에 의해서 일어날 수도 있다.

골다공증 환자에서 뼈 표지자를 측정하면 뼈 교체율을 평가할 수 있다. 교체율은 폐경 후 여성에서 뼈 취약성의 중요한 결정인자이다. 뼈 흡수와 뼈 형성 표지자는 항흡수 치료의 효과를 감시하는 데 유용할 수 있다. International Osteoporosis Foundation and International Federation of Clinical Chemistry and Laboratory Medicine에서는 뼈 형성 표지자로서 혈청

PINP와 뼈 흡수 표지자로서 혈장 CTX를 기준 표지자로서 추천하고 있다.
고용량의 칼슘(1000~1500 mg/day), 적당한 비타민 D(400~800 IU/L) 및 충분한 단백질을 섭취하고, 규칙적인 운동을 하면 뼈 질량을 유지하고 골다공증을 예방하는 데 도움이 된다. 속발성(2차적) 골다공증인 경우에는 근원적인 질환을 치료해야 한다. 폐경 후 골다공증에 대한 대부분의 치료는 파골 세포의 뼈 흡수를 감소시키는 것에 초점을 맞추고 있다.

골연화증 및 구루병

성인의 골연화증과 소아의 구루병은 뼈 형성 과정에서 나타나는 무기질화의 결함에 의해 발생되며 유골(類骨,osteoid)을 초래한다. 골연화증과 구루병은 비타민 D 결핍이나 인산염 고갈로 인해 발생한다.
일부 나라(북아메리카, 북유럽)에서는 우유, 빵 및 비타민 D가 포함된 곡물(시리얼)의 보충에도 불구하고, 비타민 D 결핍이 일반적이다. 젖먹이 영아, 노인, 엄격한 채식주의자 및 피부를 검게 착색한 사람은 비타민 D 결핍의 위험이 증가한다. 경증에서 중등도까지의 비타민 D 결핍은 근육 강도의 감소, 육체적 수행 손상 및 낙상과 관련이 있다. 이들은 모두 골다공증성 골절과 관련이 있다. 비타민 D 결핍은 흡수불량에서도 발생한다.
제1형 비타민 D-의존성 구루병은 25(OH)D-1α-수산화효소의 유전적 결함에 의해 1,25$(OH)_2$D의 형성이 손상되어 발생한다. 이 병은 영아에서 확인되며 1,25$(OH)_2$D로 치료된다. 제2형 비타민 D-의존성 구루병은 1,25$(OH)_2$D에 대한 저항성(수용체 결함)으로 인해 1,25$(OH)_2$D의 혈장 농도가 높은 것이 특징이다.
골연화증과 구루병은 인산염 고갈 시에도 나타날 수 있다. 개발도상국의 어린이들은 비타민 D와 인산염 결핍이 없는데도 불구하고 칼슘을 제대로 섭취하지 못하여 구루병에 걸리는 일이 있다.
구루병과 골연화증의 임상적 소견은 무기질화 결함의 결과이다. 성인에서 뼈 통증이 가장 흔한 증상이며, 피로골절 및 진성 골격 골절 등도 나타난다.
비타민 D 결핍은 혈청 25(OH)D를 측정하여 진단된다. 다른 검사로는 ALP 측정인데, 구루병과 골연화증에서는 비무기질화 유골의 생성과 관련된 뼈모세포의 활성 증가로 인하여 ALP가 증가한다.
구루병과 골연화증은 생리적 양의 비타민 D를 투여하여 치료한다. 반면에 흡수불량에서는 더 많은 양을 투여해야 한다.

만성 콩팥 질환에서 뼈 및 무기질의 질환(콩팥성 뼈 형성 장애)

만성 콩팥 질환(chronic kidney disease, CKD)은 많은 뼈 및 무기질 대사 질환들과 관련이 있다. 콩팥성 뼈 질환은 고-교체율(high-turnover) 뼈 질환(섬유뼈염osteitis fibrosa 또는 2°HPT)과 저-교체율(low-turnover) 뼈 질환(골연화증 및 무력성 뼈 질환adynamic bone disease, ABD)을 포함한다. 뼈 생검의 양적 조직형태계측학적 분석(histomorphometric analysis), 2중 테트라사이클린 표지에 의한 뼈 형성 측정 및 특수 염색이 자주 뼈섬유염, 골연화증, ABD 및 콩팥성 뼈 형성 장애(osteodystrophy)의 혼합 뼈 질환을 가진 환자를 정확하게 진단하는데 필요하다.
뼈섬유염(부갑상샘 항진 뼈 질환)은 가장 흔한 고-교체율 질환이다. 이 질환은 고인산염혈증 및 1,25$(OH)_2$D 결핍과 관련된 저칼슘혈증의 결과로서 초래되는 고농도의 PTH에 의해 유발된다.
저-교체율 뼈 질환은 골연화증 및 무력성 뼈 질환을 포함한다. 골연화증과 ABD는 비무기질화된 뼈 기질의 정도에 따라 구분된다. 만성 신부전에서 골연화증은 1,25$(OH)_2$D의 콩팥 합성 감소로 인한 비타민 D 결핍을 가리킨다.
뼈 통증은 콩팥성 뼈 형성 장애를 가진 환자에서 가장 흔한 징후이다. 무게를 지탱하는 뼈가 가장 불편하며, 따라서 다리, 엉덩이, 등이 아프다. 치료를 안내하는 하는데 있어서 PTH의 중심적 역할은 사용된 PTH 측정법이 오직 활성적인 호르몬만을 측정하는 데 달려있다. 이것은 어떤 측정법에서는 옳지 않다. 콩팥 질환은 건강한 사람에서 보인 농도 이상으로 불활성 PTH 단편의 축적을 일으킨다.
CKD의 생화학적 소견은 고인산염혈증과 저칼슘혈증이다. 면역반응성 PTH의 농도는 증가하고, 1,25$(OH)_2$D는 감소한다. 혈장 ALP는 부갑상샘항진증 또는 골연화증에서 증가한다. 마그네슘은 콩팥에 의해 제거되기 때문에 혈장 농도는 보통 적당하게 증가한다(2~4 mg/dL[0.08~0.16 mmol/L]).
CKD는 조기에 식이 인산염을 제한하고 인산염-결합 인자를 투여하여 조기에 관리해야 한다. 또한 칼슘 보충이 사용된다. 1,25$(OH)_2$D 또는 비타민 D의 다른 활성형들은 칼슘의 장 흡수를 촉진하며, 직접 부갑상샘에 작용하여 PTH 분비를 감소시킨다. 최종적으로 투석과 콩팥 이식이 필요할 수도 있다.

뼈 파제트병

뼈 파제트병(Paget disease of bone, PDB)은 파골 세포에 의한 뼈 흡수가 특징인 국소적 뼈 질환으로 무질서한 형태로 뼈 치환이 뒤따른다. 그것은 북유럽, 북아메리카, 오스트레일리아, 뉴질랜드의 앵글로-색슨족 계열의 사람들에서는 흔히 나타난다. 40세 이상의 사람들에서 5% 정도까지 나타나는 것으로 알려졌다. 그것은 아시아, 아프리카 및 스칸디나비아에서는 흔하지 않다. PDB의 가족력은 환자의 20~50%에서 보고되었다. 파라믹소바이러스 감염(홍역, 캐닌 디스템퍼canine distemper, 호흡성 융합체respiratory syncytial) 같은 환경적 인자가 원인 역할을 한다. 징후와 증상은 영향을 받은 골격 장소에 의존한다. 일반적인 장소는 두개골, 대퇴골, 골반 및 척추이다. 이 질환은 다른 하나의 이유로 수행된 검사(ALP)로부터 진단되기도 한다. 이 질환이 진행되면 머리뼈 비대해지고 및 대퇴골 또는 경골이 전방으로 굽어지는 기형을 만들어낸다.

뼈 흡수의 생화학적 표지자가 증가하면 질환의 파골 세포적 성질을 반영한다.

치료는 뼈 흡수를 감소시키는 데 초점이 맞추어져 있다. 환자는 움직임 제한 또는 관절염 변화, 골절 또는 신경 압박을 일으키는 뼈 기형에 대해 수술을 생각할 지도 모른다.

뼈 형성 부전증

뼈 형성 부전증(osteogenesis imperfecta, OI)은 간혹 "부서지기 쉬운 뼈 질환"으로도 불리며 이질적 선천성 결합조직 질환 군이다. 이러한 질환들은 낮은 뼈 질량, 최소 외상 골절 및 뼈 기형을 초래하는 비슷한 골격근 이상을 공유한다. 심하면 태아기나 신생아기에 치명적일 수 있다.

많은 생화학적 및 분자적 연구에서 OI의 경미한 형태는 제1형 콜라겐의 양적 결함에 의해 발생되는 것으로 밝혀졌다. 더 심한 형태는 이형삼량체(heterotrimer)를 형성하는 두 사슬 중 어느 것에든 구조적 결함이 있을 때 발생한다. OI에서는 두개골의 전측 돌출, 푸른 공막, 노르스름한 이빨, 원통 모양의 가슴/오목가슴, 관절 느슨함, 척추 압박 및 성장 지체 등과 같은 다양한 징후와 증상이 나타난다. 최소의 외상에 의한 재발성 골절은 어린이 폭행의 의심을 받게 할 수 있다. 진단이 의심스러울 때는 배양 세포에 의해 발현된 콜라겐의 생화학적 연구, 제1형 콜라겐의 DNA 배열, 그리고 유전자 발현 및 유전자 배열 연구를 통해 진단을 확정하도록 한다.

악성 종양의 뼈 전이

뼈 전이는 악성 종양의 가장 흔한 뼈합병증이다. 뼈 전이는 진행성 유방암 또는 전립선암 환자의 70%, 폐암, 결장암, 위암, 방광암, 자궁암, 직장암, 갑상선암 및 콩팥암 환자의15~30%에서 나타난다. 전이는 현저하게 뼈용해성 또는 골모세포성 특징을 가질 수 있다. 그러나 간혹 혼합된 특징을 갖는다. 유방암 환자는 주로 뼈용해성 병변을 갖지만, 전이의 5~20%는 골모세포성 성질을 갖는다. 전립선암의 전이는 주로 골모세포성이다. 대부분의 암 전이에서, 뼈 분해와 형성이 모두 일어나며, 뼈 형성과 뼈 흡수의 양 생화학적 표지자가 뼈 전이의 존재를 평가하는 데 가치가 있다.

체액 및 요검사학

HK강의노트

체액 및 요검사학

Q & A

1. 소변이란?

콩팥의 토리(사구체)에서 여과된 혈장은 요세관과 집합관을 거치면서 콩팥을 통과한다. 요세관 통과 시 여과액 중의 수분을 포함한 많은 성분이 혈액으로 재흡수되고, 또한 어떤 성분은 혈액에서 요세관으로 분비되어 여과액과 함께 요관, 방광, 요도를 경유하면서 배설된다. 이렇게 배설된 체액이 소변(요, urine)이다. 소변은 토리에서 여과된 여과액의 1% 미만으로 이루어진다. 소변의 96%는 물이고, 4%는 용해 물질이다. 소변에 다량 함유되어 있는 유기 화합물은 **요소**(25~39 g/24h)와 **크레아티닌**(1.4 g/24h)이고, 무기 화합물은 염화나트륨(9~16 g/24h)이다.

- 단백질은 하루에 20~25 g이 붕괴되며, 붕괴의 최종 산물은 간에서 합성되는 요소(urea)이다. 이후 요소는 혈액으로 들어간 후 콩팥에서 여과된다. 따라서 소변에는 요소가 다량 포함되어 있다. 크레아틴과 크레아틴 인산은 근육 100 g당 약 400 mg이 포함되어 있으며 이중 약 1~2%가 매일 크레아티닌으로 전환된다. 성인 남성의 크레아티닌 계수는 20~26(mg/kg/24h)이고, 여성은 14~22이다.
- 소변의 **요소**와 **크레아티닌** 농도는 다른 체액에 비해 월등히 높기 때문에 이들을 측정하여 소변인지 아니면 다른 체액인지를 구분한다.

2. 소변 형성 과정은?

소변 형성에 영향을 미치는 것은 사구체(토리)에서의 여과와 요세관에서의 재흡수 및 분비이다. 사구체에서 1분 동안 여과되는 혈장량을 크레아티닌 클리어런스(creatinine clearance)라고 하며 이것이 토리여과율(glomerular filtration rate, GFR)이다. GFR은 여과된 후 재흡수와 분비가 없는 크레아티닌과 같은 물질로 측정한다.

$$\text{GFR(mL/min)} = \frac{UV}{P} \times \frac{1.73}{A}$$

U : 소변 크레아티닌 농도(mg/dL)
V : 1분 동안의 소변량(24시간 소변량/1440)
P : 혈장 크레아티닌 농도(mg/dL)
1.73: 국제표준체표면적
A : 환자 체표면적
예) U:120, V:1, P:1 ⇒ GFR?

- **시스타틴(cystatin) C**
  분자량 약 12,800 달톤의 단백질(시스테인 단백질 분해 효소 억제제로 작용함, pI 9.2)로 토리에서 쉽게 여과되고 요세관에 의해 재흡수되고 붕괴되며 전혀 분비되지 않기 때문에 혈청 농도는 GFR과 직접 상관한다. 소아, 당뇨병 환자, 고령자의 GFR을 관리하는 데 좋다. 아울러 이것은 경도에서 중등도의 콩팥 기능 손상을 검출하는 데 유용하다.
- **β_2-마이크로글로불린(microglobulin)**
  사람 백혈구 항원에서 해리된 분자량 11,800 달톤의 단백질로 토리에서 쉽게 여과된다. 혈장에 이 단백질의 증가는 크레아티닌 클리어런스보다 GFR의 감소를 더 예민하게 나타낸다. β_2-마이크로글로불린은 β_2-저분자글로불린이라고도 한다.

GFR의 실제

1) 심박출량(cardiac output, CO): 약 5,000 mL/min
  ↓이중 약 20% 정도가 콩팥으로 간다.
2) 신혈류량(renal blood flow, RBF): 1,000 mL/mim
  ↓이중 실제로 여과되는 것은 혈장(전혈의 약 50%)이다.
3) 신혈장류량(renal plasma flow, RPF): 500 mL/min
  ↓이중 실제로 여과되는 혈장량은 약 20%이다.
4) GFR: 100 mL/min

추정 사구체여과율(eGFR)

혈장 크레아티닌으로 여러 가지 영향을 미치는 변동인자들을 고려한 몇 가지 추정(estimate) GFR(eGFR) 공식이 만들어졌다. eGFR 공식에 포함된 인자들은 (1) 성별, (2) 체격, (3) 인종, (4) 연령이다.

1999년 Levey와 공동 연구자들은 MDRD(Modification of Diet in Renal Disease) 연구 공식을 개발하였다.

MDRD 공식

$$\text{GFR(mL/min/1.73m}^2) = 175 \times \text{혈장 크레아티닌(mg/dL)}^{-1.154} \times \text{연령}^{-0.203} \times 1.210(\text{흑인}) \times 0.742(\text{여성})$$

3. 1일 소변량은?

- 1일 소변량: **600-2000 mL(1200-1500 mL)**.
- 핍뇨(oliguria): **400 mL** 미만(성인), 원인은 탈수
- 무뇨(anuria): 콩팥의 심각한 손상으로 소변 흐름이 멈춘 상태에서 100 mL 미만
- 다뇨(ployuria) : **〉2500** mL/24h(〉50mL/체중 kg/24h), 요붕증(비중↓, ADH의 생성 저하)과 당뇨병(비중↑)
- 야간다뇨(nocturia): 주간보다 2~3배 많음

4. 검사에 필요한 소변 검체는?

- 수시뇨(random urine): 일상 검사
- 아침 첫뇨: 일상 검사, 임신 검사, 기립성 단백질
  취침 전 배뇨, 그 후 일절 음식을 먹지 않은 상태에서 이른 아침 기상하여 처음 배뇨한 것. 산성이고 농축되어 있으며 성분의 안정성이 높아 정성, 반정량 검사 및 침사 검사에 적합함
- 24시간뇨: **정량 화학 검사**
- 식후 2시간뇨: **당뇨 평가**
- 3배분뇨: 전립샘 감염
- 치골상부 천자(방광 천자)뇨, 카테터뇨: 세균 배양, 세포 검사

5. 일상적인 검사에 필요한 소변량은?

미국CLSI(임상검사표준화협회)기준: **50mL(현미경 검사 12 mL, 나머지는 화학 검사)**.
검사는 소변 채취 후 **30분** 이내에 하는 것이 이상적이며 적어도 **2시간** 이내에 해야 한다.

* **CLSI**, Clinical Laboratory Standards Institute

6. 소변 검체의 보존은?

- **냉장 보존**(2-8℃): 화학 검사에 대한 간섭이 없으나 **무정형 요산염**이나 **무정형 인산염**에 의해 소변이 혼탁해질 수 있다. 24시간 동안 세균 증식 억제
- **붕산**: 세균 증식과 대사 억제. 약물과 호르몬 분석 간섭. pH 약 6.0으로 유지
- **포르말린(40% formaldehyde) : 침사** 보존 우수. 환원제로 작용. 글루코스, 백혈구 검사 간섭.
- **NaF(플루오린화나트륨)**: 약물 분석에 좋음. 요시험지 글루코스, 혈액, 백혈구 검사 간섭.
- **빌리루빈**이나 **포르피린** 측정용 검체: 빛을 차단하기 위해 **흑색** 또는 **갈색** 용기에 채뇨함.

7. 보존 이상에 의한 성분 변화는?

보존 처리를 하지 않고 2시간 이상 실온 방치했을 때 나타나는 물리화학적 변화

항목	변화	원인
색깔	변색	물질의 산화, 환원
투명도	**감소**	세균 증식, 무정형 물질 침전
냄새	증가	세균 증식에 의해 요소가 분해되어 암모니아 생성
글루코스(포도당)	**감소**	세포 및 세균에 의한 해당
케톤체	**감소**	아세톤 휘발
빌리루빈	**감소**	빛에 의해 빌리버딘으로 산화 **(30-50%↓/h)**
우로빌리노젠	**감소**	우로빌린으로 산화
아질산염	증가	질산염 환원 세균의 증식
적혈구, 백혈구, 원주	**감소**	알칼리성 소변에서 붕괴
세균	증가	증식
pH	증가	암모니아 생성, CO_2 상실
트리코모나스	**감소**	운동성 상실, 사멸

물리적 검사

8. 정상적인 소변의 색깔은 왜 황색인가?

소변의 색깔이 황색을 띠는 것은 **우로크롬(urochrome, 주색소)**, **우로빌린(urobilin)**, **우로에리트린(uroerythrin)** 같은 색소들 때문이다. 우로크롬은 체내에서 일정한 비율로 생성되는 내인성 대사산물이다. 우로에리트린은 적색을 띠며, 무정형요산염과 잘 결합하는데, 이로 인해 무정형요산염 결정은 핑크색을 띤다. 무정형요산염이 증가하면 아기의 기저귀가 적색을 띠는데, 이것을 **적색 기저귀 증후군**이라고 한다.

9. 흑색 소변 원인은?

소변에 **멜라닌과 호모젠티스산**(homogentisic acid)이 존재할 경우 소변이 검은 색으로 변한다. 호모젠티스산은 타이로신(tyrosine) 대사에서 호모젠티스산 산화 효소가 유전적으로 결핍되어 호모젠티스산이 말레일아세토아세트산으로 전환되지 못하여 혈액에 증가하고 소변으로 배설된다. 이 물질을 포함하고 있는 소변은 pH가 알칼리로 변할 때 흑색을 띤다. 그래서 이 물질이 소변에 나오는 질환을 **알캅톤뇨증**(alkaptonuria, alkali lover의 뜻)이라고 한다.

10. 적색 소변 원인은?

소변이 적색일 경우에는 약물이나 음식물 섭취의 영향을 살펴보고 정상일 경우 우선 **혈액**이나 **헤모글로빈**이나 **마이오글로빈**이나 **포르피린**이 소변에 존재하는 것을 염두에 두고 그 원인 물질을 규명해야 한다.
요시험지 검사에서는 포르피린뇨만 음성이고, 혈뇨, 헤모글로빈뇨, 마이오글로빈뇨가 모두 양성이므로 원인 물질을 규명하기 위해서는 우선 원심분리를 한다.
원심분리를 하여 바닥에 적색 침전물이 있고 상층이 적색을 소실하였으면 혈뇨이며, 원심분리를 했는데도 상층의 적색이 그대로 있으면 헤모글로빈뇨이거나 마이오글로빈뇨이다. 또한 이들 둘은 **황산암모늄[$(NH_4)_2SO_4$]**을 첨가하여 구분할 수 있다(브론드하임 염석법: 소변 5mL + 황산암모늄 2.8 g). 황산암모늄을 첨가했는데도 상층이 그대로 적색이면 마이오글로빈뇨이고, 적색 침전물을 형성하면 헤모글로빈뇨이다.
비트, PSP 시험, **리팜핀(결핵약)**도 적색 소변이 될 수 있다.

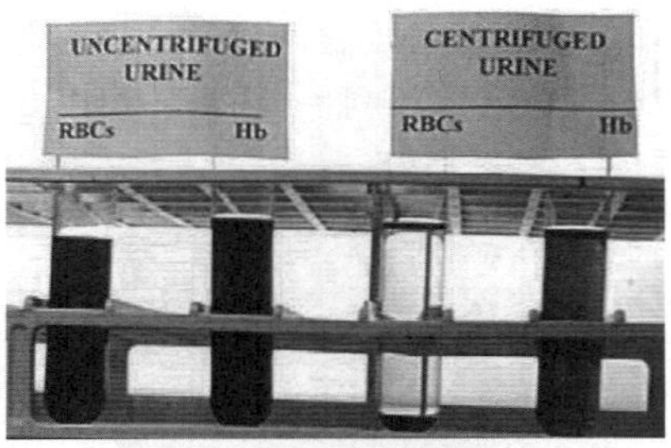

그림 1 혈뇨와 헤모글로빈뇨 구분하기

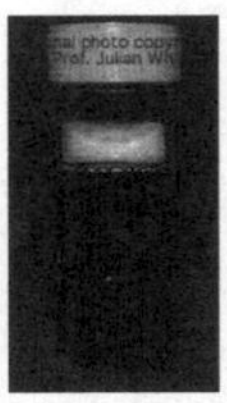

그림 2 마이오글로빈뇨

* 오렌지색: 빌리루빈, 황록색: 빌리버딘

11. 소변의 혼탁 원인 규명은?

① 혼탁한 소변 ⇨ **가열**이나 **10% NaOH** ⇨ 혼탁 소실: 무정형요산염(저온이나 산성 소변에서 혼탁을 일으킴)
 *** 혼탁이 소실되지 않으면 ☞**
② 3% 아세트산 ⇨ 혼탁소실: 무정형인산염(기포 없음)이나 **탄산염(기포 발생)**(이들은 알칼리성 소변에서 혼탁을 일으킴)
 *** 혼탁이 소실되지 않으면 ☞**
③ 알코올이나 에테르 ⇨ 혼탁 소실: 지방뇨
 *** 혼탁이 소실되지 않으면 ☞**
④ 원심분리: 상층 투명 ⇨ 세포, 상층 혼탁 ⇨ 세균(묽은 아세트산에 의해 적혈구는 용해되지만 백혈구, 효모, 세균, 정자는 용해 안 됨)

12. 소변 검사에서 비중 측정의 의의는?

비중 측정 목적: 콩팥 요세관의 **농축 기능과 신체의 수화 상태 평가**
만일 콩팥의 기능(농축과 여과 기능)이 소실되면 소변의 비중은 거의 혈장과 비슷한 **1.010(등비중뇨***isosthenuria*, **사구체에서 여과되어 처음 요세관으로 나온 여과액)**에 고정된다.
*수시뇨 비중: 1.003~1.035(대부분 1.015~1.025)

13. 비중 측정은?

비중은 요시험지와 굴절계(refractometer)로 측정하고, 현재 요비중계(urinometer)는 사용하지 않는다. 요시험지로도 비중을 측정하며, 화학적 검사에서 원리를 자세히 설명하였다.

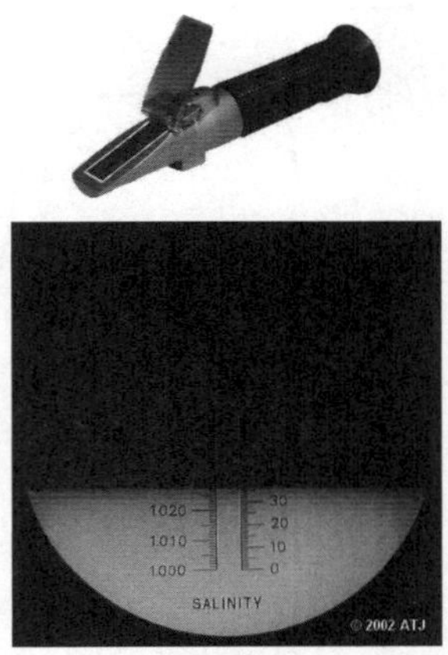

그림 3 굴절계와 비중 판독
(증류수로 1.000을 맞춤)

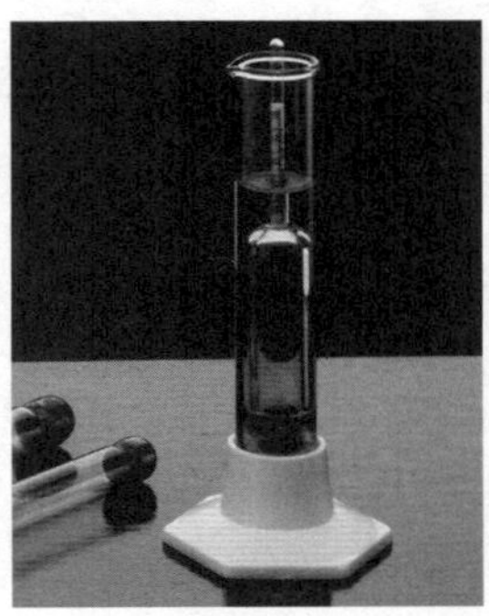

그림 4 요비중계(urinometer)
(현재 사용 안 함)

14. 삼투압 측정의 의의와 방법은?

비중은 용액에 존재하는 입자의 수와 밀도에 영향을 받지만 오스몰랄농도(osmolality)는 입자 수에 의해서만 영향을 받는다. 콩팥의 농축 능력 평가는 비중보다 오스몰랄농도가 더 정확하다.

오스몰랄농도는 용액의 입자 수와 관련된 성질인 **총괄성(colligative property)**(물질의 종류와 상관없이 분자의 수에만 의존하는 성질로 입자 수가 증가하면 **빙점**[어는점] **저하, 비등점**[끓는점] **상승, 삼투압 상승, 증기압 저하**를 일으킴)을 이용하여 측정한다. 이중 빙점 저하를 이용한 삼투압계가 많다. 이것을 빙점 삼투압계라고 하며 비이온성 물질 **1몰(1오스몰)은 빙점을 1.86℃ 낮추**는 것에 근거하여 오스몰 농도를 측정한다.

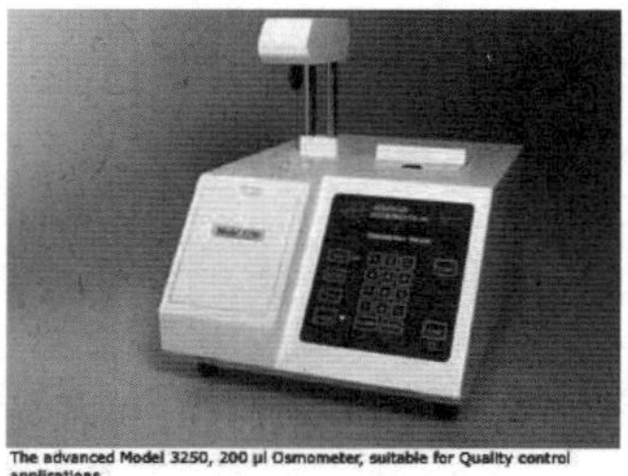

The advanced Model 3250, 200 µl Osmometer, suitable for Quality control applications

그림 4 빙점 삼투압계

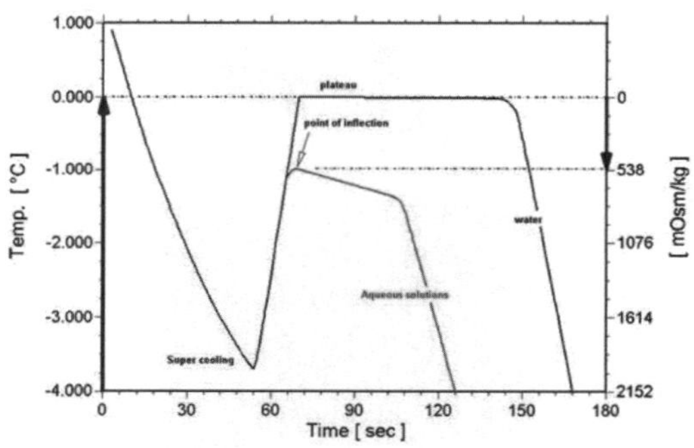

그림 5 빙점 저하 곡선

단위: mOsmol/kg(오스몰랄 농도)

기준범위: 50~1400(혈청275~300) mOsmol/kg

* 오스몰 농도 = 몰 농도 × $\frac{\text{입자수}}{\text{용질 분자}}$

0.1M Na_2SO_4? 0.1 × 3 = 0.3 Osmol

15. 소변 거품의 의미는?

담즙 색소인 **빌리루빈**이 포함되어 있으면 **황색 거품**이 생기고 **단백질(알부민)**이 많이 포함되어 있으면 많은 **흰색 거품**이 생긴다.

화학적 검사

16. 요시험지 보관은?

요시험지(urine reagent strip) 용기(빛 차단 용기)에 건조제가 있나 확인하고 뚜껑을 완전히 닫은 후 30℃ 이하(**냉동은 안 되며 보통 15~30℃**)에 보관한다. 시험지를 실온에 보관하는 이유는 시험지 반응이 효소 반응이어서 냉장고에 보관할 경우 반응이 제대로 안 일어날 수 있고, 또한 시험지통에 결로현상이 일어나 시험지가 수분을 흡수하여 손상될 수 있기 때문이다.

17. 요시험지 측정 시 주의사항은?

시험지를 소변 검체에 담그기 전에 소변을 잘 섞는다. 시험지는 소변에 담그자마자 바로 꺼내고, 옆 패드로 반응액이 번지는 것을 방지하기 위해 시험지를 검체용기에 접촉하거나 종이타월에 접촉시켜 시험지에 묻어있는 여분의 소변을 제거한다. 판정 시간을 잘 지킨다. 검체 용기에는 세제나 다른 물질이 들어있으면 안 된다. 하지만 일회용 용기를 사용할 경우에는 문제가 없다.

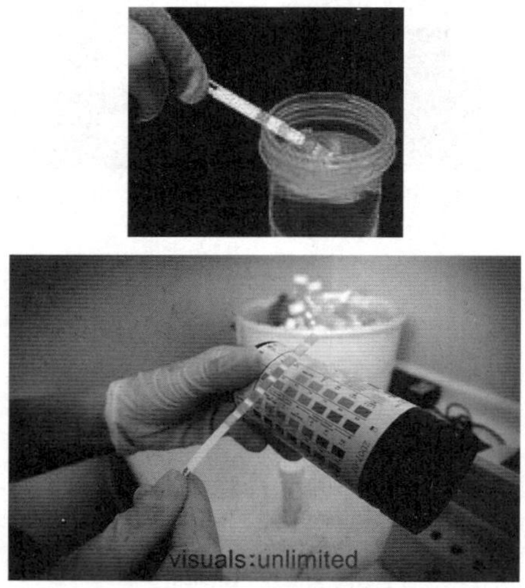

비색표와 대조하여 결과를 판독한다.
자동판독은 **반사율분석계**로 한다.

그림 6. 요시험지 검사 및 결과 판정

18. 요시험지의 측정 항목은?(Multistix 10SG)

① 백혈구(LEU) 2 min
② 아질산염(NIT) 60 sec
③ 우로빌리노젠(UBG) 60 sec
④ 단백질(PRO) 60 sec
⑤ pH 60 sec

⑥ 혈액(BLD; 비용혈과 용혈) 60 sec
⑦ 비중(SG) 45 sec
⑧ 케톤체(KET) 40 sec
⑨ 빌리루빈(BIL) 30 sec
⑩ 글루코스 30 sec

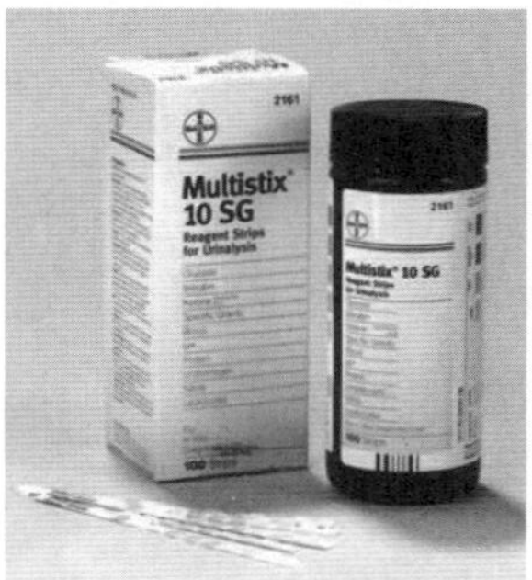

그림 7 요시험지(Multistix 10® SG)

시험지 검사 항목 이해

- 반응 시간이 가장 긴 것은? **LEU**
- **요로 감염(UTI)**의 지표는? **NIT, LEU**
- 콩팥 질환 진단에서 가장 중요한 것은? **PRO**
- 아스코르브산(비타민 C)에 의해 위음성이 일어나는 것은? **GLU, BLD, BIL, NIT, LEU**
  이러한 문제 때문에 어떤 시험지에는 아스코르브산 항목이 포함되어 있다.
- 위음성을 일으키는 아스코르브산의 농도는?
  25 mg/dL
- 고도의 알칼리성 소변에서 위양성을 일으키는 것은?
  PRO
- 고도의 알칼리성 소변에서 위음성을 일으키는 것은?
  SG
- 이중지시약(메틸레드와 브롬티몰블루)을 사용하는 것은? **pH**
- 단백질 오차를 이용한 검사는? **PRO**
- 간 기능을 반영하는 것은? **BIL**
- 세제에 의해 위양성을 일으키는 것은?
  PRO, GLU
- 당뇨병 진단과 관련이 있는 것은? **GLU, KET**
- 시험지병을 실온에 보존하는 이유는?
  시험지는 효소 반응인데 저온에서는 효소 반응이 잘 안 일어나기 때문이며, 결로현상에 의한 시험지의 손상을 방지하기 위함이다.

19. 요시험지의 원리는?

1) pH

[반응 원리]

메틸레드 + H^+ → 브롬티몰블루 − H^+
적색→오렌지색→**황색-황색**→녹색→청색
pH 4 6 9

- pH 9.0(↑): 부적당한 보존, 다시 채취함
- 아침 첫 소변: pH 5~6, 수시뇨: pH 4.5~8.0
- 산성뇨: 폐기종, 폐렴, 당뇨병, 기아, 설사, **고단백식이**
- 알칼리성뇨: 과도호흡, 구토, **채식주의자**(HCO_3^- 형성), **신요세관 산증**

> **신요세관 산증(renal tubular acidosis, RTA)**
> ① 원위 요세관의 H^+ 분비 결함(선천성, 후천성)
> ② 근위 요세관에서의 중탄산염 재흡수 용량 감소
> **HCO_3^-**(여과액)+**H^+**(세포 분비)⇆H_2CO_3⇆CO_2(세포 유입)+H_2O(배설)⇆H_2CO_3⇆**HCO_3^-**(혈액 유입) +**H^+**(세포에서 관강으로 분비)
> ③ ①의 변종(소아)
> ④ 알도스테론 결핍, 알도스테론 수용체 결함, 알도스테론 작용 억제 약물에 의한 신요세관의 재흡수 저하

2) 단백질

[반응 원리]

지시약 + 단백질 $\xrightarrow{\text{pH 3.0}}$ (단백질+ H^+) (지시약 − H^+)
(황색) (청색-녹색)

- 지시약: 테트라브롬페놀블루(TBP)
  * DIDNTB 지시약의 감도: 8~15 mg/dL
- 검출: 알부민(벤스-존스 단백질은 반응 안 함)
- 확인 검사 : 설포살리실산(SSA) 침전 시험
- 1일 총 단백질 배설량: 0.10g(100mg/day) 미만
- 임상적 단백뇨: 0.5g 이상(시험지 0.3g/L=1+)
- 당단백질, 글로불린: 0.6g/L에서 시험지로 검출됨

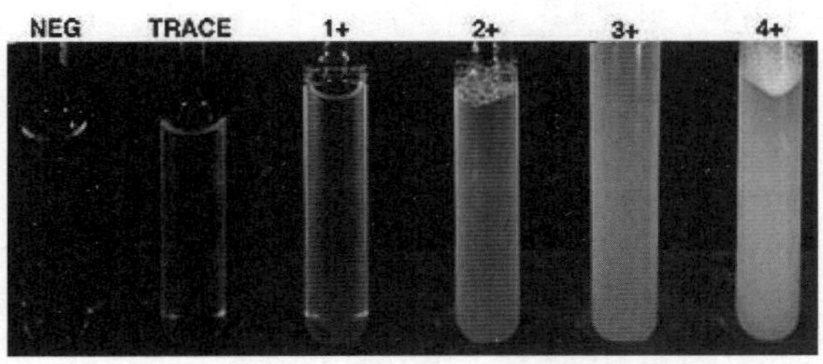

<5 5-20 30 100 300-500 >500
(mg/dL)

그림 7 설포살리실산(SSA) 침전 시험

- 사구체 손상과 관련이 있는 단백질은? 알부민
- **벤스-존스 단백질**
  면역글로불린의 κ나 λ 경쇄. 다발성골수종에서 나타남.

물리적 성질: 40~60℃ → 응고, 100℃부근 → 용해, 40~60℃ → 혼탁

- 요세관 유래 단백질: 탐호스팔(Tamm-Horsfall) 당단백질(uromodulin, 원주 기질)
- 정상적인 사구체 기저막(glomerular basement membrane)은 알부민과 분자량이 큰 단백질을 통과시키지 않는다. 그러나 적은 양의 알부민(25 mg/24h 미만)이 소변에서 검출된다. 250 mg/24h 이상의 알부민 배설은 유의한 사구체 기저막 손상을 가리킨다. 25~300 mg/24h의 알부민 배설을 미량알부민뇨(microalbuminuria)라고 한다.

◎ 단백뇨(priteinuria)의 분류

1. 혈액 단백질 농도 증가형: 벤스-존스 단백뇨
2. 사구체형(사구체 이상): 알부민뇨
3. 요세관형(재흡수 이상): β_2- 또는 α_1-저분자글로불린뇨(microglobulinuria) * 여기서의 micro-는 분자량이 작다(저분자)는 것을 가리킨다.
   * 증가는 요세관 세포의 손상을 민감하게 가리킴
4. 분비형(요세관 분비): 탐-호스팔 단백뇨

3) 글루코스

[반응 원리]

1. 글루코스 + O_2 + $H_2O \xrightarrow{\text{GOD}}$ 글루콘산 + H_2O_2

2. H_2O_2 + 환원형색원체 $\xrightarrow{\text{POD}}$ 산화형색원체 + H_2O

* 임상화학 참조

- **환원당 검사(Clinitest)/베네딕트 반응에 기초함**
  $CuSO_4$(청)+환원성물질 $\xrightarrow[\text{알칼리}]{\text{가열}}$ Cu_2O+산화물질 → 오렌지색~적색(Cu^+)

* 갈락토오스뇨증(galactosuria) 검출
* **시험지(-), Clinitest(+)**: 글루코스 이외의 환원당이 존재하거나 시험지법 방해 물질 존재
* **시험지(4+), Clinitest(-)**: 산화제 존재
* 글루코스의 신역치:

- **당뇨(glycosuria)**
  사구체에서 여과된 글루코스량이 신요세관에서 재흡수할 수 있는 용량(이를 글루코스에 대한 신역치라고 하며, 그 값은 160~180 mg/dL이다)을 초과할 때 나타난다. 보통은 신역치를 초과하는 고혈당일 때 당뇨가 나타나지만, 혈당이 정상이더라도 특이적인 요세관 병변 때문에 글루코스를 재흡하지 못해 당뇨가 나타나기도 한다.

* 당뇨병에 자세한 내용은 **임상화학**을 참조하라.

4) 케톤체

케톤체(ketone body 또는 ketones)는 유리지방산의 증가로 인해 간에서 β-산화가 증가하여 아세틸(acety)l-CoA가 생성되고 이로부터 케톤체가 생성된다. 소변에는 케톤체가 β-하이드록시부티르산 78%, 아세토아세트산 20%, 아세톤 2%의 비율로 존재한다.

* 건간한 사람의 혈청에서 β-하이드록시부티르산과 아세토아세트산이 거의 같은 몰농도로 존재한다. 심한 당뇨병에서는 β-하이드록시부티르산과 아세토아세트산의 비율이 6:1까지 증가할 수 있다.

– Tietz Fundamentals of Clinical Chemistry and Molecular Diagnostics, 2019, p. 619.

[반응 원리]

아세토아세트산 + **니트로프러시드나트륨** + (글라이신) $\xrightarrow{\text{알칼리}}$ 자색

- 케톤체는 **당뇨병**이나 **기아**에서 증가함

5) 혈액

[반응 원리]

H_2O_2+환원형색원체 $\xrightarrow[\text{pseudoperoxidase activity}]{\text{heme}}$ 산화형색원체 +H_2O

- 색원체 : 테트라메틸벤지딘
- 헤모글로빈과 마이오글로빈 감별: 브론드하임 염석법(Blondheim salting out, 황산암모늄에 의해 헤모글로빈 침전)
- 황화수소(SH)기 함유 물질에 의해 감도 감소
- 산화제 하이포아염소산염(ClO), 미생물 과산화 효소에 의해 위양성
- **포르피린, 헤모시데린**은 반응 안 함

6) 빌리루빈

[반응 원리]

검출 Diazo 반응: 빌리루빈글루쿠로나이드 + 디아조늄염 $\xrightarrow{\text{acid}}$ Azo 색소(황갈색-핑크색)

확인 검사(Ictotest)

정제(*p*-니트로벤젠-디아조늄-*p*-톨루엔설폰산, SSA, 탄산나트륨, 붕산). 양성→청색이나 자색

- **담도 폐쇄**
  소변 빌리루빈: ↑↑↑(직접 빌리루빈)
  소변 우로빌리노젠: → or ↓
- **용혈성 질환**

소변 빌리루빈(음성)

소변 우로빌리노젠: ↑↑↑

* 빌리루빈 대사는 임상화학 참조

7) 우로빌리노젠

[반응 원리]

UBG(에를리히 반응물질)+*p*-디메틸아미노벤즈알데히드 $\xrightarrow{acid}$ 적색

- 정상인에서도 1.0 mg/dL(1 EU/dL)가 검출됨
- 시험지는 0.2mg/dL부터 검출함

Watson-Schwartz 감별시험

	우로빌리노젠	기타 에를리히 반응성물질	포르포빌리노젠
클로로폼 추출			
요(상층)	무색	**적색**	**적색**
클(하층)	적색	무색	무색
부탄올 추출			
부(상층)	**적색**	**적색**	무색
요(하층)	무색	무색	**적색**

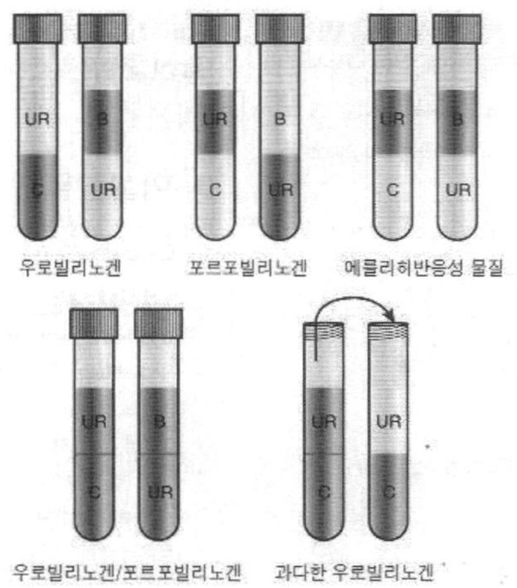

그림 8 왓슨-슈바르츠 감별 시험

클로로폼과 부탄올에 추출되면 적색을 형성한 물질은 우로빌리노젠이다.

8) 아질산염(NO_2^-)

[반응 원리]

Greiss Test(Diazo 반응 포함)

1) 파라-아르사닐산 또는 설파닐아미드+NO_2^-(아질산염) $\xrightarrow{산}$ 디아조늄염

2) 디아조늄염+테트라하이드로벤조퀴놀린 $\xrightarrow{산}$ 핑크색 아조색소

- 질산염 $\xrightarrow{세균\ 환원효소}$ 아질산염

요로 감염(UTI) 원인균: 그람 음성균(장내균과)

9) 백혈구

[반응 원리]

디아조 반응

인독실카르본산 에스터 $\xrightarrow{LE}$ 인독실 + 산인독실 + 디아조늄염 $\xrightarrow{산}$ 아조 색소(자색) * LE: leukocyte esterase

10) 비중

[반응 원리]

소변 중의 이온 수에 비례하여 다가전해질에서 수소 이온이 방출됨으로써 소변의 pH가 낮아진다. 지시약은 **브롬티몰블루(황6~9청)**이다. 비중이 증가하면 청색(1.000, 알칼리)→녹색→황색(1.030,산)으로 변한다. pH 0.005간격으로 측정한다.

위음성 : 고도의 알칼리성 소변(>pH 6.5)

11) 아스코르브산

아스코르브산 자체는 임상적 의의를 갖지 않으나 다른 반응을 간섭하기 때문에 측정한다.

[반응 원리]

틸만 반응(Tillmann's reaction)

2,6-dichlorophenol $\xrightarrow{ascorbic\ acid}$ Indophenol blue

20. 페닐케톤뇨증의 발생 메커니즘은?

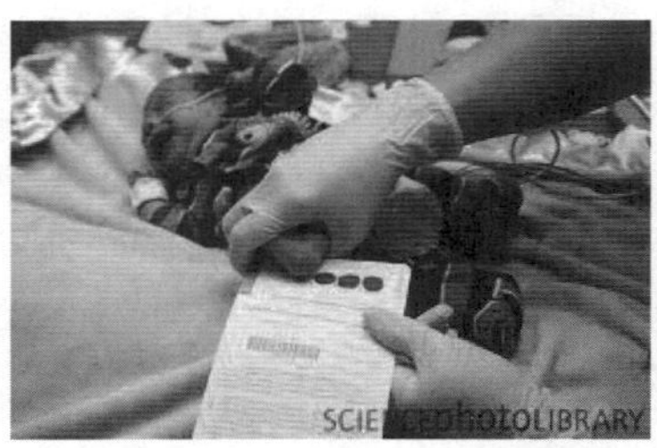

그림 9 PKU 검사용 검체 채취

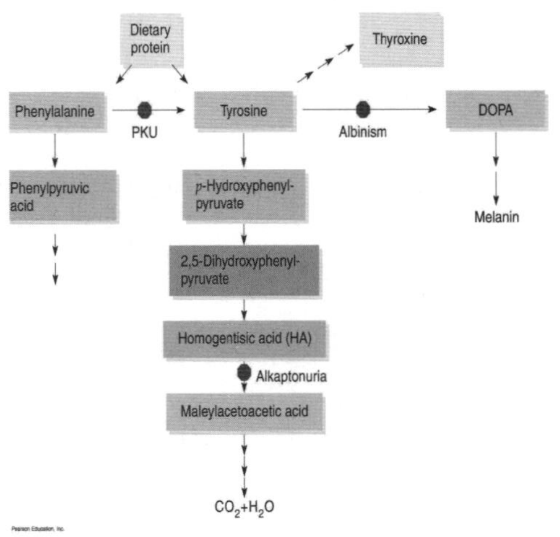

그림 10 페닐알라닌 대사와 유전 질환

* PKU, phenylketonuria

원인

"페닐알라닌→타이로신"반응을 촉매하는 페닐알라닌수산화 효소의 유전적 결핍으로 페닐피루브산이 소변에 배설된다.

검사

① 염화철(Ⅲ) 시험 * 염화철(Ⅲ) = 염화제2철
소변 + 10% $FeCl_3$ → **청색-녹색(영구적)**

② **거트리(Guthrie)법(세균억제법)**: 혈액 페닐알라닌이 배지에 포함된 고초균 억제제인 베타-2-티에닐알라닌의 작용을 무력화하여 혈액이 묻은 여지 주위에는 고초균이 증식한다.

21. 타이로신뇨증의 발생 메커니즘은?

원인

타이로신뇨증(tyrosinuria)은 '타이로신→파라-하이드록시페닐피루브산' 반응을 촉매하는 효소인 타이로신 아미노기 전이 효소와 '파라-하이드록시페닐피루브산→호모젠티스산' 반응을 촉매하는 효소인 파라-하이드록시페닐피루브산 산화 효소의 유전적 결핍으로 소변에 파라-하이드록시페닐피루브산과 파라-하이드록시페닐락트산이 배설되는 질환이다.

검사

① 니트로소-나프톨 시험: 소변 + 2.63N 질산 + 아질산나트륨 → 오렌지색-적색

② 염화철(Ⅲ)법 시험: 녹색(빠르게 퇴색함)

22. 알캅톤뇨증의 발생 메커니즘은?

원인

알캅톤뇨증(alkaptonuria, alkali lover)은 호모젠티스산을 말레일아세토아세트산으로 전환시키는 호모젠티스산 산화 효소의 유전적 결핍으로 혈액과 소변에 **호모젠티스산**이 증가하는 질환으로, 특히 소변은 알칼리로 되면서 검어진다.

검사

① 염화철(Ⅲ) 시험: 일시적인 **청색** 형성

② 베네딕트/Clinitest: 황색 침전물 형성

③ 호모젠티스산 시험: 3% 질산은 4 mL+소변 0.5 mL+10% NaOH 적하→흑색

23. 멜라닌뇨증의 발생기전은?

원인

멜라닌뇨증(melaninuria)은 악성 **흑색종**에서 멜라닌이 과다하게 생성되어 혈액과 요에 증가하는 질환이다. 결핍은 백색증(albinism)을 일으킨다.

검사

① **염화철(Ⅲ) 시험: 회색/흑색 침전물형성**

② 니트로프루시드나트륨: 적색 형성

③ 에를리히 시험: 적색

24. 인디칸뇨증의 발생 메커니즘은?

원인

인디칸뇨증(indicanuria)는 장 폐쇄, 비정상 세균의 존재, 하아트눕병(유전 질환) 등의 장 질환에서는 **트립토판**이 **인돌(indole)**로 전환되는 양이 증가하고, 과다한 인돌은 간에서 **인디칸(indican)**으로 전환되어 소변으로 배설되는 질환이다. 소변에 배설된 인디칸은 무색이지만 공기에 노출되면 청색의 인디고블루(indigoblue)로 된다(**청색 기저귀 증후군**).

검사

① **야페법**: 인디칸 + 강산 → 인독실 $\xrightarrow{\text{산화}}$ 인디고블루

② 염화철(Ⅲ) 시험: 담청색-자색

25. 포르피린증(porphyria)의 발생 메커니즘은?

원인

글리신 + 석시닐-CoA → δ-아미노레불릴산(ALA) $\xrightarrow[\text{납, 중금속억제}]{\text{ALA탈수효소}}$ **포르포빌리노겐(PBG)** $\xrightarrow[\text{보조합성효소}]{\text{합성효소}}$ 우로포르피리노젠 Ⅲ(합성 효소만 작용하면 우로포르피리노젠 Ⅰ) $\xrightarrow{-4CO_2}$ 코프로포르피리노젠 Ⅲ → 프로토포르피리노젠 Ⅸ $\xrightarrow{-6H}$ **프로토포르피린** Ⅸ(미CDC의 **납중독 검사물질, 혈액**) $\xrightarrow[\text{납 억제}]{+Fe^{2+}}$ 헴(Heme)

- 납 중독 시 증가하는 것: ALA, 프로토포르피린
- 우로포르피리노젠, 코프로포르피리노젠, 프로토포르피리노젠이 산화되면 '-피리노젠'을 '-피린'으로 부른다. **프로토포르피린은 소변에 나타나지 않는다.**

검사

① **에를리히 반응** : ALA와 PBG검사

ALA $\xrightarrow{\text{acetylacetone}}$ PBG

② **형광 시험(포르피린 검출)**: 추출(빙아세트산과 에틸아세트산) → 398~408 nm의 빛 조사 → **적색(자색-홍색-적색) 형광**(620-630 nm)

③ **Fisher-Brugsch법(형광법)**: 유기용매로 우로포르피린, 코프로포르피린 추출 → **염산** 추출(간섭 물질이 존재할 경우) → 자외선 조사 → 적색 형광

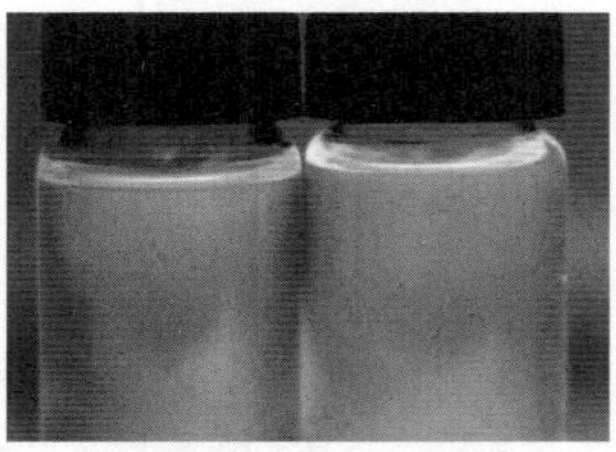

그림 10 포르피린 양성(좌측: 적색 형광)

26. 바닐릴만델산(VMA)이란?

VMA(vanillylmandelic acid)는 부신수질 호르몬인 에피네프린과 노르에피네프린의 최종 대사산물(75%)이다. 소변으로 배설되는 VMA는 카테콜아민을 생성하는 종양인 갈색세포종 및 신경아세포종에서 증가한다. 따라서 VMA는 이러한 질환의 진단이나 치료 효과의 판정 그리고 경과 관찰을 위해 측정된다.

검사

① VMA + *p*-니트로아닐린 · 디아조 시약→자색

이 반응은 도파민의 최종 대사물질인 호모바닐산(homovanillic acid, HVA)과도 반응한다.

현미경 검사

27. 요침사(urine sediment) 검사를 위한 CLSI의 표본제작 가이드라인은?

① 검체량: 신선한 소변 10~15(12) mL
② 원심분리: **400 RCF(g), 5분**
③ 침사량: 0.5~1.0 mL
④ 슬라이드 적하량: **20 μL(0.02 mL)**
⑤ 커버글라스(22×22)를 덮은 후 경검 시작
⑥ "가장 자리→중앙" 순서로 경검

28. 요침사 보고 기준은?

12:1 농축
저배율(약확대, lpf) = 100X
고배율(강확대, hpf) = 400X

① 원주: 10 lpf의 평균수
초자원주 : **0-2 / lpf**
② 적혈구, 백혈구 : 10 hpf의 평균수
적혈구 **0-2 / hpf**, 백혈구 **0-5 / hpf**
③ 콩팥 요세관 상피 세포, 이행 상피 세포 :
rare, few, moderate, many / hpf,
④ 편평 상피 세포 :
rare, few, moderate, many / lpf
⑤ 결정 : rare, few, moderate ,many / hpf

◎ 일상적인 소변 검사와의 상관성

경검	물리적 검사	화학적 검사	예외
적혈구	혼탁 적색	혈액+ 단백질+	수
백혈구	혼탁	단백질+ 아질산염+ 백혈구+	수 용해
상피세포	혼탁		수
원주		단백질+	수
세균	혼탁	pH ↑ 아질산염+ 백혈구+	수와 종류
결정	혼탁 색깔	pH 빌리루빈+	수와 종류

◎ 요침사 염색

염색법	기능
Sternheimer-Malbin	백혈구, 상피 세포, 원주 확인
Toluidine blue	백혈구와 콩팥 요세관 상피 세포 감별(핵 구별)
2% 아세트산	백혈구, 효모, 지방구 및 원주와 적혈구 구별(**적혈구 용해**)
Oil Red O Sudan Ⅲ	지방구, 지방원주, 난원형 지방체 확인
Gram stain	그람 양성균과 음성균 감별
Hansel stain	**호산구** 확인
Prussian blue stain	세포와 원주 내의 **헤모시데린** 황색-갈색 과립을 청색으로 염색함. 철 함유 구조물 염색

29. 변형적혈구 임상적 의의는?

적혈구의 병적 증가는 사구체막이나 요로의 혈관손상으로 인한 출혈을 가리킨다. **사구체 출혈** 시 변형(이형) 적혈구(dysmorphic erythrocyte)특히 유극 적혈구)를 볼 수 있다. 변형적혈구는 사구체 적혈구라고도 부른다.

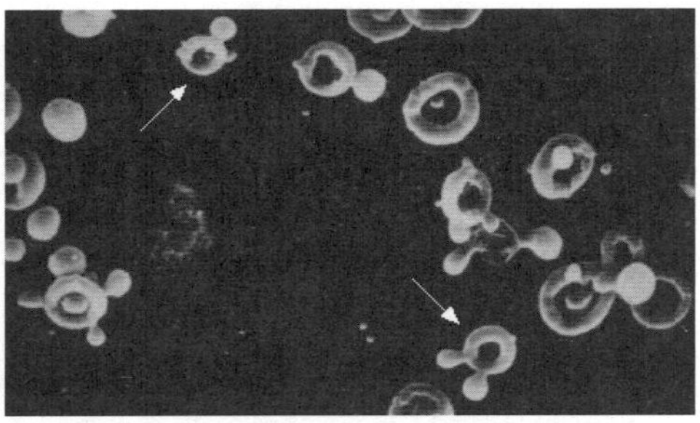

Dysmorphic red cells Scanning microscopy showing dysmorphic red cells in a patient with glomerular bleeding. Acanthocytes can be recognized as ring forms with vesicle-shaped protrusions (arrows). Courtesy of Hans Köhler, MD.

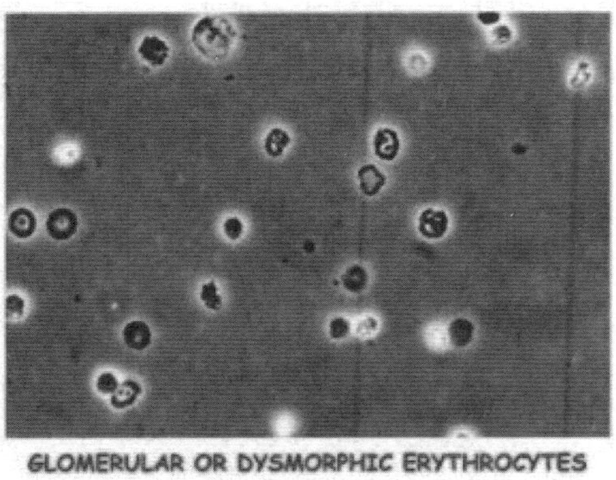

그림 11 변형 적혈구

- **경검 시 적혈구와 혼동할 수 있는 것**
  작은 림프구, 효모, 옥살산칼슘, 공기방울, 지방구, 정자 머리, 무정형 요산염
  * 효모는 당뇨병에서 나타날 수 있다.

30. 백혈구 경검의 특징은?

① 저장성(희석) 소변: 휘 세포glitter cell(저장뇨, 과립의 브라운 운동, 매우 뚜렷한 과립이 관찰됨)
② 오류 요인: 콩팥 요세관 상피 세포(RTE cell), 트리코모나스
③ 보고 방법: 10 hpf당 평균 수
④ 관련 검사: 백혈구 에스터레이스, 아질산염, 비중, pH
⑤ 농뇨(pyuria): 생식요로계의 감염이나 염증을 가리킨다.

31. 소변에서 볼 수 있는 상피 세포는?

① **단서(실마리) 세포(clue cell)**: 편평 상피 세포 표면에 *Gardnerella vaginalis*가 세포 표면을 대부분 덮고 있고, 세포 밖으로도 퍼져있다. 이것은 가드네렐라 세균성 질염을 가리킨다.
② **이행 상피 세포**: 신우, 신배, 요관, 방광, 남성 상부 요도 * 모양: 구상, 미상, 다각형
③ **콩팥 요세관 상피(RTE) 세포**: hpf당 2개 이상이면 요세관 손상. 간 손상에 의해 생긴 빌리루빈을 흡수하면 황색을 띠고, 헤모글로빈을 흡수하면 헤모시데린 과립으로 저장한다. **프러시안블루**로 염색하여 청색을 나타내면 헤모시데린이다(**라우스시험**).
* 핵-편재
④ **난원형 지방체(oval fat body)**: 요세관 상피 세포가 지방을 함유했을 때 이것을 **난원형 지방체**라고 한다. Sudan Ⅲ, Oil Red O로 염색하여 편광현미경검사법으로 관찰한다. 콜레스테롤은 특징적인 말타 십자 *Maltese cross*를 나타낸다.
* 상피 세포 중 가장 큰 것은? 편평 상피 세포

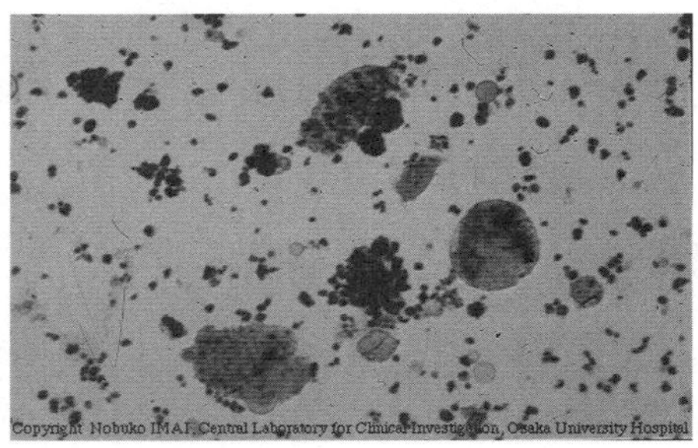

그림 12 헤모시데린 : Prussian Blue 염색

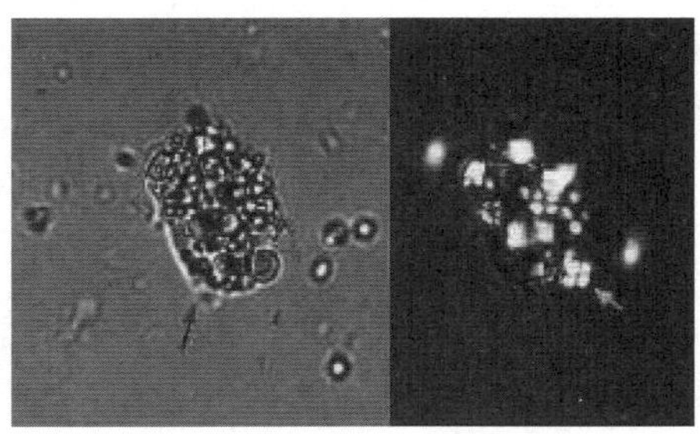

그림 13 난원형 지방체

32. 원주의 생성 장소는 어디이며 기질은 어떤 물질이며, 원주는 종류에 따라 어떤 임상적 의의를 갖는가?

- 생성장소: **원위요세관(주생성장소)과 집합관**
- 기질 : 우로모듈린(uromodulin, rnaud: **탐호스팔 Tamm-Horsfall)** 단백질.

종류와 임상적 의의

① **초자 원주**: 0-2 / lpf(**정상**), **심한 운동**, 스트레스, 콩팥질환
② **적혈구 원주**: **심한 운동**, 사구체신염
③ 백혈구 원주: 신우신염
④ 세균 원주: 신우신염
⑤ 상피 세포 원주: 콩팥 요세관 손상(콩팥 요세관 상피세포가 기질에 붙음)
⑥ **과립 원주**: 토리콩팥염, 깔때기콩팥염, **심한운동**(과립은 리소좀이다). 기질 내에 과립이 1/3 이상 함유되어 있어야 함.
⑦ 납양(밀납) 원주(waxy cast): 심한 소변 정체, 만성 콩팥기능상실. 고도의 굴절성을 보임.
⑧ 지방 원주: 콩팥증후군. 원주에 지방구 3개 이상, OFB 1개 이상 포함되어 있어야 함
⑨ 광폭 원주: 매우 심한 소변 정체, 신부전(집합관에서 형성)

* 원주 같이 큰 침사 성분은 커버글라스의 가장 자리로 밀려난다.
* 적혈구 원주, 백혈구 원주, 상피 세포 원주는 원주에 각각의 세포가 **3개** 이상 포함되어 있어야 한다.
* 혼합 세포 원주일 때 각각의 세포가 3개 이상이면 각각의 원주가 존재하는 것으로 보고하고 2개 이하이면 초자 원주로 보고한다.

원주 형성

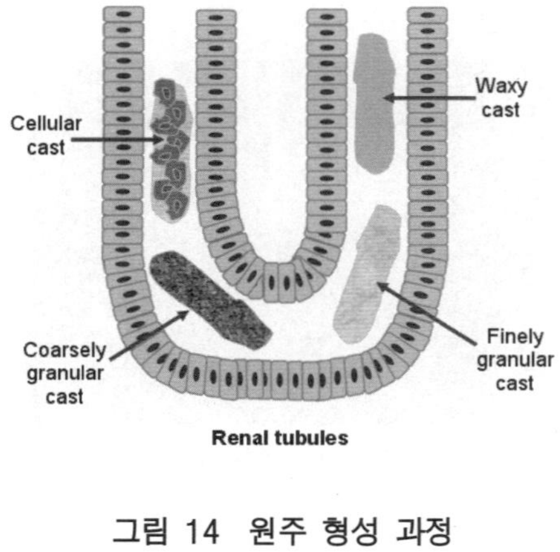

그림 14 원주 형성 과정

소변 정체 시 **납양 원주(waxy cast)**는 원주의 최종 형태가 되며 보통 만성 요세관 질환에서 나타난다.

그림 15 유리(초자) 원주

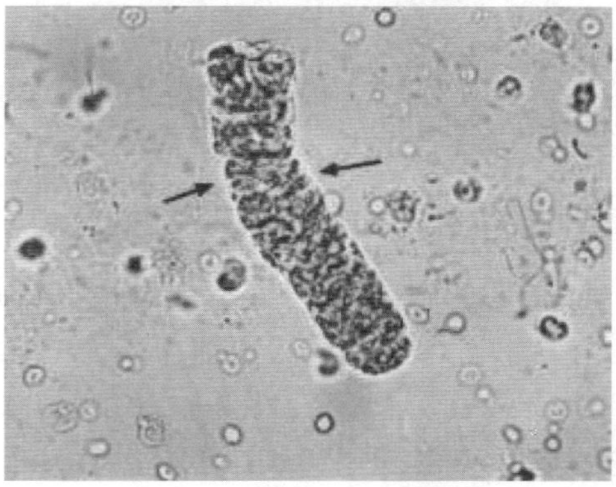

그림 16 적혈구 원주

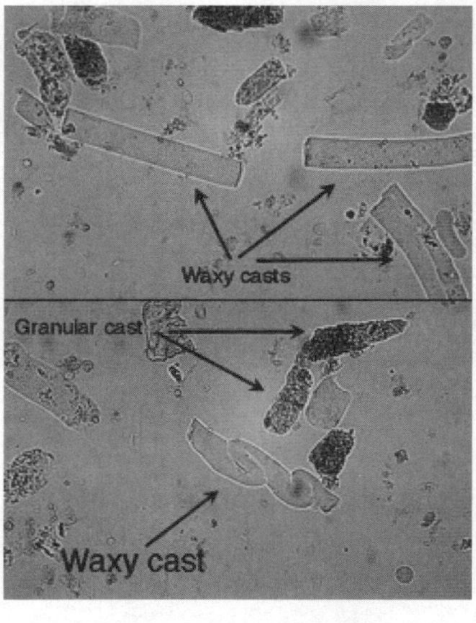

그림 17 과립 원주와 납양 원주

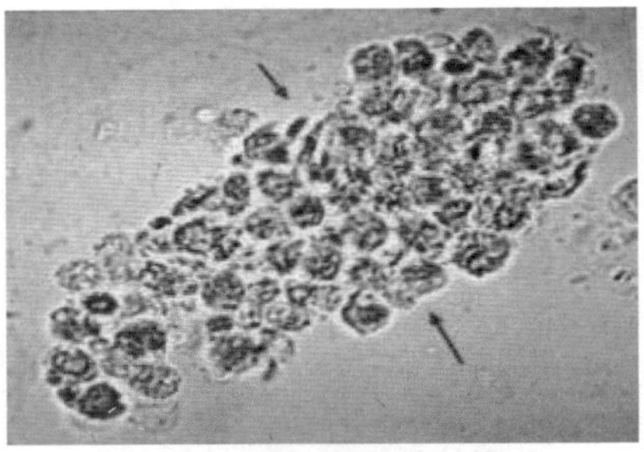

그림 18 백혈구 원주

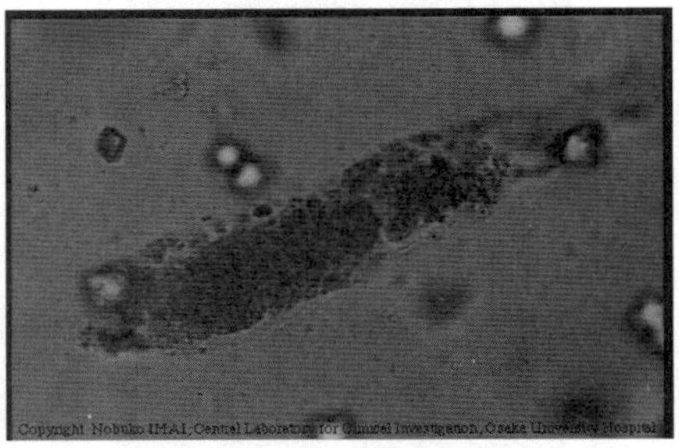

그림 19 빌리루빈 원주

33. 산성 소변에서 정상적으로 나타날 수 있는 결정은?

① 요산(uric acid)

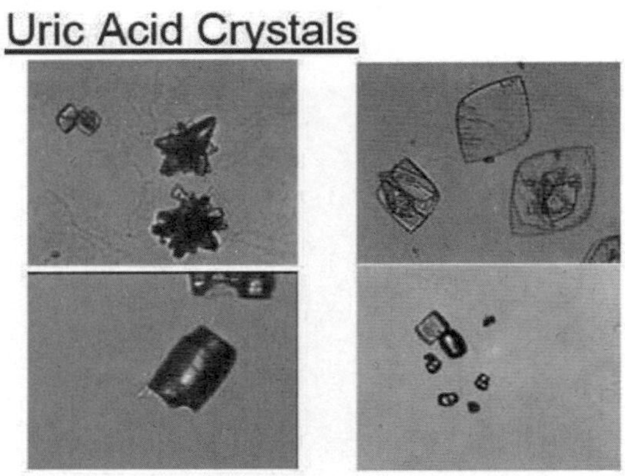

그림 20 요산

② 무정형 요산염(amorphos urate)

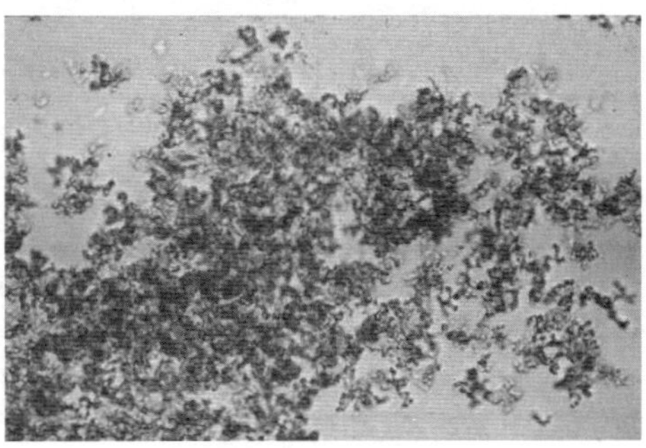

그림 21 무정형 요산염

③ 옥살산칼슘(calcium oxalate) 산성/중성

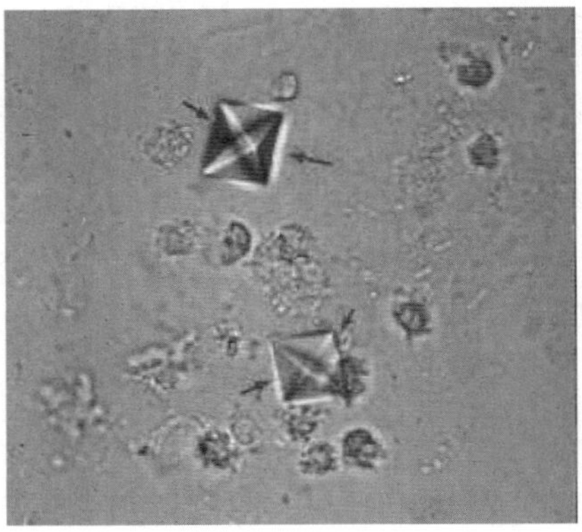

그림 22 옥살산칼슘

* **묽은(희석) 염산**에 의해 용해됨
* 콩팥돌 및 방광돌의 가장 일반적인 성분
* **시금치**, 토마토, 아스파라거스, 아스코르브산 대량 섭취 시 관찰 됨

34. 알칼리성 소변에서 정상적으로 나타날 수 있는 결정은?

① 무정형 인산염

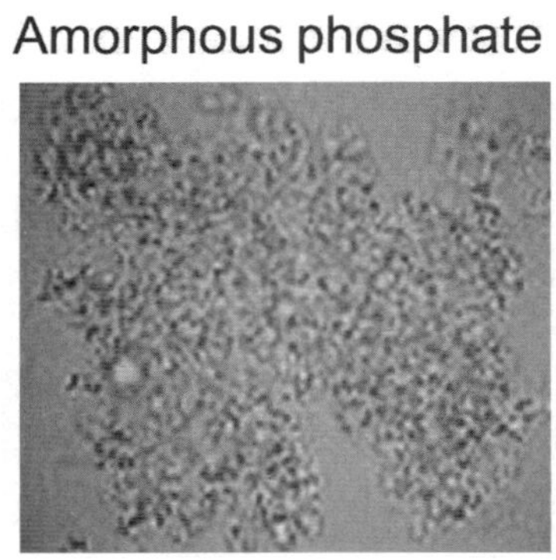

그림 23 무정형 인산염

② 인산칼슘

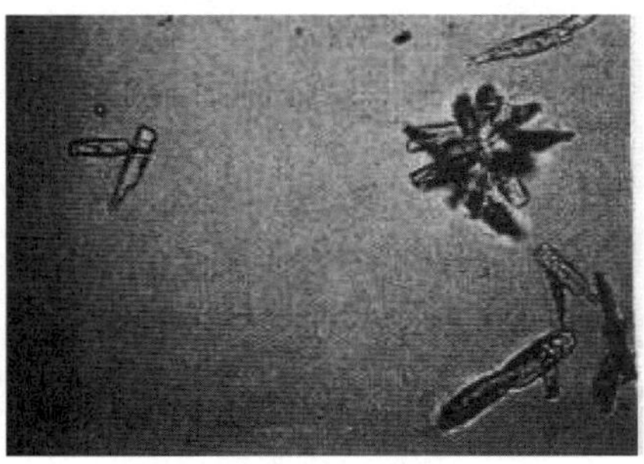

그림 24 인산칼슘

③ 삼중인산염

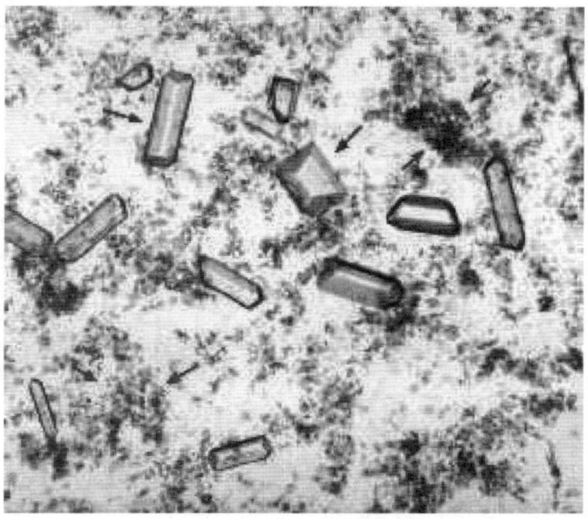

그림 25 삼중인산염

우레아제-양성 세균의 감염 시 나타남.
콩팥돌의 10~20%에서 존재

* 삼중 인산염: ammonium magnesium phosphate

④ 요산암모늄(ammonium urate): 산사나무열매

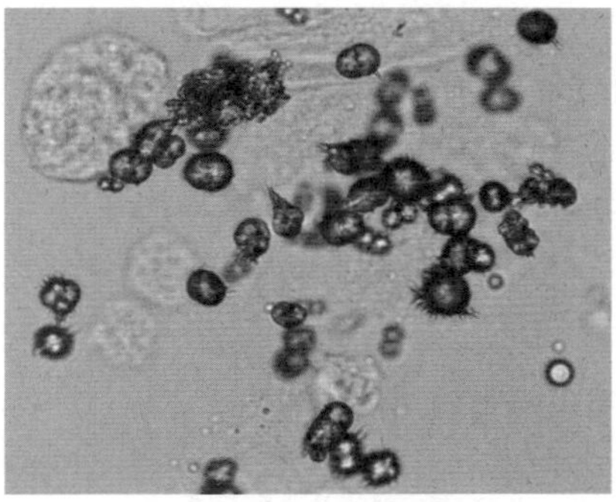

그림 27 요산암모늄

* ammonium biurate, ammonium acid urate

⑤ 탄산칼슘

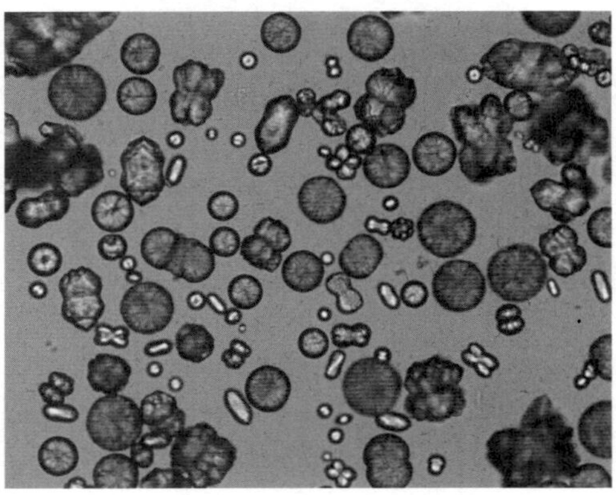

그림 28 탄산칼슘

35. 간질환과 관련이 있는 결정은?

① 타이로신(tyrosine)

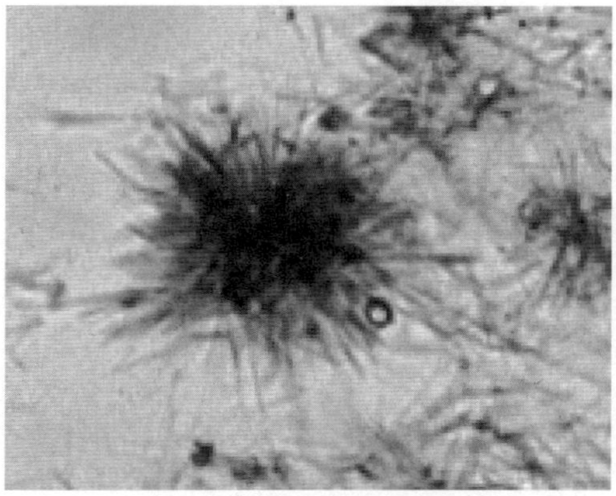

그림 29 타이로신

* 비정상 결정은 대부분 **산성뇨(pH 5)**에서 나타난다.

② 류신(leucine)

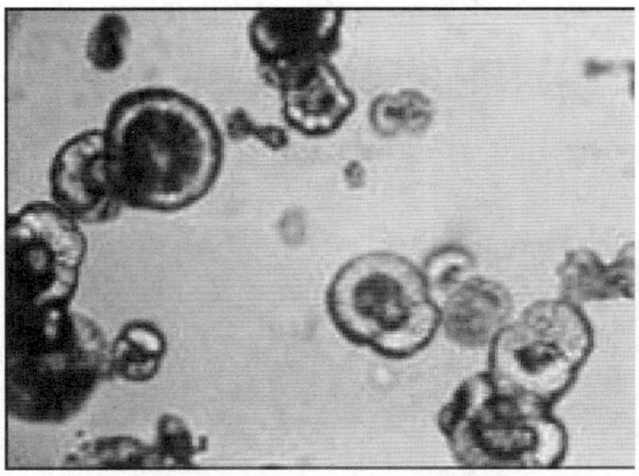

그림 30 류신

③ 빌리루빈(bilirubin)

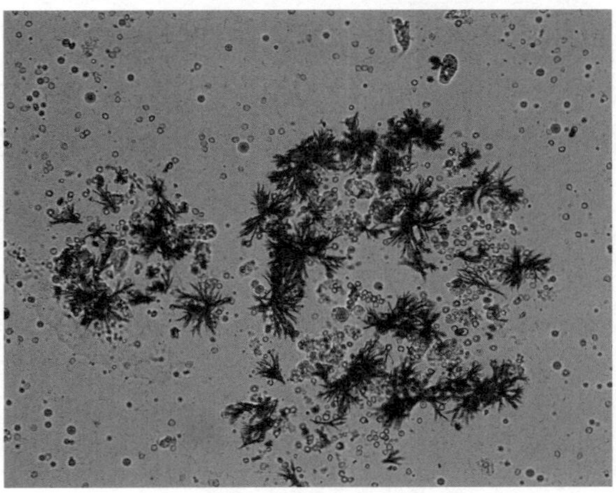

그림 31 빌리루빈

36. 콩팥 증후군과 관련이 있는 결정은?

콜레스테롤 결정: 지방뇨증 동반, 지방원주, 난 원형 지방체를 동반할 수 있다.

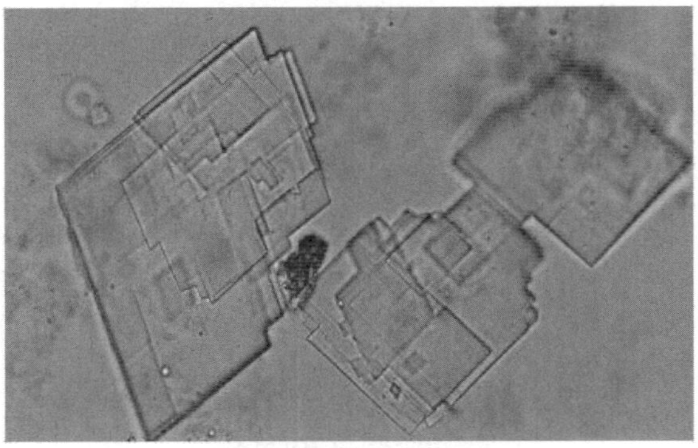

그림 32 콜레스테롤

37. 시스틴뇨증에서 관찰되는 시스틴 결정의 형태는?

이 환자는 어릴 때 **콩팥 결석**을 형성하는 경향이 있다.

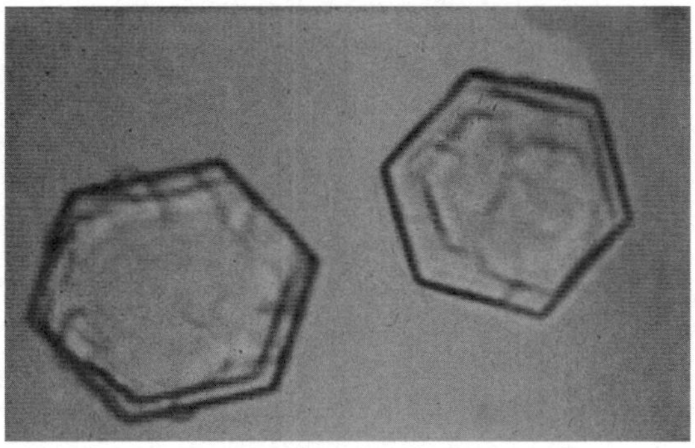

그림 33 시스틴 결정(cystine crystal)

38. 2,8-dihydroxy adenine(2,8-DHA) 결정은 무엇인가?

2,8-DHA는 퓨린 대사계 효소인 adenine phophoribosyl transferase(APRT)의 결손이 있을 때 소변으로 결정화되어 배설된다. 물에 잘 녹지 않아 요로 결석의 원인이 된다.

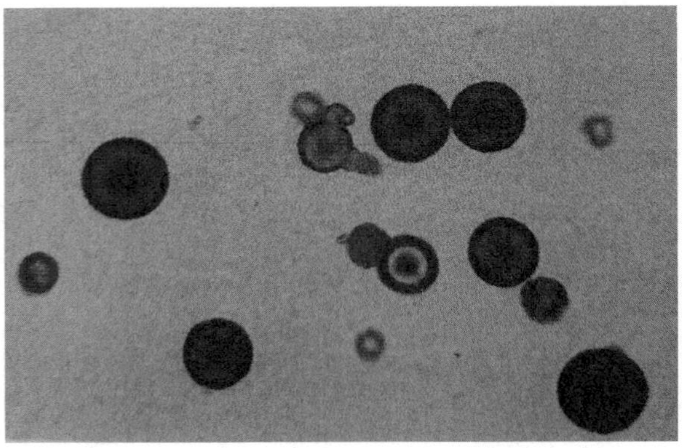

그림 33 2,8-DHA

◎ 비정상 결정 요약

결정	pH	용해성
시스틴	**산성**	암모니아, 희석염산
콜레스테롤	**산성**	클로로포름
류신	**산성**/중성	가열한 알칼리, 알코올
타이로신	**산성**/중성	알칼리, 가열
빌리루빈	**산성**	아세트산, 염산, 에테르
2,8-DHA	**산성**	염산, KOH
설폰아미드	**산성**/중성	아세톤
방사선조영제	**산성**	10% NaOH
암피실린	**산성**/중성	냉장시 다발 형성

◎ 현미경검사법의 종류

현미경검사법	일상적인 요검사
위상차현미경검사법	무염색 요침사, **초자원주**, 점액, 세포, 세균 등과 같은 반투명 (굴절지수가 낮은) 성분의 가시성을 높여줌(물체 주위에 후광halo이 생김)
편광현미경검사법	**난원형지방체, 지방원주, 콜레스테롤결정** 확인. 배경은 어둡고 물체는 빛을 냄. 복굴절성
형광현미경검사법	형광성 미생물의 확인, 형광염색 후 관찰
암시야현미경검사법	매독균 확인(배경은 어둡고 물체는 밝게 나타남)
간섭현미경검사법	3차원적 상과 단층 상

소변 검사에 필요한 주요 장비와 기구

A. 자동요세포분석기: UF-100

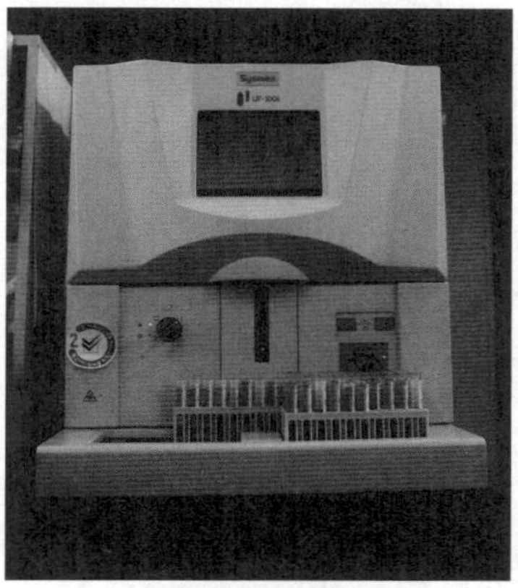

그림 34. 자동요세포분석기

시간당 100개의 샘플을 처리한다. 유동세포계측법flow cytometry(임피던스, 산란광, 형광 측정)으로 검출한다.

B. 간이농축기: Minicon

소변이나 뇌척수액 중에 미량 포함되어 있는 단백질을 농축하여 전기영동을 하는 데 사용된다.

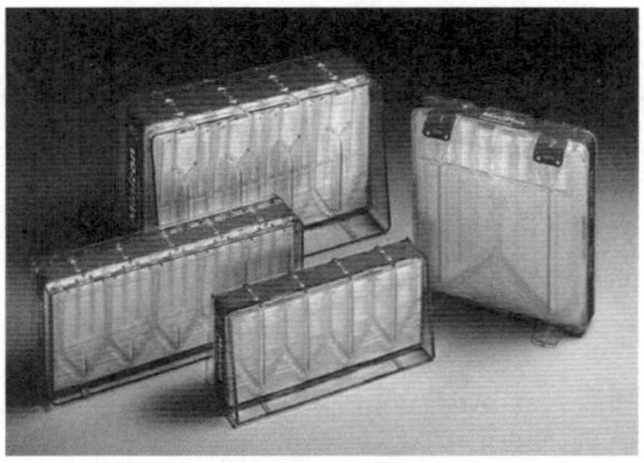

그림 35 간이농축기

39. 정액은 무엇이며 정액 검사의 목적은?

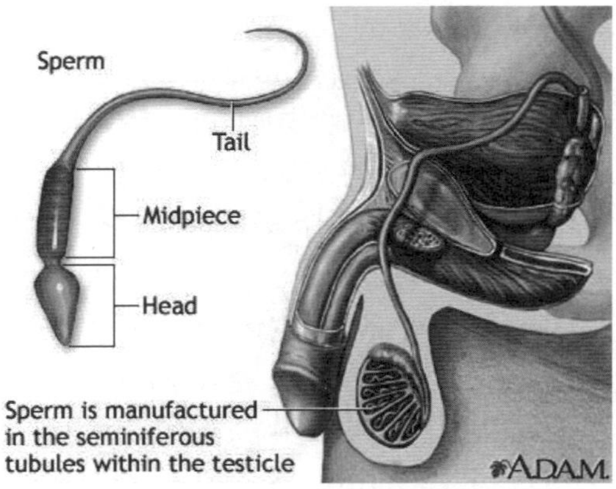

그림 36 남성 생식기와 정자

정액(semen): 고환, 부고환, 정낭, 전립선, 구요도선에서 생성된 분비물이다.

정액 구성: ① 정자 5% ② **정낭액** 60-70% ③ 전립선액 20-30% ④ 구요도선액 5%

정액 성분의 기능

① 고환(정소)의 정세관: 정자 형성
② 부고환: 정자 성숙
③ 정관: 사정관으로 정액을 보냄
④ 정낭: 에너지원인 과당(**프룩토스**). 플라빈 함유
⑤ 과당 감소 시 정자 수가 감소한다.
⑥ 전립선: 응고 및 액화를 위한 효소와 단백질 공급
⑦ 구요도선: 전립선성 산과 질 산도를 중화하기 위한 알칼리성 점액 공급
정액 검사의 목적: **수정 능력(fertility)** 평가

40. 정액 검사의 기준범위는?

① 양: **2~5 mL**
② 점도: 방울로 흘러내림
③ pH: **7.2~8.0**
④ 정자 농도: **〉2천만/mL**
⑤ 총 정자 수: 〉4천만/사정액
⑥ 운동성: 50% 이상(1시간 이내)
⑦ 운동성 등급: 2.0 또는 a, b, c
⑧ 형태: 엄격한 기준(Kruger) 14% 이상, 일반적 기준 30% 이상
⑨ 원형 세포: 1백만/mL 미만
⑩ 액화 시간: 5~60분
* 정액 채취: 금욕 2일~7일 후(3~5일 금욕이 가장 이상적임)

[WHO의 정자 운동성 등급]

4.0	a	빠른 직진 이동
3.0	b	조금 느린 전진, 일부 측면 이동
2.0	b	느린 전진 이동, 눈에 띄는 측면 이동
1.0	c	전진운동 없이 제자리에서 움직임
0	d	움직임이 전혀 없음

41. 정자의 형태는?

① 길이: **약 50 μm**(머리, **중편,** 꼬리45μm)
② 머리: 난원형, 머리 앞쪽에 난자를 관통하는 데 필요한 효소를 포함하고 있는 **첨체모자(acrosomal cap)**가 있다.
③ 중편: 미토콘드리아 함유
④ 원형세포(round cell): 미성숙 정자와 백혈구.

$C = \frac{N \times S}{100}$ C: 원형세포. N: 100개의 성숙 정자당 정자세포(미성숙 정자)와 호중구의 수.
S: mL당 정자농도(백만)

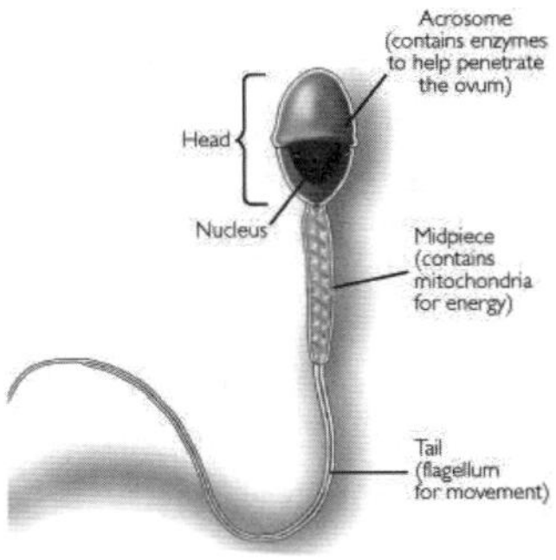

그림 37 정자의 구조

기형 정자

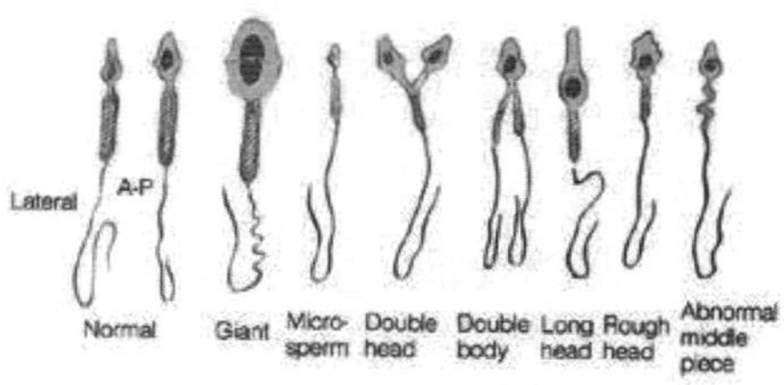

그림 38 기형 정자의 종류

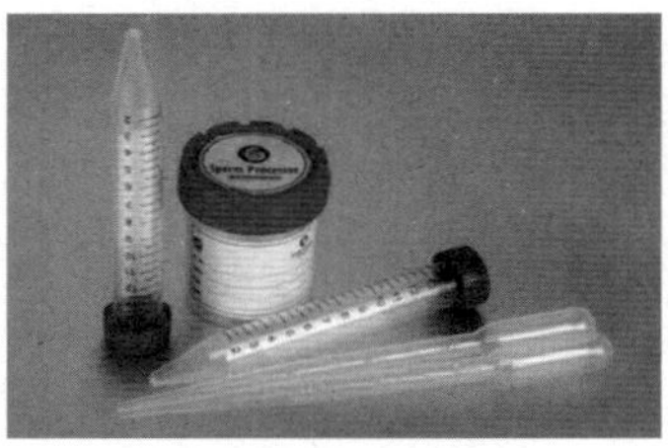

그림 39 정액 채취 기구

42. 뇌척수액(CSF)의 생성과 순환은?

뇌실의 **맥락총**(이곳에서 **혈액-뇌장벽** blood brain barrier을 통해)에서 생성되며, **지주막하강**을 채우며 순환하다 **지주막융모**를 통해 정맥 속으로 흡수된다. CSF는 시간당 약 20 mL가 생성되며, 전체 양은 140~170 mL이며, 하루에 4~6회 교체된다.

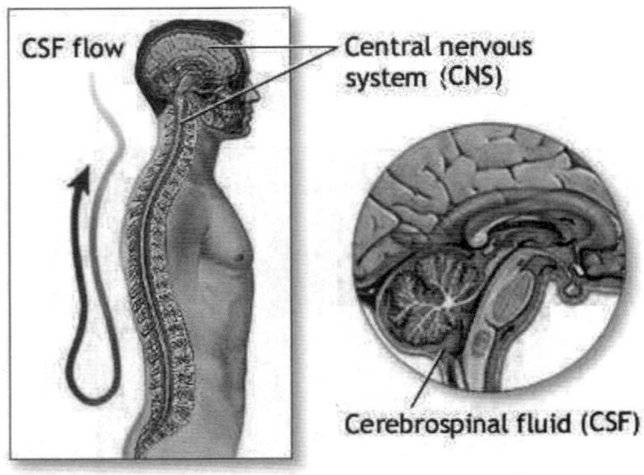

그림 40 뇌척수액 생성과 순환

43. 뇌척수액 채취 장소는?

3,4,5 요추 사이를 천자하여 채취하며, 검체는 3개의 시험관에 나누어 담는다.

검체 용도

① 화학, 혈청학
② 미생물학
③ 혈액학

44. 뇌척수액 검사의 기준범위는?

성상

① 정상: **무색 투명**
② **황색 뇌척수액(xanthochromia)**: 적혈구 분해산물의 존재를 가리키며 양과 기간에 따라 핑크색-오렌지색-황색을 띤다. 간이 성숙하지 않은 미숙아에서 볼 수 있다.
③ 세포 수 증가: 일광미진(日光微塵)

화학적 검사

1) 단백질

① 정상치: **15~45 mg/dL(성인)**
② 수막염, 출혈, 다발성경화증에서 증가
* 총단백질 측정법: 네펠로메트리. **TCA**가 SSA보다 알부민과 글로불린에 균일하게 반응함
③ 단백질 분획: **알부민 > 프리알부민** > 트랜스페린

2) 글루코스

① 정상치: 50~80 mg/dL(혈장 농도의 약 **60~70%**)
② 세균성, 결핵성 및 진균성 수막염에서 감소한다.

3) 젖산

① 정상치: 9~25 mg/dL
② 세균성 수막염: 35 mg/dL 이상

③ 결핵성 및 진균성 수막염: 25 mg/dL이상
④ **바이러스성 수막염에서는 낮다**.

4) 글루타민

① 정상치: 8~18 mg/dL
② 35 mg/dL 이상이면 의식장애 초래

5) 염화물

①정상치:120~125mEq/L(혈청 98~107mEq/L)

[경검]

정상치: 백혈구 0~5/μL

① 정상 CSF에는 **림프구**가 가장 많다. 림프구 60±20% 〉 단핵구 30±15% 〉 호중구 2±4%
② 단핵구 증가: 바이러스성, 결핵성 및 진균성 수막염과 다발성 경화증
③ 호중구 증가: 세균성 수막염
④ 악성 종양세포: 세포합포체(syncitium)가 관찰됨. 정상세포가 증가하는 다세포증이나 비정상 세포가 발견되면 이상상태를 가리킨다.

45. 활액 검사

주요 결정: **요산일나트륨(monosodium urate)**이 관찰되면 통풍(gout)이다.

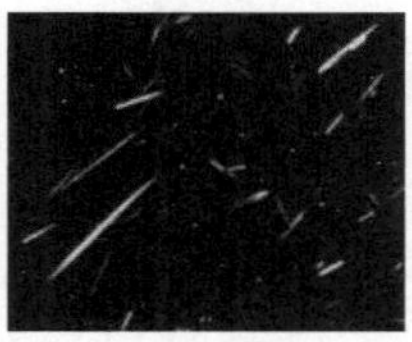

그림 41 요산일나트륨

46. 검사실 안전

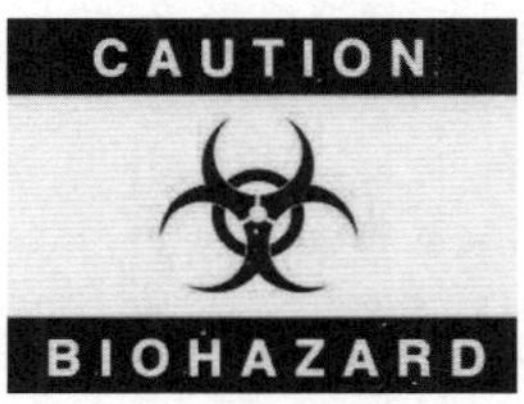

그림 42 생물학적 위험요소

연습문제 –물리적 검사

1. 소변이 정상적으로 농축이 되었는지의 여부는 무엇으로 평가하는가?

① 색깔 ② 투명도 ③ 거품 ④ 냄새 ⑤ 점도

해설: 소변이 농축되면 색깔이 진해지고, 희석되면 묽어진다.

정답: 1

2. 정상 소변의 색깔이 노란색인 것은 무엇 때문인가?

① 호모젠티스산 ② 헤모글로빈 ③ 우로빌리노젠
④ 우로크롬 ⑤ 인디칸

해설: 호모젠티스산 → 흑색, 헤모글로빈 → 적색, 우로빌리노젠 → 무색(우로빌린 → 오렌지–갈색), 우로크롬 → 황색, 인디칸 → 청색–녹색

정답: 4

3. 소변에 빌리루빈이 포함되어 있는 것을 설명한 것은?

① 흔들었을 때 황색 거품이 생긴다.
② 흔들었을 때 흰색 거품이 생긴다.
③ 검체가 혼탁하다.
④ 검체 색깔이 황색~적색을 나타낸다.
⑤ 검체 색깔이 흑색을 나타낸다.

해설: 소변을 흔들었을 때 거품 색깔이 황색이면 빌리루빈, 흰색이면 알부민의 증가를 생각할 수 있다.

정답: 1

4. 멜라닌을 포함하고 있는 소변의 색깔은?

① 옅은 홍색 ② 짙은 황색 ③ 청색–녹색
④ 흑색 ⑤ 적색

해설: 악성 흑색종(melanoma)에서는 멜라노젠이 과다하게 생성되고 이것이 소변으로 나와 산화되어 멜라닌이 되면 소변 색깔이 검어진다. 소변에 호모젠티스산(homogentisic acid)이 포함되어 있을 때는 소변이 알칼리로 되면서 소변 색깔이 흑색으로 된다.

정답: 4

5. 헤모글로빈을 포함하고 있는 소변과 적혈구를 포함하고 있는 소변을 육안적으로 구분할 수 있는 근거는?

① 헤모글로빈은 투명한 황색을 띤다.
② 헤모글로빈은 불투명한 핑크색을 띤다.
③ 적혈구는 불투명한 적색을 다.
④ 적혈구는 투명한 적색을 띤다.
⑤ 헤모글로빈은 불투명한 적색을 띤다.

해설: 헤모글로빈뇨는 투명한 적색을 띠고, 혈뇨는 불투명한 적색을 띤다.

정답: 3

6. 환자의 소변이 점조성의 오렌지색을 나타냈다. 환자는 어떤 상태에 있을 수 있는가?

① 요로감염 치료를 받고 있다.
② 비타민 B를 먹고 있다.
③ 신선한 당근을 먹고 있다.
④ 항우울증 약을 먹고 있다.
⑤ 결핵 약을 먹고 있다.

해설: 결핵약 리팜핀(Rifampin)을 복용하면 소변 색깔은 적색을 나타낸다. 농뇨(pyuria)는 점조성이 있다.

정답: 1

7. 냉장고에 보관한 검체에 핑크색 침전물이 생겼다. 이것의 원인 물질은?

① 헤모글로빈 ② 우로빌린 ③ 우로에리트린
④ 비트 ⑤ 빌리루빈

해설: 무정형 요산염에 우로에리트린이 결합하면 핑크색을 띠며 냉장 온도에서 혼탁한 침전물을 만든다.

정답: 3

8. 투명한 소변을 냉장고에 보관했더니 백색 침전물이 생겼다. 현미경 검사에서 관찰될 수 있는 물질은?

① 무정형 요산염 ② 포르피린 ③ 무정형 인산염
④ 효모 ⑤ 빌리루빈

해설: 무정형 인산염은 냉장 온도에서 백색 침전물을 만든다.

정답: 3

9. 포르피린을 포함하고 있는 소변의 색깔은?

① 황색 ~ 갈색 ② 녹색 ③ 오렌지
④ 적포도주 ⑤ 흑색

해설: 포르피린은 적포도주색을 나타내며 요시험지 혈액 검사에서는 음성이다.

정답: 4

10. 소변의 색깔이 옅은 황색이었다. 상관이 가장 높은 비중은?

① 1.005 ② 1.010 ③ 1.020
④ 1.030 ⑤ 1.040

해설: 수시뇨의 비중은 수화 상태에 따라서 정상적으로 1.003~1.035의 범위를 나타내지만, 대부분은 1.015~1.025 범위에 있다. 1.010은 사구체 여과액의

비중으로 등비중(isothenuric)이라고 한다. 색깔이 옅은 것은 저비중과 상관이 있다.

정답: 1

11. 굴절 지수의 원리는 무엇을 비교한 것인가?

① 용액 내에서의 빛 속도와 고체 내에서의 빛 속도
② 공기 중에서의 빛 속도와 용액 내에서의 빛 속도
③ 공기에 의한 빛 산란과 용액에 의한 빛 산란
④ 용액 내의 입자에 의한 빛 산란
⑤ 용액 내의 입자에 의한 빛 흡수

해설: 굴절 지수(refractive index)는 용액 내에서의 빛 속도와 공기 중에서의 빛 속도를 비교한 값이다.

정답: 2

12. 굴절계로 측정한 비중 1.050과 상관이 있는 것은?

① 글루코스 2+　② 단백질 2+
③ 아침 첫 번째 소변　④ 방사선조영제 유입
⑤ 증류수 유입

해설: 비중 1.040 이상은 정맥으로 조영제를 주사했을 때나 볼 수 있다.

정답: 4

13. 검체의 비중이 1.035이다. 고려할 수 있는 것은?

① 등장뇨　② 저장뇨　③ 고장뇨
④ 저단백뇨　⑤ 소변이 아님

해설: 1.010은 등장뇨, 1.010 이하는 저장뇨, 1.010 이상은 고장뇨라고 한다.

정답: 3

14. 검체의 비중이 1.001이다. 고려할 수 있는 것은?

① 저장뇨　② 소변이 아님　③ 고장뇨
④ 등장뇨　⑤ 농축뇨

해설: 비중 1.002 미만은 아마도 소변이 아닐 것이다.

정답: 2

15. 소변 검체에서 강한 암모니아 냄새가 난다. 무엇을 가리키는가?

① 케톤체　② 정상적인 냄새　③ 페닐케톤뇨
④ 알캅톤뇨　⑤ 오래된 검체

해설: 오래된 검체에서 암모니아 냄새가 나는 것은 요소가 세균에 의해 분해되어 암모니아가 생성되었기 때문이다.

정답: 5

16. 소변 오스몰농도에 가장 크게 영향을 미치는 것은?

① 글루코스 1몰　② 요소 1몰　③ 염화나트륨 1몰
④ 빌리루빈 1몰　⑤ 모두 동등함

해설: 1 오스몰농도는 몰농도에 해리 후 생기는 입자수를 곱한 값이다. 비해리성 분자 1몰은 1 오스몰이다.

정답: 3

17. 총괄성에 대한 설명으로 옳은 것은?

① 끓는점은 용질에 의해 저하한다.
② 어는점은 용질에 의해 상승한다.
③ 증기압은 용질에 의해 저하한다.
④ 삼투압은 용질에 의해 저하한다.
⑤ 이상 모두

해설: 용액의 총괄성(colligative property)은 용질에 의해 끓는점 상승, 어는점 저하, 증기압 저하, 삼투압 상승을 나타낸다.

정답: 3

연습문제 -화학적 검사

1. 요시험지를 소변에 넣었다 꺼낸 후 과다한 소변을 그대로 두었다면?

① 옆 패드로 반응 색깔이 번진다.
② 검체 색깔을 변경시킨다.
③ 패드에서 시약이 유출된다.
④ 화학 반응에 영향을 미치지 않는다.
⑤ 위양성을 일으킨다.

해설: 소변에 요시험지 너무 오래 동안 넣고 있으면 패드에 포함되었던 시약이 유출되고, 소변에 넣었다가 꺼낸 후 과다한 소변이 그대로 있으면 반응 색깔이 옆 패드로 번진다.

정답: 1

2. 요시험지 검사에서 검체를 잘 혼합하지 않고 검사했을 때 1차적으로 영향을 받는 것은?

① 글루코스　② 단백질　③ 백혈구
④ 빌리루빈　⑤ 케톤체

해설: 소변에 요시험지를 넣기 전에 반드시 소변을 잘 혼합해야 한다. 그렇지 않을 경우에는 침전한 적혈구나 백혈구가 검출되지 않을 수도 있다.

정답: 3

3. 냉장고에 보관했던 검체가 실온에 도달하지 않은 상태에서 검사를 할 때 위음성을 일으키는 것은?

① 효소 반응 ② 색소-결합 반응
③ 니트로프러시드나트륨 반응 ④ 디아조 반응
⑤ 에를리히 반응

해설: 효소는 저온에서 활성을 상실한다.

정답: 1

4. 요시험지 검사 중 반응 시간이 가장 긴 것은?

① 빌리루빈 ② pH ③ 글루코스
④ 백혈구 ⑤ 케톤체

해설: 제품에 따라 반응 시간이 다소 다를 수 있지만 어느 제품이라도 백혈구 반응 시간이 90~120초로 가장 길다.

정답: 4

5. 요시험지 정도관리에 대한 설명으로 옳은 것은?

① 양성 및 음성 대조를 사용한다.
② 결과가 의심스러울 때는 언제라도 한다.
③ 최소한 24시간 간격으로 한다.
④ 새로운 시험지 용기를 개봉했을 때 한다.
⑤ 이상 모두

해설: 24시간 간격으로 음성과 양성 대조를 사용하여 검사한다. 새로운 용기를 개봉할 때도 한다. 대조 검사 결과가 이상을 나타내면 추가 검사를 실시한다.

정답: 5

6. 요시험지 사용에 대한 설명으로 **틀린** 것은?

① 요시험지 용기는 실온에 보관한다.
② 햇빛을 차단하는 갈색이나 흑색 용기에 보관한다.
③ 용기 개봉과 함께 건조제를 제거한다.
④ 시험지를 꺼낸 후 뚜껑을 다시 단단히 닫았다.
⑤ 유효기간을 확인한다.

해설: 건조제가 들어있어야 한다.

정답: 3

7. 요시험지 pH 검사의 원리는?

① 지시약의 단백질 오차 ② 그레이스 반응
③ 다가전해질의 해리 ④ 이중 지시약 반응
⑤ 에를리히 반응

해설: 메틸레드(적4~6황)와 브롬티몰블루(황6~9청)를 같이 사용한다.

정답: 4

8. pH 9.0의 검체는?

① 대사성 산증을 가리킨다.
② 다시 채뇨한다.
③ 옥살산칼슘을 포함하고 있을 수도 있다.
④ 오렌지 주스를 마신 후 볼 수 있다.
⑤ 채식자의 소변이다.

해설: pH가 9.0 이상은 보존을 잘 못한 것 외에 병적으로는 나오지 않는다. 따라서 이 경우에는 다시 채뇨해야 한다.

정답: 2

9. 검사실에서 소변 pH 검사의 주된 목적은?

① 소변 결정 확인 ② 채식 감시
③ 검체 수용 여부 결정 ④ 당뇨병 진단
⑤ ①과 ③

해설: 소변의 pH에 따라 검출되는 결정이 다르다. 따라서 현미경 검사(경검)를 하기 전에 pH 검사를 먼저 하는 것이 필요하다. 검체의 보관이 잘못되었을 때는 pH가 증가하므로 검체를 다시 채취해야 하는 것을 판단하는 데 pH 측정이 이용된다.

정답: 5

10. 단백뇨의 발생이 신전성(prerenal)이면 1, 신성(renal)이면 2, 신후성(postrenal)이면 3을 써라.

A. 미량알부민뇨(microalbuminuria)
B. 급성기 반응물질(acute phase reactant)
C. 자간전증(preeclampsia)
D. 질염(vaginal inflammation)
E. 다발성골수종(multiple myeloma)
F. 기립성 단백뇨(orthostatic proteinuria)
G. 전립샘염(prostatitis)

해설: 자간전증이란 임신 20주 이후에 일어나는 고혈압과 단백뇨가 발생하는 질환이다.

정답: A-2, B-1, C-2, D-3, E-1, F-2, G-3

11. 지시약의 단백질 오차 원리는?

① 단백질이 소변의 pH를 일정하게 유지시킨다.
② 알부민이 지시약에서 수소 이온을 받는다.
③ 지시약이 알부민에서 수소 이온을 받는다.
④ 알부민이 소변의 pH를 변화시킨다.
⑤ 글로불린이 지시약에서 수소 이온을 받는다.

해설: 단백질 오차(protein error)는 알부민이 지시약의 수소 이온(H^+)을 받아 지시약의 색깔이 변하는 것에 기초한다.

정답: 2

12. 요시험지 단백질 검사에서 위양성을 일으키는 것이 **아닌** 것은?

① 미량알부민뇨
② 고도의 알칼리성 소변
③ 검체에서 시험지 꺼내는 것이 늦어짐
④ 4가 암모늄 화합물
⑤ 클로르헥시딘 같은 방부제

해설: 미량알부민뇨(microalbuminuria)나 알부민 이외의 단

백질은 반응을 나타내지 않는다.

정답: 1

13. 오후 요시험지 검사에서 단백질이 2+로 나와서 다음날 아침 첫뇨로 다시 검사했더니 단백질이 음성이었다. 이 환자의 상태는?

① 기립성 단백뇨 양성 ② 기립성 단백뇨 음성
③ 벤스-존스 단백질 양성 ④ 임상 단백뇨 음성
⑤ 요세관성 단백뇨 양성

해설: 기립성 단백뇨이면 아침 첫 번째 소변에서는 음성, 두 번째 소변에서는 양성으로 나올 것이다.

정답: 1

14. 미량알부민뇨 검사는 무엇과 관련된 콩팥 합병증의 조기 검출과 감시에 가치가 있는가?

① 고혈압 ② 1형 당뇨병 ③ 2형 당뇨병
④ 심혈관 질환 위험 ⑤ 이상 모두

해설: 당뇨병에 의한 콩팥 합병증은 미량알부민 측정으로 알 수 있다. 마이크로알부민뇨의 존재는 심혈관 질환의 위험성 상승과 관련이 있다. 콩팥 질환의 진행은 혈당과 고혈압의 관리를 통해 예방될 수 있다. 미량알부민이 30~300 mg/24hr이면 임상적으로 의의가 있는 것으로 보고 있다.

정답: 5

15. 알부민 : 크레아티닌 비율을 구하는 목적은?

① 사구체여과율 평가
② 수시뇨의 수화 보정
③ 알칼리성 소변의 간섭 회피
④ 비정상적인 착색 소변의 보정
⑤ 요세관의 농축 기능 평가

해설: 크레아티닌은 개인마다 일정하게 생성되고 배설되므로 과수화나 탈수에 따른 알부민 값을 보정할 수 있다.

정답: 2

16. 혈당은 정상이고, 요당은 양성인 경우 어떤 추가 검사가 필요한가?

① 당뇨병 ② 콩팥 질환 ③ 임신성 당뇨병
④ 췌장염 ⑤ 간경화증

해설: 혈당이 정상이면 요세관에서 여과된 글루코스는 100% 재흡수된다. 그러나 콩팥 질환이 있으면 재흡수가 영향을 받아 글루코스가 소변으로 나온다.

정답: 2

17. 요시험지 글루코스 검사 원리는?

① 글루코스 산화 효소의 반응
② 글루코스 산화 효소와 과산화 효소의 공역 반응
③ 글루코스와 색원체의 결합
④ 글루코스에 대한 과산화 효소의 작용
⑤ 글루코스에 대한 헥소키네이스의 작용

해설: 1) 글루코스 + H_2O + O_2(공기) $\xrightarrow{\text{glucose oxidase}}$ 글루콘산 + H_2O_2

2) H_2O_2 + 환원형 색원체 $\xrightarrow{\text{peroxidase}}$ 산화형 색원체 + H_2O

정답: 2

18. 요시험지 글루코스(요당) 검사에서 위음성을 일으키는 것이 **아닌** 것은?

① 고농도의 아스코르브산 ② 고농도의 케톤체
③ 고비중 ④ 부적당한 검체 보존
⑤ 산화제나 세제의 오염

해설: 산화제의 혼입은 위양성을 일으킨다. 위음성 요인: 아스코르브산 증가, 케톤체 증가, 비중 증가, 온도 저하

정답: 5

19. Clinitest의 1차적인 목적은?

① 고농도의 아스코르브산 체크
② 요시험지 글루코스 검사의 양성 확정
③ 신생아의 갈락토스뇨 체크
④ 글루코스 음성 확정
⑤ 케톤체 검출

해설: Clinitest는 당의 환원 능력을 이용한 검사 방법이다. 모든 단당류와 수크로스(비환원당)를 제외한 모든 이당류는 양성이다.

정답: 3

20. 지방 대사의 중간 대사산물이 **아닌** 것은?

① 아세토아세트산 ② 호모젠티스산
③ β-하이드록시부티르산 ④ 아세톤
⑤ 아세틸-CoA

해설: 아세토아세트산, β-하이드록시부티르산, 아세톤은 케톤체이고 아세틸-CoA는 케톤체 형성 과정에서 생긴다.

정답: 2

21. 요시험지 검사에서 케톤체가 양성일 때 검출될 가능성이 큰 것은?

① 글루코스 ② 단백질 ③ pH
④ 빌리루빈 ⑤ 비중

해설: 케톤체는 당뇨병이나 기아 상태에서 검출된다.

정답: 1

22. 요시험지 케톤체 검사의 주요 시약은?

① 글라이신 ② 젖당
③ 수산화나트륨 ④ 니트로프러시드나트륨
⑤ *p*-디메틸아미노벤즈알데하이드

해설: 아세토아세트산 + 니트로프러시드나트륨 $\xrightarrow{\text{alkaline}}$ 자색

정답: 4

23. 케톤체뇨를 일으키는 것이 **아닌** 것은?

① 세균 감염 ② 당뇨병성 산증 ③ 기아
④ 구토 ⑤ 과격한 운동

해설: 세균 감염은 케톤체 생성과 관련이 없다.

정답: 1

24. 요시험지 혈액 검사의 원리는?

① 헴과 색원체의 결합
② 헴의 과산화 효소 활성
③ 과산화물과 색원체의 반응
④ 헴의 디아조 활성
⑤ 헴과 에를리히 시약의 반응

해설: 헴이 과산화 효소처럼 작용하는 것을 이용한다.

정답: 2

25. 허리 등 쪽과 복부에 심한 통증을 호소하는 환자에 대한 소변 검사는 무엇을 해야 하는가?

① 당뇨 ② 단백뇨 ③ 혈뇨
④ 헤모글로빈뇨 ⑤ 빌리루빈뇨

해설: 환자가 허리 등 쪽과 복부에 심한 통증을 호소하면 콩팥 결석이 의심되므로 혈뇨 검사가 필수적이다.

정답: 3

26. 요시험지 혈액 검사 패드에 얼룩이 생기면 무엇을 가리키는가?

① 혈뇨 ② 헤모글로빈뇨 ③ 마이오글로빈뇨
④ 멜라닌뇨 ⑤ 알캅톤뇨

해설: 요시험지 혈액 검사에서 패드의 얼룩은 적혈구의 접촉에 의해 생긴 것이다.

정답: 1

27. 요시험지 빌리루빈 검사의 원리는?

① 디아조 반응
② 에를리히 반응
③ 그레이스 반응
④ 과산화 효소 반응
⑤ 지시약 반응

해설: 빌리루빈 글루쿠로나이드 + 디아조늄염 $\xrightarrow{\text{acid}}$ 아조색소

정답: 1

28. 검사 결과 소변 빌리루빈은 상승했고 우로빌리노젠은 정상이었다. 이러한 결과가 가리키는 것은?

① 간경화증 ② 용혈성 질환 ③ 간염
④ 담관 폐쇄 ⑤ 신부전

해설: 담관 폐쇄에서는 소변에 빌리루빈(직접 빌리루빈)이 증가하고, 우로빌리노젠은 정상이거나 감소할 수 있다.

정답: 4

29. 빌리루빈 반응에서 위음성을 초래하는 1차적인 원인은?

① 고도의 착색 소변
② 검체 오염
③ 검체의 빛 노출
④ 과다한 결합 빌리루빈
⑤ 냉장고 보관

해설: 빌리루빈의 위음성을 초래하는 요인은 1) 빛에 검체가 노출될 때, 2) 아스코르브산이 25 mg/dL 이상일 때, 3) 고농도의 아질산염 등이다. 고도의 착색 소변이나 인디칸은 위양성을 일으킨다.

정답: 3

30. 빌리루빈 측정 방법인 Ictotest에서는 특수한 매트가 사용되는데 그 목적은 무엇인가?

① 빌리루빈이 매트의 표면에 남게 한다.
② 색깔을 형성하는데 필요한 색소를 포함하고 있다.
③ 간섭 물질을 제거한다.
④ 빌리루빈이 매트에 흡수된다.
⑤ 소변을 흡수하지 않는다.

해설: Ictotest는 요시험지 빌리루빈이 양성으로 나올 때 확인 검사로 실시한다. 요시험지는 소변에 있는 색소들의 여향을 받으나 Ictotest는 간섭을 덜 받고 감도도 좋다. 이 방법은 특수한 매트를 사용한다. 매트 위에 소변 10방울을 떨어뜨리면 소변이 매트로 흡수되는데 이때 빌리루빈은 매트 표면에 남는다. 여기에 정제를 올려놓고 그 위에 물 1방울을 떨어뜨린다. 5초 후 물 한 방울을 더 떨어뜨린다. 60초 후 매트위에 청색~자색이 형성되면 빌리루빈 양성이다.

정답: 1

31. Multistix 시험지의 우로빌리노젠 검사에 사용되는 시약은?

① 디아조늄염
② 테트라메틸벤지딘
③ *p*-디메틸아미노벤즈알데하이드

④ 니트로프러시드나트륨
⑤ Hoesch 시약

해설: 우로빌리노젠과 반응하는 에를리히 시약의 성분은 *p*-디메틸벤즈알데하이드이다.

정답: 3

32. 에를리히 시약을 사용한 우로빌리노젠 검사의 주요 문제점은?

① 포르포빌리노젠과의 양성 반응
② 특이성 결핍
③ 인디칸 등의 기타 에를리히 반응성 물질과의 양성 반응
④ 착색 소변
⑤ 이상 모두

해설: 고도로 착색된 소변은 판정 오류를 일으킬 수 있다.

정답: 5

33. 요시험지 아질산염 검사의 반응은?

① 그레이스 반응 ② 에를리히 반응
③ 과산화 효소 반응 ④ 위과산화 효소 반응
⑤ 브롬티몰블루 반응

해설: Greiss 반응

p-arsanilic acid + NO_2^- $\xrightarrow{\text{acid}}$ 디아조늄염

디아조늄염 + 테트라하이드로벤조퀴놀린 $\xrightarrow{\text{acid}}$ 홍색 아조 색소

정답: 1

34. 요시험지 아질산염 검사에서 양성을 나타내는 것은?

① 그람-양성 세균 ② 그람-음성 세균
③ 수시뇨 검체 ④ 중증 세균 감염
⑤ 다량의 아스코르브산

해설: 요로감염을 일으키는 그람-음성 세균(장내균과)은 환원 효소를 생성하여 질산염을 아질산염으로 환원한다. 세균이 너무 많으면 아질산염을 더 환원하여 질소를 생성하기 때문에 위음성이 될 수 있다.

정답: 2

35. 검사 결과 아질산염은 양성이었고, 백혈구 에스터레이스는 음성이었다. 이러한 결과가 가리키는 것은?

① 묽은 수시뇨 ② 백혈구 용해 소변
③ 질 효모 감염 ④ 2시간 이상 오래된 검체
⑤ 고농도의 아스코르브산 함유

해설: 2시간 이상 오래 방치되면 세균 증식에 의해 아질산염이 검출될 수 있다.

정답: 4

36. 백혈구 에스터레이스를 갖고 있지 않은 백혈구는?

① 호중구 ② 호산성구 ③ 호염기성구
④ 단핵구 ⑤ 림프구

해설: 림프구, 적혈구, 세균 및 콩팥 조직 세포에는 에스터레이스가 없다.

정답: 5

37. 요시험지 검사에서 백혈구 에스터레이스와 함께 요로감염을 진단하는 데 유용한 선별 검사는?

① pH ② 아질산염 ③ 단백질
④ 혈액 ⑤ 글루코스

해설: 요로감염(urinary tract infection, UTI) 진단을 위한 선별 검사는 백혈구 에스터레이스(LE)와 아질산염 검사이다.

정답: 2

38. 요시험지 백혈구 에스터레이스 검사의 원리는?

① 과산화 효소 반응 ② 이중지시약 반응
③ 디아조 반응 ④ 색소 결합법
⑤ 에를리히 반응

해설: 인독실카본산 에스터 $\xrightarrow{\text{LE}}$ 인독실 + 산 인독실 + 디아조늄염 $\xrightarrow{\text{산}}$ 자주색 아조색소

정답: 3

39. 요시험지 비중 검사의 원리는?

① 디아조 반응 ② 에를리히 반응
③ 그레이스 반응 ④ 다가전해질의 해리 상수 변화
⑤ 과산화 효소 반응

해설: 요시험지 비중 검사는 다가전해질(polyelectrolytes)의 해리 상수 변화에 기초한다. 다가전해질은 수용액에 있는 이온 수에 비례하여 수소 이온을 방출한다. 방출된 수소 이온은 지시약 브롬티몰블루와 반응한다. 비중 1.000의 청색, 1.005의 녹색, 1..010의 연두색, 1.030의 황색까지 비중 0.005마다 색깔이 변한다.

정답: 4

40. 비중 1.005의 요시험지 색깔은?

① 청색 ② 녹색 ③ 황색 ④ 오렌지색 ⑤ 적색

해설: 45번 문제 해설 참조

정답: 2

41. 요시험지 비중 검사에 영향을 미치는 것은?

① 글루코스 ② 방사선조영제 ③ 알칼리성 소변
④ 케톤체 ⑤ 빌리루빈

해설: 소변이 고도의 알칼리일 때 OH^-이 유리되는 H^+과 결합하기 때문에 위음성을 나타낸다.

정답: 3

42. 사진의 Ictotest는 무엇을 검출하기 위한 검사인가?

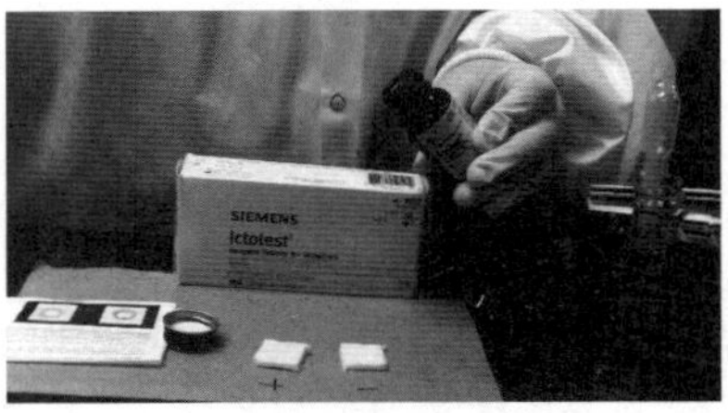

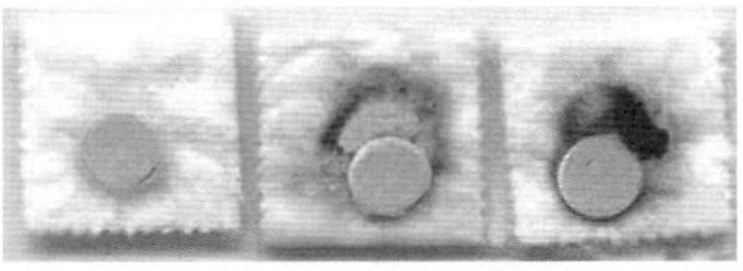

① 우로빌리노젠 ② 케톤체
③ 포르포빌리노젠 ④ 빌리루빈 ⑤ 인디칸

해설: Ictotest는 요시험지 빌리루빈 검사가 양성으로 나왔을 때 확인하기 위한 검사(conformation test)이다.

정답: 4

43. 사진은 요시험지 우로빌리노젠 검사의 비색표이다. 반응에 사용된 시약은?

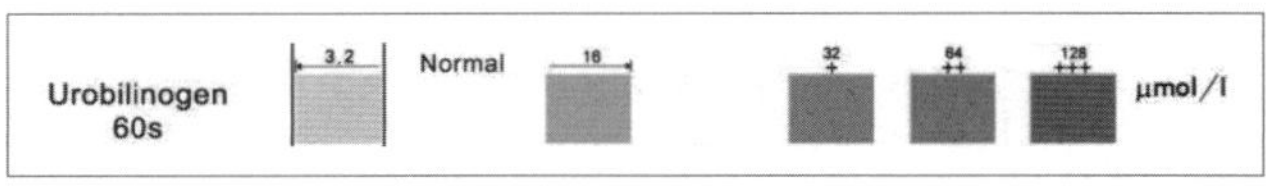

① Sodium nitroprusside
② 2,4-dichloroaniline diazonium salt
③ *p*-dimethylaminobenzaldehyde
④ Tetrahydrobenzoquinoli
⑤ Bromthymol blue

해설: 우로빌리노젠과 반응하여 적색을 형성하는 것은 *p*-dimethylaminobenzaldehyde(MUTISTIX)이거나 4-methyloxybenzene-diazonium-tetrafluoroborate(CHEMTRIP)이다. ①은 케톤체, ②는 빌리루빈, ④는 아질산염, ⑤는 비중 검사에 사용되는 시약이다.

정답: 3

연습문제 -현미경 검사

1. 소변 검체에 대한 육안적 선별 검사의 용도는?
① 결과를 신속하게 낼 수 있다.
② 소변 중 원주의 종류를 예측할 수 있다.
③ 소변 검사의 비용 대비 효율성을 높인다.
④ 편광현미경 검사의 필요성을 감소시킨다.
⑤ 소변 중 결정의 종류를 예측할 수 있다.

해설: 육안적 검사와 화학적 검사를 통해 현미경 검사를 선택하면 비용 대비 효율성(cost-effectiveness)을 높인다. 보통 현미경 검사의 필요성을 가리키는 물리적 검사와 화학적 검사는 색깔, 투명도, 혈액, 단백질, 아질산염, 백혈구 에스터레이스, 글루코스이다.

정답: 3

2. 현미경 검사를 위한 요침사 제작 시 원심분리의 기준은?
① 2,000 rpm, 5분 ② 3,000 rpm, 5분
③ 200 RCF, 5분 ④ 300 RCF, 5분
⑤ 400 RCF, 5분

해설: 미국임상검사표준화협회(clinical laboratory standards institute, CLSI)에서 제시한 기준은 400 RCF(g), 5분이다. 이 기준에서 성분의 손상이 최소화된다. RCF는 rpm과 로터 헤드의 반지름으로 구한다. 원심분리기의 크기가 다르기 때문에 rpm을 기준으로 할 수는 없다.

정답: 5

3. 슬라이드글라스 위에 침사를 적하하고 그 위에 커버글라스로 덮은 다음에 관찰하는데, 침사 성분 중 커버글라스 밖으로 밀려나가 관찰이 안 될 수도 있는 것은?
① 원주 ② 적혈구 ③ 백혈구
④ 세균 ⑤ 무정형 인산염

해설: 원주 같이 사이즈가 큰 성분은 주변부로 밀려나는 경향이 있다.

정답: 1

4. 요침사 현미경 선별 검사에 사용되는 대물렌즈의 배율은?
① 4X ② 10X ③ 20X ④ 40X ⑤ 100X

해설: 선별 검사(screening test)는 저배율인 100X(접안렌즈는 10X이므로 대물렌즈는 10X임)로 한다. 확인은 고배율인 400X로 한다.

정답: 2

5. 현미경 검사 결과를 저배율(low power field, lpf)로 보고하는 것은?
① 적혈구 ② 백혈구 ③ 결정
④ 원주 ⑤ 요세관 상피 세포

해설: 보고는 적혈구, 백혈구, 결정, 요세관 상피 세포, 이행상피 세포, 난원형 지방체는 10개 고배율(hpf)당 평균 수로, 원주와 편평 상피 세포 저배율(lpf)당 평균 개수로 보고한다. 결정은 hpf로 보고되지만, 비정상 결정의 경우 lpf당 평균 수로 보고하기도 한다.

정답: 4

6. 핵의 구조를 잘보이게 하는 것은?

① 한셀 염색 ② 그람 염색
③ 톨루이딘 블루 염색 ④ 프러시안 블루 염색
⑤ Oil Red O 염색

해설: 1) 한셀 염색 – 호산구 확인, 2) 그람 염색 – 양성 균과 음성 균 구분, 3) 톨루이딘 블루 – 핵의 구조를 선명하게 나타냄, 4) 프러시안 블루 – 헤모시데린 확인, 5) Oil Red O 및 Sudan III – 중성지방(TG)을 염색함. 지방구, 지방 원주, 지방 함유 세포 확인, 6) 2% 아세트산 – 적혈구 용해(백혈구, 효모, 지방구, 결정은 용해 안 됨), 백혈구 핵을 잘 보이게 함

정답: 3

7. Sudan III에 의해 염색되는 것은?

① 콜레스테롤 ② 중성지방
③ 글리코젠 ④ 단백질 ⑤ 핵산

해설: Sudan III는 중성지방(triglyceride, TG)을 오렌지색–적색으로 염색한다.

정답: 2

8. 편광현미경으로 관찰할 수 있는 것은?

① 콜레스테롤 ② 핵산 ③ 녹말
④ 글리코젠 ⑤ 단백질

해설: 편광현미경은 난원형 지방체, 지방 원주, 콜레스테롤 결정을 확인하는 데 도움이 된다.

정답: 1

9. 한셀 염색을 무엇을 확인하는 데 사용되는 염색 방법인가?

① 호중구 ② 신요세관 상피세포 ③ 호산구
④ 호염기구 ⑤ 림프구

해설: 한셀 염색은 메틸렌 블루와 에오신에 의한 염색으로 호산성 과립을 염색한다.

정답: 3

10. 위축 적혈구가 관찰되는 조건은?

① 등장성 ② 고장성 ③ 저장성 ④ 고도의 산성
⑤ 고도의 알칼리성

해설: 적혈구는 등장성 소변(isosthenuric urine)에서는 형태의 변화가 없고, 고장성 소변(hypersthenuric urine)에서는 위축되고, 저장성 소변(hyposthenuric urine)에서는 팽창된다.

정답: 2

11. 2% 아세트산에 의해 용해되는 것은?

① 적혈구 ② 백혈구 ③ 효모
④ 지방구 ⑤ 옥살산칼슘(일수화물)

해설: 답가지 중에서 2% 아세트산에 용해되는 것은 적혈구뿐이다. 적혈구와 나머지 성분을 구분할 때는 2% 아세트산을 사용한다.

정답: 1

12. 변형 적혈구 관찰의 임상적 의의는?

① 사구체 출혈 ② 콩팥 결석 ③ 외상성 상해
④ 응고 질환 ⑤ 요도 출혈

해설: 사구체(토리) 출혈에서 변형 적혈구가 관찰된다. 격렬한 운동 후에도 토리에서 유래하는 변형 적혈구가 관찰된다.

정답: 1

13. 스테른하이머–말빈 염색에서 담청색으로 염색되고 브라운 운동이 나타나는 것은?

① 호염기구 ② 호산구 ③ 단핵구
④ 림프구 ⑤ 휘 세포

해설: 과립의 브라운 운동(Brownian movement)이 나타나는 것은 호중구이며, 이것을 휘 세포(glitter cell)라고 한다.

정답: 5

14. 단핵구와 혼동하기 쉬운 것은?

① 효모 세포
② 편평 상피 세포
③ 꽃가루
④ 콩팥 요세관 상피 세포
⑤ 적혈구

해설: 백혈구와 구분하기 어려운 것은 콩팥 요세관 상피 세포이다.

정답: 4

15. 농뇨의 요침사를 검사할 때 주의 깊게 체크해야 하는 것은?

① 적혈구 ② 세균 ③ 유리 원주
④ 점액 ⑤ 콜레스테롤 결정

해설: 농뇨에서는 세균, 백혈구, 백혈구 원주가 관찰될 수 있다.
정답: 2

16. 이행 상피 세포의 출처는?

① 집합관 ② 근위요세관 ③ 원위요세관
④ 방광 ⑤ 질

해설: 이행 상피 세포는 신우, 신배, 방광, 남성 상부 요도에서 기원한다.

정답: 4

17. 요침사에 관찰되는 세포 중 가장 큰 것은?

① 편평 상피 세포 ② 요로 상피 세포
③ 입방 상피 세포 ④ 원주 상피 세포
⑤ 콩팥 요세관 상피 세포

해설: 편평 상피 세포가 가장 크고, 콩팥 요세관 상피 세포가 가장 작다.

정답: 1

18. 임상적으로 의의가 있는 편평 상피 세포는?

① 입방 세포 ② 단서 세포 ③ 유미 세포
④ 원주 세포 ⑤ 위중층 세포

해설: 여성의 질에서 유래하는 세균인 *Gardnerella vaginalis*로 덮여있는 상피 세포가 단서 세포(실마리 세포, clue cell)이다. 이것의 관찰은 이 균에 의해 발생한 질염이 있음을 가리킨다.

정답: 2

19. 이행 상피 세포의 증가가 의미하는 것은?

① 카데터 삽입 시술 ② 토리 출혈
③ 신요세관 병변 ④ 신우신염 ⑤ 요도염

해설: 이행 상피 세포는 카데터 삽입 시술이나 악성 종양이 있을 때 관찰된다.

정답: 1

20. 헤모글로빈뇨에서 콩팥 요세관 상피 세포는 무엇을 함유하고 있을 수 있는가?

① 빌리루빈 ② 헤모시데린 ③ 포르피리노젠
④ 페리틴 ⑤ 마이오글로빈

해설: 토리 여과액 중의 헤모글로빈은 신요세관 상피 세포에 의해 흡수되어 헤모시데린(hemosiderin) 과립으로 저장된다. 프러시안 블루로 염색을 하면 청색 과립으로 나타난다.

정답: 2

21. 난원형 지방체의 모체가 되는 것은?

① 조직 세포
② 요로 세포
③ 단핵구
④ 콩팥 요세관 상피 세포
⑤ 편평 상피 세포

해설: 난원형 지방체(oval fat body)의 모체는 신요세관 상피 세포이다.

정답: 4

22. 편광현미경으로 요침사를 관찰했는데 Sudan III에는 염색되지 않는 말타 십자를 가진 난원형 지방체가 관찰되었다. 말타 십자의 성분은?

① 콜레스테롤 ② 중성지방 ③ 인지질
④ 유침의 오염 ⑤ 지방산

해설: 콜레스테롤을 포함하고 있는 난원형 지방체에서 관찰되는 말타 십자의 성분은 콜레스테롤이다.

정답: 1

23. 소변에서 효모 세포의 관찰은 무엇과 관련이 있는가?

① 방광염 ② 당뇨병 ③ 신우신염
④ 간 질환 ⑤ 췌장염

해설: 당뇨병 환자의 소변은 산성이면서 글루코스를 포함하고 있어서 효모가 증식하는 데 이상적인 배지가 된다.

정답: 2

24. 소변 점액의 주성분은?

① 벤스 존스 단백질 ② 미량알부민 ③ 우로모듈린
④ 기립성 단백질 ⑤ 세포 붕괴 산물

해설: 점액의 주성분은 우로모듈린(탐-호스팔 단백질)이다.

정답: 3

25. 원주의 주된 생성 장소는?

① 근위 요세관
② 헨레고리 상행부
③ 헨레고리 하행부
④ 원위 요세관
⑤ 집합관

해설: 원주의 주된 생성 장소는 원위 요세관이다.

정답: 4

26. 격렬한 운동 후 관찰될 수 있는 원주는?

① 과립 원주 ② 백혈구 원주 ③ 납양 원주
④ 세균 원주 ⑤ 지방 원주

해설: 격렬한 운동 후 관찰될 수 있는 원주는 유리(초자) 원주, 적혈구 원주 및 과립 원주 이다.

정답: 1

27. 백혈구 원주와 관련이 있는 질환은?

① 신우신염 ② 방광염 ③ 사구체신염
④ 요도염 ⑤ 바이러스 감염

해설: 백혈구 원주가 관찰되면 네프론 내의 감염이나 염증을 의미한다. 백혈구 원주는 **신우신염(pyelonephritis)**과 가장 관련이 깊고 하부 요로 감염과 상부 요로 감염을 구분하는 1차 지표가 된다. 백혈구 원주는 급성 간질성 신염과 같은 비세균성 감염에서도 관찰된다.

정답: 1

28. 지방 원주와 관련이 있는 질환은?

① 신증후군 ② 좌상 ③ 당뇨병
④ 독성 요세관 괴사 ⑤ 이상 모두

해설: 지방 원주는 기질에 지방구, 난원형 지방체가 결합한 것이다. 지방 원주는 신증후군(nephrotic syndrome), 독성 요세관 괴사, 당뇨병, 좌상에서 관찰된다.

정답: 1

29. 비병적인 과립 원주가 포함하고 있는 것은?

① 세포성 용해소체 ② 변성 세포 ③ 단백질 응집물
④ 그람 양성 알균 ⑤ 중성지방

해설: 정상적으로 콩팥 요세관 상피 세포에서 배설된 용해소체에 의해 과립이 형성된다.

정답: 1

30. 소변 정체가 매우 심할 때 나타날 수 있는 원주는?

① 과립 원주 ② 납양 원주 ③ 세균 원주
④ 백혈구 원주 ⑤ 적혈구 원주

해설: 납양 원주는 소변이 매우 심각하게 정체될 때와 만성 신부전일 때 나타난다. 소변 정체가 심할 때 나타날 수 있는 다른 원주로는 광폭 원주가 있다.

정답: 2

31. 광폭 원주가 만들어지는 조건은?

① 탈수 ② 고열 ③ 요세관벽의 붕괴
④ 신우신염 ⑤ 만성 신부전

해설: 광폭 원주는 원위 요세관 벽의 붕괴로 요세관이 넓어졌거나 집합관에서 소변 정체가 심하게 일어날 때 형성된다.

정답: 3

32. 결정 형성과 관련이 없는 것은?

① pH ② 용질 농도 ③ 온도
④ 단백질 농도 ⑤ 특정 음식물 섭취

해설: 옥살산칼슘 결정은 옥살산이 풍부한 음식이나 아스코르브산을 많이 섭취했을 때 나타날 수 있다. 결정을 형성하는 일반적인 요인은 pH, 용질의 농도 및 온도이다.

정답: 4

33. 소변 검체에서 결정을 확인하는 데 초기에 가장 도움이 되는 것은?

① pH ② 용해성 ③ 염색성
④ 편광현미경 검사 ⑤ 위상차현미경 검사

해설: 결정 산성 소변과 알칼리성 소변에서 나타나는 것이 다르다.

정답: 1

34. 심한 간 질환에서 나타나는 결정은?

① 옥살산칼슘 ② 콜레스테롤 ③ 류신
④ 무정형 인산염 ⑤ 요산

해설: 심한 간 질환에서는 빌리루빈, 류신, 타이로신 결정을 관찰할 수 있다.

정답: 3

35. 산성 소변에서 관찰되는 결정은?

① 무정형 인산염 ② 탄산칼슘 ③ 삼중인산염
④ 인산칼슘 ⑤ 옥살산칼슘

해설: 요산, 옥살산칼슘, 무정형요산염은 산성 소변에서 관찰될 수 있는 결정이다.

정답: 5

종합문제

1. 소변이 알칼리성을 띠게 하는 요인은?

① 발열 ② 기아 ③ 요독증
④ 당뇨병 ⑤ 요로감염

해설: 요로감염에서는 세균에 의해 요소가 분해되어 암모니아가 생성되기 때문에 소변은 알칼리로 된다.

정답: 5

2. 요시험지법의 항목 중 아스코르브산 복용에 의해 위음성을 나타내는 것은?

① 단백질 ② 글루코스 ③ 케톤체
④ 비중 ⑤ 우로빌리노젠

해설: 요시험지 항목 중 아스코르브산에 의해 위음성을 나타내는 것은 1) 글루코스(포도당), 2) 혈액, 3) 빌리루빈, 4) 아질산염, 5) 백혈구이다.

정답: 2

3. 다음 결정을 용해하는 것은?

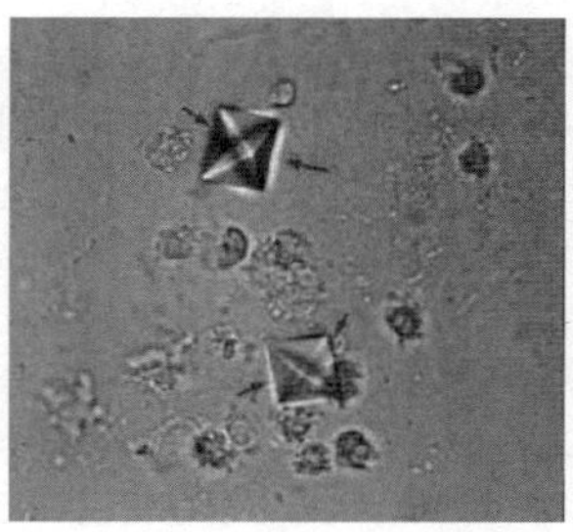

① 묽은 염산 ② 아세톤 ③ 암모니아
④ 클로로폼 ⑤ 알코올 · 에테르 혼합액

해설: 사진의 결정은 옥살산칼슘으로 묽은 염산에 의해 용해

된다.

정답: 1

4. 다음 사진은 염색을 하지 않은 요침사의 강확대(고배율)표본이다. 화살표가 가리키는 결정에 대해 옳은 것은?

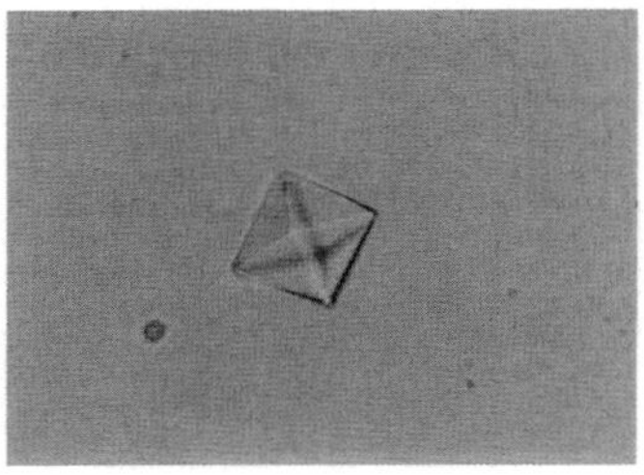

① 알코올 · 에테르 혼합액에 의해 용해된다.
② 가열에 의해 용해된다.
③ 황달인 사람의 소변에서 검출된다.
④ 시금치를 섭취한 후 검출될 수 있다.
⑤ 선천성 대사 이상에서 검출될 수 있다.

해설: 이 결정은 옥살산칼슘(calcium oxalate)이다. 옥살산칼슘 결정은 시금치, 피망, 토마토, 아스파라거스 등의 야채를 많이 섭취했을 때 소변에서 검출될 수 있다. 옥살산칼슘은 산성 소변에서 검출되고, 묽은 염산에 용해되며, 콩팥 돌을 형성하는 가장 일반적인 성분이다.

정답: 4

5. 다음 사진은 요침사를 Sternheimer-Malbin(SM) 염색으로 관찰한 것이다. 화살표가 가리키는 것은 무엇인가?

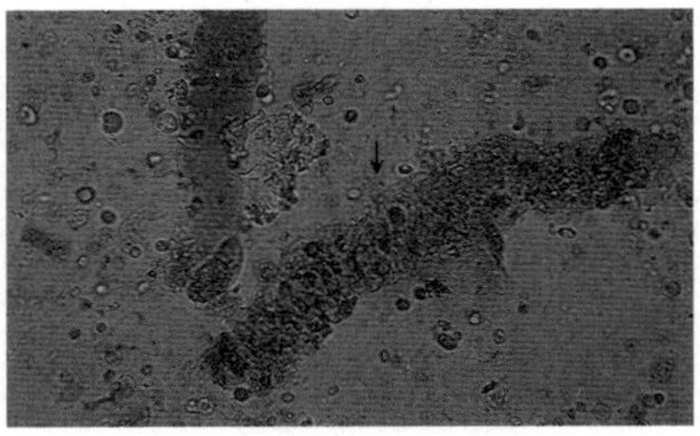

① 과립 원주 ② 지방 원주 ③ 상피 원주
④ 적혈구 원주 ⑤ 백혈구 원주

해설: 사진의 성분은 적혈구 원주다. 원주(cast)는 요세관 강을 주형으로 하여 형성되는 원주상의 성분으로 기질은 당단백질인 탐-호스팔(Tamm-Horsfall) 단백질(최근에는 이 단백질을 우로모듈린uromodulin이라고 함)이다. 여기에 3개 이상의 적혈구가 함유되어 있는 원주를 적혈구 원주라고 한다. 이것의 출현은 네프론의 출혈을 의미하며, IgA 콩팥증이나 급성 토리 콩팥염 등의 환자 소변에서 확인할 수 있다. 과립 원주와 같이 숫자로 판단할 수 없을 때는 기질의 1/3 이상을 차지하는 것을 기준으로 삼는다.

정답: 4

6. 요침사 결정 중 색깔을 나타내는 것은?

① 시스틴 ② 콜레스테롤 ③ 요산암모늄
④ 옥살산칼슘 ⑤ 인산암모늄마그네슘

해설: 대부분의 요산염 결정이 그렇듯, 요산암모늄(ammonium biurate)도 황색-갈색을 띤다.

정답: 3

7. 소변 중의 5-하이드록시인돌아세트산(5-HIAA)를 측정할 목적으로 24시간 소변을 용기에 모을 때 첨가하는 것은?

① 염산 ② 톨루엔 ③ 포르말린
④ 탄산나트륨 ⑤ 플루오린화나트륨

해설: 5-HIAA는 "트립토판→5-하이드록시트립토판→세로토닌→5-HIAA"의 대사를 거쳐 생성되는 물질로서 장의 은친화성 세포(장크롬친화성 세포) 종양에서 증가한다. 이것을 포함하고 있는 소변에 아질산과 1-나이트로소-2-나프톨을 첨가하면 양에 따라 자주색에서 흑색까지 색깔이 형성된다. 정상인의 HIAA 1일 배설량은 2~8 mg인데, 은친화성 세포 종양에서는 25 mg 이상이 배설된다. 검사는 보통 수시뇨로 하지만, 만일 24시간 소변으로 할 경우에는 소변에 염산이나 붕산을 보존제로서 첨가한다.

정답: 1

8. 요시험지 검사에서 요로 감염의 지표가 되는 것은?

① 비중 ② 아질산염 ③ 케톤체
④ 빌리루빈 ⑤ 우로빌리노젠

해설: 요로 감염(UTI)의 진단 지표가 되는 것은 아질산염(NO_2^-)과 백혈구 에스터레이스 검사이다.

정답: 2

9. 다음 사진은 요침사의 Sudan III 염색 표본에서 관찰된 것이다. 고려할 수 있는 질환은?

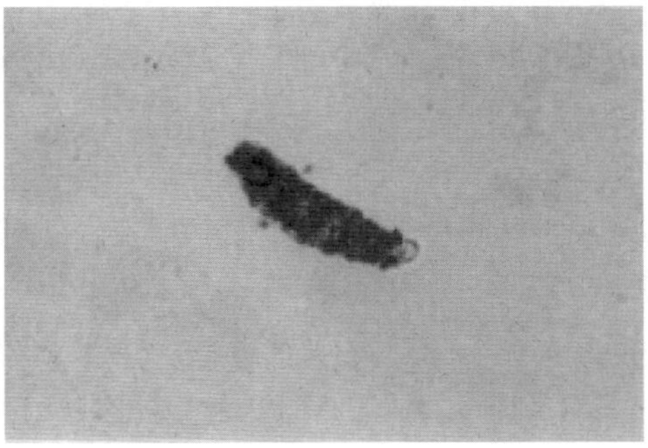

① 콩팥 세포암 ② 신우신염
③ 요관 결석 ④ 급성 사구체 신염
⑤ 신증후군

해설: 사진은 지방 원주이다. 원주 내에 지방 과립을 3개 이상 갖고 있으면 지방 원주라고 한다. 신증후군 환자의

소변 침사에는 지방 원주나 난원형 지방체가 나올 확률이 높다.

정답: 5

10. 다음은 55세의 남성의 검사 데이터이다. 이것을 이용하여 내인성 크레아티닌 클리어런스 값(mL / min)을 구하면?

24시간 소변량 1440 mL, 소변 크레아티닌 80 mg/dL, 혈청 크레아티닌 1 mg/dL, 체표면적 1.73 m2

① 40 ② 60 ③ 80 ④ 100 ⑤ 120

해설: $$Ccr = \frac{\text{1분 소변량(1mL)} \times \text{소변 크레아티닌 농도(80mg/dL)}}{\text{혈장 크레아티닌 농도(1mg/dL)}} \times \frac{1.73m^2}{\text{환자의 체표면적}(1.73m^2)} = 80$$

정답: 3

11. 소변 성분과 질환의 관계를 바르게 연결한 것은? 2개 선택

① 인디칸 — 장 폐쇄
② 포르포빌리노젠 — 전이성 유암종성(카시노이드) 종양
③ 바닐릴만델산 — 부신피질 종양
④ 사람 융모 생식샘 자극 호르몬 — 신경모세포종
⑤ 5-하이드록시인돌아세트산 — 다발성 근염

해설: 포르포빌리노젠(porphobilinogen)은 급성 포르피린증, 사람 융모 생식샘 자극 호르몬(human chorionic gon adotropin, hCG)은 βhCG로서 임신 검사나 배세포 종양(기형종, 섬모암), 5-하이드록시인돌아세트산(5-hydroxyindolacetic acid, 5-HIAA)은 카르시노이드 종양(유암종 종양, carcinoid tumor)과 관련이 있다.

정답: 1

12. 건강한 성인의 소변에 대한 설명으로 옳은 것은?

① 소변의 비중은 소변의 양과 비례한다.
② 1일 소변의 양은 약 400 mL이다.
③ 우로빌리노젠은 검출되지 않는다.
④ 소변을 방치하면 pH가 산성으로 된다.
⑤ 1일 50 mg의 단백질이 검출될 수 있다.

해설: 건강한 성인의 1일 소변량은 약 1,200~1,500 mL이다. 소변의 비중과 양은 반비례한다. 단백질은 하루에 40~80 mg이 배설되지만 150 mg까지도 배설될 수 있다. 우로빌리노젠은 건강한 사람에서도 적은 양이 검출된다. 소변을 방치하면 암모니아가 생성되어 pH가 알칼리로 된다.

정답: 5

13. 케톤체에 대한 설명으로 옳은 것은?

① 콩팥에서 생성된다.
② 소변을 방치하면 증가한다.
③ 기아 상태의 소변에서 검출된다.
④ 간에서 에너지원이 된다.
⑤ 증가하면 소변이 알칼리로 된다.

해설: 케톤체는 기아나 당뇨병과 같은 상태에서 간세포에 아세틸-CoA가 증가할 때 만들어진다. 소변을 방치하면 아세토아세트산이 아세톤으로 전환되어 휘발되므로 케톤체가 감소한다. 케톤체는 심장근육, 뼈대근육, 콩팥, 뇌 등의 장기에서 에너지원이 된다.

정답: 3

14. 요시험지에 의한 요당 검사에 대한 설명으로 옳은 것은?

① 프룩토스(과당)은 양성을 나타낸다.
② 알칼리성 소변에서는 위양성을 나타낸다.
③ 과산화수소가 혼입되면 위음성을 나타낸다.
④ 헥소키네이스가 시험지에 함유되어 있다.
⑤ 반응에 의해 생성된 활성 산소가 색원체를 산화시켜 색깔을 만든다.

해설: 요시험지는 글루코스하고만 반응하기 때문에 프룩토스(fructose)는 음성이다. 알칼리성 소변에서는 산소 반응이 억제되기 때문에 위음성으로 된다. 과산화수소는 산화제이기 때문에 위양성으로 된다. 시험지에 함유되어 있는 것은 헥소키네이스(hexokinase)가 아니고 글루코스 산화 효소와 과산화 효소이다.

정답: 5

15. 요시험지로 혈액 검사를 할 때 위음성을 일으키는 것은?

① 아질산염 ② 표백제 ③ 과산화수소
④ 차아염소산염 ⑤ 갈락토스

해설: 아질산(HNO_2)은 헤모글로빈을 메트헤모글로빈(methemoglobin)으로 산화시킨다. 메트헤모글로빈의 철(III)은 촉매 능력이 없기 때문에 요 시험지의 혈액 검사에서 위음성을 나타낸다. 아스코르브산은 색원체보다도 강한 환원 능력이 있기 때문에 반응에 의해 생성된 활성 산소를 우선적으로 소비하여 반응이 위음성이 되게 한다. 갈락토스와는 반응을 안 한다.

정답: 1

16. 다음 사진은 요침사 표본(고배율, 프러시안 블루 염색)이다. 관련이 있는 것은? (2개 선택)

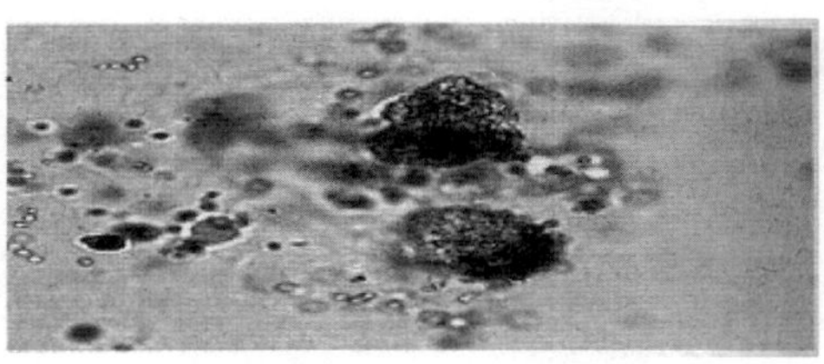

① 이형 수혈 ② 당뇨병성 신증
③ 질트리코모나스증 ④ 신증후군
⑤ 발작성 야간 헤모글로빈뇨증

해설: 사진은 프러시안 블루(prussian blue)로 파랗게 염색되었기 때문에 헤모시데린 과립이다. 헤모시데린 과립

은 헤모글로빈뇨나 마이오글로빈뇨에서 볼 수 있다. 이형 수혈과 발작성 야간 헤모글로빈뇨증에서는 헤모글로빈뇨를 볼 수 있다. 2, 3, 4는 헤모글로빈뇨와 상관이 없다. 발작성 야간 헤모글로빈뇨증에서는 헤모시데린 원주가 관찰되기도 한다.

정답: 1, 5

17. 다음은 강확대(고배율)의 요침사 표본이다. 화살표가 가리키는 것에 대해 옳은 것은?

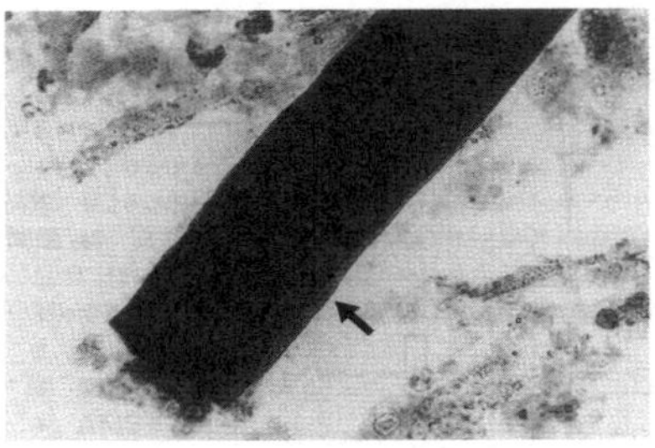

① 옥살산칼슘 결정이다.
② 과립 원주이다.
③ 고도의 콩팥 장애에서 볼 수 있다.
④ 격렬한 운동 후에 볼 수 있다.
⑤ 근위 요세관에서 형성된다.

해설: Sternheimer-Malbin 염색을 한 것으로 생각되며, 형태적 특징으로 볼 때 납양 원주(waxy cast)로 생각된다. 주위에 세포와 비교해 볼 때 광폭 원주(broad waxy cast)이다. 이러한 광폭 납양 원주는 요세관 강(원위 요세관의 벽 붕괴나 집합관)에서 형성되며, 만성 신부전과 같은 고도의 콩팥 장애에서 볼 수 있다. 격렬한 운동 후에 볼 수 있는 것은 초자 원주, 적혈구 원주, 과립 원주이다.

정답: 3

18. 요시험지의 혈액 검사는 음성이었지만 요침사 검사에서는 적혈구가 관찰되었다. 이것의 원인으로 옳은 것은?

① 헤모글로빈뇨　② 아스코르브산 함유 소변
③ 마이오글로빈뇨　④ 빌리루빈뇨
⑤ 저장성 소변

해설: 아스코르브산 함유 소변일 경우 시험지법이 음성이고 현미경 검사(경검)에서 적혈구가 관찰될 수 있다. 헤모글로빈뇨, 마이오글로빈뇨, 저장성 소변(hypotonic urine)에서는 시험지 양성, 현미경 검사에서 음성으로 나오는 것이 일반적이다. 빌리루빈뇨는 시험지의 혈액 검사와 현미경 검사가 둘 다 음성이다.

정답: 2

19. 소변을 실온에 방치할 때 나타나는 변화로 옳은 것은?

① pH가 감소한다.　② 원주가 증가한다.
③ 빌리루빈이 감소한다.　④ 케톤체가 증가한다.
⑤ 글루코스가 증가한다.

해설: 소변을 장시간 실온에 방치할 때 나타나는 변화는 다음과 같다.

세균 ↑, 암모니아 ↑(요소 분해), pH ↑, 아질산염 ↑, 글루코스 ↓(해당), 빌리루빈 ↓(빛에 의한 파괴나 산화), 우로빌리노젠 ↓(우로빌린으로 산화), 원주•적혈구•백혈구 ↓(붕괴), 케톤체 ↓(아세톤 휘발)

정답: 3

20. 요침사 표본에서 백혈구, 효모, 지방구, 결정과 적혈구를 감별하는 데 사용하는 방법은?

① 스턴하이머-말빈 염색　② 2% 아세트산 첨가
③ 수단 Ⅲ 염색　④ 프러시안 블루 염색
⑤ 한셀 염색

해설

1) 스테른하이머-말빈 염색: 백혈구, 상피 세포, 원주 확인
2) 톨루이딘 블루: 백혈구와 콩팥 요세관 상피 세포 확인(핵 구조를 선명하게 나타냄)
3) 2% 아세트산: 백혈구, 효모, 지방구, 결정은 용해되지 않으나 적혈구는 용해된다.
4) 수단 Ⅲ: 지방 염색(오렌지색, 적색)
5) 한셀 염색: 호산성구(과립 핑크색으로 염색)
6) 프러시안 블루 염색: 헤모시데린 염색(감청색)

정답: 2

21. 다음은 부종이 있는 35세 남성의 요침사(무염색, 고배율) 사진이다. 검사 소견으로 옳은 것은?

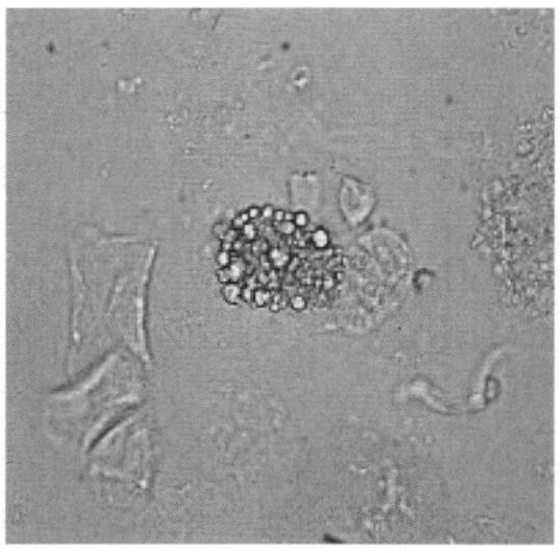

① 소변 삼투압 저하
② 소변 단백질 양성
③ 혈청 총 단백질 상승
④ 혈청 콜레스테롤 저하
⑤ 혈청 중성지방(TG) 저하

해설: 사진은 난원형 지방체(oval fat body)이다. 요침사 중에 난원형 지방체가 있고, 더욱이 환자가 부종이 있으면 신증후군을 고려할 수 있다. 신증후군의 3대 징후는 고단백질뇨(3.5 g/day), 저단백질혈증, 고지혈증이다.

정답: 2

22. 용혈성 빈혈에서 볼 수 있는 검사 소견은?
(단, ↑ = 상승, → = 변화 없음)

	혈액 빌리루빈		소변 빌리루빈
	직접 빌리루빈	간접 빌리루빈	
①	↑	→	+
②	↑	→	-
③	→	↑	+
④	→	↑	-
⑤	↑	↑	+

해설: 용혈성 질환에서는 혈액에 간접 빌리루빈(알부민과 비공유적으로 결합해 있음)이 증가하기 때문에 소변으로는 배설이 안 된다.

정답: 4

23. 소변을 방치했더니 색깔이 검게 변하였다. 함유되어 있을 가능성이 높은 물질은?

① 호모젠티스산 ② 빌리루빈 ③ 포르피린
④ 우로빌리노젠 ⑤ 아스코르브산

해설: 호모젠티스산(알캅톤)은 소변을 방치할 때 소변이 알칼리로 되면서 검게(흑색) 변한다. 빌리루빈이나 우로빌리노젠도 방치에 의해 색깔이 어두워지나 진정한 흑색으로 되지는 않는다.

정답: 1

24. 요시험지법에서 위양성 반응을 일으키는 것을 바르게 연결한 것은?

① 글루코스 — 호모젠티스산
② 단백질 — pH 8 이상의 알칼리성 소변
③ 혈액 — 아스코르브산
④ 빌리루빈 — 아질산염
⑤ 케톤체 — 고비중뇨

해설: 단백질은 pH 8 이상의 알칼리성 소변에서 위양성으로 된다. 혈액(잠혈)은 아스코르브산(비타민 C)에 의해 위음성으로 된다.

정답: 2

25. 아기의 기저귀가 적색으로 변하여서 요시험지로 혈액 검사를 하였지만 음성으로 나왔으며, 요침사를 현미경으로 검사한 결과 적혈구가 관찰되지 않았다. 이때 가장 고려할 수 있는 것은?

① 혈뇨 ② 마이오글로빈뇨
③ 외음부 칸디다증 ④ 무정형 요산염 침착
⑤ 이유식 투여 시작

해설: 무정형 요산염은 우로에리트린이 부착하여 핑크색~적색을 나타낸다. 요 시험지 혈액 검사가 음성이고 현미경 검사에서 적혈구가 관찰되지 않았으면 아기 기저귀에 묻어있는 것은 무정형 요산염일 가능성이 가장 크다. 이러한 것을 적색 기저귀 증후군이라고 한다.

정답: 4

26. 소변의 알부민/크레아티닌 비율에 대한 설명으로 옳은 것은?

① 사구체 여과율을 알 수 있다.
② 24시간 소변의 알부민 배설량을 알 수 있다.
③ 콩팥 증후군을 진단하는 데 필요한 검사이다.
④ 페닐케톤뇨증을 확진하는 데 필요하다.
⑤ 골격근의 파괴 상태를 아는 데 필요하다.

해설: 사구체여과율(glomerular filtration rate, GFR)은 내인성 크레아티닌 클리어런스 외에 이눌린, 만니톨, 티오황산나트륨의 표준 클리어런스 방법으로 알 수 있다. 알부민과 크레아티닌을 동시에 측정하여 24시간 미량알부민 배설을 추정할 수 있는 시험지가 있다.

정답: 2

27. 다음 사진은 45세 남성의 요침사를 스테른하이머-말빈법으로 염색한 것을 현미경으로 관찰한 것이다. 사진에서 화살표가 가리키는 것은 무엇인가?

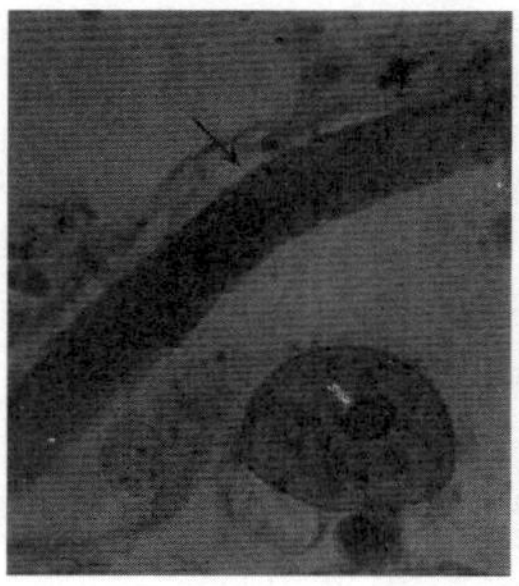

① 유리 원주 ② 난원형 지방체 ③ 점액사
④ 전분 소체 ⑤ 혼입 섬유

해설: 스턴하이머-말빈(Sternheimer-Malbin, S-M) 염색에서 청색을 나타내며 양쪽 변이 평행하게 보이는 것은 원주이다. 사진의 원주에서는 확실하게 유형 성분을 확인할 수 없기 때문에 유리(초자) 원주이다.

정답: 1

28. 다음 사진은 요침사 성분을 Sudan Ⅲ로 염색하여 현미경으로 관찰한 것이다. 사진에서 중앙의 길쭉한 원주는?

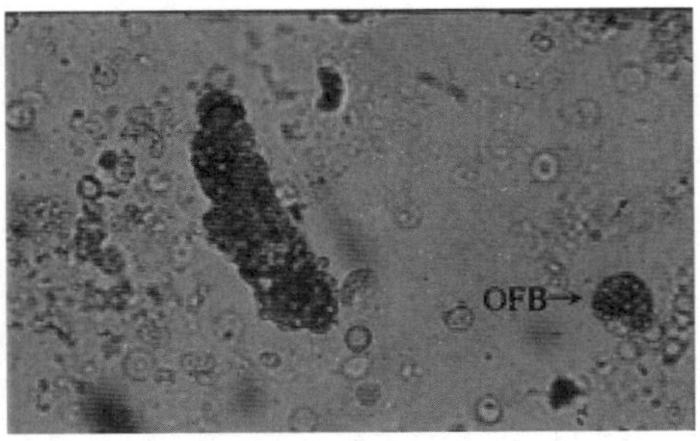

① 적혈구 원주 ② 백혈구 원주 ③ 지방 원주
④ 상피 원주 ⑤ 납양 원주

해설: 위 사진은 만성 토리 콩팥염(만성 사구체신염, chronic glomerulonephritis) 환자의 요침사 표본을 Sudan Ⅲ로 염색한 것을 현미경(400X)으로 관찰한 것이다. 배경에 변형 적혈구(dysmorphic RBC)가 많으며 우측에 난원형 지방체(oval fat body)도 한 개 볼 수 있다.

정답: 3

29. 60세의 건강한 여성에서 볼 수 있는 것은?

① 변형 적혈구: 2+ ② 난원형 지방체: +
③ 과립 원주: + ④ 편평 상피 세포: +
⑤ 트리코모나스: +

해설: 변형 적혈구, 난원형 지방체, 과립 원주, 트리코모나스는 모두 이상 소견이다. 소수(few)의 편평 상피 세포는 정상적으로 존재할 수 있다. 소수의 세균도 오염으로 인해 정상적으로 관찰될 수 있다.

정답: 4

30. 요시험지에 의한 단백질 검출에 대하여 옳은 것은?

① 반응 원리는 효소법이다.
② 벤스-존스 단백질도 반응한다.
③ 소변이 알칼리일 때 위양성을 나타낸다.
④ 검출 감도는 100 mg/dL이다.
⑤ 혼탁한 소변은 판정에 장애가 된다.

해설: 1) 지시약의 단백질 오차(protein error)를 원리로 한다. 2) 벤스-존스 단백질은 반응하지 않는다. 3) 소변이 고도의 알칼리일 때는 위양성을 나타낸다. 4) 검출 감도는 제품에 따라 다르지만, Multistix는 알부민에 대해 15~30 mg/dL, Chemstrip은 알부민에 대해 6 mg/dL이다. 5) 혼탁한 소변이라도 판정할 수 있다.

정답: 3

31. 요시험지법에서 요로 감염증의 지표가 되는 것은?

① 비중 ② 아질산염 ③ 빌리루빈
④ 케톤체 ⑤ 우로빌리노젠

해설: 요로감염(urinary tract infection, UTI)의 지표가 되는 것은 아질산염과 백혈구 에스터레이스이다.

정답: 2

32. 다음 사진은 요침사 성분을 염색하지 않고 관찰한 것이다. 무엇인가?

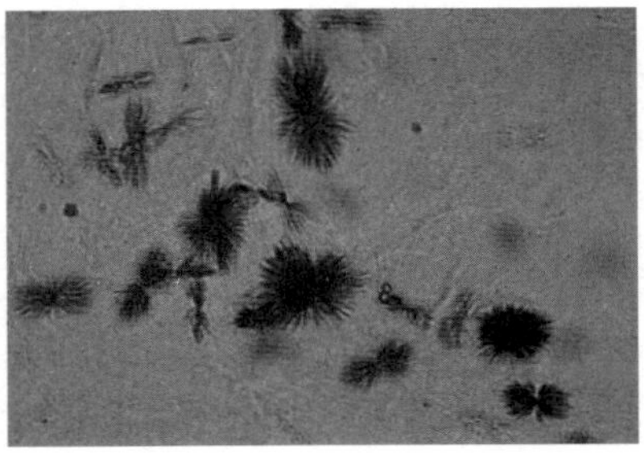

① 인산암모늄마그네슘 결정 ② 류신 결정
③ 빌리루빈 결정 ④ 요산암모늄 결정
⑤ 설파제 결정

해설: 황갈색의 침상(바늘 모양) 결정은 빌리루빈 결정이다. 빌리루빈 농도가 높은 소변에서 볼 수 있으며, 간 질환에서 관찰된다.

정답: 3

뇌척수액

1. 건강한 성인의 뇌척수액 성상에 대한 설명 중 옳은 것은?

① 색깔은 담황갈색이다.
② 세포 수는 5~15/㎕이다.
③ 글루코스 기준치는 40~70 mg/dL이다.
④ 총 단백질은 굴절계법으로 측정한다.
⑤ 염화물 농도는 혈청보다 낮다.

해설: 건강한 성인의 뇌척수액 색깔은 물처럼 투명하며, 세포 수는 5/㎕이하이다. 총 단백질은 양이 적어서 굴절계로는 측정할 수 없다. 글루코스 농도는 혈장 글루코스 농도의 60~70%이다. 염화물 농도는 혈청보다 높다.

정답: 3

2. 건강한 사람의 뇌척수액 성상으로 옳은 것은?

① 투명한 담황색을 띤다.
② 염소는 60~90 mmol/L이다.
③ 파이브린이 석출된다.
④ 총 단백질은 10~40 mg/dL이다.
⑤ 글루코스는 80~120 mg/dL이다.

해설: 건강한 사람의 뇌척수액 성상은 무색투명하며, 당의 기준치는 40~75 mg/dL로 혈당치의 약 60~70%이며, 염소는 120~125 mmol/L이고, 단백질은 10~40 mg/dL이다. 파이브린 석출은 볼 수 없고 채혈 시에 혈액이 혼입되면 파이브린 석출을 볼 수 있다.

정답: 4

3. 폐렴 구균(알균)에 의한 수막염의 뇌척수액 소견으로 볼 수 있는 것은?

① 뇌척수액 압력: 80 mmH_2O
② 색깔: 황색 투명 ③ 당: 20 mg/dL
④ 단백질: 30 mg/dL ⑤ 염소: 130 mEq/L

해설: 폐렴 구균(알균)에 의한 수막염에서는 다음과 같은 변화가 일어난다. 1) 당은 세균에 의해 소비되기 때문에 저하한다. 기준치는 혈당의 약 60-70% (50-80 mg/dL)이며, 20 mg/dL는 저치이다. 2) 단백질은 증가하며, 염소는 저하한다. 3) 세균 감염 시 외관은 혼탁하고 뇌척수액 압력은 상승한다.

뇌척수액의 기준범위: 뇌척수액 압력 60~180 mmHg, 단백질 15~45 mg/dL, 당 50~80 mg/dL, 염소 120~130 mEq/L, 세포 수 5개/μL, 외관 무색투명

정답: 3

4. 뇌척수액 검사에서 이상 소견은?

① 젖산: 10 mg/dL ② 색깔: 무색
③ 글루코스: 70 mg/dL ④ 단백질: 65 mg/dL
⑤ 염소: 123 mEq/L

해설: 기준범위는 다음과 같다.

1) 젖산: 9~25 mg/dL, 2) 색깔: 무색투명, 3) 글루코스: 50~80 mg/dL, 4) 단백질: 15~45 mg/dL, 5) 염소: 120~125 mg/dL

정답: 4

5. 건강한 성인의 뇌척수액(CSF)에 대한 설명으로 옳은 것은?

① 색깔은 담황갈색이다.
② 백혈구 수는 10~20/μL이다.
③ 총단백질 농도는 6~7 g/dL이다.
④ 염화물 농도는 혈액의 약 50%이다.
⑤ 글루코스 농도는 혈액보다 낮다.

해설: 정상 성인의 CSF 백혈구 수는 0~5/μL이다. 색깔은 물처럼 무색투명하다. 정상 CSF의 기준 범위를 보면, 총 단백질은 15~45 mg/dL, 염화물은 120~125 mEq/L(혈청 98~107 mEq/L), 글루코스는 50~80(평균 65) mg/dL로 혈장의 60~70% 수준이다.

정답: 5

6. 뇌척수액(CSF) 검사 결과가 정상이 **아닌** 것은?

① 글루코스 — 60 mg/dL ② 적혈구 — 10/μL
③ 백혈구 — 2/μL ④ 염소 — 125 mEq/L
⑤ 총단백질 — 20 mg/dL

해설: 건강한 사람의 CSF에서는 적혈구를 확인할 수 없다.

정답: 2

7. 뇌척수액에 대하여 옳은 것은?

① 건강한 성인의 뇌척수액에는 소수의 림프구가 존재한다.
② 일광미진은 세포가 용해될 때 확인할 수 있다.
③ 크산토크로미아는 빌리루빈의 존재를 의미한다.
④ 화농성 수막염에서 단백질은 감소한다.
⑤ 정상 뇌척수액의 단백질은 글로불린이 주성분이다.

해설: 일광미진(빛을 조사했을 때 먼지처럼 보임)은 세포 수가 증가했을 때 확인할 수 있다. 화농성 수막염에서 단백질은 증가한다. 정상 뇌척수액에 가장 많은 것은 알부민이고, 두 번째로 많은 것은 프리알부민이다. 크산토크로미아(xantochromia)는 황색 뇌척수액을 가리키며 오래된 출혈을 의미한다.

정답: 1

8. 뇌척수액 검사에 대하여 **틀린** 것은?

① 정상 뇌척수액의 외관은 물과 같이 무색투명하다.
② 백혈구가 증가하면 크산토크로미아가 된다.
③ 젖산은 세균성 수막염에서 상승한다.
④ 정상 뇌척수액의 단백질 농도는 15~45 mg/dL이다.
⑤ 정상 뇌척수액의 글루코스는 50~80 mg/dL이다.

해설: 백혈구가 증가하면 흰색의 혼탁을 나타내고, 크산토크로미아는 황색으로 오래 전에 출혈이 있었을 때 나타난다. 정상인의 젖산 기준범위는 9~25 mg/dL이지만, 세균성 수막염에서는 자주 35 mg/dL 이상을 나타낸다.

정답: 2

정액 문제

1. 건강한 성인의 정액 성분에 대한 설명 중 옳은 것은? (2개 선택)

① pH는 약산성이다.
② 정자 농도는 100만~200만/mL이다.
③ 소수의 백혈구를 포함하고 있다.
④ 정자의 전체 길이는 20 μm이다.
⑤ 정자의 운동성 30%는 기준 범위 안이다.

해설: 1) pH: 7.2~8.0, 2) 정자 농도: 2천만~1억6천만/mL, 3) 원형 세포: < 100만/mL, 4) 정자 길이: 약 50 μm, 5) 운동성: 1시간 이내 50% 이상

정답: 3

2. 정액에 대한 설명으로 옳은 것은?

① 정자와 액체로 구성된다.
② 정자 수의 기준 범위는 2 × 10^5/mL이다.
③ 운동성은 채취 후 시간이 경과하면서 상승한다.
④ 정액의 가장 많은 부분을 차지하는 것은 전립선액이다.
⑤ 약산성이다.

해설: 정자 수 >2×10^7(2천만)/mL. 운동성은 시간 경과하면서 감소한다. pH는 7.2-8.0으로 약알칼리성이다. 정액의 60-70%는 정낭액이며, 전립선액은 20-30%를 차지한다. 형태 관찰은 Giemsa 염색법으로 한다.

정답: 1

3. 정자가 성숙되는 장소는?

① 고환 ② 부고환 ③ 정낭
④ 정관 ⑤ 전립샘

해설: 정세관에서 형성된 정자는 부고환에서 성숙된다.

정답: 2

4. 정액의 주성분은?

① 글루코스 ② 프룩토스
③ 산성 포스파테이스 ④ 시트르산 ⑤ 젖산

해설: 정액의 주성분은 프룩토스(과당)이다. 이것은 정자의 신진대사에 필요한 성분이다.

정답: 2

5. 정액 채취 시간을 정확히 기록하지 않았을 때 어떤 검사에 우선적으로 영향을 미치는가?

① 색깔 ② 양 ③ pH ④ 형태 ⑤ 점도

해설: 액화는 정액 채취 후 30~60분에 일어난다. 따라서 액화를 평가하려면 채취 시간을 정확히 기록해야 한다.

정답: 5

6. 정자 농도가 낮을 때 필요한 검사는?

① 정자 항체
② 프룩토스
③ pH
④ 산성 포스파테이스
⑤ 액화

해설: 정낭에서 생성되는 지지매질(프룩토스)이 결핍되면 정자 농도가 저하한다.

정답: 2

7. 정액의 응고 및 액화와 관련된 효소가 생성되는 장소는?

① 정낭 ② 망울요도샘 ③ 정관
④ 전립샘 ⑤ 부고환

해설: 전립샘에는 응고와 액화를 결정하는 아연 및 단백질 분해 효소가 포함되어 있다.

정답: 4

8. 정상적인 정자의 농도는?

① 1천만/μL 이상 ② 2천만/μL 이상
③ 1천만/mL 이상 ④ 2천만/mL 이상
⑤ 4천만/mL 이상

해설: 정상 정자 농도는 2천만/mL 이상이다.

정답: 4

핵의학 검사기술학

HK강의노트

핵의학검사기술학

1. 원자(atom)

① 핵(양성자p+중성자n)과 궤도 전자(e)로 구성

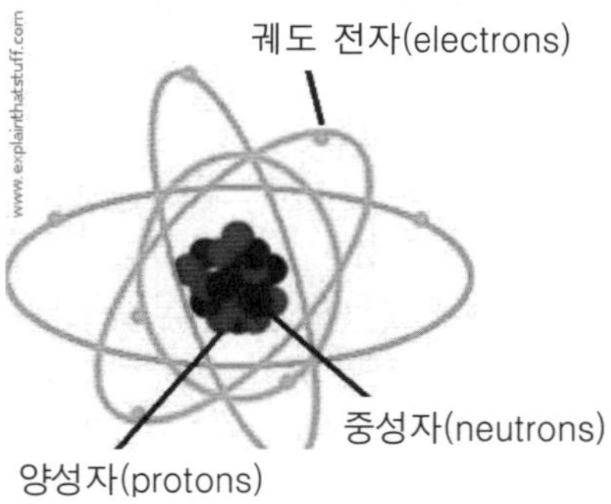

② 질량수(A) = 원자번호(Z) + 중성자수(N)

③ 원자번호=양성자수

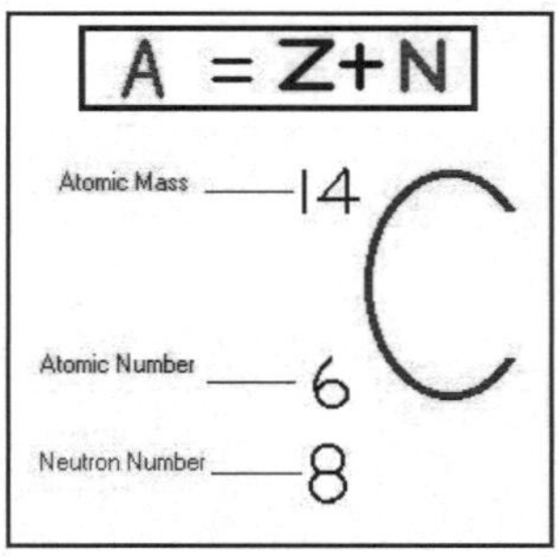

2. 동위원소(isotope)

동위원소(isotope)란 **원자번호(양성자수)**가 같고 **질량수(중성자수)**가 다른 원소

방사성동위원소(radioisotope, RI)란 동위원소 중 방사선을 내는 동위원소를 말한다. (^{12}C, ^{31}P: 안정동위원소, ^{14}C, ^{32}P: 방사성동위원소)

3. 방사선

① α선: $^{4}_{2}He$ 입자

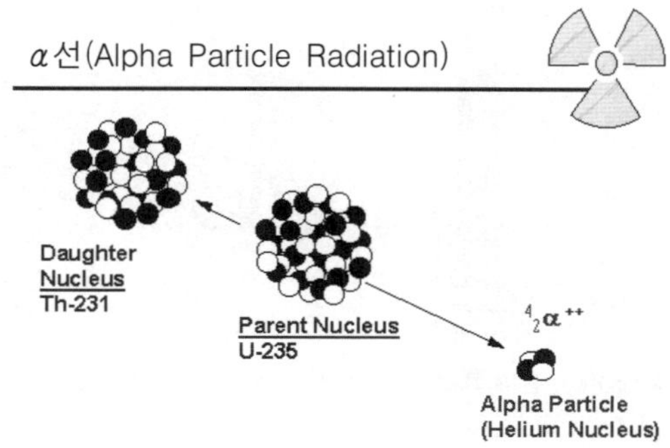

$$^{238}_{92}U(우라늄) \xrightarrow{^{4}_{2}He(\alpha선)} {}^{234}_{90}Th(토륨)$$

② β선: 전자(양전자positron, 음전자negatron)

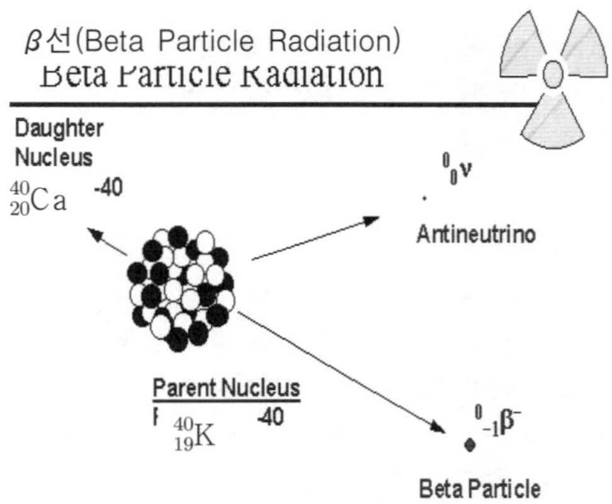

③ γ선, X선: 전자기파(질량과 전하 없음)

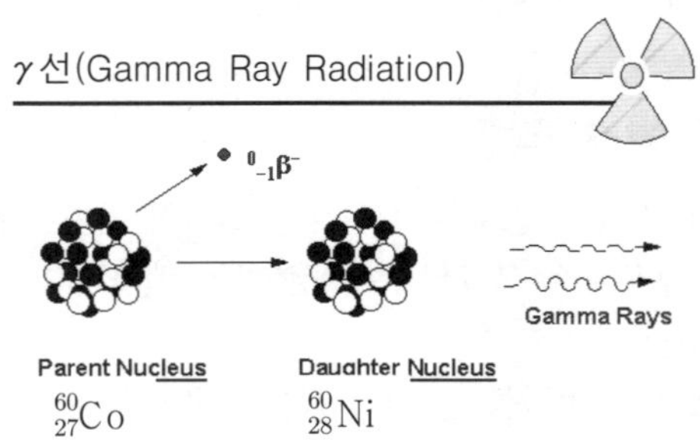

γ선: 0.1 -1 nm, X선: 1-180 nm

4. 방사선 투과력

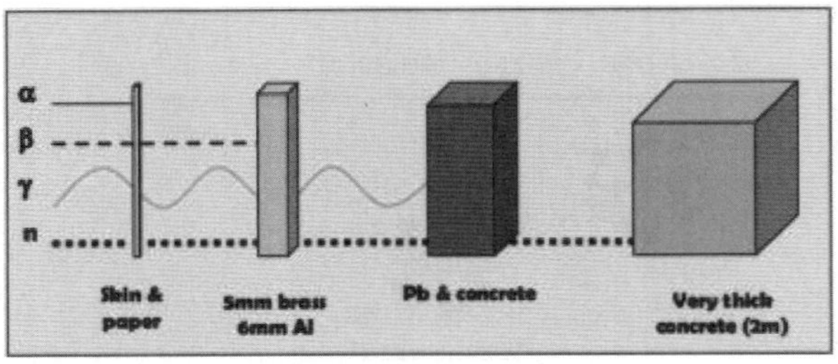

α = alpha β = Beta γ = Gamma n = Neutron

투과력 세기: γ선 〉 β선 〉 α선

5. 원자핵 붕괴

① **α붕괴**: 원자 번호와 질량 모두 감소

② **β붕괴**

β^-붕괴(음전자 붕괴, 원자 번호 증가)

$n \rightarrow p + e^- + v$, $^{14}C \rightarrow {}^{14}N$(양성자 +1)

β^+붕괴(양전자 붕괴, 원자 번호 감소)

$p \rightarrow n + e^+ + v$, $^{11}C \rightarrow {}^{11}B$(양성자 −1)

궤도전자포획(원자 번호 감소)

$p + e^- \rightarrow n + v$(X선)(양성자 −1)

③ **γ선(광자)방출**: 원자핵이 붕괴할 때 방출되는전자파(광자)이다. 핵이성체전이는 질량과 양성자 변함없이 에너지 상태가 다른 감마선을 방출하는 것을 말한다. ^{99}Tc에 대해 ^{99m}Tc은 핵이성체이다.

④ 들뜬상태에 있는 핵이 γ선을 방출하는 대신 궤도전자에 에너지를 주어 전자가 원자 밖으로 튀어나가는 것을 말한다. 이러한 전자를 내부전환전자라고 한다.

광자의 3가지 작용

① **광전 효과** : 광자와 원자가 충돌하여 전체 에너지를 궤도전자에 주고 자신은 소멸한다. 에너지가 낮을 때 일어난다.

② **콤프턴 산란(탄성 산란)** : 광자가 원자와 충돌하여 전자에 에너지를 주고 자신은 에너지가 낮아지면서 다른 방향으로 산란한다.

③ **전자쌍 생성** : 광자 자신이 원자핵 근방에서 한 쌍의 음양전자를 만들고 자신은 소멸한다. 에너지가 높을 때 일어난다.

6. 반감기(half-life)

최초 방사능 양이 1/2로 줄어드는데 걸리는 시간

$$\frac{dN}{dt} = -\lambda N \qquad N=N_o e^{-\lambda t}$$

N_o: 처음 방사능 양, N: t시간 후의 방사능 양,

λ: 붕괴정수, N/N_o가 1/2로 되는 시간(반감기)

① 100 mCi의 ^{131}I(반감기 8일)는 16일 후에 몇 mCi가 되는가?

100×1/4=25 mCi

② 100 mCi의 ^{125}I(반감기 60일)는 120일 후에 몇 mCi가 되는가?

100×1/4=25 mCi

③ 생물학적 반감기: 배설 및 대사 등에 의한 감소

④ 주요 핵종의 반감기

^{14}C(5730년)* > ^{3}H(12.3년)* > ^{60}CO(5.3년) > ^{57}CO(271.8일) > ^{58}CO(70.8일) **^{125}I(60일)** > ^{59}Fe(45일) > ^{51}Cr(27일) > ^{32}P(14일)** > **^{131}I(8일)** > **^{99m}Tc(6시간)**

* 액체신틸레이션 카운터(저에너지 β선 측정),

** GM 카운터(고에너지 β선 측정), 나머지는 **감마 카운터**

7. 감마 카운터

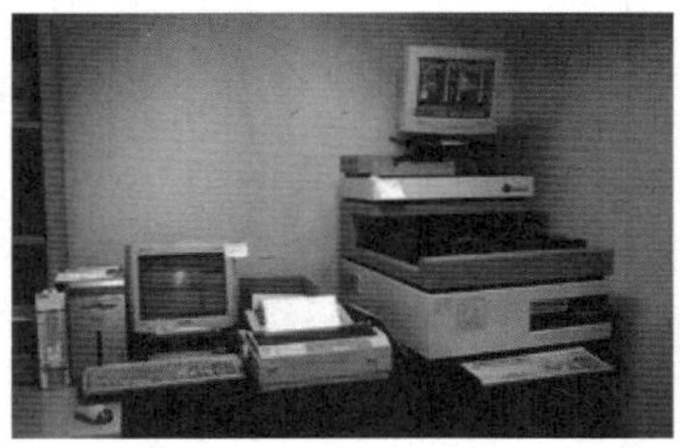

NaI 섬광체

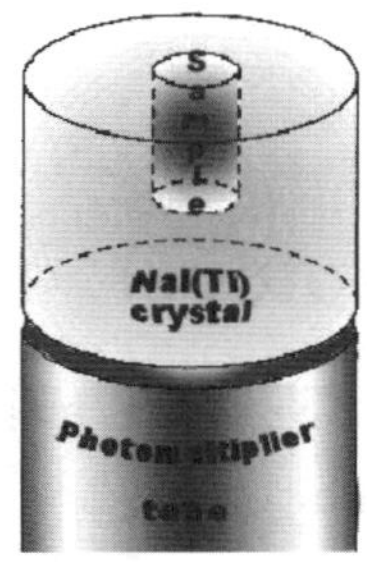

방사선 측정 장치

저에너지 β선 → 액체 신틸레이션카운터
고에너지 β선 → GM계수관 등
γ선 시료측정 → 웰형 신틸레이션카운터(감마 카운터)
체 외 측 정 → 신티카메라

8. 방사선 단위

방사능	단위시간 안에 붕괴하는 원자핵의 수. 1초마다 1개의 원자핵이 붕괴할 때 나타나는 방사능의 세기(Bq, 베크렐, SI단위)이다. 1 Ci(큐리) = 3.7×10^{10} Bq
조사선량	어떤 장소에 조사된 양(C/kg, SI단위). 1 R(렌트겐) = 2.58×10^{-4} C/kg
흡수선량	어떤 물질에 흡수된 양(Gy, 그레이, SI단위). 1 Gy = 100 rad
선량당량	생물학적 효과를 나타내는 양(**Sv, 시버트**, SI단위). 1 Sv = 100 rem

9. 방사선 장애

① 방사선 장애 여부 판단 검사: 백혈구검사(림프구 감소)
② 혈액변화를 초래하는 선량: **0.25-1.0 Gy**
③ 일시적 불임을 초래하는 선량: **0.1-1.5 Gy**
④ 방사선감수성
높음: **조혈장기(골수, 림프조직), 생식샘,**
소화관(위, 창자)
낮음: 폐, 신장, 간, 근육, 뼈, 결합조직, **신경**
⑤ 피폭 후 긴 잠복기를 거친 후 나타나는 만성장애: 암
⑥ 방사선 오염시 조치: 창문폐쇄, 출입금지
⑦ 작업실의 오염여부 측정: **서베이미터**
방사선의 누출이나 방사성동위원소에 의한 오염을 조사하는 휴대용 측정기이다.
⑧ 방사선작업종사자의 유효 선량:
50 mSv(5 rem) 이하

1 rem = 0.01 Sv = **10 mSv** = 10000 μSv 1 millirem = 0.00001 Sv = 0.01 mSv = 10 μSv

방사선이 인체에 미치는 영향

500 mSv	외적 증상 없지만 백혈구 감소
1-10 Sv	조혈기 장애(피폭 2-3주 후, 백혈구 감소증, 혈소판 감소증, 골수 발육 부전)
10-15 Sv	소화기 장애, 피폭 2-3일 후 복통, 발열, 설사. 2주 후 장염과 쇼크로 사망
50 Sv 이상	중추신경 장애(오심, 구토, 뇌부종, 사망)

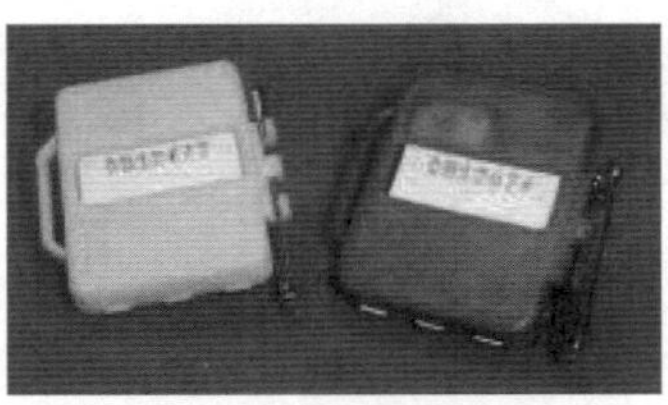

필름 배지:개인 피폭 선량 측정

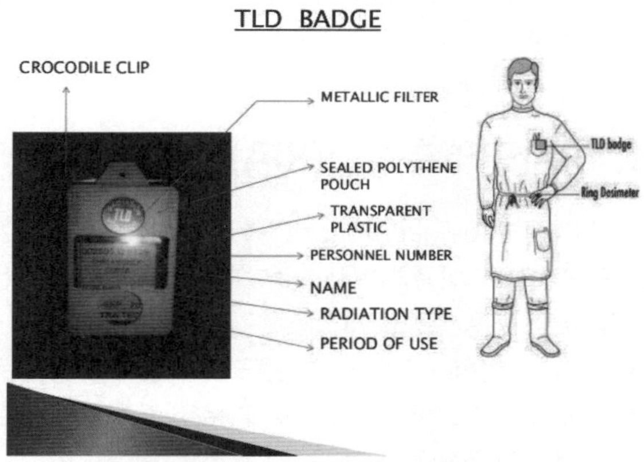

열형광선량계(thermoluminescence dosimeter, TLD) 배지: 개인 피폭 선량 측정
필름 배지보다 성능이 우수함

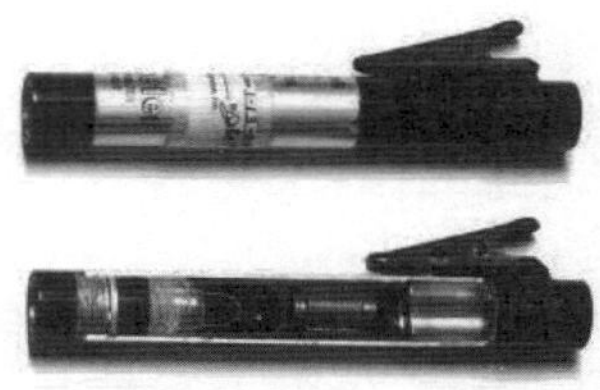

포켓선량계pocket dosimeter
:작업 중 피폭 선량 측정

10. 외부피폭 방호의 3대 원칙

① 시간: 작업시간 짧게
② 거리: 선원에서 멀리
③ 차폐: 차폐물 사용(납 등)
* 내부피폭방어: 피부를 통한 침입 방지(비닐/고무장갑)

11. 방사성의약품

① 방사능을 지니고 약리학적 성질을 갖지 않음(미량이기 때문에 독성 무시).
② γ선 측정.
③ 체내 투여시 반감기가 짧은 것이 피폭량이 적음. 반감기는 ^{99m}Tc 6시간~^{131}I 8일 사이에 있는 것이 좋음.
④ 적은 양 사용.
⑤ 항원성과 발열성이 없어야 함(in vivo).

12. *in vivo*-시료 측정

① 순환 혈액량 측정: $^{51}Cr(Na_2CrO_4)$
② 순환혈장량: ^{131}I-HSA(사람혈청알부민)
③ 적혈구 수명 측정: ^{51}Cr

④ 조혈기능검사, 철대사: ^{59}Fe(염화철,구연산철) ⑤ 비타민 B_{12}흡수시험(실링Schilling시험): ^{58}Co 또는 ^{57}Co-Vit B_{12}

14. 방사면역측정법(RIA)

방사면역측정법(radioimmunoassay, RIA)는 방사성동위원소를 표지자로 이용하여 in vitro에서 물질을 정량하는 감도가 매우 좋은 측정법이다

항체(고정) + **항원**(시료중의 측정물질) + **방사성 항원**(동위원소 표지) ➜ **분리**(B와 F) ➜ **카운트** * 항원이 많으면 B/F 비율이 작아진다.

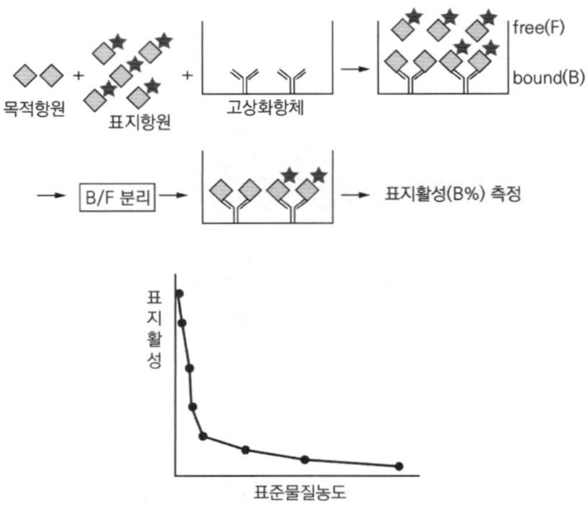

RIA(경쟁법)의 원리와 검량선

15. 면역방사계측법(IRMA)

면역방사계측법(immunoradiometric assay, IRM A)은 항체에 RI를 표지하는 비경쟁적 샌드위치법이다.

고상항체 + 항원 → 항체-항원-방사성항체(측정)

장점: RIA보다 감도와 특이성이 우수함

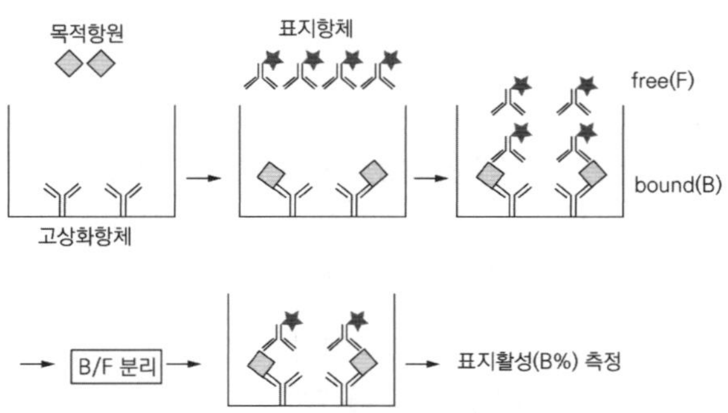

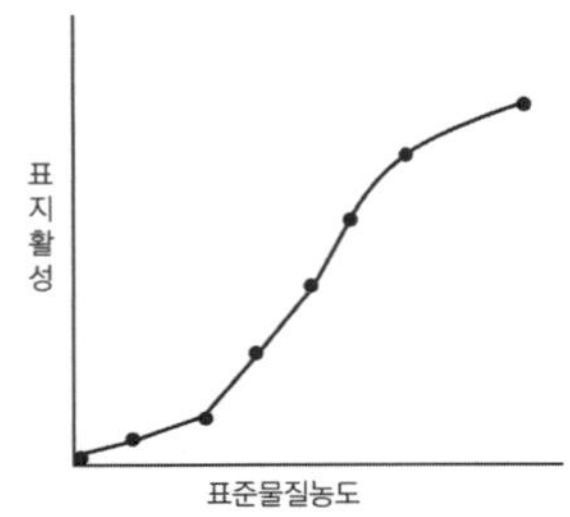

IRMA(비경쟁법)의 원리와 검량선

16. *in vitro* 측정

① 종양 표지자

종양 표지자	관련 암	RI종류
AFP	간세포암	^{125}I
CEA	대장암, 췌장암	^{125}I
CA 125	난소암	^{125}I
CA 15-3	유방암	^{125}I
PAP	전립선암	^{125}I
PSA	전립선암	^{125}I

* 주로 IRMA로 분석함

② 호르몬: 인슐린, T_4, ACTH 등(^{125}I 이용)

③ HBs Ag 등

④ 약물: 사이클로스포린(면역억제제), 디곡신(강심제)

17. 베타 계측기

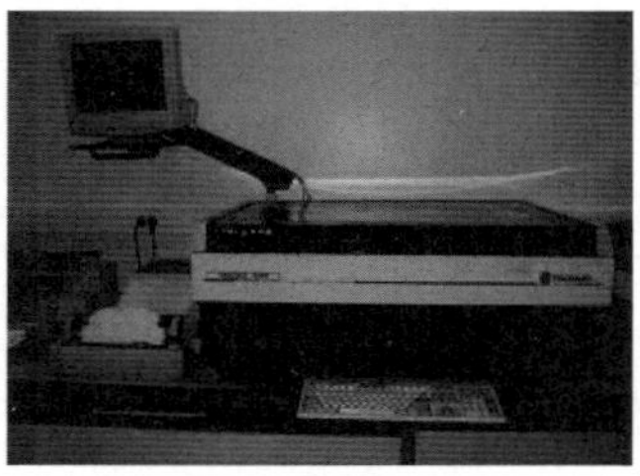

액체 섬광체: 베타선 → 빛

용도: ^{3}H, ^{14}C, ^{32}P

18. 방사선 위험 심벌

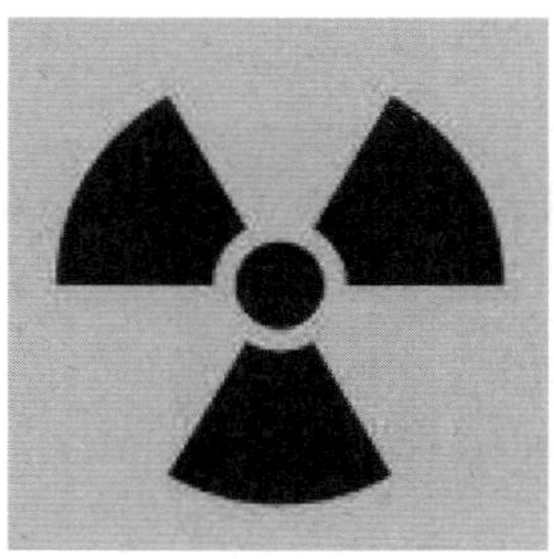

Radiation Hazard Symbol

연습문제 -핵의학검사기술학

1. 방사성동위원소가 아닌 것은?

① ^{13}C ② ^{3}H ③ ^{125}I ④ ^{32}P ⑤ ^{201}Tl

해설: ^{13}C은 동위원소이지만 방사성은 아니다.

정답: 1

2. β선을 방출하는 것은?

① ^{3}H ② ^{32}P ③ ^{99m}Tc ④ ^{125}I ⑤ ^{201}Tl

해설: β선을 방출하는 것은 **^{3}H, ^{32}P**, ^{45}Ca, **^{14}C**, ^{35}S 등이다. ^{99m}Tc(technetium, 테크네튬), ^{125}I, ^{201}Tl(thallium, 탈륨)은 γ선을 방출한다.

정답: 2

3. 혈소판 수명 측정에 사용되는 것은?

① ^{14}C ② ^{32}P ③ ^{51}Cr ④ ^{59}Fe ⑤ ^{125}I

해설: 적혁구 및 혈소판 수명 측정에는 **^{51}Cr**이 이용된다.

정답: 3

4. 반감기가 8일인 방사성동위원소의 방사능이 1/8로 되는데 걸리는 시간은?

① 8일 후 ② 16일 후 ③ 24일 후
④ 48일 후 ⑤ 64일 후

해설: $(1/2)^n$로 1/8이 되려면 n은 3이 된다. 그리고 반감기가 8일이므로 8 × 3 = 24일 후에 1/8로 된다.

정답: 3

5. 방사성동위원소와 반감기의 연결이 옳은 것은?

① ^{60}Co-45일 ② ^{59}Fe-71일 ③ ^{3}H-60일
④ ^{125}I-14일 ⑤ ^{131}I-8일

해설: 반감기: ^{60}Co 5.3년, ^{59}Fe 45.0일, ^{3}H 12.3년, ^{125}I 60일, ^{131}I 8.0일

정답: 5

6. 4기가 베크렐(GBq)의 방사성 요오드(^{131}I, 반감기 8일)는 약 며칠 후에 1 GBq로 되는가?

① 4 ② 8 ③ 16 ④ 32 ⑤ 64

해설: ^{131}I의 반감기가 8일이므로 4GBq가 2GBq로 되는데 8일, 2GBq가 1GBq로 되는데 8일 걸린다. 따라서 4GBq가 1GBq로 되는 데는 합계 16일이 걸린다.

정답: 3

7. **틀린** 것은?

① γ선은 전자기파이다.
② ^{131}I의 반감기는 60.2일이다.
③ ^{51}Cr은 적혈구 수명 검사에 사용되고 있다.
④ ^{14}C에서 14는 질량수이다.
⑤ 방사능의 SI단위는 베크렐(Bq)이다.

해설: ^{131}I의 반감기는 8.2일이다. 반감기가 60.2일인 것은 ^{125}I이다.

정답: 2

8. **^{125}I**의 반감기는?

① 6시간 ② 60 시간 ③ 60일 ④ 12.3년 ⑤ 60년

해설: 주요 동위원소의 반감기
^{14}C(5730년) > ^{3}H(12.3년) > ^{60}CO(5.3년) > ^{57}CO(271일) > ^{58}CO(70.8일) ^{125}I(60일) > ^{59}Fe(45일) > ^{51}Cr(27일) > ^{32}P(14일) > ^{131}I(8일) > ^{99m}Tc (6시간)

정답: 3

9. 반감기가 50일 이상인 것은?

① ^{51}Cr ② ^{32}P ③ ^{59}Fe ④ ^{125}I ⑤ ^{131}I

해설: ^{51}Cr: 27일, ^{32}P: 14.3일, ^{59}Fe: 45일, ^{125}I: 60일, ^{131}I: 8일, ^{3}H: 12.3년, ^{58}Co: 70.8일

정답: 4

10. 반감기가 옳은 것은?

① ^{125}I-8일 ② ^{131}I-60일 ③ ^{3}H-12.3년
④ ^{59}Fe-45년 ⑤ ^{60}Co-70.8년

해설: ^{125}I–60.2일, ^{131}I–8일, ^{3}H–12.3년, ^{59}Fe–45.0일, ^{60}Co–5.3년, ^{58}Co–70.8일

정답: 3

11. 원자핵의 붕괴를 나타내는 식은? 단 N=원자핵의 수, t=시간, λ=붕괴정수로 한다.

① $\frac{dt}{dN}=\lambda N$ ② $\frac{dN}{dt}= -\lambda N$ ③ $\frac{dN}{N}=\lambda dt$

④ $\lambda\frac{dt}{dN}=-N$ ⑤ $\lambda\frac{dN}{dt}=N$

해설: 방사능의 강도 A(단위 시간 당 붕괴 수)는

$$A = \frac{dN}{dt} = -\lambda N$$ 이다.

정답: 2

12. 반감기가 가장 짧은 것은?

① ^{3}H ② ^{51}Cr ③ ^{99m}Tc ④ ^{131}I ⑤ ^{14}C

해설: ^{3}H: 12.3년, ^{51}Cr: 27일, **^{99m}Tc: 6시간**, ^{131}I: 8일, ^{14}C: 5730년

정답: 3

13. 동위원소란?

① 질량수가 같고 원자번호가 다른 것
② 중성자수가 같고 원자번호가 다른 것
③ 양성자수가 같고 질량수가 다른 것
④ 양성자수와 중성자수의 합이 같은 것
⑤ 궤도전자와 양성자수가 같은 것

해설: 동위원소란 원자번호(양성자수)가 같고 질량수(중성자수)가 다른 원소를 말한다.

정답: 3

14. 방사성동위원소 ^{125}I의 기호에서 125는 무엇을 나타내는가?

① 질량수 ② 양성자수 ③ 중성자수
④ 궤도전자수 ⑤ 방사선 에너지

해설: 원소 기호의 왼쪽 어깨에는 질량수, 아래에는 원자번호를 표시한다.

정답: 1

15. 다음 질량 변화가 가장 큰 방사선 붕괴는?

① α 붕괴 ② β^+ 붕괴 ③ β^- 붕괴
④ γ선 붕괴 ⑤ 궤도전자 포획(EC)

해설: 원자핵 붕괴

① α붕괴: 원자번호 2, 질량 4 감소

$$^{238}_{92}U(\text{우라늄}) \xrightarrow{^{4}_{2}He(\alpha\text{선})} {}^{234}_{90}Th(\text{토륨})$$

② β붕괴

β^-(음전자) 붕괴: $n \rightarrow p + e^- + v$, $^{14}C \rightarrow {}^{14}N$(양자 +1)

* **원자번호 1 증가**

β^+(양전자) 붕괴: $p \rightarrow n + e^+ + v$, $^{11}C \rightarrow {}^{11}B$(양자 −1)

* **원자번호 1 감소**

궤도전자 포획: $p + e^- \rightarrow n + v$(X선)(양자 −1)

* **원자번호 1 감소**

③ γ선(광자)방출: 핵이성체전이(질량과 양자 변함없이 감마선 방출)

정답: 1

16. 원자번호가 커지는 것은?

① α 붕괴 ② β^+ 붕괴 ③ β^- 붕괴
④ γ선 붕괴 ⑤ 궤도전자 포획(EC)

해설: 16번 문제 해설 참조

정답: 3

17. 방사선의 물질 투과력을 강한 순서로 맞는 것은?

① α선〉β선〉γ선 ② β선〉α선〉γ선
③ β선〉γ선〉α선 ④ γ선〉α선〉β선
⑤ γ선〉β선〉α선

해설: 알파선은 종이를 관통하지 못하고, 베타선은 플라스틱을 관통하지 못하고, 감마선은 납을 관통하지 못한다.

정답: 5

18. 알파선에 대한 설명으로 옳은 것은?

① 궤도전자에서 방출한다.
② ^{125}I, ^{131}I은 알파선을 방출한다.
③ 원자번호가 변하지 않는다.
④ 감마선보다 투과력이 약하다.
⑤ 전리 작용이 일어나지 않는다.

해설: α선도 기체의 전리 작용(방사선을 물질에 조사하여 물질을 구성하고 있는 원자로부터 전자를 방출시켜 한 쌍의 양음 전자를 만드는 것)이 있어서 검출할 수 있다. 검출기의 GM계수 영역에서 계측할 수 있다.

정답: 4

19. α선과 물질과 상호작용에 의해 일어나는 현상은?

① 광전 효과 ② 제동복사선 ③ 전자쌍 생성
④ 콤프턴 산란 ⑤ 전리 작용

해설: 18번 문제 해설 참조

정답: 5

20. 감마선이 원자와 충돌하여 전체 에너지를 궤도전자에 주고 자신은 소멸하는 현상을 무엇이라고 하는가?

① 후방 산란 ② 전리 작용 ③ 광전 효과
④ 콤프턴 산란 ⑤ 전자쌍 생성

해설: 광자의 작용

① 광전 효과 : 광자와 원자의 충돌로 전체 에너지를 궤도전자에 주고 자신은 소멸한다. 에너지가 낮을 때 일어난다.
② 콤프턴 산란(탄성 산란) : 광자가 원자와 충돌하여 전자에 에너지를 주고 자신은 에너지가 작아지면서 다른 방향으로 산란한다.
③ 전자쌍 생성 : 광자 자신이 원자핵 근방에서 1쌍의 음양 전자를 만든다. 에너지가 높을 때 일어난다.

정답: 3

21. 방사성동위원소가 체내에 들어와서 붕괴와 생물학적 배설 등에 의해 반으로 감소하는 데 걸리는 시간은?

① 물리적 반감기 ② 생리적 반감기 ③ 유효 반감기
④ 화학적 반감기 ⑤ 생물학적 반감기

해설: 방사성동위원소 자체의 붕괴로 인하여 방사능이 최초의 1/2로 줄어드는 데 걸리는 시간을 물리적 반감기라고 한다. 방사성동위원소가 체내에 들어와 배설이나 대사 등의 생물학적 작용에 의해 감소하는 것을 생물

학적 반감기라고 하며, 물리적 반감기와 생물학적 반감기를 모두 반영한 반감기를 유효 반감기라고 한다.

정답: 3

22. 100 mCi의 ^{125}I는 180일 후에 몇 mCi가 되는가? 단, ^{125}I의 반감기 60일로 한다.

① 6.25 mCi ② 12.5 mCi ③ 25 mCi
④ 50 mCi ⑤ 100 mCi

해설: 100 × 1/8 = 12.5

정답: 2

23. 100 mCi의 ^{131}I은 16일 후에 몇 mCi가 되는가? 단, ^{131}I의 반감기 8일로 한다.

① 12.5 mCi ② 25 mCi ③ 50 mCi
④ 750 mCi ⑤ 100 mCi

해설: 100 × 1/4 = 25

정답: 2

24. 1초당 1개의 원자핵이 붕괴하면서 나타나는 방사능 세기는?

① 큐리(Ci) ② 뢴트겐(R) ③ 베크렐(Bq)
④ 시버트(Sv) ⑤ 라드(Rad)

해설: 방사능의 세기를 나타내는 국제(SI) 단위는 베크렐(Bq)이고, 관용 단위는 큐리(Ci)이다.

정답: 3

25. 그레이(Gy) 또는 라드(rad)로 표시하는 방사선 단위는?

① 방사능 ② 조사선량 ③ 선량당량
④ 흡수선량 ⑤ 방사선 에너지

해설: 흡수선량(어떤 물질에 흡수된 방사선의 양)의 SI 단위는 Gy, 관용 단위는 rad이다.

정답: 4

26. 렘(rem) 또는 시버트(Sv)로 표시하는 방사선 단위는?

① 방사능 ② 조사선량 ③ 흡수선량
④ 선량당량 ⑤ 방사선에너지

해설: 선량당량(생물학적 효과를 나타내는 양)의 SI 단위는 Sv, 관용 단위는 rem이다.

정답: 4

27. 사구체(토리)여과율(GFR)을 검사할 때 사용하는 장비는?

① 포켓 선량계 ② 알파선 계측기 ③ 감마선 계측기
④ 열형광선량계 ⑤ 베타선 계측기

해설: 토리여과율은 ^{51}Cr로 하며, 감마선 계측기(감마 카운터)로 측정한다.

정답: 3

28. 감마선 계측기의 섬광체는?

① CsI(Tl) ② NaI(Tl) ③ LiI(Eu)
④ Stilbene ⑤ ZnS(Ag)

해설: 감마선 계측기는 NaI 섬광체를 갖고 있다.

정답: 2

29. ^{125}I를 함유한 시료를 측정하는 장비는?

① GM 계수관 ② 전리상
③ 신티스캐너 ④ 웰형 신틸레이션 카운터
⑤ 액체 신틸레이션 카운터

해설: ^{125}I는 감마선을 방출하기 때문에 웰형 신틸레이션 카운터(γ 카운터)로 측정한다. 액체 신틸레이션 카운터는 저에너지 β선을 방출하는 핵종(^{3}H, ^{14}C)에 사용된다. GM계수관은 고에너지 β선을 방출하는 핵종(^{32}P)에 사용된다.

정답: 4

30. 콩팥 사구체여과율(GFR) 측정에 사용되는 방사성동위원소는?

① ^{51}Cr ② ^{57}Co ③ ^{59}Fe ④ ^{125}I ⑤ ^{131}I

정답: 1

31. 방사성동위원소 표지 화합물이 맞는 것은?

① 적혈구량 측정 - ^{131}I ② 적혈구 수명 측정 -^{57}Co
③ 실링 검사 - ^{59}Fe ④ 철대사 측정 - ^{125}I
⑤ 사구체여과율 측정 - ^{51}Cr

정답: 5

32. ^{57}Co-Vitamin B_{12}를 이용하여 측정하는 것은?

① 철대사 측정 ② 실링 검사 ③ 적혈구 수명 측정
④ 혈장량 측정 ⑤ 사구체여과율 측정

정답: 2

33. 순환 혈액량 측정에 사용되는 방사성동위원소는?

① ^{59}Fe ② ^{131}I ③ ^{51}Cr ④ ^{57}Co ⑤ ^{99m}Tc

정답: 3

34. 방사성의약품 ^{131}I-PVP가 사용되는 검사는?

① 순환 혈액량 측정 ② 적혈구 수명 측정
③ 조혈 기능 검사 ④ 지방 흡수 시험

⑤ 고든 시험

해설: 단백누출성 위장증 검사를 고든 시험(Gordon test)이라고 하며, ^{131}I–PVP(polyvinyl pyrollidone)을 사용하여 검사한다.

정답: 5

35. 방사성의약품을 체내에 투여한 후 검체를 채취하여 실시하는 검사는?

① 간암 표지자 검사 ② 갑상선 호르몬 검사
③ 사구체여과율 검사 ④ 방사 알러젠 흡수 검사
⑤ B형 간염 표면항원 검사

정답: 3

36. 방사면역측정법(RIA)에 대해서 맞는 것은?

① 종양 표지자는 측정할 수 없다.
② 방사성동위원소는 ^{99m}Tc을 사용한다.
③ 측정은 감마선 계측기를 사용한다.
④ 항원 · 항체 결합형과 유리형은 분리할 필요가 없다.
⑤ 항원에 방사성동위원소를 표지하므로 항체는 필요가 없다.

해설: RIA 원리

항체(고정) + 항원(시료 중의 측정 물질) + 방사성 항원(동위원소 ^{125}I 표지) ➜ 분리(결합형과 유리형) ➜ 카운트

정답: 3

37. 방사면역측정법(RIA)을 이용한 검사는?

① 사구체여과율 측정 ② 실링 시험
③ 적혈구 수명 측정 ④ 철대사 측정
⑤ 면역글로불린 E 측정

해설: RIA는 호르몬, 효소, 약물, 면역글로불린 등을 측정하는 데 사용된다.

정답: 5

38. 방사면역측정법(RIA)에서 ^{125}I가 ^{131}I 보다 많이 사용되는 이유는?

① 반감기가 짧다.
② 피폭 위험이 적어 차폐 시설이 필요하지 않다.
③ 계측 효율이 낮다.
④ ^{131}I에 비해 에너지가 높아 다루기 쉽다.
⑤ 방사능 순도가 높다.

정답: 5

39. 방사성동위원소를 항체에 표지시켜 측정하는 검사법은?

① 방사면역측정법 ② 방사효소분석법 ③ 포화분석법
④ 방사수용체측정법 ⑤ 면역방사계수측정법

해설: 면역방사계수측정법(immunoradiometric assay, IRMA)은 항체에 방사성동위원소(RI)를 표지하는 비경쟁적 샌드위치 방법이다. RIA보다 감도와 특이성이 우수하다. 항원과 방사능의 세기는 비례한다.

고상항체 + 항원 → 항체–항원–방사성 항체(측정)

정답: 5

40. IRMA에 대한 설명으로 맞는 것은?

① 경쟁법이다.
② RI를 항원에 표지한다.
③ 항체량을 항상 항원량보다 적게 한다.
④ 결합형(B)과 비결합형(F)을 분리할 필요가 없다.
⑤ 항원과 B/F비(방사능의 세기)는 정비례한다.

해설: 방사면역측정법(RIA)과 면역방사계수측정법(IRMA)의 비교

	RIA	IRMA
원리	경쟁법	비경쟁법
RI 표지	항원	항체
항원량에 대한 항체량	적다	많다
항원과 B/F비	부상관(반비례)	정상관(정비례)

* B: 고상에 결합 RI, F: 고상에 결합하지 못한 RI로 세척에 의해 제거된다.

정답: 5

41. 면역방사계수측정법에서 비특이적 결합 반응을 줄이기 위한 방법은?

① 검체를 희석하여 사용한다.
② 반응 시간을 최대한 짧게 한다
③ 세척을 정확하게 한다
④ 온도에 민감하므로 냉장 상태에서 검사한다.
⑤ 항원보다 표지 항체의 양을 더 많게 한다.

정답: 5

42. 방사성동위원소 ^{125}I를 사용하는 검사는?

① 비타민 B_{12} 흡수 ② 토리여과율 ③ 적혈구 수명
④ 철 대사 ⑤ 뇌하수체 호르몬

정답: 5

43. 방사선에 감수성이 가장 높은 장기는?

① 모세혈관 ② 골수 ③ 뼈
④ 신경 ⑤ 갑상선

해설: 인체 기관의 방사선 감수성
1) 높음: 조혈장기(골수, 림프조직), 생식샘, 소화관(위, 창자)
2) 낮음: 폐, 콩팥, 간, 근육, 뼈, 결합조직, 신경

정답: 2

44. 작업종사자의 방사선 장애 여부를 판단하기 위해 많이 이용하는 검사는 ?

① 피부 검사 ② 탈모 검사 ③ 백혈구 검사
④ 염색체 검사 ⑤ 수정체 검사

해설: 가장 약한 방사선(선량당량)에 민감하게 반응하는 것이 백혈구이다. 백혈구는 측정도 용이하여 장애 여부를 판단하는 데 많이 이용하고 있다.

방사선이 인체에 미치는 영향

500 mSv	외적 증상 없지만 백혈구 감소
1-10 Sv	조혈기관 장애(피폭 2-3주 후, 백혈구 감소증, 혈소판 감소증, 골수 발육 부전)
10-15 Sv	소화기관 장애, 피폭 2-3일 후 복통, 발열, 설사. 2주 후 장염과 쇼크로 사망
50 Sv 이상	중추신경 장애(오심, 구토, 뇌부종, 사망)

정답: 3

45. 방사선 감수성이 낮은 장기를 짝지은 것은?

① 피부, 콩팥 ② 생식샘, 뼈
③ 수정체, 지방 조직 ④ 골수, 림프 조직
⑤ 신경, 근육

정답: 5

46. 감마선 차폐물로 가장 좋은 것은?

① 납 ② 섬유 ③ 종이 ④ 유리 ⑤ 플라스틱

해설: 감마선은 납이나 콘크리트로 차폐할 수 있다.

정답: 1

47. 방사선 피폭 중 잠복기가 가장 긴 만성 장애는?

① 암 ② 위장 장애 ③ 탈모
④ 식욕부진 ⑤ 피부 홍반

정답: 1

48. 방사선 작업 종사자의 전신의 연간 최대 허용 피폭선량 한도는?

① 0.5 mSv (0.05 rem) ② 5 mSv (0.5 rem)
③ 30 mSv (3 rem) ④ 50 mSv (5 rem)
⑤ 500 mSv (50 rem)

해설: 방사선 업무 종사자는 연간 전체 조직이 50 mSv(5 rem)을 넘지 않아야 한다. 이것을 실효량당량 한도라고 한다.

정답: 4

참고: 방사선이 인체에 미치는 영향

<무해한 조건 >

* 흉부 X선 촬영시 : 0.0 5mSv
* 복부 X선 촬영시 : 0.6 mSv
* 일반인의 연간 노출 한도: 1.0 mSv
* 일반인의 연간 노출량: 2.4 mSv
* 흉부 X선 CT 촬영시 : 6.9 mSv

<유해한 조건 >

* 방사선 관련 직종 종사자 피폭량: 50 mSv
* 건강에 즉시 변화는 없지만 향후 각종암 발병 확률이 높은 수치: 100 mSv
* 인체내의 림프구 감소: 500 mSv
* 10명중 1명은 구토증세 혹은 신체가 나른해짐: 1000 mSv
* 피복자의 50%가 사망: 4000 mSv

정답: 4

49. 검사실의 오염 여부를 확인할 때 이용하는 측정기는?

① 감마선 계측기 ② 서베이미터 ③ 베타선 계측기
④ 필름 배지 ⑤ 전신 오염 측정기

해설: 서베이미터(survey meter)는 작업장의 오염을 측정한다.

정답: 2

50. 방사선 작업 도중 작업자의 피폭 선량을 직접 측정할 수 있는 것은?

① 감마선 계측기 ② 서베이미터 ③ 베타선 계측기
④ 라돈 측정기 ⑤ 포켓 선량계

해설: 포켓 선량계는 작업 중 개인의 피폭 선량을 측정한다.

정답: 5

51. 다음 기호는 무엇을 나타내는 표시인가?

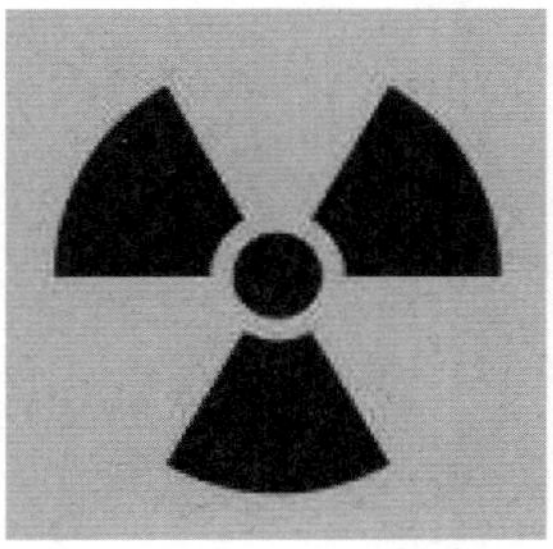

① 생물학적 위험요소 ② 화재 위험요소
③ 전기 위험요소 ④ 방사선 위험요소
⑤ 독극물 위험요소

정답: 4

ASCPi
대비 실전문제

탄수화물

1. 공복 상태에서 성인의 저혈당 기준이 되는 것은?
   a. ≤ 70 mg/dL(≤ 3.9 mmol/L)
   b. ≤ 60 mg/dL(≤ 3.3 mmol/L)
   c. ≤ 55 mg/dL(≤ 3.0 mmol/L)
   d. ≤ 45 mg/dL(≤ 2.5 mmol/L)

정답: d

해설: 공복 상태에서 저혈당의 기준을 정하는 것이 어렵지만, 일반적으로 50 mg/dL를 경계치로 정하고 있다. 어떤 경우는 60 mg/dL를 경계치로 정하기도 한다. 24시간 공복 상태의 폐경전 여성에서는 하한치가 35 mg/dL (1.9 mmol/L)로 보고된 경우도 있다.

2. 등을 다친 21세 환자의 검사 결과가 다음과 같았다. 이러한 결과를 가장 잘 해석한 것은?

전혈 글루코스: 77 mg/dL(4.2 mmol/L) 혈청 글루코스: 88 mg/dL(4.8 mmol/L) CSF 글루코스: 56 mg/dL(3.1 mmol/L)

   a. 전혈과 혈청 값은 예상한 것이지만 CSF는 상승하였다.
   b. 전혈 값은 혈청 값보다 더 높을 것이다.
   c. 모든 값이 정상 범위 안에 있다.
   d. 혈청과 전혈 값은 동일할 것이다.

정답: c

해설: 공복 상태에서 성인의 결과는 1) 혈장/혈청 74~99 mg/dL(4.1~5.5 mmol/L), 2) 전혈 65~95 mg/dL(3.6~5.3 mmol/L), 3) CSF(뇌척수액) 40~70 mg/dL(2.2~3.9 mmol/L)(혈장의 약 60%).

3. 표준 당 부하 시험의 준비는?
   a. 3일 동안 고탄수화물을 섭취해야 한다.
   b. 3일 동안 저탄수화물을 섭취해야 한다.
   c. 검사 전 48시간 동안 금식한다.
   d. 3일 동안 침대에 누워있어야 한다.

정답: a

해설: 검사 3일 전부터 최소 하루에 150 g의 탄수화물을 포함한 식이를 섭취해야 한다. 보행자는 10-16시간 동안 금식한 후 검사를 실시한다. 검사하는 동안은 의자에 앉아 있어야 한다.

4. 공복 혈당치가 90 mg/dL이다. 탄수화물 대사가 정상일 경우 식후 2시간 치에 가장 가까운 값은?
   a. 55 mg/dL(3.0 mmol/L)
   b. 100 mg/dL(5.5 mmol/L)
   c. 180 mg/dL(9.9 mmol/L)
   d. 260 mg/dL(14.3 mmol/L)

정답: b

해설: 정상인에서는 경구 당 부하 시험(OGTT)과 식후 2시간의 혈당치가 공복 혈당치 부근까지 저하한다. 인슐린이 과다하게 분비되면 공복 혈당치보다 더 저하할 수도 있다.

5. 혈당치가 80 mg/dL인 건강한 사람의 뇌척수액 글루코스 값은 약 얼마인가?
   a. 25 mg/dL(1.4 mmol/L)
   b. 50 mg/dL(2.3 mmol/L)
   c. 100 mg/dL(5.5 mmol/L)
   d. 150 mg/dL(8.3 mmol/L)

정답: b

해설: 뇌척수액의 글루코스 값은 혈당치의 약 60%로 알려져 있지만 60-75%로 발표된 것도 있다.

6. 25세 남성이 경구 당 부하 시험(OGTT)을 받기 위해 75 g의 글루코스를 섭취했으나 90분 후에 구역질이 나서 토했다. 가장 바람직한 조치는?
   a. 오렌지 주스를 주고 검사를 계속한다.
   b. 곧바로 50 g의 탄수화물을 투여하고 검사를 시작한다.
   c. 혈당 검사를 위해 채혈하고 검사를 중단한다.
   d. 환자를 눕히고, 안심시킨 후 검사를 재개한다.

정답: c

해설: 소화기 장애가 있는 경우 경구 당 부하 시험을 할 수 없으므로 그러한 증상이 나타나면 검사를 중단시킨다.

7. 글루코스 측정을 위한 뇌척수액은 어떻게 처리해야 하는가?
   a. 냉장고에 보관한다.
   b. 곧바로 분석한다.
   c. 56℃에서 가온한다.
   d. 원심분리 후 실온에 방치한다.

정답: b

해설: 뇌척수액(CSF)은 세균이나 기타 세포에 오염될 수도 있다. 뇌척수액에 세균이나 세포가 포함되어있으면 해당에 의해 글루코스가 저하하므로 글루코스 측정은 원칙적으로 곧바로 해야 한다. 만일 지연이 불가피하다면 원심분리 후, 상층의 뇌척수액을 4℃나 -20℃에 저장해야 한다.

8. 당부하 시험에서 2시간 값이 얼마 이상일 때 당뇨병으로 진단하는가?
   a. 160 mg/dL(8.8 mmol/L)
   b. 170 mg/dL(9.4 mmol/L)
   c. 180 mg/dL(9.9 mmol/L)
   d. 200 mg/dL(11.0 mmol/L)

정답: d

해설: 2시간 혈장치가 200 mg/dL(11.1 mmol/L) 이상일 때 당뇨병으로 진단한다.

9. 조산아나 저체중아에서 저혈당을 가리키는 혈청 값은?

a. 성인과 같다.
b. 성인보다 낮다.
c. 정상적인 만기 유아와 같다.
d. 정상적인 만기 유아보다 높다.

정답: b

해설: 신생아의 혈당치는 30~60 mg/dL 미만으로 성인보다 훨씬 낮다. 간에 저장되었던 글리코젠이 고갈될 때 잠시 저하한다. 미숙아는 20~60 mg/dL 정도로 저혈당을 나타낸다.

10. 45세 여성의 공복 혈당치는 95 mg/dL(5.2 mmol/L)이었고, 식후 2시간 혈당치는 105 mg/dL(5.8 mmol/L) 이었다. 이러한 공복 혈당치를 가장 잘 설명한 것은?

a. 정상; 간에서의 글리코젠 분해를 반영한다.
b. 정상; 골격근에서의 글리코젠 분해를 반영한다.
c. 비정상; 당뇨병을 가리킨다.
d. 비정상; 저혈당증을 가리킨다.

정답: a

해설: 경구 당 부하 시험(OGTT)에서 2시간치가 200 mg/dL(11.1 mmol/L) 이상이면 당뇨병을 가리키고, 140 mg/dL(7.8 mmol/L) 미만이면 정상이고, 140-199 mg/dL이면 내당능 장애(impaired glucose tolerance)를 가리키다. 공복 혈당치와 같이 2시간치가 나이에 따라 상승하는 경향이 있다. 혈당치가 높으면 간세포에서 글루코스로부터 글리코젠이나 지방산이 합성되며, 혈당치가 낮으면 간세포에 저장되었던 글리코젠이 글루코스로 분해되어 혈액으로 공급된다. 그러나 근육에 저장된 글리코젠은 분해되어 혈액으로 공급되지 않고 근수축의 에너지원으로 사용된다.

11. 갈증이 있고, 소변이 자주 마려우며, 알 수 없는 체중 감소의 증상을 나타내는 임산부는 어떤 검사를 받아야 할까?

a. 톨부타미드
b. 젖당 부하 시험
c. 에피네프린 부하 시험
d. 당 부하 시험

정답: d

해설: 문제에서 임신부의 증상은 전형적인 당뇨병 증상이다. 정상적인 임신에서는 임신 2기(12~28주) 후반부에서 3기에 인슐린 저항성이 증가한다. 정상 혈당은 인슐린 분비의 증가에 의해 유지된다. 그러나 인슐린이 충분히 작용하지 못하면 임신성 당뇨병(gestational diabetes mellitus, GDM)이 발생한다. GDM의 선별 및 진단 검사는 다음과 같이 한다.

[선별 시험]

1) 24-28주의 모든 임신부에 대해 실시한다. 당에 대해 내성이 없는 매우 위험한 임신부는 제외한다.
2) 식사 시간과 상관없이 글루코스 50 g을 섭취한다.
3) 섭취 후 1시간에 혈당을 측정한다.
4) 만일 혈당치가 140 mg/dL 이상이면 당 부하 시험을 실시한다.

[확인 검사]

1) 최소 8시간 밤샘 공복 후에 검사한다.
2) 공복 혈당을 측정한다.
3) 글루코스 75 g 또는 100 g을 경구적으로 섭취한다.
4) 3시간 동안 매시간 혈당을 측정한다.
5) 최소 2개의 값이 다음의 값을 초과해야 한다.
6) 만일 임상적 증상이 의심됨에도 불구하고 결과가 정상이면 3기 동안 다시 검사한다.

	100 g	75 g
공복	95 mg/dL	95 mg/dL
1시간	180 mg/dL	180 mg/dL
2시간	155 mg/dL	155 mg/dL
3시간	140 mg/dL	-

톨부타미드(tolbutamide)는 당뇨병 치료제로서 혈당강하제이다.

12. 공복 상태에서 동맥혈 및 모세관혈의 혈당치는 정맥혈의 혈당치와 어떻게 다른가?

a. 1 mg/dL(0.05 mmol/L)가 더 높다.
b. 5 mg/dL(0.27 mmol/L)가 더 높다.
c. 10 mg/dL(0.55 mmol/L)가 더 낮다.
d. 15 mg/dL(0.05 mmol/L)가 더 낮다.

정답: b

해설: 공복 상태의 전혈 글루코스 농도는 혈장보다 약 10~12%가 더 낮다. 모세관 혈액의 글루코스 농도는 정맥혈보다 2~5 mg/dL가 더 높다. 실온에 응고된 혈액을 방치하면 시간당 5~7%의 혈당이 해당에 의해 저하한다.

13. 글루코스나 다른 육탄당이 젖산이나 피루브산으로 전환되는 과정을 무엇이라고 하는가?

a. 글리코젠 합성(glycogenesis)
b. 글리코젠 분해(glycogenolysis)
c. 당신생(gluconeogenesis)
d. 해당(glycolysis)

정답: d

해설: 1) 해당: 글루코스 → 피루브산이나 젖산, 2) 글리코젠 합성: 글루코스 → 글리코젠, 3) 글리코젠 분해: 글리코젠 → 글루코스, 4) 당신생: 아미노산, 옥살아세트산, 글리세롤 등 → 글루코스, 5) 육탄당 일인산 회로(펜토스 인산 회로): 글루코스 → NADPH, 리보스-5-인산.

14. 경구 당 부하시험의 결과 중 당뇨병으로 진단되는 것은?

a. 2시간 검체: 150 mg/dL(8.3 mmol/L)
b. 공복 혈장 글루코스: 126 mg/dL(6.9 mmol/L)
c. 공복 혈장 글루코스: 110 mg/dL(6.1 mmol/L)
d. 2시간 검체: 180 mg/dL(9.9 mmol/L)

정답: b

해설: 다음 중 하나에 해당하면 당뇨병으로 진단한다.

1) 공복 혈장 글루코스: ≥ 126 mg/dL(7.0 mmol/L)
2) 고혈당 증상이 있고 수시 혈당: 200 mg/dL(11.1 mmol/L)
3) 경구 당 부하시험(OGTT) 2시간치: 200 mg/dL(11.1 mmol/L)
4) HbA_{1c}: ≥ 6.5%

15. 당화 헤모글로빈(HbA_{1c})은 얼마 전의 혈당치를 반영하는가?

a. 1~3주 b. 4~5주 c. 8~12주 d. 16~20주

정답: c

해설: HbA_{1c}는 8~12주(2-3개월) 전의 평균 혈당치를 반영한다.

16. 당뇨병 환자에서 장기간 혈당치를 관리하는 데 필요한 검사는?

a. 매주 오전 7시의 공복 혈당
b. 당 부하시험
c. 식후 2시간 혈당
d. HbA_{1c}

정답: d

해설: HbA_{1c}는 장기간 혈당을 관리하는 데 적합한 검사이다.

17. I형 당뇨병 환자의 검사 결과는 다음과 같다.

검사	환자	기준 범위
공복 혈당	150 mg/dL	70~110 mg/dL
HbA_{1c}	8.5%	4.0~6.0%
프룩토사민	2.5 mmol/L	2.0~2.9 mmol/L

이러한 결과로부터 환자가 어떤 상태에 있다고 결론지을 수 있는가?

a. 대사가 일정한 상태로 조절되고 있다.
b. 상태가 악화되고 있다.
c. 프룩토사민의 결과는 대사가 잘 조절되고 있음을 가리킨다.
d. 공복 혈당치는 조절이 유동 상태에 있음을 가리킨다.

정답: c

해설: 프룩토사민 2~3주 전의 혈당치를 반영하는데 이 값이 정상 범위에 있다는 것은 최근에 당뇨병이 잘 조절되고 있음을 가리킨다. 혈당치로는 당뇨병이 잘 조절되고 있는지를 알 수 없다.

18. 총 HbA_{1c}는 무엇을 반영하는가?

a. 8~12주 전의 평균 혈당치
b. 지난주의 평균 혈당치
c. 채혈 당시의 혈당치
d. 채혈 당시의 HbA_{1c}

정답: a

해설: HbA_{1c}는 과거 8~12주 전의 평균 혈당치를 반영한다.

19. 헤모글로빈 β 사슬의 발린에 글루코스가 결합한 헤모글로빈은?

a. S b. C c. A_2 d. A_{1c}

정답: d

해설: 글루코스가 헤모글로빈 β 사슬의 말단 아미노산 발린과 결합한 화합물이 HbA_{1c}이고, 과당-1,6-이인산이 결합하면 HbA_{1a1}이고 글루코스-6-인산이 결합하면 HbA_{1a2}가 된다.

20. 용혈성 빈혈 환자에서의 변화로 옳은 것은?

a. 당화 Hb의 감소 b. 당화 Hb의 증가
c. 당화 Hb은 변화 없음 d. HbA_1 상승

정답: a

해설: 용혈로 인하여 적혈구에서 HbA_{1c}의 생성이 저하한다.

21. 이온교환 크로마토그래피를 사용하여 HbA_{1c}를 측정할 때 위양성을 나타내는 것은?

a. 철 결핍성 빈혈 b. 악성 빈혈
c. 지중해성 빈혈 d. 당화 HbS

정답: d

해설: 이온교환 크로마토그래피는 전하에 기초하여 헤모글로빈 변체들을 분리한다. 양이온-교환수지(음전하를 띰)가 일회용 미니칼럼 속에 들어있어서 양이온을 띤 헤모글로빈과 결합한다. 환자의 샘플이 용혈되고, 일정량의 용혈액이 칼럼 속에 들어간다. 완충 용액이 들어가고 용출 용액이 수집된다. 용출 완충 용액의 이온 강도와 pH를 조정하여 GHbS가 HbA보다 양이온을 덜 띠도록 하여 음전하를 띤 수지(resin)에 결합하지 않도록 한다. GHbS-A_{1a}+A_{1b}+A_{1c}는 모두 HbA_1으로 표현된다(위양성).

* GHb: glycated hemoglobin

22. 혈청 아세톤의 상승은 어떤 대사의 결함이 있을 때 일어나는가?

a, 탄수화물 b. 지방 c. 요소 질소 d. 요산

정답: a

해설: 혈청의 케톤체(acetoacetic acid, β-hydroxybutyric acid, acetone)는 탄수화물 대사, 즉 간 세포 내에 글루코스의 결핍이 있을 때 지방의 분해가 일어나고, 지방산이 β-산화를 거쳐 아세틸-CoA가 과다하게 생성되어 이것으로부터 형성되는 화합물이다. 당뇨병이 심할 때 케톤체의 생성이 증가하여 혈청에 상승한다.

23. 설사를 하는 아이가 탄수화물 비내성 검사를 받고 있다. 대변 검사에서 구리 환원 검사가 양성을 나타냈고 pH는 5.0이었다. 어떻게 조치해야할까?

a. 검사를 더 해야 한다.
b. 결과가 일치하지 않아서 양 검사를 다시 해야 한다.
c. 설사는 탄수화물 불내성으로 인한 것이 아니다.
d. 유용한 정보를 제공하는 검사가 아니다.

정답: a

해설: 구리($CuSO_4 \cdot 5H_2O$) 환원 검사는 환원당(reducing sugar) 검사이다. 따라서 양성이 나오면 어떤 종류의 환원당이 증가하였는지 더 자세한 검사를 통해 확인해야 한다. 젖당 가수 분해 효소(lactase)의 결핍으로 젖당을 소화하지 못하는 민감성 장애를 젖당 불내성(lactose intolerance)라고 하며, 복부불쾌감, 방귀, 설사, 복부 경련 등의 증상이 나타난다. 대변에 탄수화물이 증가하면 삼투압이 증가하여 수분이 장 속으로 이동하고, 이로 인해 삼투성 설사를 하게 된다. 대변 탄수화물 검사는 pH와 함께 측정되며, 이것의 측정은 유아의 설사 원인을 추정하는 데 가치가 매우 높다. 정상적인 대변의 pH는 7-8이다. 하지만 장내세균에 의해 탄수화물이 발효되면 젖산이 증가하여 pH가 저하한다. 탄수화물 질환에서는 5.5 이하로 저하한다.

24. 운동 시작에 앞서 채혈을 하고, 그다음 30분 동안 유산소 운동을 했다. 운동 후의 결과는 어떻게 변하겠는가?

a. 젖산 정상, 피루브산 저하
b. 젖산 저하, 피루브산 상승
c. 젖산 상승, 피루브산 저하
d. 젖산 상승, 피루브산 상승

정답: d

해설: 운동을 하면 근육에서 해당이 촉진되어 그 산물인 피루브산과 젖산이 증가한다. 가벼운 운동에서도 젖산은 2배까지 상승할 수도 있다.

25. 젖당 가수 분해 효소(lactase) 결핍을 진단하는 데 가장 좋은 방법은?

a. 호기 중 H_2 검사
b. 혈장 알돌레이스(aldolase) 수준
c. LD 수준
d. D-자일로스(xylose) 검사

정답: a

해설: 락테이스 결핍이 있으면 호기 중 H_2와 $^{13}CO_2$가 상승하며 또한 혈장 글루코스와 갈락토스도 상승한다.

산-염기 평형 (Acid-Base Balance)

26. 만성 신부전 환자의 혈액가스 검사 결과는 어떤 상태를 가리킬까?

a. 대사성 산증　　b. 호흡성 산증
c. 대사성 알칼리증　　d. 호흡성 알칼리증

정답: a

해설: 정상적으로 콩팥의 세뇨관 상피 세포는 수소 이온을 분비하여 소변에 있는 인산수소 이온(HPO_4^{2-})과 결합하여 인산이수소 이온($H_2PO_4^-$)을 형성하고 또한 소변 중의 암모니아와 결합하여 암모늄 이온(NH_4^+)을 형성하면서 배설된다. 그런데 신세뇨관의 배설 기능이 저하하는 신부전에서는 H^+이 정상적으로 배설되지 못해 혈액의 pH가 7.4보다 작아진다. 이렇게 대사 작용으로 인하여 pH가 저하하는 것을 대사성 산증이라고 한다.

《혈액의 완충계》

혈액의 pH 변화를 막아주는 완충계(buffer system)는 다음과 같은 것들이 있다.

(1) 탄산수소 이온(중탄산염)/탄산: 전혈 완충 용량의 65%와 혈장 완충 용량의 95%를 책임지고 있다.
(2) 헤모글로빈: 전혈 완충 용량의 30%를 책임지고 있다.
(3) 혈장 단백질, 인산: 1% 미만을 책임지고 있다. 아세트산염/아세트산 완충계는 인체에 없다.

탄산수소 이온/탄산 완충계는 다음과 같이 작용하여 pH 변화를 막아준다.

(1) H^+이 증가할 때

HCO_3^- + H^+(과잉) $\rightleftarrows$ H_2CO_3 $\underset{\text{적혈구}}{\overset{CA,\ \text{폐}}{\rightleftarrows}}$ CO_2(기체, 폐를 통해 배출) + H_2O

CA: 탄산탈수 효소(carbonic anhydrase)

(2) OH^-이 증가할 때

H_2CO_3 + OH^-(과잉) → H_2O + HCO_3^-

* 헤모글로빈 완충계의 완충 기전

$KHbO_2 + H_2CO_3 \rightarrow HHb + K^+HCO_3^- + O_2$

* 인산 완충계의 완충 기전

$HPO_4^{2-} + H^+ \rightarrow H_2PO_4^-$ (pH 7.4에서 혈장 인산염의 80%는 HPO_4^{2-}으로 존재하지만 산성 소변에서는 $H_2PO_4^-$으로 배설된다.

탄산수소 이온과 탄산에 의해 결정되는 pH는 Henderson-Hasselbalch식을 따른다. 따라서

Henderson-Hasselbalch식 pH = pKa + $\log\frac{[HCO_3^-]}{[H_2CO_3]}$에 대입하면(탄산의 pKa = 6.1),

7.4 = 6.1 + x, x 값, 즉 $\log\frac{[HCO_3^-]}{[H_2CO_3]}$이 1.3이어야 하므로,

1.3 = log 20 이 된다.

* $H_2CO_3 = pCO_2 \times 0.03$

탄산수소 이온(22~26 mmol/L) 대 탄산(1.2 mmol/L)의 정상적인 비율은 20:1이다.

혈액에 H^+을 공급하는 주요 공급원은 위액이다. 아무튼 지속적으로 구토가 일어나는 상태(예, 뇌압 상승 등)에서는 혈액에 H^+의 공급이 감소하므로 상대적으로 HCO_3^-이 증가한다. 이러한 상태를 Henderson-Hasselbalch식에 대입해보면 pH가 높아지며, 알칼리로 된다. 이렇게 HCO_3^-의 변화에 의한 것은 대사성(metabolic)이란 용어를 붙인다.

질환에 따른 HCO_3^-/H_2CO_3 비율의 변화

대사효과(HCO_3^-의 변화)		
$\frac{[HCO_3^-](\downarrow)}{[H_2CO_3](정상)} < \frac{20}{1}$	**대사성 산증**: 신장 질환으로 H^+ 배설 감소, **당뇨병성 산증**, 심한 설사	보상: 호흡수 증가로 CO_2 배출↑
$\frac{[HCO_3^-](\uparrow)}{[H_2CO_3](정상)} > \frac{20}{1}$	**대사성 알칼리증**: 구토, 알칼리 약물 과잉 투여	보상: 호흡수 감소로 CO_2 배출↓

호흡효과(H_2CO_3의 변화)		
$\frac{[HCO_3^-](정상)}{[H_2CO_3](\uparrow)} < \frac{20}{1}$	**호흡성 산증**: 폐기종, **폐렴**, 질식	보상: 신장 H^+ 배설 ↑, HCO_3^- 재흡수↑
$\frac{[HCO_3^-](정상)}{[H_2CO_3](\downarrow)} > \frac{20}{1}$	**호흡성 알칼리증**: 과호흡, 히스테리, 기계적 과환기, 뇌압 상승	보상: 신장 H^+ 배설 ↓, HCO_3^- 재흡수↓

27. 심한 설사가 일어나면 혈액의 상태는?

a. 대사성 산증　b. 대사성 알칼리증
c. 호흡성 산증　d. 호흡성 알칼리증

정답: a

해설: 설사가 심하면 대변으로 대량의 HCO_3^-이 소실되기 때문에 혈액에 HCO_3^-이 감소하고 대사성 산증(metabolic acidosis)이 된다.

28. 다음과 같은 혈액가스 결과를 얻었다. 환자의 상태와 일치하는 것은?

pH	7.18
PO_2	86 mmHg
PCO_2	60 mmHg
O_2 포화율	92%
HCO_3^-	21 mmol/L
총CO_2	23 mmol/L
염기과잉	-8.0 mmol/L

a. 열　b. 요독증　c. 폐기종　d. 탈수

정답: c

해설: 26번 문제 해설 참조. 폐기종(emphysema)에서는 이산화탄소를 정상적으로 배출하지 못해 호흡성 산증(respiratory acidosis)이 된다.

29. 평형 상태에 도달하는데 60~120초가 걸리는 PCO_2 전극에 기여하는 인자는?

a. 막의 확산 특성
b. 실질적인 혈액 PO_2
c. 검량하는 표준액의 종류
d. 극성화하는 수은의 전위

정답: a

해설: 막을 통해 확산이 안정화되는데 걸리는 시간이다.

30. 폐포에 물이 차서 고통을 받는 폐기종 환자의 상태는?

a. 호흡성 산증　b. 호흡성 알칼리증
c. 대사성 산증　d. 대사성 알칼리증

정답: a

해설: 26, 28번 문제 해설 참조.

31. 혈액의 pH가 7.4일 때, 탄산수소 이온 대 탄산의 비율은?

a. 15:1　b. 20:1　c. 25:1　d. 30:1

정답: b

해설: 26번 문제 해설 참조. HCO_3^-(24 mmol/L) : H_2CO_3(1.2 mmol/L) = 20 : 1

32. 37℃에서 동맥혈의 pH 기준범위는?

a. 7.28~7.34　b. 7.33~7.37
c. 7.35~7.45　d. 7.45~7.50

정답: c

해설: 동맥혈의 pH 기준범위는 7.35~7.45이다.

33. 68세 남성. 혈당치가 722 mg/dL이고, 혈청 아세톤이 4+였다. 환자의 동맥혈 혈액가스 상태로서 알맞은 것은?

a. pH 저하　b. pH 상승
c. PO_2 저하　d. PO_2 상승

정답: a

해설: 심한 당뇨병에서는 케톤체(아세토아세트산, β-하이드록시부티르산, 아세톤)가 상승한다. 케톤체는 산성 물질이므로 혈액 중의 탄산수소 이온이 감소한다. 이로 인해 혈액 pH가 저하하여 산증으로 된다.

34. 대사성 알칼리증 상태에 있는 환자가 입원했다. 환자는 어떤 상태일까?

a. 총CO_2 상승, HCO_3^- 상승
b. 총CO_2 저하, HCO_3^- 상승
c. 총CO_2 상승, H_2CO_3 저하
d. 총CO_2 저하, H_2CO_3 저하

정답: a

해설: 대사성 알칼리증(metabolic alkalosis)에서는 총CO_2와

HCO_3^-가 둘 다 상승한다. 총CO_2 상승은 HCO_3^-의 상승 때문이다.

35. 대사성 알칼리증이 의심되는 사람의 검사 결과는?

a. CO_2 함량과 PCO_2 상승, pH 저하
b. CO_2 함량 저하, pH 상승
c. CO_2 함량, PCO_2 함량, pH 모두 저하
d. CO_2 함량과 pH 상승

정답: d

해설: 대사성 알칼리증에서는 pH가 상승하며, CO_2 함량도 상승하는데, 이것은 HCO_3^-의 상승 때문이다.

36. 대사성 산증은?

a. CO_2함량과 PCO_2 상승, pH 저하
b. CO_2 함량 저하, pH 상승
c. CO_2 상승, pH 상승
d. CO_2함량과 PCO_2 저하, pH 저하

정답: d

해설: HCO_3^-의 감소로 인해 CO_2함량이 감소하며, 보상작용으로 호흡수가 증가하여 PCO_2가 감소한다.

37. 호흡성 산증은?

a. CO_2함량과 PCO_2 상승, pH 저하
b. CO_2 함량 저하, pH 상승
c. CO_2 상승, pH 상승
d. CO_2함량과 PCO_2 저하, pH 저하

정답: a

해설: 호흡성 산증(respiratory acidosis)에서는 혈액에 CO_2 함량과 PCO_2가 상승한다.

38. 호흡성 알칼리증의 일반적인 원인은?

a. 구토 b. 기아 c. 천식 d. 과도호흡

정답: d

해설: 과도호흡에서는 CO_2가 과다하게 배출되기 때문에 호흡성 알칼리증(respiratory alkalosis)이 된다.

39. 산증과 알칼리증은 무엇의 변화에 기인한 혈액 pH와 CO_2 함량의 변동으로 정의되는가?

a. 보어 효과
b. 산소 함량
c. 탄산수소 이온(중탄산염) 완충제
d. 탄산탈수 효소

정답: c

해설: 26번 문제 해설 참조.

40. 혈액가스 검체가 얼음통에 넣어져서 검사실로 보내졌으며, 주사기의 공기는 그대로 있다. 혈액은 최소 30분 동안 실내 공기에 노출되었다. 혈액가스에 어떤 변화가 있었겠는가?

a. CO_2 함량 상승/PCO_2 저하
b. CO_2 함량 및 PO_2 상승/pH 상승
c. CO_2 함량 및 PCO_2 감소/pH 저하
d. PO_2 상승/HCO_3^- 저하

정답: d

해설: 검체가 공기에 노출되면 PO_2 상승, PCO_2 저하, pH 상승의 변화가 나타난다.

41. 검사 결과는 다음과 같았다. 이러한 결과가 가리키는 것은?

혈청 전해질	
나트륨	136 mEq/L
칼륨	4.4 mEq/L
염화물	92 mEq/L
탄산수소 이온	40 mEq/L
동맥혈	
pH	7.32
PCO_2	79 mmHg

a. 호흡성 알칼리증
b. 호흡성 산증
c. 대사성 알칼리증
d. 대사성 산증

정답: b

해설: 동맥혈의 PCO_2는 35-45 mmHg인데 검사 결과는 79 mmHg이므로 폐에서 CO_2 배출이 잘 이루어지지 않았음을 가리킨다. HCO_3^- 이 증가한 것은 콩팥 세뇨관에서 보상작용으로 H^+을 많이 배설했기 때문이다.

42. 콩팥 세뇨관의 기능을 평가하는 것은?

a. IVP b. 크레아티닌 클리어런스
c. 오스몰 농도 d. 현미경 검사

정답: c

해설: 세뇨관의 주된 기능은 사구체 여과액을 농축시키고 분비하는 것이다. 농축의 정도는 소변의 오스몰 농도(삼투 농도)와 비중 측정으로 평가한다.

43. 검사 결과는 다음과 같았다. 오스몰랄 농도는?

Na^+	140 mEq/L(140 mmol/L)
K^+	4.0 mEq/L(4.0 mmol/L)
글루코스	95 mg/dL(5.2 mmol/L)
BUN	10 mg/dL(3.57 mmol/L)

a. 188 b. 204 c. 277 d. 390

정답: c

해설: 오스몰랄 농도는 다음의 두 가지 식에 의해 구한다.

1) mOsm/kg = 1.86[Na^+(mmol/L)] + Glucose(mmol/L) + Urea(mmol/L) + 9
2) mOsm/kg = 1.86[Na^+(mmol/L)] + Glucose(mg/dL)/18 + Urea(mg/dL)/2.8 + 9

식 1)로 구하면

mOsm/kg = (1.86×140) + 5.2 + 3.57 + 9
= 260.4 + 5.2 + 3.57 + 9 = 277.77

식 2)로 구하면
mOsm/kg = 260.4 + (95/18) + (10/3) + 9
= 260.4 + 5.2 + 3.3 + 9 = 277.9

혈장의 오스몰랄 농도 기준 범위: 275-300 mOsm/kg

44. 사구체 여과액의 농축 정도는 무엇으로 결정하는가?

a. 소변 크레아틴
b. 혈청 크레아티닌
c. 크레아티닌 클리어런스
d. 소변 대 혈청 오스몰랄 농도 비율

정답: d

해설: 소변의 농축 정도는 오스몰랄 농도로 알 수 있다.

45. 오스몰랄 갭은 무엇의 차이로 구하는가?

a. 이상적인 오스몰랄 농도와 실제 오스몰랄 농도
b. 계산된 오스몰랄 농도와 측정된 오스몰랄 농도
c. 혈장과 물 오스몰랄 농도
d. 4℃에서의 몰랄 농도와 몰 농도

정답: b

해설: 오스몰랄 갭(osmolal gap)은 측정된 오스몰랄 농도와 계산된 오스몰랄 농도의 차이로 구한다. 이것은 외인성 삼투물질의 존재를 결정하는 데 중요하다.

전해질(Electrolytes)

46. 혈장에서 가장 중요한 완충제 쌍은?

a. 인산수소 이온(HPO_4^{2-}) / 인산이수소 이온($H_2PO_4^-$) 쌍
b. 헤모글로빈/이미다졸 쌍
c. 탄산수소 이온(HCO_3^-) / 탄산(H_2CO_3) 쌍
d. 황산/중황산염 쌍

정답: c

해설: 혈액에서 완충작용이 가장 큰 완충계는 탄산수소 이온(HCO_3^-)/탄산(H_2CO_3) 완충계이다. 이것은 전혈에서 65%, 혈장에서 95%의 완충 용량을 담당하고 있다. 헤모글로빈은 전혈 완충 용량의 30%를 담당하고 있으며, 단백질과 인산 완충계는 1% 미만을 책임지고 있다.

47. 이온선택전극(ISE)에 의한 Na^+과 K^+ 정량이 표준 방법인 이유는?

a. 염광분석법은 희석을 필요로 하기 때문이다.
b. 지질단백질의 간섭이 없기 때문이다.
c. 전기화학의 발전 때문이다.
d. 내부표준물질이 없어도 되기 때문이다.

정답: c

해설: 전기화학의 발전으로 인해 염광분석은 사용하지 않는다.

48. 음이온 갭 22 mmol/L를 평가하는 데 유용한 검사들은?

a. Ca^{2+}, Mg^{2+}, PO_4^-, pH
b. BUN, 크레아티닌, 살리실산, 메탄올
c. AST, ALT, LD, 아밀레이스
d. 글루코스, CK, 마이오글로빈, 한랭글로불린

정답: b

해설: 측정되지 않는 음이온, 즉 단백질, 황산염, 인산염, 내인성의 유기산(젖산 등), 외인성의 살리실산이 증가하면 음이온 갭(anion gap, AG) 값이 커진다.

[음이온 갭을 증가시키는 일반적인 원인]

메탄올, 요독증, 당뇨병, 철, 흡입제(일산화탄소, 시안화물, 톨루엔), 젖산 산증, 에틸렌글리콜, 에탄올 케톤산증, 살리실산, 기아 케톤산증, 교감신경흥분(sympathomimetics)

음이온 갭 = $[Na^+] - [Cl^- + HCO_3^-]$

음이온 갭 기준범위: 8~16 mmol/L

49. 골수증식 질환 환자의 검사 결과는 다음과 같다.

Hb	13 g/dL
Hct	38%
WBC	30×10^3/μL
혈소판	1000×10^3/μL
혈청 Na^+	140 mEq/L
혈청 K^+	7 mEq/L

혈청 칼륨은 어떻게 확정하는가?

a. 원래의 혈청으로 재검한다.
b. 새로 채혈한 혈청으로 검사한다.
c. 헤파린 혈장으로 검사한다.
d. 원자흡광분석법으로 한다.

정답: c

해설: 혈청 K^+은 응고 시 혈소판으로부터 유출되어 혈장보다 높다.

50. 혈액에서 이산화탄소(CO_2)의 대부분은 어떤 형태로 존재하는가?

a. 용해 CO_2
b. 탄산염
c. 탄산수소 이온
d. 탄산

정답: c

해설: 총CO_2의 함량은 23~27 mmol/L이며, 이중 HCO_3^-이 22~26 mmol/L를 차지한다.

51. 혈청 "음이온 갭"이 증가하는 상태는?

a. 신세뇨관성 산증
b. 당뇨병성 알칼리증
c. 설사로 인한 대사성 산증
d. 젖산 산증

정답: d

해설: 47번 문제 해설 참조. 음이온 갭은 분석장치를 평가하고 정도관리에 이용되기도 한다. 음이온 갭은 젖산증, 케톤산증, 신부전의 영향을 받는다.

52. 음이온 갭은 어떤 검사의 정도관리에 유용한가?

a. 아미노산과 단백질
b. 혈액가스 분석
c. 나트륨, 칼륨, 염화물, 총CO_2
d. 칼슘, 인, 마그네슘

정답: c

해설: 음이온 갭은 전기적 중성에 관여하는 주된 양이온과 음이온의 분석 오류를 파악하는데 유용하다.

53. 혈액의 완충 용량은 탄산수소 이온과 무엇 사이의 가역적 변화에 의해 유지되는가?

a. 나트륨 b. 칼륨 c. 칼륨 d. 염화물

정답: d

해설: 적혈구 안으로 들어간 CO_2는 물과 결합하여 H_2CO_3를 형성하며, 이것은 HCO_3^-과 H^+으로 해리된다. H^+은 디옥시헤모글로빈과 결합하고, HCO_3^-은 혈장으로 확산되어 나간다. 이때 Cl^-은 세포의 전기적 중성을 유지하기 위해 세포 안으로 들어간다. 이를 염화물 이동(chloride shift)이라고 한다.

54. 호흡성 산증에서 보상 기전을 통해 무엇이 증가하는가?

a. 호흡수 b. 암모니아 형성
c. 혈액 PCO_2 d. 혈장 탄산수소 이온 농도

정답: d

해설: 호흡성 산증에서는 콩팥에서 H^+의 배설이 촉진되고, HCO_3^-의 재흡수가 증가된다.

55. 다음 전해질 중 삼투압을 유지시키는데 주된 작용을 하는 혈장 양이온은?

a. 염화물 b. 칼슘 c. 칼륨 d. 나트륨

정답: d

해설: 삼투압 유지에 관여하는 주된 양이온은 Na^+이다. 나트륨은 혈장 오스몰랄(삼투) 농도 295 mOsm/ kg 중 270 mOsm/kg을 차지하고 있다.

56. 칼륨 값이 6.8 mEq/L이다. 결과를 내기 전에 검사 담당자는 첫 번째로 어떤 조치를 취해야 하는가?

a. 혈청의 용혈 유무
b. 재검
c. 환자의 연령
d. 아무 것도 하지 말고 결과를 냄

정답: a

해설: 칼륨은 적혈구가 혈장보다 20~25배가 더 많으므로 미세한 용혈에 의해서도 혈청에 증가한다.

57. 총 혈청 오스몰랄 농도에 가장 기여하는 용질은?

a. 글루코스 b. 나트륨 c. 염화물 d. 요소

정답: b

해설: 55번 문제 해설 참조.

58. 호흡에 문제가 있는 환자의 땀 염화물 값이 55 mEq/L, 나트륨 값이 52 mEq/L였다. 이러한 결과에 대한 가장 적합한 해석은?

a. 정상
b. 나트륨은 정상, 염화물은 비정상이므로 재검해야 한다.
c. 비정상 결과
d. 경계치이므로 재검해야 한다.

정답: d

해설: 땀의 염화물 기준범위는 5~35 mEq/L이고, 소아의 낭포성 섬유증(cystic fibrosis)에서는 60 mmol/L 이상을 나타낼 수 있다. 나트륨의 기준범위는 정해진 것이 없지만 염화물과 비슷한 변동을 보일 것이다.

59. 이온선택전극(ISE)으로 직접 전해질을 측정하는 것에 대한 설명으로 옳은 것은?

a. 전혈이 사용될 수 있다.
b. 지질이 증가하면 위음성을 일으킬 수 있다.
c. 단백질이 증가하면 위음성을 일으킬 수 있다.
d. 혈소판이 증가하면 위양성을 일으킬 수 있다.

정답: a

해설: 직접 ISE(이온선택전극)는 시료를 희석하지 않고 직접 측정하는 것으로 주로 혈액가스분석기에 장착되어 혈액가스와 함께 측정된다. 따라서 검체는 전혈을 사용한다. 현장검사(POCT) 장비에도 응용되고 있는 측정법이다. 간접 ISE는 희석액을 사용하는데, 이는 ISE막에 단백질이 침착되는 것을 최소화하기 위한 것이다.
ISE에서 오류가 일어나는 것 중 하나는 계속해서 사용할 경우에 막에 단백질이 침착되는 것이다. 막이 단백질로 코팅되면 선택성이 약해져서 결과의 재현성이 떨어진다. 시료가 고지질혈증이나 고단백질혈증일 때 결과에 유의한 차이는 없다. 과다한 지질이나 단백질은 혈장 물을 치환하여 위음성을 일으킬 수 있다.

60. 간접 ISE로 Na을 측정할 때 무엇에 의해 위음성이 일어나는가?

a. 염화물 증가 b. 지질 증가
c. 단백질 감소 d. 알부민 감소

정답: b

해설: 59번 문제 해설 참조.

61. 의사가 다발성골수종 환자 검체를 간접이 아닌 직접 ISE로 측정할 것을 요구하였다. 그 이유는?

a. 간접 ISE에서 과다한 단백질이 Na을 결하기 때문이다.
b. 간접 ISE에 의해 Na이 위양성을 나타내기 때문이다.
c. 간접 ISE에 의해 Na이 위음성을 나타내기 때문이다.
d. 간접 ISE에서 과다한 단백질이 희석액과 반응하기 때문이다.

정답: c

해설: 간접 ISE 방법에서 전해질 배제 효과(electrolyte cxclusion effect)가 일어난다. 이것은 시료에 있는 지질과 단백질이 용매를 치환하는 효과(solvent displacing effect)에 의한 것으로 위음성을 초래한다.

62. 총 혈청 칼슘 중 비확산형 단백질 결합형이 차지하는 비율은?

a. 80~90% b. 51~60%
c. 40~50% d. 10~30%

정답: c

해설: 혈액에는 이온형(유리형)이 약 50%, 단백질 결합형이 약 40%, 음이온 결합형이 약 10%의 비율로 존재한다.

63. 혈청의 칼슘 농도는 무엇에 의해 조절되는가?

a. 인슐린 b. 부갑상샘 호르몬
c. 티록신 d . 비타민 C

정답: b

해설: 칼슘대사 : 혈장 칼슘 농도 조절 호르몬

호르몬	혈장 Ca 농도	기타
부갑상샘호르몬 (PTH)	⬆	파골 세포 활성, 비타민 $1,25(OH)_2D_3$ 합성 촉진, 콩팥에서 Ca 재흡수 촉진 및 Pi 배설 촉진
$1,25(OH)_2D_3$	⬆	창자 Ca 흡수 촉진, 콩팥에서 Ca 및 Pi 재흡수 촉진
칼시토닌	⬇	갑상샘 생성

64. 칼슘과 인 대사를 조절하는 호르몬은?

a. 갑상샘 호르몬 b. 부갑상샘 호르몬
c. 부신피질 호르몬 d. 뇌하수체 호르몬

정답: b

해설: 부갑상샘 호르몬(PTH)은 뼈에 작용해서 칼슘 방출을 촉진시키고, 콩팥에 작용해서 소변으로 무기인의 배설을 촉진시킨다.

65. 검사 결과는 다음과 같았다. 환자의 상태는?

혈청 칼슘 상승 혈청 인삼염 감소 부갑상샘 호르몬 상승

a. 부갑상샘항진증 b. 부갑상샘저하증
c. 콩팥증 d. 지방변증

정답: a

해설: 부갑상샘항진증에서는 혈청 칼슘이 상승하고 인이 저하한다.

66. 입원 환자가 근육 흥분성이 증가하는 테타니를 겪고 있다. 어떤 검사를 해야 할까?

a. 칼슘 b. 인산염 c. BUN d. 글루코스

정답: a

해설: 저칼슘혈증은 테타니(tetany), 병적 흥분, 발작 같은 신경근육의 과다한 흥분을 일으킨다. 칼슘이온은 Na 채널의 바깥에 결합해 있으면서 채널의 개방을 억제한다. 따라서 칼슘 이온이 저하하면 Na 채널이 열리면서 뉴런을 더욱 흥분시킨다. 이로 인해 근육이 수축상태로 되는 것이 테타니이다.

67. 테타니를 결정하기 위해 혈청 칼슘 외에 무엇을 측정하는가?

a. 마그네슘 b. 인산 c. 나트륨 d. 비타민 D

정답: a

해설: 마그네슘 결핍에서는 저칼슘혈증, 저칼륨혈증, 과도한 흥분성, 심부정맥과 관련이 있다.

68. 상호 관련이 있는 성분들은?

a. 나트륨과 칼륨 b. 칼슘과 인
c. 염화물과 CO_2 d. 칼슘과 마그네슘

정답: b

해설: 부갑상샘 호르몬의 작용에 의해 혈액 중의 칼슘은 상승하지만 인은 저하한다. 이들 두 물질은 서로 반대로 변화한다.

69. 공복 상태의 혈청 인산염 농도는 일차적으로 무엇에 의해 조절되는가?

a. 췌장 b. 뼈 c. 부갑상샘 d. 소장

정답: c

해설: 68번 문제 참조.

70. 혈청 인산이 저치로 되는 경우는?

a. 탄수화물 과영양을 받고 있는 환자
b. 만성 콩팥 질환
c. 부갑상샘저하증
d. 뇌하수체 종양 환자

정답: a

해설: 탄수화물이 증가하여 인슐린 분비가 증가하면 글루코스와 인산(무기인)이 세포 속으로 들어가 당 인산염과 ATP를 만들기 때문에 혈청 인은 저하한다.

71. 다음의 결과가 가리키는 것은?

	Ca	Pi	ALP
혈청	상승	저하	정상 혹은 상승
소변	상승	상승	

a. 다발성골수종
b. 밀크-알칼리 증후군
c. 사르코이드증
d. 원발성 부갑상샘항진증

정답: d

해설: 부갑상샘(+) 호르몬의 작용으로 인해 혈청 Ca이(−) 상승하고 인산이 저하한다. 그러나 소변에는 인산이 상승한다.

단백질 및 기타 질소 함유 화합물 (Proteins and Other Nitrogen-Containing Compounds)

72. 말초 혈액에서 혈청 알부민의 주된 기능은?

a. 콜로이드 삼투압 유지
b. 항체 생성 상승
c. 파이브리노젠 상승
d. 혈액 점성 유지

정답: a

해설: 알부민의 주요 2가지 기능: 1) 콜로이드 삼투압 유지, 2) 지방산, 다른 지질, 빌리루빈, 그리고 약물, 티올 함유 아미노산, 트립토판, 칼슘, 금속 같은 물질의 수송.

73. 폐렴균(*Streptococcus pneumoniae*)에 의해 야기된 흉막 삼출액의 단백질 값은 혈청과 비교했을 때 어떤가?

a. 2배까지 저하　　b. 0.5배까지 저하
c. 0.5배까지 상승　　d. 거의 비슷함

정답: b

해설: 장액은 누출액(transudate)과 삼출액(exudate)로 구분하며, 장액:혈청 단백질 비율이 0.5 미만이면 누출액이고, 0.5 이상이면 삼출액이다.

74. 24시간 소변 검체를 갖고 소변 단백질을 정량 검사할 때 첫 번째 단계는 무엇인가?

a. 소변에 대한 세균 배양
b. 적절한 보존제 첨가
c. 요시험지를 사용한 알부민의 선별 검사
d. 24시간 소변량 측정

정답: d

해설: 정량 검사는 검체 일정한 양 안에 단백질이 어느 정도 있는가를 나타내는 검사이다. 마이크로알부민(microalbumin)은 20-200 mg/L이다. 정량 검사는 먼저 검체의 양을 측정해야 한다.

75. 황색 뇌척수액에 대한 단백질 검사는 어떻게 하는가?

a. 일반적인 단백질 검사처럼 한다.
b. 환자 맹검을 만든다.
c. 검체를 원심분리한다.
d. 탈이온수로 검체를 희석한다.

정답: b

해설: 검체가 황색이므로 검체 맹검(blank)을 사용해야 한다.

76. pH 8.6에서 혈청 단백질을 전기영동할 때 알부민의 이동 방향은 무엇에 의해 결정되는가?

a. 아미노기의 이온화에 의해 총전하가 양전하를 띰
b. 카복실기의 이온화에 의해 총전하가 음전하를 띰
c. 쯔비터 이온을 띰
d. 젤 층의 밀도

정답: b

해설: 알부민의 등전점은 약 4.9이며, pH 8.6의 완충 용액에서 알부민은 음전하를 띤다. 그래서 알부민은 양극으로 이동한다.

77. 가장 진하게 염색되는 단백질은?

a. 알부민　　b. 알파 글로불린
c. 베타 글로불린　　d. 감마 글로불린

정답: a

해설: 알부민이 총 단백질의 약 50% 이상을 차지하기 때문에 가장 진하게 염색된다.

78. 다음 사진은 pH 8.6에서 셀룰로스 아세트산염막으로 혈청 단백질을 전기영동한 패턴이다. 사진에서 가장 왼쪽의 피크는 어떤 단백질 분획인가?

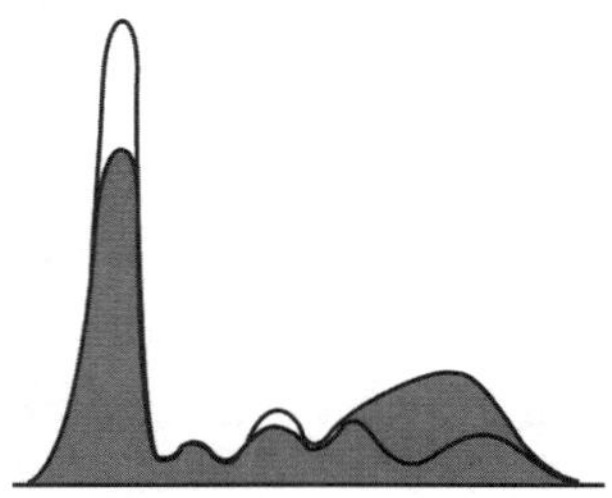

a. 감마 글로불린　　b. 알부민
c. 알파1 글로불린　　d. 알파2 글로불린

정답: b

해설: 양극으로 가장 빨리 이동한 것이 알부민 분획이다.

79. 혈청 단백질 분석법인 뷰렛법은 무엇의 수에 의존하는가?

a. 아미노기　　b. 카복실기
c. 펩타이드 결합　　d. 타이로신 잔기

정답: c

해설: 뷰렛 반응은 구리 이온과 펩타이드 결합의 반응이다.

80. 혈청 단백질 전기영동에서 완충 용액의 pH가 8.6일 때 모든 혈청 단백질은 어떻게 되는가?

a. 양전하를 띤다.
b. 음전하를 띤다.
c. 전기적으로 중성이다.
d. 음극으로 이동한다.

정답: b

해설: 모든 단백질의 등전점은 pH 8.6보다 낮다. 모든 단백질은 완충 용액의 pH가 pI보다 작을 때(산성)는 양전하를 띠고, 클 때(알칼리)는 음전하를 띤다. 혈청에 존재하는 모든 단백질의 pI는 8.6보다 작다. 따라서 모든 단백질은 음전하를 띤다.

81. 셀룰로스 아세트산염막에서 단백질의 이동은 무엇에 의존하는가?

a. 분자량 b. 농도 c. 이온 전하 d. 입자 크기

정답: c

해설: 셀룰로스 아세트산염막 전기영동에서 단백질의 이동은 전하의 세기에 비례하여 이동도가 결정된다.

82. pH 8.6에서 셀룰로스 아세트산염막으로 혈청 단백질을 전기영동할 때 가장 빨리 이동하는 순서를 바르게 나열한 것은?

a. 알부민. 알파-1 글로불린, 알파-2 글로불린, 베타 글로불린, 감마 글로불린
b. 알파-1 글로불린, 알파-2 글로불린, 베타 글로불린, 감마 글로불린, 알부민
c. 알부민. 알파-2 글로불린, 알파-1 글로불린, 베타 글로불린, 감마 글로불린
d. 감마 글로불린, 베타 글로불린, 알파-2 글로불린, 알파-1 글로불린, 알부민

정답: a

해설: 혈청 단백질은 양극 쪽으로 "알부민. 알파-1 글로불린, 알파-2 글로불린, 베타 글로불린, 감마 글로불린"의 순서로 이동한다.

83. 황화수소기(티올기, -SH)를 갖는 아미노산은?

a. 시스테인 b. 글라이신 c. 세린 d. 타이로신

정답: a

해설: 시스테인의 잔기는 "$-CH_2-SH$"이다.

84. 단풍당밀뇨병(maple syrup urine disease, MSUD)과 관련이 있는 아미노산은?

a. 페닐알라닌 b. 타이로신
c. 발린, 류신, 아이소류신 d. 시스틴, 시스테인

정답: c

해설: 단풍당밀뇨병(MSUD)은 가지사슬(분지쇄) 아미노산인 류신(leucine), 아이소류신(isoleucine), 발린(valine)의 선천성 대사 이상에 의해 생긴다. 정상적으로 이러한 아미노산 간에서 탈아미노화 반응(deamination)을 거쳐 각각 α-ketoisovaleric acid, α-keto-β-methylvaleric acid, α-ketoisocaproic acid로 전환되고, 이들은 다시 미토콘드리아에서 카복실기가 제거되어 각각 isovaleryl CoA, α-methylbutyryl CoA, isobutyryl CoA로 전환된다. 이러한 케톤산들의 산화적 탈카르복실 반응을 촉매하는 효소가 결핍되면 케톤산들이 혈액과 소변에 축적된다. 이것이 MSUD이다. MSUD 신생아는 출생 1주일 후 수유 곤란, 경련, 저혈당, 혼수 등과 같은 심각한 증상들이 나타나기 시작한다.

85. 혈청 알부민의 농도가 상승하는 조건은?

a. 신증후군 b. 급성 간염 c. 만성 염증 d. 탈수

정답: d

해설: 신증후군에서는 알부민이 사구체에서 여과되어 저하하고, 급성 간염에서는 간에서 합성이 저하하여 저하하고, 만성 염증에서는 알부민이 저하하고 감마 글로불린이 상승한다. 탈수가 심하면 농축에 의해 알부민이 상승한다.

86. 셀룰로스 아세트산염막으로 혈청 단백질을 전기영동하여 다음의 결과를 얻었다.

알부민 구역	75 unit
감마 글로불린	30 unit
총 구역	180 unit
총 단백질	6.5 g/dL

감마 글로불린 농도는?

a. 1.1 g/dL b. 2.7 g/dL
c. 3.8 g/dL d. 4.9 g/dL

정답: a

해설: 30/180 × 6.5 g/dL = 1.1 g/dL

87. 환자는 간담도 경화증으로 입원하였다. 혈청 단백질을 전기영동하면 어느 글로불린 분획이 가장 상승하는가?

a. 알파-1 b. 알파-2 c. 베타 d. 감마

정답: d

해설: IgA의 상승으로 인해 감마 글로불린과 베타 글로불린이 합쳐진 것처럼 된다(β-γ bridging).

88. 신증후군에서 상승하는 단백질 분획은?

a. 알파-1 글로불린 b. 알부민
c. 알파-2 글로불린 d. 베타 및 감마 글로불린

정답: c

해설: 신증후군에서는 알부민이 저하하기 때문에 이에 대한 보상으로 알파-2 글로불린이 상승한다.

89. 다음은 혈청 단백질의 전기영동 결과이다. 이것이 가리키는 것은?

	환자 결과	기준 범위
총단백질	7.3 g/dL	6.0~8.0 g/dL
알부민	4.2 g/dL	3.6~5.2 g/dL
알파-1	0.0 g/dL	0.1~0.4 g/dL
알파-2	0.9 g/dL	0.4~1.0 g/dL
베타	0.8 g/dL	0.5~1.2 g/dL
감마	1.4 g/dL	0.6~1.6 g/dL

a. 간경화증
b. 단클론성 감마병증
c. 다클론성 감마병증(예: 만성 염증)
d. 알파-1 항트립신 결핍증, 심한 폐기종

정답: d
해설: 단백질 분해 효소 저해제의 결핍을 가리킨다.

90. 다음은 혈청 단백질의 전기영동 결과이다. 이것이 가리키는 것은?

	환자 결과	기준 범위
총단백질	8.9 g/dL	6.0~8.0 g/dL
알부민	4.8 g/dL	3.6~5.2 g/dL
알파-1	0.3 g/dL	0.1~0.4 g/dL
알파-2	0.7 g/dL	0.4~1.0 g/dL
베타	0.8 g/dL	0.5~1.2 g/dL
감마	2.3 g/dL	0.6~1.6 g/dL

a. 간경화
b. 급성 염증
c. 단클론성 감마병증
d. 단클론성 감마병증(예: 만성 염증)

정답: c
해설: 전기영동 패턴은 단클론성 감마병증의 특징적인 패턴이다.

91. 다음은 혈청 단백질의 전기영동 결과이다. 이것이 가리키는 것은?

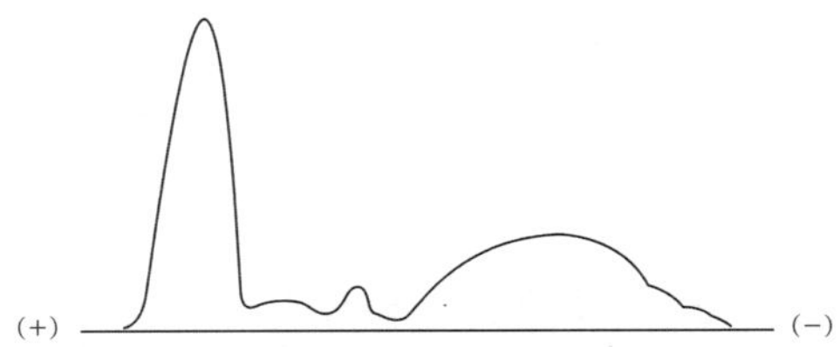

	환자 결과	기준 범위
총단백질	6.1 g/dL	6.0~8.0 g/dL
알부민	2.3 g/dL	3.6~5.2 g/dL
알파-1	0.2 g/dL	0.1~0.4 g/dL
알파-2	0.5 g/dL	0.4~1.0 g/dL
베타	1.2 g/dL	0.5~1.2 g/dL
감마	1.9 g/dL	0.6~1.6 g/dL

a. 간경화
b. 급성 염증
c. 다클론성 감마병증(예: 만성 염증)
d. 알파-1 항트립신 결핍증, 심한 폐기종

정답: a
해설: $\beta-\gamma$ 가교(bridging)의 전기영동 패턴은 간경화증에서 나타난다.

92. 벤스-존스 단백질은 다른 단백질과 다르게 어떤 용해성의 특징을 갖는가?

a. 황산암모늄에 용해된다.
b. 황산에 용해된다.
c. 40-60℃에서 용해된다.
d. 100℃에서 용해된다.

정답: d
해설: 벤스-존스(Bence-Jones) 단백질은 40~60℃에서 응고되고, 100℃에서 용해되는 물리적 특성을 갖고 있다.

93. 혈장 단백질의 전기영동 패턴은 혈청과 어떻게 다른가?

a. 넓은 프리알부민 피크
b. 예리한 파이브리노젠 피크
c. 항응고제로 인하여 퍼진 패턴
d, 글로불린 분획 저하

정답: 2
해설: 혈장에서는 β와 γ 사이에 파이브리노젠 피크가 나타난다.

94. pH 8.6에서 감마 글로불린은 음전하를 띠고 있음에도 불구하고 음극 쪽으로 이동한다. 이러한 현상을 무엇이라고 하는가?

a. 역이동 b. 분자체
c. 전기삼투 d. 이동 저해 인자

정답: c
해설: 전기영동에서 지지체와 완충용액이 접촉하면 고체 표면은 (-) 전하를 띠고, 액체는 (+) 전하를 띤다. 따라서 감마 글로불린처럼 약하게 음전하를 띠는 것은 양극으로 이동하는 힘이 약하며 완충용액이 음극으로 이동할 때 따라서 이동한다. 이러한 현상을 전기삼투(electro-endosmosis)라고 한다.

95. 다음은 혈청 단백질의 전기영동 결과이다. 이것이 가리키는 것은?

	환자 결과	기준 범위
총단백질	7.8 g/dL	6.0~8.0 g/dL
알부민	3.0 g/dL	3.6~5.2 g/dL
알파-1	0.4 g/dL	0.1~0.4 g/dL
알파-2	1.8 g/dL	0.4~1.0 g/dL
베타	0.5 g/dL	0.5~1.2 g/dL
감마	1.1 g/dL	0.6~1.6 g/dL

a. 간경화
b. 급성 염증
c. 다클론성 감마병증(예: 만성 염증)
d. 알파-1 항트립신 결핍증, 심한 폐기종

정답: b

해설: 급성기 반응물질(acute phase reactant)인 α_2-매크로글로불린의 상승으로 α_2 분획이 상승한다.

96. 다음은 혈청 단백질의 전기영동 결과이다. 이것이 가리키는 것은?

	환자 결과	기준 범위
총단백질	8.5 g/dL	6.0~8.0 g/dL
알부민	4.3 g/dL	3.6~5.2 g/dL
알파-1	0.3 g/dL	0.1~0.4 g/dL
알파-2	0.7 g/dL	0.4~1.0 g/dL
베타	0.9 g/dL	0.5~1.2 g/dL
감마	2.3 g/dL	0.6~1.6 g/dL

a. 간경화증
b. 급성 염증
c. 다클론성 감마병증(예: 만성 염증)
d. 알파-1 항트립신 결핍증, 심한 폐기종

정답: c

해설: 전기영동 패턴은 다클론성 감마병증으로 만성 염증, 간 질환, 감염성 질환에서 나타난다.

97. CSF에서 올리고클론성 밴드는 어떤 질환에서 관찰되는가?

a. 다발성 골수종
b. 다발성 경화증
c. 중증근무력증
d. 폰 빌레브란트병

정답: b

해설: 다발성 경화증(multiple sclerosis, MS)은 시각 이상, 근육 약화, 배뇨 이상, 무감각 등의 증상을 나타내는 뇌와 척수의 신경섬유의 수초가 탈락되는 질환이다. 청소년기에 천천히 진행된다. MS의 원인은 불분명하지만 바이러스나 자가면역에 의해 생기는 것으로 추정하고 있다. MS 환자는 중추신경계에서 생성되는 CSF IgG가 상승한다. 이러한 비정상적인 IgG는 높은 해상의 전기영동에 의해 올리고 밴드로 분리된다.

98. 벤스-존스 단백질은 무엇으로 확인하는 것이 가장 좋은가?

a. 술포살리실산 검사
b. 요시험지
c. 면역고정 전기영동
d. 셀룰로스 아세트산염막 전기영동

정답: c

해설: 면역글로불린의 카파 또는 람다 경사슬의 상승을 면역고정 전기영동(immunofixation electrophoresis)으로 확인한다. 가장 일반적인 단클론성 단백질을 확인하기 위하여 검체(혈청, 소변, CSF)를 아가로스 젤의 웰(well)에 넣는다. 각 분획은 IgG, IgA, IgM, 람다쇄, 카파쇄 중 하나에 해당하는 항체를 함유한 다공성 물질로 덮는다. 만일 검체에 항원이 존재하면 항체와 반응하여 불용성의 복합체를 형성하고 젤에 붙고 쉽게 염색된다.

99. 총 철결합능(total iron binding capacity, TIBC)은 혈청에 있는 무엇의 철 수송 능력을 평가하기 위해 측정하는가?

a. 헤모글로빈
b. 세룰로플라스민
c. 트랜스페린
d. 페리틴

정답: c

해설: 혈청에 존재하는 트랜스페린(transferrin)은 철을 수송하는 단백질이다. TIBC는 트랜스페린이 수송할 수 있는 전체 철의 양을 의미한다.

100. 혈청 철을 측정하는 첫 번째 단계는 무엇인가?

a. 적당한 색원체로 직접 반응시킨다.
b. 트랜스페린을 철로 포화시킨다.
c. 유리형 철을 침전시킨다.
d. 트랜스페린으로부터 철을 분리시킨다.

정답: d

해설: 혈청 철 측정은 다음 과정을 거친다.

1) 분리(염산이나 삼염화아세트산으로 트랜스페린에 결합해 있는 철 분리),
2) 환원(아스코르브산으로 Fe^{3+}를 Fe^{2+}로 환원시킴),
3) 발색(ferrozine, bathophenanthroline 등으로 발색시킴)

101. 환자의 혈액을 오전 8시에 채취하여 혈청 철을 측정하였더니 85 μg/dL였다. 오후 8시에 다시 채혈하여 혈청 철을 측정한 값은 40 μg/dL였다. 이렇게 값 차이가 나는 원인으로 고려할 수 있는 것은?

a. 철 결핍성 빈혈
b. 검체의 부적당한 보관
c. 간 손상의 가능성
d. 검체 채취 시간의 차이에 따른 일내변동

정답: d

해설: 혈청 철은 일내변동이 심하며, 오전에 높고 밤에 낮다. 그 차이는 50%를 넘을 수도 있다.

102. 정상적인 철결합능을 갖고 있는데 혈청 철이 상승하였다. 그 원인으로 적합한 것은?

a. 철 결핍성 빈혈
b. 콩팥 손상
c. 악성 빈혈
d. 패혈증

정답: c

해설: 악성 빈혈에서는 혈청 철이 상승하고, TIBC는 정상이거나 약간 저하한다. 신증후군에서는 혈청 철, TIBC, UIBC가 모두 저하한다.

103. TIBC가 상승하고 혈청 철이 저하하는 상태와 관련이 있는 것은?

a. 만성 감염에 의한 빈혈 b. 철 결핍성 빈혈
c. 만성 간 질환 d. 콩팥 박리

정답: b

해설: 철 결핍성 빈혈에서는 혈청 철이 저하하고, TIBC와 UIBC가 상승하고, 포화율이 저하하고, 혈청 페리틴이 저하한다.

104. 환자의 검사 결과가 다음과 같을 때 가장 관련이 깊은 상태는?

	환자 결과	기준 범위
혈청 철	250 μg/dL	60~150 μg/dL
TIBC	350 μg/dL	300~350 μg/dL

a. 정상 철 상태
b. 철 결핍성 빈혈
c. 만성 질환
d. 철 혈색소증

정답: d

해설: 철 혈색소증(iron hemochromatosis)은 철의 과다한 흡수에 의해 일어난다.

105. 정확한 암모니아 값을 얻기 위하여 검체를 어떻게 해야 하는가?

a. 검사 전에 37℃를 유지시킨다.
b. 곧바로 원심분리하여 혈청을 분리한다.
c. 곧바로 원심분리하여 혈청을 얼음에 넣어둔 상태에서 검사한다.
d. 검사할 때까지 실온에 보존한다.

정답: c

해설: 채혈하고 20분 이내에 0-4℃에서 원심분리하여 혈청을 얼음에 넣어둔다.

106. 암모니아 측정 시 오류 발생을 제거하기 위한 조치가 아닌 것은?

a. 물과 시약은 암모니아가 없는 것을 사용한다.
b. 가능하면 신속히 세포로부터 혈장을 분리한다.
c. 검체는 차갑게 한 시험관에 채혈하고 바로 얼음에 넣는다.
d. 분석할 때까지 빛을 차단하여 검체를 보존한다.

정답: d

해설: 빛 차단과 암모니아 상승은 관련이 없다.

107. 환자가 심각한 혼수에 빠졌다. 의사는 이 혼수가 간 손상으로 인한 것으로 생각하고 있다. 이것을 진단하는 데 가장 도움이 되는 검사는?

a. 암모니아 b. ALT c. AST d. GGT

정답: a

해설: 간 손상이 심하면 간에서 암모니아를 요소로 전환시키지 못해 혈액에 암모니아가 상승하게 된다. 혈액중의 암모니아는 신경 세포에서 2-옥소글루타르산(α-케토글루타르산)과 반응하여 글루탐산을 형성한다. 암모니아가 상승하면 결국 2-옥소글루타르산의 결핍을 초래하여 ATP 생성이 저하한다. ATP가 결핍되면 뇌 세포가 작동하지 못해 혼수가 일어난다.

108. 혈청 시료를 야페 반응으로 측정했는데 값이 상승하였다. 이것이 가리키는 것은?

a. 지속적인 체온저하
b. 콩팥 기능 장애
c. 임신
d. 부정맥

정답: b

해설: 야페(Jaffè) 반응으로 측정하는 것은 크레아티닌으며, 이것은 신부전에서 소변으로 배설되지 못하여 혈액에 상승한다.

109. 500 mg/dL 요소 질소 저장 표준 용액(stock standard)으로 15 mg/dL 사용 표준 용액(working standard) 100 mL를 만들려면 저장 표준 용액 몇 mL가 사용되는가?

a. 3 mL b. 5 mL c. 33 mL d. 75 mL

정답: a

해설: 희석에 관한 문제이며, "원액의 농도 × 원액의 양 = 희석액의 농도 × 희석액의 양"에 대입하여 구하면, 500 mg/dL × x = 15 mg/dL × 100 mL, x = 1500/500 = 3 mL

110. 사구체신염 환자의 검사에서 나올 수 있는 결과는?

a. 크레아티닌 저하 b. 칼슘 상승
c. 인 저하 d. BUN 상승

정답: d

해설: 사구체신염(glomerulonephritis)에서는 여과 기능의 저하로 크레아티닌이나 요소가 여과되지 못해 혈액에 상승한다.

111. 질소의 주요 배설 형태는?

a. 아미노산 b. 크레아티닌 c. 요소 d. 요산

정답: c

해설: 단백질 이외의 질소 함유물을 비단백질성 질소 화합물(nonprotein nitrogen compounds)이라고 한다. 이들 중 요소가 약 50%를 차지한다. 요소가 많은 이유는 성인의 경우 단백질이 하루에 20-25 g이 붕괴되기 때문이다. 단백질이 붕괴되면 아미노산이 되고, 아미노산으로부터 탈아미노화에 의해 암모니아가 생성된다. 암모니아는 독성이 강하기 때문에 간에서 무독성의 요소로 합성되고, 혈액을 거쳐 콩팥에서 여과되어 소변으로 배설된다. 따라서 소변 성분 중에서도 요소가 가장 많다.

112. 야페 반응에서 크레아티닌은 어떻게 반응하는가?
   a. 알칼리성 sufasalazine 용액과 반응하여 오렌지색-황색 복합체를 형성한다.
   b. 아이오딘화칼륨과 반응하여 적자색 화합물을 형성한다.
   c. 니트로페리시안화나트륨과 반응하여 적갈색을 형성한다.
   d. 알칼리성 피크르산염과 반응하여 오렌지색-적색을 형성한다.

정답: d

해설: Jaffè 반응은 "**creatinine + $H_2O \xrightarrow{OH^-}$ 오렌지색-적색**"이다.

113. 크레아티닌 클리어런스는 무엇을 평가하는 데 사용되는가?
   a. 요세관의 크레아티닌 분비
   b. 사구체의 크레아티닌 분비
   c. 콩팥 사구체와 세뇨관 양
   d. 사구체여과율

정답: d

해설: 크레아티닌은 여과된 후 세뇨관에서 거의 재흡수가 되지 않기 때문에 혈장과 소변의 크레아티닌 농도 및 1분 동안 형성된 소변량(24시간 소변량을 1140으로 나눔)으로부터 1분 동안에 여과된 혈장량을 구할 수 있다. 1분 동안 여과된 혈장량이 사구체여과율(glomerular filtration rate, GFR)이다.
Creatinine Clearance(GFR, mL/min)
= Ucr(mg/dL) × Vu(mL/min) / Pcr(mg/dL)

114. 혈액 크레아티닌치 5.0 mg/dL과 변동 수준이 대략 일치하는 것은?
   a. 삼투농도(오스몰랄농도): 292 mOsm/kg
   b. 요산: 8 mg/dL
   c. 요소질소: 80 mg/dL
   d. 암모니아: 80 μg/dL

정답: c

해설: 야페법의 혈청 크레아티닌치 기준범위는 0.9~1.3 mg/dL인데 문항의 값이 5.0 mg/dL이니까 약 5배 상승한 것이다. 오스몰랄농도의 기준범위는 275~300 mOsm/kg, 요산의 기준범위는 3.5~7.2 mg/dL, 암모니아의 기준범위는 19~60 μg/dL이므로, 이들은 기준범위 내에 있거나 약간 상승하였다. 그러나 요소질소의 기준범위는 8~20 mg/dL이므로 80 mg/dL는 약 4~10배 상승한 것이다. 변동 폭이 일치하는 것은 요소 질소이다.

115. 양수 채취 시 직면하는 기술적인 문제로 검체가 양수인지 의심이 들 때 확인하려면?
   a. 450 nm에서의 흡광도
   b. 크레아티닌 측정
   c. 레시틴/스핑고마이엘린 비
   d. 사람 양막 태반성 락토젠(HPL)

정답: b

해설: 엄마 소변과 양수를 감별하기 위해서는 보통 크레아티닌과 요소를 측정한다. 채취 시 잘못하여 엄마 방광 소변이 채취되었다면 크레아티닌 값이 매우 높을 것이다. 양수의 크레아티닌 농도는 3.5 mg/dL를 넘지 않는다. 반면에 소변의 크레아티닌 농도는 100 mg/dL 이상이다. 양수의 요소는 30 mg/dL를 넘지 않으나 소변은 300 mg/dL로 높다. a: 450 nm에서의 흡광도 측정은 양수의 빌리루빈을 측정하기 위한 것이다. c: 레시딘-스핑고마이엘린(L/S)비는 태아 폐 성숙(fetal lung maturity, FLM)을 알아보기 위한 검사이다.

116. 사람에서 퓨린 대사의 최종 산물은 무엇인가?
   a. AMP와 GMP　　b. DNA와 RNA
   c. 알란토인　　d. 요산

정답: d

해설: 핵산(DNA와 RNA)의 성분인 뉴클레오타이드는 염기와 당과 인산으로 구성된다. 염기에는 퓨린(아데닌, 구아닌)과 피리미딘(시토신, 티민, 우라실)이 있다. 핵산이 붕괴되어 염기가 생기고, 이 중 퓨린이 대사를 거쳐 분해되면 최종적으로 요산(uric acid)이 생성된다.

117. 생물학적으로 활성이 있는 지용성 비타민의 전구체는?
   a. 바이오틴　b. 레티놀　c. 엽산　d. 아스코르브산

정답: b

해설: 레티놀은 비타민 A이다. 비타민 A,, E, K는 지용성 비타민이다.

118. 트로포닌 복합체는 무엇으로 구성되는가?
   a. 트로포닌 T, 칼슘, 트로포마이오신
   b. 트로포닌 C, 트로포닌 I, 트로포닌 T
   c. 트로포닌 I, 액틴, 트로포마이오신
   d. 트로포닌 C, 마이오글로빈, 액틴

정답: b

해설: 트로포닌은 트로포닌 C(칼슘 결합 성분), 트로포닌 I(억제 성분), 트로포닌 T(트로포마이오신 결합 성분)으로 구성된 복합체이다.

119. 혈액에 C 반응성 단백질의 존재가 가리키는 것은?
   a. 최근 연쇄구균(사슬알균)에 감염됨
   b. 폐렴구균 감염에서 회복됨
   c. 염증 진행
   d. 과민 상태

정답: c

해설: C-반응성 단백질(C-reactive protein, CRP)은 염증, 특히 감염성 염증에 대응하는 단백질이다. 이것은 폐렴균의 C-다당류와 반응한다.

120. 농축 CSF와 혈청을 전기영동했는데 올리고클론성 밴드가 나타났다. 적당한 해석은?

a. 원발성 CNS 종양 진단
b. 다발성 경화증 진단
c. 급성 백혈병에 의한 CNS 연루
d. 다발성 경화증을 진단하지 못함

정답: d

해설: 올리고클론성 밴드의 존재는 보통 염증성 질환과 다발성 경화증(multiple sclerosis, MS) 또는 아급성범뇌염(subacute sclerosing panencephalitis, SSPE)과 관련이 있다. 따라서 MS라고 확정하여 진단하지는 못한다.[Bishop 6th 2010, p.599]

121. 펩타이드 결합은 어느 것인가?

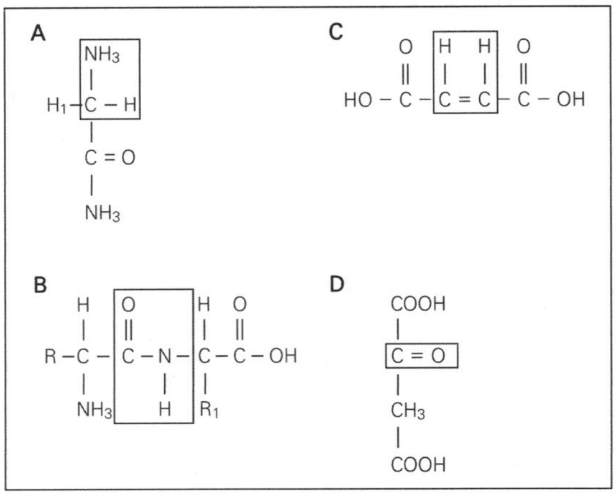

a. A b. B c. C d. D

정답: b

해설: 아미노기와 카르복실기가 반응하여 물 한 분자가 빠지고 (-CO-NH-)를 형성한 것을 펩타이드 결합(peptide bond)이라고 한다.

122. 혈액에서 구리의 90% 이상은 무엇과 결합하여 존재하는가?

a. 트랜스페린 b. 세룰로플라스민
c. 알부민 d. 한랭글로불린

정답: b

해설: 혈액에서 구리의 95%는 세룰로플라스민(ceruloplasmin)과 나머지 5%는 알부민과 결합하여 존재한다.

123. 출생 전 신경관결함의 진단에 유용한 검사는?

a. 양수의 알파-태아단백질
b. 양수의 에스트리올
c. 엄마 혈청 에스트라디올
d. 엄마 혈청 에스트론

정답: a

해설: 태아의 무뇌증, 이분척추 같은 신경관 결함(neural tube defects, NTD)에서는 엄마 혈액과 양수 모두에서 알파-태아단백질(AFP)이 상승한다.

124. 단백질의 전기영동 결과가 다음과 같았다. 결과는 무엇을 가리키는가?

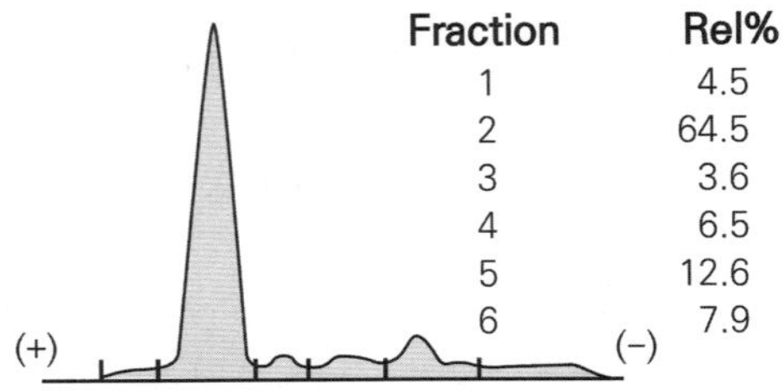

a. 정상 혈청 단백질 패턴
b. 정상 CSF 단백질 패턴
c. 비정상 혈청 단백질 패턴
d. 비정상 CSF 단백질 패턴

정답: b

해설: 정상 CSF는 4.5%의 프리알부민 분획을 포함하고 있다.

125. 혈청 비타민 B_{12}가 상승하는 상태는?

a. 재발성 악성빈혈
b. 만성 혈액 투석 환자
c. 만성 과립구성 백혈병
d. 호지킨병

정답: c

해설: 만성 과립구성 백혈병에서는 상승하고 나머지는 결핍을 일으킨다.

126. 비타민 B_{12}의 흡수에 필요한 것은?

a. 내인성 인자 b. 가스트린 c. 세크레틴 d. 엽산

정답: a

해설: 장에서 B_{12}가 흡수되려면 위 점막의 벽세포에서 분비하는 내인성 인자(intrinsic factor, IF)가 있어야 한다.

127. 신경관 결함의 존재를 검출하는 데 사용되는 방법은?

a. 레시틴/스핑고마이엘린 비율
b. 양수 크레아티닌
c. 450 nm에서의 흡광도 측정
d. 알파-태아단백질

정답: d

해설: 신경관 결함에서는 엄마 혈액과 양수에 알파-태아단백질이 상승한다.

헴 유도체(Heme Derivatives)

128. 잠혈 검사의 원리는?

a. 혈액의 응고 효소 능력
b. 공기 중 산소의 산화력
c. 헤모글로빈에 있는 과산화수소
d. 헤모글로빈의 과산화 효소 같은 활성

정답: d

해설: 잠혈 검사(occult blood)는 헤모글로빈에 있는 헴(heme)이 과산화 효소(peroxidase)처럼 작용하는 것을 이용한다.

H_2O_2 + 환원형 색원체 $\xrightarrow{heme}$ 산화형 색원체(발색) + H_2O

129. 헤모글로빈의 분해 산물은?

a. 지질단백질 b. 빌리루빈
c. 헤마톡실린 d. 벤스 존스 단백질

정답: b

해설: 노화된 적혈구는 간의 쿠퍼 세포나 지라(비장)의 대식 세포 같은 그물내피 세포에 의해 섭취되어 분해된다. 헤모글로빈의 성분인 헴(ferroprotoporphyrin)은 헴 산소화 효소(heme oxygenase)에 의해 고리형 구조가 깨지면서 빌리버딘(biliverdin)이 되고, 이것은 환원 효소에 의해 환원되어 빌리루빈(bilirubin)이 된다. 소수성 분자인 빌리루빈은 혈액으로 나와 알부민과 결합하여 간으로 운반된다. 알부민과 비공유적으로 결합한 것을 간접- 또는 비결합형- 또는 알파 빌리루빈이라고 한다. 간으로 운반된 빌리루빈은 글루쿠론산과 결합하여 친수성의 빌리루빈 글루쿠로나이드(bilirubin glucuronide)가 된다. 이러한 빌리루빈을 결합형 또는 직접 빌리루빈이라고 한다. 이것은 담즙에 섞여 장으로 나와서 우로빌리노젠이 되고, 그 다음은 산화되어 우로빌린이 되면서 대변으로 배설된다.

130. 헤모글로빈 S는 헤모글로빈 D와 무엇으로 구분하는가?

a. 다른 매질과 산성 pH에서의 전기영동
b. 헤모글로빈 A_2 정량
c. 높은 전압에서 전기영동
d. Kleihauer-Betke 산 용출

정답: a

해설: 헤모글로빈 변체의 구조로 인한 비교 이동도

131. 알칼리성 pH에서 전기영동을 할 때 가장 느리게 이동하는 헤모글로빈은?

a. HbA b. HbS c. HbC d. HbA

정답: c

해설: pH 8.6의 셀룰로스 아세트산염막 전기영동에서 +극으로 가장 빨리 이동하는 순서는 다음과 같다. (-)C→S→F→A(+) [Bishop 6th 2010, p.435]

132. 알칼리(KOH)에 의한 변성에 저항성이 있는 헤모글로빈은?

a. A b. A_2 c. C d. F

정답: d

해설: 헤모글로빈 F(HbF)는 HbA보다 산소에 대한 친화성이 더 크다. 그래서 태아에서 산소운반이 더 효율적으로 이루어진다. 또한 HbF는 HbA보다 알칼리에 대한 저항이 더 크다. 이러한 차이를 이용하여 HbF와 HbA를 구분한다.

133. 어떤 환자에서 다음과 같은 빌리루빈 결과가 나왔다.

1일	4.3 mg/dL
2일	4.6 mg/dL
3일	4.5 mg/dL
4일	2.2 mg/dL
5일	4.4 mg/dL
6일	4.5 mg/dL

관리혈청은 매일 기준범위 내에 있었다. 4일째 결과의 가능성을 잘 설명한 것은?

a. 설명이 필요 없다.
b. 혈장이 아니라 혈청이 사용되었다.
c. 검체가 빛에 오랫동안 노출되었다.
d. 검체가 용혈되었다.

정답: c

해설: 빌리루빈은 빛에 노출될 때 산화되어 구조가 변경된다. 검체가 햇빛에 1시간 노출되면 빌리루빈이 약 50%까지 감소할 수 있다.

134. 우로빌리노젠이 형성되는 곳은?

a. 콩팥 b. 지라 c. 간 d. 장

정답: d

해설: 장으로 들어온 빌리루빈 글루쿠로나이드는 장내 세균 효소인 β-glucuronidase에 의해 빌리루빈과 글루쿠론산으로 분해된다. 그다음 빌리루빈은 세균 효소에 의해 우로빌리노젠(urobilinogen), 스테르코빌리노젠(stercobilinogen), 메소빌리노젠(mesobi- linogen)으로 된다. 장에서 형성된 이들 3가지 물질을 총괄적으로 우로빌리노젠으로 부르고 있다.

135. 빌리루빈 측정에서 농축 카페인 용액이나 메틸알코올을 첨가하는 목적은 무엇인가?

a. 간접 빌리루빈을 발색시약과 반응시키기 위한 것이다.
b. 결합 빌리루빈을 용해시키기 위한 것이다.
c. 단백질을 침전시키기 위한 것이다.
d. pH 변화를 막기 위한 것이다.

정답: a

해설: 디아조 시약은 수용성인 결합형 빌리루빈하고만 반응한다. 그래서 카페인-벤조산염(Jendrassik-Grof법) 같은 반응 촉진제로 전처리하면 결합형이나 비결합형이 수용성으로 되어 디아조 시약과 반응한다. 이렇게 측정한 것이 총빌리루빈이다.

136. 총빌리루빈이 3.1 mg/dL이고 결합형 빌리루빈이 2.0 mg/dL일 때 비결합형 빌리루빈의 값은?

a. 0.5 mg/dL b. 1.1 mg/dL
c. 2.2 mg/dL d. 5.1 mg/dL

정답: b

해설: "총빌리루빈 = 결합형 빌리루빈 + 비결합형 빌리루빈"이다. 이 식에 대입하면 "3.1-2.0 = 1.1"이므로 비결합형 빌리루빈은 1.1 mg/dL이다.

137. 정제를 이용하여 소변이나 대변의 빌리루빈을 검사하는 방법의 원리는 무엇인가?

a. 담즙과 2,4-dichloronitrobenzene 간의 반응으로 황색을 띤다.
b. 담즙에 의해 산소가 유리되어 *o*-톨리딘을 산화시켜 청색-자색을 형성한다.
c. 디아조늄염과 담즙이 반응하면 갈색을 형성한다.
d. 디아조늄염과 빌리루빈이 반응하면 자색을 형성한다.

정답: d

해설: 정제를 이용한 검사는 Ictotest이다. Ictotest에서는 빌리루빈과 디아조늄염이 반응하여 청색-자색을 형성한다.

138. 오전 10시에 혈청 빌리루빈을 측정하여 2.0 mg/dL가 나왔다. 같은 샘플을 오후 3시에 다시 측정하였더니 8 mg/dL가 나왔다. 이러한 차이를 가장 잘 설명한 것은?

a. 시약이 변질되었다.
b. 샘플이 빛에 노출되었다.
c. 첫 번째 측정에서 계산 오류가 발생했다.
d. 샘플이 냉장되지 않았다.

정답: b

해설: 빌리루빈은 빛에 의해 산화된다.

139. 빌리루빈을 연속 3일 간 측정하여 다음과 같은 결과가 나왔다. 이러한 결과를 가장 잘 설명한 것은?

날짜	채혈시간	측정시간	결과
1	오전 7시	오전 8시	14.0 mg/dL
2	오전 7시	오후 6시	9.0 mg/dL
3	오전 6시	오전 8시	15.0 mg/dL

a. 용혈 샘플이며 헤모글로빈이 변질되었다.
b. 샘플이 빛에 노출되었다.
c. 샘플을 항온수조에 넣었다.
d. 시약이 변질되어가고 있다.

정답: 2

해설: 2일째 값이 감소한 것은 샘플이 빛에 노출되었기 때문이다.

140. 간에서 빌리루빈은 무엇으로 전환되는가?

a. 우로빌리노젠
b. 우로빌린
c. 빌리루빈-알부민 복합체
d. 빌리루빈 다이글루쿠로나이드

정답: d

해설: 간으로 들어온 비결합형 빌리루빈(간접 빌리루빈, 알파 빌리루빈)은 간에서 UDPG(uridyl diphosphate glucuronyl transferase, UDPG)에 의해 결합형 빌리루빈[빌리루빈 모노글루쿠로나이드(베타 빌리루빈), 빌리루빈 다이글루쿠로나이드(감마 빌리루빈)]으로 된다. 결합형 빌리루빈은 반응에 따라 직접 빌리루빈이라고도 한다. 알부민과 공유결합을 한 빌리루빈도 있는데, 이것을 델타 빌리루빈이라고 하며, 반응에 따라 직접 빌리루빈으로 분류된다.

141. 결합형 빌리루빈이 증가하는 질환은?

a. 담도 폐쇄 b. 용혈
c. 신생아 황달 d. 태아적혈모구증

정답: a

해설: 담도 폐쇄에서는 간에서 형성된 결합형 빌리루빈이 담관을 통해 배설되지 못하고 담즙울체가 일어나 혈액으로 역류되어 유입되기 때문에 혈액에 증가한다. 용혈에서는 비결합형 빌리루빈이 증가하고, 신생아 황달에서는 간에서 아직 UDPG가 정상적으로 작용하지 못해 비결합형 빌리루빈이 증가한다. 태아적혈모구증(erythroblastosis fetalis)에서는 태아의 혈액에 비결합형(간접) 빌리루빈이 증가하며, 이것은 태반을 통과하여 엄마의 간에서 결합형(직접) 빌리루빈으로 전환되어 배설된다.

142. 핵황달(kernicterus)에서는 빌리루빈이 어디에 비정상적으로 축적되는가?

a. 심장 조직 b. 뇌 조직
c. 간 조직 d. 콩팥 조직

정답: b

해설: 중추신경계에 빌리루빈이 축적되는 것을 핵황달이라고 한다. 빌리루빈이 과다하게 축적되면 뇌가 손상되어 난청, 정신지체 및 사망에 이를 수도 있다.

143. 글루쿠로닐기 전이 효소(UDPG)의 결핍으로 인해 비결합형 빌리루빈이 증가하고 신생아에서 핵황달을 일으키는 상태는?

a. Gilbert 증후군
b. Rotor 증후군
c. Dubin-Johnson 증후군
d. Crigler-Najjar 증후군

정답: d

해설: 1) 질베르 증후군: 굴모양 혈관막에서 간세포의 마이크로솜으로 빌리루빈 수송에 이상이 있어서 비결합형(유리형, 간접) 빌리루빈이 증가한다.
2) 크리글러-나야르 증후군: UDPG의 완전 또는 부분적인 결핍으로 인해 혈액에 비결합형 빌리루빈이 증가한다.
3) 듀빈-존슨 증후군: 마이크로솜에서 담세관으로 결합형(직접) 빌리루빈의 수송이 손상되어 혈액에 직접 빌리루빈이 증가하는 질환이다.

4) 로터 증후군: 듀빈-존슨 증후군과 비슷하나 원인이 밝혀지지 않았다. 세포 내에 리간딘 같은 결합 단백질의 감소에 기인하는 것으로 추측하고 있다. 혈액에 결합형 빌리루빈이 증가한다.

144. 구역질과 구토와 황달이 있는 21세 남성의 검사 결과이다.

검사	환자	기준범위
총 혈청 빌리루빈	8.5 mg/dL	0~1.0 mg.dL
결합형 혈청 빌리루빈	6.1 mg/dL	0~0.5 mg/dL
소변 우로빌리노젠	증가	
대변 우로빌리노젠	감소	
소변 빌리루빈	양성	
AST	300 U/L	0~50 U/L
ALP	170 U/L	0~150 U/L

이러한 결과를 잘 설명한 것은?

a. 아마도 용혈로 인하여 비결합형 고빌리루빈혈증이다.
b. 아마도 독성 간 손상으로 인한 비결합형 고빌리루빈혈증이다.
c. 아마도 담도계 질환으로 인한 결합형 고빌리루빈혈증이다.
d. 아마도 간 세포 폐쇄로 인한 결합형 고빌리루빈혈증이다.

정답: d

해설: 간 기능 저하로 인하여 혈중 빌리루빈을 제대로 섭취하지 못하고, 빌리루빈에 글루쿠론산을 결합시키는 능력이 저하하며, 결합형 빌리루빈을 정상적으로 배설하지 못하여 혈액에 직접 및 간접 빌리루빈이 증가하고, 소변에 빌리루빈 및 우로빌리노젠이 증가한다. 간 세포 폐쇄는 간 세포가 손상되어 형성한 결합형 빌리루빈을 분비하지 못하는 상태를 가리킨다. 이때는 결합형 빌리루빈이 혈액으로 들어간다.

145. 검사 결과이다. 어떤 질환을 가리키는가?

검사	환자	기준범위
총단백질	7.3 g/dL	6.0~8.0 g/dL
알부민	4.1 g/dL	3.5~5.0 g/dL
칼슘	9.6 mg/dL	8.5~10.5mg/dL
인	3.3 mg/dL	2.5~4.5 mg/dL
글루코스	95 mg/dL	65~110 mg/dL
BUN	16 mg/dL	10~20 mg/dL
요산	6.0 mg/dL	2.5~8.0 mg/dL
크레아티닌	1.2 mg/dL	0.7~1.4 mg/dL
총빌리루빈	3.7 mg/dL	0.2~0.9 mg/dL
ALP	275 U/L	30~80 U/L
LD	185 U/L	100~225 U/L
AST	75 U/L	10~40 U/L

a. 바이러스성 간염　　b. 용혈성 빈혈
c. 총담관 결석　　d. 만성 활동성 간염

정답: c

해설: 담관이 폐쇄되면 담즙울체증이 되는데, 이때는 ALP(alkaline phosphatase)와 GGT(gamma glutamyltransferase)가 고도로 증가하고(기준범위의 4배 이상), AST와 ALT는 기준범위 안에 있거나 약간 증가한다(기준범위의 1.5배 이상).

146. 어떤 경우에 대변 색깔이 검게 되는가?

a. 잠혈　b. 지방변　c. 트립신　d. 과다한 점액

정답: a

해설: 상부 위장관계의 출혈이 있으면 대변 색깔이 검어진다.

147. 정상적인 대변 색깔은 어떤 물질로 인해 형성되는가?

a. 우로에리트린　　b. 우로크롬
c. 우로빌린　　d. 우로빌리노젠

정답: c

해설: 대변이 갈색을 띠는 것은 장에서 우로빌리노젠(스테르코빌리노젠, 메소빌리노젠, 우로빌리노젠의 대표적 이름)이 우로빌린(스테르코빌린, 메소빌린, 우로빌린의 대표적 이름)으로 산화되어서 형성된 색깔이다.

148. 적혈구의 프로토포르피린(protoporphyrin)은 어떤 상태에서 증가하는가?

a. 급성 간헐성 포르피린증
b. 철 결핍성 빈혈
c. 만발성 피부 포르피린증
d. 급성 포르르피린증 발병

정답: b

해설: 납중독과 골수성 프로토포르피린증에서는 혈액의 유리 적혈구 프로토포르피린(free erythrocyte protoporphyrin, FEP)을 측정한다.

149. 카르복시헤모글로빈(일산화탄소 헤모글로빈)은 어떤 경우에 증가하는가?

a. 아질산염 중독
b. 일산화탄소에의 노출
c. 설파제 독성
d. 낫적혈구 빈혈

정답: b

해설: 헤모글로빈이 일산화탄소와 결합하여(CO-Hb) 비정상적인 유도체인 카르복시헤모글로빈(carboxy hemoglobin)으로 전환된다.

150. 일산화탄소(CO)가 독성이 있는 이유는?

a. 원형질 중독 때문이다.
b. 시토크롬 산화 효소와 결합하기 때문이다.
c. 헤모글로빈의 결합부위에 대해 친화성이 산소보다 200배나 더 강하기 때문이다.
d. 심근을 민감하게 하기 때문이다.

정답: c

해설: 일산화탄소는 산소가 헴의 철에 결합하는 것을 억제한다.

151. 유전성 코프로포르피린증의 보인자 검출은 무엇을 분석하여 결정되는가?

a. 24시간 소변의 포르포빌리노젠
b. 신선한 아침 첫 소변의 델타-아미노레불린산
c. 적혈구 프로토포르피린
d. 24시간 소변의 포르피린

정답: b

해설: 유전성 코프로포르피린증은 코프로포르피리노젠 산화 효소의 결핍으로 코프로포르피린이 증가하는 질환이다. 코프로포르피린증에서는 소변 델타-아미노레불린산(δ-aminolevulinic acid, ALA), 소변 포르포빌리노젠, 소변 코프로포르피린, 대변 코프로포르피린이 증가한다.

152. 포르피린 분석을 위해 신선한 소변을 채취하였다. 어떤 검사를 먼저 착수해야 하는가?

a. 포르피린 선별 검사와 총 포르피린 정량 검사
b. 총 포르피린 정량 검사와 포르포빌리노젠 선별 검사
c. 포르피린과 포르포빌리노젠 선별 검사
d. 포르포빌리노젠 선별 검사와 이온교환 크로마토그래피 분석

정답: c

해설: 먼저 선별 검사를 실시한다. 포르피린은 형광 선별 검사(농축 아세트산과 에틸아세트산 혼합액으로 포르피린을 추출한 후 자외선을 조사하면 음성은 옅은 청색 형광, 양성은 자색-적색 형광을 나타낸다. 포르포빌리노젠은 호쉬(Hoesch) 시험[호쉬 시약 2 mL + 소변 2방울 → 적색(양성)]으로 신속하게 한다.

153. 헴 합성 과정에서 납에 의해 저해되는 효소는?

a. 아미노레불린산 합성 효소
b. 포르포빌리노젠 합성 효소
c. 우로포르피리노젠 합성 효소
d. 빌리루빈 합성 효소

정답: b

해설: 포르포빌리노젠 합성 효소인 δ-아미노레불린산 탈수 효소(δ-aminolevulinic acid dehydratase, ALDA)와 프로토포르피린 IX에 철을 결합시키는 페로킬러테이스(ferrochelatase)는 납에 의해 저해된다.

154. 혈청 합토글로빈에 대한 설명으로 옳은 것은?

a. 조직 상해와 신생물이 있을 때 감소한다.
b. 인공심장판막을 가진 환자에서 증가한다.
c. 녹말-젤 전기영동으로 상이한 표현형을 분리할 수 있다.
d. 헴을 결합한다.

정답: c

해설: 합토글로빈(Hp)의 표현형은 Hp 1-1, Hp2-1, Hp2-2가 있는데, 젤 전기영동으로 분리된다.

효소(Enzymes)

155. 급성 췌장염 진단에 가장 특이적인 효소는?

a. 산성 포스파테이스
b. 트립신
c. 아밀레이스
d. 라이페이스

정답: d

해설: 급성 췌장염에서 혈청에 아밀레이스(amylase, AMY)와 라이페이스(lipase, LIP)가 증가한다. 라이페이스의 상승 상태는 아밀레이스보다 더 오랫동안 지속된다. 아밀레이스와 라이페이스는 다른 복부 질환에서도 상승한다. 그러나 상승 빈도는 아밀레이스보다 라이페이스가 덜하다.

156. 다음 효소 중 급성 췌장염 진단에 이용되는 효소는?

a. 아밀레이스(AMS)와 라이페이스(LPS)
b. 아스파르트산 아미노기 전이 효소(AST)와 알라닌 아미노기 전이 효소(ALT)
c. 5′-뉴클레오타이데이스(5′-NT)
d. AST와 젖산 탈수소 효소(LD)

정답: a

해설: 급성 췌장염 진단에 이용되는 효소는 AMS와 LPS이다.

157. 녹말을 글루코스와 맥아당(maltose)으로 전환시키는 효소는?

a. 말산 탈수소 효소(malate dehydrogenase, MD)
b. 아밀레이스(amylase, AMS)
c. 크레아틴 카이네이스(creatine kinase, CK)
d. 아이소시트르산 탈수소 효소(isocitric dehydrogenase, ICD)

정답: b

해설: 녹말 $\xrightarrow[pH6.9,\ Cl^-]{AMS}$ 글루코스, 맥아당, 덱스트린

AMS는 α-1,4-글리코시드 결합을 무작위로 가수 분해한다.

158. 매크로아밀레이스혈증과 일치하는 결과는?

a. 혈청 아밀레이스 정상, 소변 아밀레이스 상승
b. 혈청 아밀레이스 상승, 소변 아밀레이스 정상
c. 혈청 및 소변 아밀레이스 상승
d. 혈청 및 소변 아밀레이스 정상

정답: b

해설: 매크로(고분자)아밀레이스는 아밀레이스(이자형 분자량 54,000)가 면역글로불린과 결합한 것으로 혈청에 증가하더라도 복합체의 분자량이 너무 커서 사구체에서 여과되지 못하기 때문에 소변으로 나오지 못한다.

159. 의사가 환자의 상태를 췌장염으로 의심하고 있다. 어떤 검사를 해야 이 질환인 것을 알 수 있

는가?

a. 크레아티닌　　b. LD 동종 효소
c. 베타-하이드록시부티르산염　　d. 아밀레이스

정답: d

해설: 췌장염이 의심되면 AMS를 검사한다.

160. AST는 어떤 질환에서 특징적으로 상승하는가?

a. 간　b. 콩팥　c. 장　d. 췌장

정답: a

해설: AST(aspartate aminotransferase)는 아스파르트산(aspartic acid, Asp)에 있는 아미노기를 2-옥소글루타르산(2-oxoglutaric acid, 2-OG)에 전이시켜, Asp는 옥살아세트산(oxaloacetic acid, Oxa)이 되고, 2-OG는 글루탐산(glutamic acid, Glu)이 된다. 이 반응에는 피리독살 인산(pyridoxal phosphate)이 조효소로서 작용한다. AST는 심장과 간에 많다. 따라서 심근경색과 간 질환에서 상승한다.

161. 아미노기 전이 효소의 작용은?

a. 아미노산과 황-함유 산 사이에 아미노기와 황화수소기의 교환
b. 알파-아미노산과 α-케톤산 사이에 아미노기와 케톤기의 교환
c. 아미노산과 케톤산의 가수 분해
d. 아미노산에서 조효소로 수소의 가역적 전이

정답: b

해설: $$\text{Asp} + \alpha\text{-KG} \underset{pyridoxal\ phosphate}{\overset{AST}{\rightleftharpoons}} \text{Oxa} + \text{Glu}$$

162. AST와 ALT는 다음 중 어느 질환에서 상승하는가?

a. 근육 퇴행위축
b. 바이러스성 간염
c. 폐 색전증
d. 감염성 단핵구증

정답: b

해설: AST와 ALT는 주로 간에 있다. 이 효소들은 간세포 질환에서 혈청에 상승한다. 정상 상한치의 100배까지 상승할 수 있다. ALT가 AST보다 더 높게 상승한다. AST의 상승은 감염성 단핵구증과 근육 퇴행위축(muscular dystrophy)에서도 볼 수 있지만, 이 경우 ALT는 상승하지 않는다.

163. 혈청 AST와 ALT가 가장 크게 증가하는 질환은?

a. 급성 바이러스성 간염
b. 원발성 담도경화증
c. 전이성 간경화증
d. 알코올성 간경화증

정답: a

해설: 주요 간 질환에서 ALP, AST, ALT, GGT의 변화는 다음과 같다.

	ALP	AST	ALT	GGT
급성 간염	S	**H**	**H**	S
만성 간염	R-S	S	S	R-S
알코올성 간염	M	S	S	**M-H**
담즙정체	**M-H**	R-S	R-S	**H**
간경화증	R-S	R-S	R-S	R-S
간암	S-M	S	S	H

* R : 기준 범위,
S : 〈R×1.5, M : 〈R×1.5-4, H : 〉R×4
* GGT : gamma-glutamyltransferase

164. AST 측정 시 공역 반응으로 들어가는 말산 탈수소 효소(malate dehydrogenase, MD)의 작용은?

a. 알파-케토글루타르산을 아스파르트산으로 전환시킨다.
b. 알파-케토글루타르산을 말산으로 전환시킨다.
c. 아스파르트산을 옥살아세트산으로 전환시킨다.
d. 옥살아세트산을 말산으로 전환시킨다.

정답: d

해설: $$\text{Asp} + \alpha\text{-KG} \underset{pyridoxal\ phosphate}{\overset{AST}{\rightleftharpoons}} \text{Oxa} + \text{Glu}$$

$$\text{Oxa} + \text{NADH} + \text{H}^+ \overset{MD}{\rightleftharpoons} \text{Malate} + \text{NAD}^+$$

165. 다음의 검사 결과와 대부분 일치하는 질환은?

ALP	약간 증가
AST	매우 증가
ALT	매우 증가
GGT	약간 증가

a. 급성 간염　　b. 만성 간염
c. 폐쇄성 황달　　d. 간 혈관종

정답: a

해설: 163번 해설 참조.

166. 젖산 탈수소 효소 동종 효소 1(LD_1)이 가장 크게 상승하는 질환은?

a. 폐렴　b. 사구체신염　c. 췌장염　d. 악성 빈혈

정답: d

해설: 악성 빈혈에서는 정상 상한치의 50배까지 증가한다. 비효율적인 적혈구 형성은 대량의 LD_1과 LD_2를 방출한다. LD_1과 LD_2의 증가는 콩팥 질환에서도 나타난다. 그러나 상승 정도가 악성 빈혈 만큼 크지 않다. 췌장염과 폐렴에서는 LD_3가 증가한다.

167. 뼈대근육, 심장, 뇌에 주로 존재하는 효소로 근육 퇴행위축(디스트로피)에서 매우 증가하고, 심근경색 초기에 증가하는 것은?

a. 라이페이스　　b. 전이 효소
c. 젖산 탈수소 효소　　d. 크레아틴 카이네이스

정답: d

해설: 심근과 뼈대근육에는 에너지 생성 작용 때문에 CK가 많이 함유되었다. 따라서 CK는 뼈대근육 질환과 심근경색에서 상승한다.

크레아틴+ATP $\underset{Mg^{2+}, pH\ 6.8}{\overset{CK,\ pH\ 9.0}{\rightleftarrows}}$ 크레아틴인산+ADP

168. 대부분의 조직에 존재하며, 전기영동하면 5개의 분획으로 분리되는 효소는?

a. 라이페이스 b. 전이 효소 c. CK d. LD

정답: d

해설: LD는 4량체이며, H 서브유닛과 M 서브유닛으로 구성되기 때문에 조합하면 5개의 동종 효소, 즉 $H_4(LD_1)$, $H_3M(LD_2)$, $H_2M_2(LD_3)$, $HM_3(LD_4)$, $M_4(LD_5)$가 존재한다.

169. LD_1이 위양성을 나타내는 경우는?

a. 검체 용혈 b. 간 질환
c. 선천성 심부전 d. 약물 독성

정답: a

해설: 적혈구에는 혈청보다 LD가 150배나 더 많으며, 주로 LD_1과 LD_2이다. 용혈이 일어나면 혈청에 LD가 증가한다. LD_5는 간 질환과 약물 독성에서 증가한다.

170. 급성 심근경색을 진단하는데 민감한 지표가 되는 것은?

a. CK-MM b. CK-MB c. CK-BB d. 없음

정답: b

해설: CK는 3종류의 동종 효소, CK_1(CK-BB), CK_2(CK-BM), CK_3(CK-MM)가 있다. 정상인의 혈청에서는 CK 동종 효소 중 CK_3만 나타나지만, 심근경색에서는 정상인에서 나타나지 않던 CK_2가 나타난다. 동종 효소의 번호는 양극 쪽으로 빨리 이동한 순서 따라 붙여졌다.
(+) CK_1 - CK_2 - CK_3 (-)

171. CK가 정상 수준인 것은?

a. 급성 심근경색 b. 간염
c. 진행성 근육 퇴행위축 d. 근육주사

정답: b

해설: CK는 근육 관련 질환에서 상승한다. CK는 간염에서 상승하지 않는다.

172. 전기영동에서 LD_4와 LD_5의 상승과 가장 관련이 있는 것은?

a. 간 질환 b. 용혈성 빈혈
c. 심근경색 d. 폐부종

정답: a

해설: 각 조직에 가장 많은 LD 동종 효소 분포율
1) 심장: LD_1(57%),
2) 적혈구: LD_1(38%), LD_2(35%),
3) 뇌: LD_2(32%),
4) 콩팥: LD_1 (46%),
5) 이자: LD_3(37%),
6) 지라: LD_3(37%),
7) 폐: LD_3(30%),
8) 뼈대근육: LD_5 (75%),
9) 간: LD_5(85%),
10) 혈청: $LD_2 > LD_1 > LD_3 > LD_4 > LD_5$

173. 심근경색이 나타날 때 가장 먼저 상승하는 효소는?

a. CK b. LD c. AST d. ALT

정답: a

해설: 심근경색에서 빨리 증가하는 순서는 "CK > AST > LD"이다. ALT는 심근경색에서 상승하지 않는다.

174. CK 전기영동에서 CK-MM과 CK-MB가 상승했다. 이러한 패턴과 가장 관련이 있는 질환은?

a. 뇌종양 b. 근육 퇴행위축
c. 심근경색 d. 바이러스성 간염

정답: c

해설: CK-MB와 CK-MM 피크가 나타나는 것은 심근경색이다. 특히 CK-MB는 심근경색을 진단하는 데 예민한 지표가 된다.

175. 혈청 LD 전기영동에서 LD_1/LD_2의 비율이 1을 넘는 "flipped pattern(역전 패턴)"은 어떤 질환에서 나타나는가?

a. 심근경색 b. 바이러스성 간염
c. 췌장염 d. 신부전

정답: a

해설: 정상 혈청에서는 LD_1/LD_2가 <1인데, 심근경색에서는 LD_1이 많이 증가하여 이 비율이 >1로 된다.

176. 총 LD의 증가가 LD_4와 LD_5에 한정되면 어떤 질환과 관련이 있는가?

a. 폐경색 b. 용혈성 빈혈
c. 심근경색 d. 급성 바이러스성 간염

정답: d

해설: 폐경색 LD_3, 용혈성 빈혈 LD_1, 심근경색 LD_1, 급성 바이러스성 간염 LD_5

177. 10살 아이가 뼈대근육 질환으로 병원에 입원하였다. 가장 좋은 확정 검사는?

a. CK, ICD(isocitrate dehydrogenase)
b. GGT와 ALP
c. ALD(aldolase), CK
d. LD, MD

정답: c

해설: CK(EC 2.7.3.2)와 ALD(EC 4.1.2.13)는 근육 질환에서

상승한다.

178. 면역저해법에 의한 CK-MB 측정의 원리는?

a. M 서브유닛이 불활성화된다.
b. B 소브유닛이 불활성화된다.
c. MB가 불활성화된다.
d. BB가 불활성화된다.

정답: a

해설: CK-MB 측정을 위한 면역저해법에서 항체는 효소의 M 및 B 서브유닛에 대응한다. Anti-M은 모든 M 활성을 저해하지만 B 활성은 억제하지 못한다. CK 활성은 저해 전과 후에 측정한다. 저해 후 남아있는 활성은 BB와 MB를 구성하는 B서브유닛 때문이다.

179. CK 전기영동에서 CK-MB 활성의 증가를 볼 수 있는 질환은?

a. 과격한 운동으로 인한 급성 근육 스트레스
b. 악성 간 질환
c. 심근경색
d. 심한 두부 상해

정답: c

해설: CK-MB(CK_2)의 증가는 심근경색에서 나타난다.

180. LD_5가 증가하는 질환은?

a. 심근경색 b. 거대적혈구모세포 빈혈
c. 급성 췌장염 d. 급성 간염

정답: d

해설: LD_5는 급성 간염에서 상승한다.

181. 혈청 젖산 탈수소 효소가 증가하여서 전기영동으로 분류를 했더니 LD_1과 LD_2가 상승하였다. 원인은 무엇인가?

a. 신증후군 b. 용혈성 빈혈
c. 췌장염 d. 간 손상

정답: b

해설: LD_1과 LD_2는 심장에도 많지만 적혈구에도 많다. 따라서 심근경색이나 용혈에 의해서 증가한다.

182. 42세 남성이 응급실로 들어와 혈청 검사를 했는데 다음과 같은 결과가 나왔다. 이러한 변화가 가리키는 것은?

	환자	기준 범위
CK	185 U/L	15~160 U/L
AST	123 U/L	0~48 U/L
CK-MB	6 U/L	2~12 U/L

a. 대퇴 좌상 b. 대뇌혈관 손상
c. 폐경색 d. 초기 급성 간염

정답: a

해설: 뼈대근육과 심근에는 CK가 많다. 그러나 CK-MB가 상승하지 않은 것으로 봐서 상승의 원인이 심장은 아니고 뼈대근육이다. 폐경색에서는 LD_3, 대뇌 손상에서는 CK-BB가 상승한다.

183. 다음의 검사 결과와 대부분 일치하는 것은?

알칼리성 포스파테이스	매우 증가
아스파르트산염 아미노기 전이 효소	약간 증가
알라닌 아미노기 전이 효소	약간 증가
감마-글루타밀기 전이 효소	매우 증가

a. 급성 간염 b. 골염 섬유증
c. 만성 간염 d. 폐쇄성 황달

정답: d

해설: 폐쇄로 인한 담즙정체(cholestasis)에서는 ALP와 GGT가 많이 상승하고 AST와 ALT는 정상이거나 약간 상승한다. 163번 문제 해설 참조.

184. 다음 검사 결과가 가리키는 것은?

알칼리성 포스파테이스	약간 증가
아스파르트산염 아미노기 전이 효소	약간 증가
알라닌 아미노기 전이 효소	약간 증가
감마-글루타밀기 전이 효소	약간 증가

a. 급성 간염 b. 만성 간염
c. 폐쇄성 황달 d. 간 혈관종

정답: b

해설: 163번 문제 해설 참조.

185. ALP 동종 효소를 측정하기 위해 일반적으로 시행하는 검체 전처리 방법은?

a. 혈청을 둘로 나누고, 하나는 동결하고 다른 하나는 냉장 보관한다.
b. 혈청을 둘로 나누고, 하나는 56℃에서 가온하고 다른 하나는 가온하지 않는다.
c. EDTA 혈장을 사용하기 때문에 전처리할 필요가 없다.
d. 제단백액을 준비해야 한다.

정답: b

해설: 태반에서 유래하는 ALP는 열에 강하고 소장, 간, 뼈에서 유래하는 ALP는 열에 약하다. 그중에서도 뼈에서 유래하는 ALP가 열에 가장 약하여 56℃에서 15분 가온에 의해 85-100%의 활성을 잃는다.

186. Regan 동종 효소는 어디에서 유래하는 ALP와 성질이 같은가?

a. 뼈 b. 콩팥 c. 장 d. 태반

정답: d

해설: 태반형과 Regan형은 56℃ 15분(65℃ 10분) 가온에 의해 100% 활성이 그대로 있다. 뼈에서 유래하는 것은 56℃ 15분에서 20%만 남고, 65℃ 10분에서 0%의 잔

존율을 보인다.

187. ALP 동종 효소 중 열에 가장 약한 것은?

a. 간 b. 뼈 c. 장 d. 태반

정답: b

해설: 186번 문제 해설 참조. 열에 가장 약한 것은 뼈에서 유래하는 ALP이다.

188. 에탄올 섭취에 의한 간 손상을 가리키는 가장 민감한 지표는?

a. ALT b. AST c. GGT d. ALP

정답: c

해설: 163번 문제 해설 참조. 알코올 섭취에 의한 알코올성 간염에서는 GGT가 많이 증가한다.

189. 동종 효소 측정은 무엇을 증진시키는가?

a. 정밀도 b. 정확도 c. 민감도 d. 특이도

정답: d

해설: 동종 효소(isoenzyme)의 분포는 장기마다 다르므로 특이성을 갖는다.

190. 효소 복합체 중 단백질 부분만을 무엇이라고 하는가?

a. 아포효소 b. 조효소 c. 전효소 d. 효소 전구체

정답: a

해설: 전효소(holoenzyme) = 아포효소 또는 주효소(apoenzyme) + 보조인자(cofactor)
아포효소는 효소복합체 중 효소 단백질 부분만을 말한다. 보조인자에는 활성제와 조효소(coenzyme)가 있다.

191. 검체가 정액인 것을 확정하기 위해 무엇을 측정하는가?

a. 젖산 탈수소 효소(LD)
b. 아이소시트르산염 탈수소 효소(ICD)
c. 산성 포스파테이스(ACP)
d. 알칼리성 포스파테이스(ALP)

정답: c

해설: 전립샘에서 분비하는 전립샘 분비액에는 ACP가 풍부하다. 따라서 정액에는 ACP 활성이 높다. 전립샘암에서 혈청에 ACP가 상승한다. 그러나 ACP는 감도와 특이성이 좋은 전립샘 특이 항원(prostate specific enzyme, PSA)의 측정으로 대체되었다.

192. 종말점 발색법으로 ACP 측정할 때 사용되는 기질은?

a. *p*-nitrophenylphosphate
b. thymolphthalein monophosphate
c. β-naphthol-phosphate
d. β-glycerophosphate

정답: b

해설: 티몰프탈레인 일인산이 정량적 종말점 반응에 사용하는 가장 특이적인 기질이다. 현재 자동분석기에 가장 많이 사용되는 것은 *p*-니트로페닐인산이다.

193. 젖산 탈수소 효소(LD), 말산 탈수소 효소(MD), 아이소시트르산 탈수소 효소(ICD), 그리고 하이드록시부티르산 탈수소 효소(HD)는 어떤 효소인가?

a. 간 효소이다.
b. 심장 효소이다.
c. 산화-환원 반응을 촉매한다.
d. EC 3 효소이다.

정답: c

해설: 탈수소 효소는 산화환원 효소(oxidoreductase)이다. 산화환원 효소는 효소위원회 분류 코드(EC code) 첫 자리 숫자가 1로 시작된다. EC 2는 전이 효소(transferase), EC 3은 가수분해 효소(hydrolase), EC 4는 분해부가 효소(lyase), EC 5는 이성질화 효소(isomerase), EC 6은 연결 효소이다.

지질 및 지질단백질 (Lipids and Lipoproteins)

194. 죽상경화증의 위험을 감소시키기 위해서 어떤 지질단백질이 고치(高値)여야 하는가?

a. 카일로마이크론 b. VLDL c. LCDL d. HDL

정답: d

해설: HDL은 말초조직에 있는 콜레스테롤을 가져오기 때문에 죽상경화증(atherosclerosis)의 위험을 감소시키고, 반대로 LDL은 말초조직에 콜레스테롤을 주기 때문에 죽상경화증의 위험을 증가시킨다.

195. HDL-콜레스테롤 측정 시 가장 일관되게 발생하는 분석 오류는?

a. LDL-콜레스테롤의 불완전한 침전
b. HDL- 및 LDL-콜레스테롤의 공동 침전
c. HDL-콜레스테롤의 부정확한 단백질 추정
d. 침전 후 소량의 apoB-함유 지질단백질이 남아있음

정답: d

해설: 혈청 HDL은 기본적으로 2단계 과정을 거쳐 측정한다. 먼저 HDL을 제외한 모든 지질단백질을 다가음이온-이가양이온(헤파린-$MnCl_2$, 헤파린-$MgCl_2$, 덱스트란황산-$MgCl_2$) 조합으로 침전시킨 후 원심분리하면 상층에는 HDL만 포함된다. 그다음 콜레스테롤을 측정하면 HDL-콜레스테롤이 된다. 이 방법은 apoB를 포함하고 있는 지질단백질을 완전하게 침전시키는 것이 중요하다. apoB-함유 지질단백질이 완전하게 침전되지 않고 일부

가 남아있으면 오류를 일으킨다.
1990년대 후반 PEG(폴리에틸렌글리콜)수식 효소와 황산사이클로덱스트린·덱스트란 황산을 함께 사용하여 HDL-콜레스테롤을 자동분석기로 직접 측정하는 Homogeneous법이 개발되었다. 그 후 특수한 표면활성제를 사용하는 HDL-콜레스테롤 직접 측정법이 개발되어, 현재 HDL-콜레스테롤의 대부분이 자동분석장치로 측정되고 있다.

196. LDL-콜레스테롤을 Friedewald식으로 계산하기 위해 같은 화학적 방법으로 측정하는 2가지 성분은?

a. 총 콜레스테롤과 HDL-콜레스테롤
b. 총 콜레스테롤과 트라이글리세라이드
c. 트라이글리세라이드와 카일로마이크론
d. 아포지질단백질 A와 아포지질단백질 B

정답: a

해설: LDL-콜레스테롤을 측정하는 프라이드왈드(Friedewald) 식은 다음과 같다.
LDL-콜레스테롤 = 총 콜레스테롤 - (HDL-콜레스테롤 + 트라이글리세라이드/5)
단, 이식은 TG가 400 mg/dL 미만일 때만 적용된다. 총 콜레스테롤과 HDL-콜레스테롤은 같은 방법을 사용하여 측정한다. TG/5는 VLDL-콜레스테롤과 비슷한 값을 갖는다.

197. HDL의 화학적 조성은?

	Triglyceride	Cholesterol	Protein
a	60%	15%	10%
b	10%	45%	25%
c	5%	15%	50%
d	85%	5%	2%

정답: c

해설: a는 VLDL, b는 LDL, c는 HDL, d는 CM(카일로마이크론)의 조성이다.

198. 가족성 고콜레스테롤혈증은 무엇의 증가에 기인하는가?

a. 저밀도지질단백질(LDL)
b. 카일로마이크론(CM)
c. 고밀도지질단백질(HDL)
d. 아포지질단백질 A_1

정답: a

해설: 가족성 고콜레스테롤혈증은 LDL의 증가와 관련이 있다. LDL 수용체의 결핍은 LDL 콜레스테롤의 대사를 억제하기 때문에 LDL이 증가한다.

199. 너무 이른 죽상경화증은 무엇이 증가할 때 나타나는가?

a. 카일로마이크론 b. 프로스타글란딘
c. 저밀도지질단백질 d. 고밀도지질단백질

정답: c

해설: 죽상경화증은 동맥 내벽에 콜레스테롤 플라크가 생겨 동맥이 굵어지고 굳어지는 것을 말한다. 콜레스테롤의 증가는 플라크 형성과 관련이 있다. LDL 역할 중 하나는 에스테르형 콜레스테롤을 대사를 위해 세포에 수송하는 것이다. LDL의 증가도 또한 죽상경화증의 발달과 관련이 있다.

200. 혈장 콜레스테롤의 60-75%는 무엇에 의해 수송되는가?

a. 카일로마이크론 b. VLDL c. LDL d. HDL

정답: c

해설: LDL은 혈장 콜레스테롤의 약 70%를 수송하고, HDL은 30%를 수송한다. 카일로마이크론과 VLDL은 트라이글리세라이드(TG)를 수송한다. 카일로마이크론의 TG는 음식물을 통해 형성된 외인성 TG이고, VLDL의 TG는 간에서 합성한 내인성 TG이다. 혈청에서 측정 대상이 되는 TG는 내인성 TG이다.

201. 선천적으로 HDL이 없는 가족성 무-HDL 질환은?

a. Krabbe병 b. Gaucher병
c. Tangier병 d. Tay-Sachs병

정답: c

해설: 탄저(Tangier)병은 HDL의 주 아포지질단백질인 Apo A-I의 분해 대사 결함에 의해 생긴다. 동형접합에서 HDL의 혈장 농도는 실제로 0이다. HDL의 감소는 HDL 분해 대사의 증가에 기인한다. 크라베(Krabbe)병은 출생 시에 나타나는 희귀한 유전성 지방 대사 장애로 치명적인 병이다. 고셰(Gaucher)병은 지방 대사 장애로 glucosyl cerebroside lipidosis라고도 한다. 테이-삭스(Tay-Sachs)병은 GM_2강글리오사이드에서 *N*-아세틸갈락토사민과 갈락토스 사이에 있는 β(1, 4-글리코시드 결합을 가수분해하는 효소인 헥소사미니데이스(hexosaminidase)의 결핍으로 지질 대사에 이상을 가져와 스핑고지질이 축적되는 지질대사 이상 질환이다.

202. 고지질단백질혈증과 라이페이스 결핍을 보이는 1세 여아의 지질 프로필은 다음과 같았다.

콜레스테롤	300 mg/dL
LDL	증가
HDL	감소
트라이글리세라이드	200mg/dL
카일로마이크론	존재

검체를 밤새 냉장고에 보관하면 어떻게 되겠는가?

a. 투명 b. 혼탁 c. 혼탁한 혈청 위에 크림층
d. 투명한 혈청 위에 크림층

정답: d

해설: 혈청을 밤새 4℃ 냉장고에 보관하면, 카일로마이크론이 부유하여 크림층을 형성한다.

203. 비공복 상태에서 검사에 위양성을 일으키는 것은?

a. 콜레스테롤　　b. 트라이글리세라이드
c. HDL　　d. LDL

정답: b

해설: 음식물을 섭취하면 일시적으로 트라이글리세라이드가 혈청에 50%까지 상승할 수 있다. LDL과 HDL은 음식물의 지방 함량에 따라 10-15%까지 감소할 수도 있다.

204. 9개월 된 이스라엘 남자 아이가 점차적으로 일어나고 앉는 능력을 상실했고 발작을 하기 시작했다. 그는 뉴런에 GM_2-강글리오사이드(ganglioside)라고 하는 인지질의 양이 증가하였다. 그의 백혈구에는 헥소사미니데이스(hexosaminidase)라고 하는 효소가 결핍되었다. 이와 관련이 있는 질환은?

a. Niemann-Pick병　　b. Tay-Sachs병
c. 페닐케톤뇨증　　d. Hurler 증후군

정답: b

해설: 니만-피크(Niemann-Pick)병은 골수, 지라, 림프절에 스핑고마이엘린이 축적되는 질환이다. 유대인에게 가장 흔하며 영아나 소아기에 시작하고 간, 비장의 비대와 빈혈, 림프절 장애 및 육체적 정신적 약화가 특징적으로 나타난다. 허를러 증후군(Hurler's syndrome)은 점액 다당류가 침착되는 유전질환이다. 페닐케톤뇨증(phenylketonuria, PKU)은 페닐알라닌 수산화 효소(phenylalanine hydroxylase)의 결핍으로 페닐아라닌이 타이로신으로 전환되 못하여 혈액에 페닐아라닌과 그 유도체인 페닐피루브산이 증가하고 이들이 소변으로 배설되는 질환이다. PKU도 조기에 치료하지 않으면 정신지체 등을 초래한다.

205. 양수에서 태아 폐 성숙을 결정하는 데 사용되는 검사는?

a. 레시틴/스핑고마이엘린 비율
b. 크레아티닌
c. 450 nm에서 흡광도 측정
d. 알파-태아단백질

정답: a

해설: 태아 폐의 성숙 여부는 폐포 표면에 얇은 층을 형성하는 지질 복합체인 표면활성제의 생성에 의해 판단된다. 표면활성제를 측정하면 태아 폐 성숙을 결정할 수 있다. 표면활성제의 75%는 레시틴이다. 태아 폐 성숙 정도를 평가하는 데 사용하는 검사는 레시틴/스핑고마이엘린 비율(L/S비)이다. 임신 35주 전에는 L/S비가 1.6 이하이다. 임신 35주와 36주에는 레신틴이 유의하게 증가하여 폐포가 안정화된다. L/S비가 2.0 미만이면 폐가 미성숙 상태에 있음을 가리키고, 2.1-3.0은 경계선, 3.1 이상은 태아의 폐가 성숙되었음을 가리킨다.

206. 다음은 양수 검사에서 표면활성제인 인지질의 변화를 나타낸 곡선이다. 여기서 측정하는 인지질은 태아의 어느 기관에서 유래하는가?

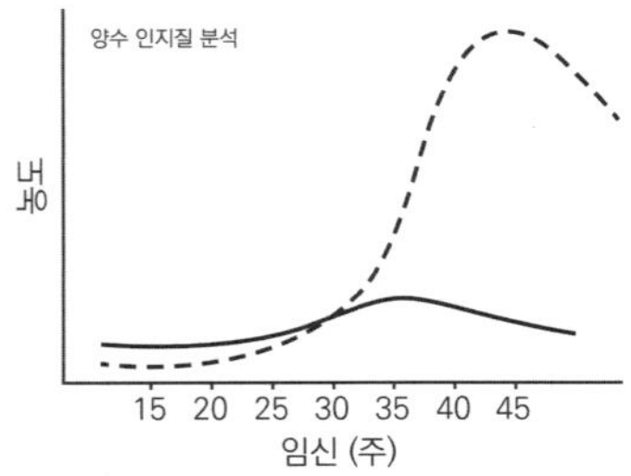

a. 심혈관　　b. 폐　　c. 간　　d. 태반

정답: b

해설: 인지질은 폐의 2형 폐포 세포에 의해 생성된다.

207. 무증상의 43세 여성의 공복 혈청 검사에서 다음과 같이 검사 결과가 나왔다. 이 혈청에는 무엇이 많이 포함되어있는가?

처음 혈청 외관	유탁(milky)
하룻밤 냉장고 보관 후 혈청 외관	혼탁한 혈청 위에 크림층

a. 카일로마이크론, 단독
b. 카일로마이크론과 VLDL
c. LDL
d. HDL

정답: b

해설: 카일로마이크론만 단독으로 증가하면 냉장고 방치 시 하층은 투명하고 상층에 크림층이 생긴다. 카일로마이크론과 VLDL이 증가하면 냉장고 방치 시 VLDL 때문에 하층도 혼탁하고 카일로마이크론 때문에 상층에 크림층이 생긴다. HDL과 LDL 증가는 혈청이 투명하다. VLDL의 증가는 트라이글리세라이드가 증가한 것이어서 혈청이 우유처럼 혼탁해진다.

208. 카일로마이크론은 어떤 지질 이상증에서 나타나는가?

a. 가족성 고콜레스테롤혈증
b. 고트라이글리세라이드혈증
c. 지질단백질 라이페이스 활성 결핍
d. 가족성 저알파지질단백질혈증

정답: c

해설: 카일로마이크론의 주성분인 트라이글리세라이드는 혈관에서 지질단백질 라이페이스(lipoprotein lipase, LPL)에 의해 분해되는데, 이것이 결핍되면 혈액에 카일로마이크론이 증가하게 된다.

209. VLDL은 어떤 지질 성분을 수송하는 것이 주된 기능인가?

a. 말초 세포로부터 간으로 콜레스테롤을 운반한다.
b. 콜레스테롤과 인지질을 말초 세포로 운반한다.
c. 외인성 트라이글리세라이드를 운반한다.
d. 내인성 트라이글리세라이드를 운반한다.

정답: d

해설: VLDL은 간에서 합성한 TG를 운반하고, 카일로마이크론은 음식물을 통해 형성된 외인성 TG를 운반하는 것이 주된 기능이다.

210. 혈청의 혼탁은 어떤 성분의 상승에 의해 일어나는가?

a. 콜레스테롤 b. 총단백질
c. 카일로마이크론 d. 알부민

정답: c

해설: 카일로마이크론의 증가는 혈청을 혼탁하게 한다. 즉 지방 혈청(lipemic serum)의 원인은 카일로마이크론이다.

Endocrinology(내분비학)

211. TSH는 어디에서 생성되는가?

a. 시상하부 b. 뇌하수체
c. 부신피질 d. 갑상샘

정답: b

해설: 호르몬은 신체 내부와 외부의 환경 변화에 대해 적절하게 몸이 대응할 수 있도록 정보를 전달하는 화학 전령(chemical messenger)이다. 이러한 화학 물질은 혈액을 통해 표적 조직(target tissue)에 정보를 전달하는데, 정보 전달은 호르몬이 수용체(receptor)라는 특정 성분과의 결합을 통해 이루어진다. 호르몬의 분비는 몇 가지 명령 체계를 통해 이루어진다. 환경 변화가 감각신경을 통해 대뇌의 시상하부에 전달되면 정보를 분석하여 시상하부는 방출 호르몬(releasing hormone)을 생성하여 뇌하수체로 보낸다. 뇌하수체는 시항하부에서 생성된 방출 호르몬을 받아서 자극 호르몬(tropic hormone)을 생성하여 표적 내분비샘에 보낸다. 자극을 받은 내분비샘은 필요한 호르몬을 생성하고, 이것은 혈액을 통해 표적 세포에 가서 작용한다.

시상하부 (hypothalamus)	➡	뇌하수체(전엽) (pituitary gland)	➡	내분비샘 (endocrine gland)
갑상샘 자극 호르몬-방출 호르몬 (thyrotropin-releasing hormone, TRH)	➡	**TSH (thyroid stimulating hormone)**	➡	Thyroxine(T4) Triiodothyronine(T3) 티록신에 의한 뇌하수체 전엽 억제
부신피질 자극 호르몬-방출 호르몬 (corticotropin-releasing hormone, CRH)	➡	ACTH (adrenocorticotropic hormone)	➡	Cortisol, Aldosterone 코르티솔에 의한 뇌하수체 전엽과 시상하부 억제
성장 호르몬-방출 호르몬 (growth hormone - releasing hormone,GHRH)	➡	GH (growth hormone)	➡	somatostatin에 의한 억제
성선 자극 호르몬-방출 호르몬 GnRH(gonadotropin-releasing hormone)	➡	FSH (follicle stimulating hormone)	➡	Estrogen, Androgen 성호르몬에 의한 시상하부 및 뇌하수체 억제
성선 자극 호르몬-방출 호르몬 GnRH(gonadotropin-releasing hormone)	➡	LH (lutenizing hormone)	➡	Progesterone 성호르몬에 의한 시상하부 및 뇌하수체 억제
프로락틴-방출 호르몬 PRLRH(prolactin-releasing hormone)	➡	PRL (prolactin)	➡	Prolactin-inhibiting hormone (PIH)에 의한 억제

212. 다음 검사 결과에 해당하는 가장 가능성 있는 상태는?

총T_4	저하
유리형 T_4	저하
갑상샘 과산화 효소 항체	양성
TSH	저하

a. 갑상샘 항진증 b. 갑상샘 저하증
c. 정상 d. 그레이브스병

정답: b

해설: 그레이브스(Graves)병은 갑상샘 항진증(hyperthyroidism)을 나타내는 질환이다. 갑상샘 과산화 효소(thyroid peroxidase 또는 thyroperoxidase, TPO)는 주로 갑상샘에서 나타나는 효소로 콜로이드 속으로 분비된다. TPO는 T_4, T_3를 생성하기 위해 티로글로불린(thyroglobulin)에 있는 타이로신(tyrosine)에 아이오딘(iodine)을 결합하기 위해 아이오딘 이온을 산화한다. TPO는 자가면역갑상샘 질환에서 자가항체의 에피토프로서 작용하며 자가항체가 존재할 때 과산화 효소의 작용이 저하하기 때문에 T_4 및 T_3의 생성도 저하한다.

213. 45세 여성이 피로, 열 과민성(heat intolerance), 탈모를 호소하고 있다. 총 및 유리형 T_4가 비정상적으로 낮았다. 만일 TSH가 유의한 상승을 나타냈다면, 이것은 어떤 상태와 일치하는가?

a. Graives병 b. 갑상샘종
c. 갑상샘항진증 d. 원발성 갑상샘저하증

정답: d

해설: TSH 상승, 유리형 T_4 및 총 T_4 저하, 한랭과민성, 탈모는 갑상샘저하증의 증상과 일치한다.

* hyperthyroidism = thyrotoxicosis

214. 티록신(T_4)은 생물학적으로 더 활성이 있는 어떤 호르몬으로 전환되는가?

a. thyroglobulin b. TSH c. triiodothyronine
d. thyrotropin-releasing hormone

정답: c

해설: T_3는 T_4보다 생활물학적 활성이 4~5배 더 높다. T_4의 약 80%는 T_3로 전환된다. T_4, T_3의 농도가 상승하면 뇌하수체 전엽에 작용하여 TSH 분비를 억제시킨다(negative feedback).

215. 혈청 T_4가 저하한 2세 아이가 다소 키가 작고 땅딸막했다. 이것을 알기 위한 추가 검사는 어느 것인가?

a. 티록신 결합 글로불린(TBG)
b. TSH c. T_3 d. 콜레스테롤

정답: b

해설: 태아나 신생아에서 갑상샘 호르몬이 결핍되면 성장이 정지하고, 갑상샘성 소인증, 즉 크레틴병(cretinism)이 나타난다. 갑상샘 호르몬의 결핍은 TSH를 측정하면 알 수 있다.

216. 유리형 T_4는 티록신-결합 프리알부민, 티록신-결합 글로불린 이외에 무엇과 결합하지 않은 호르몬을 가리키는가?

a. 갑상샘 자극 호르몬-방출 호르몬
b. 알부민 c. 유리형 T_3 d. TSH

정답: b

해설: T_3와 T_4의 99% 이상은 thyroxine-binding prealbumin, thyroxine-binding globulin, albumin과 결합해있다.

217. 건강한 사람이든 무증상 환자이든, 갑상샘 질환과 관련이 있는 증상을 갖고 있는 환자이든 갑상샘 기능을 알기 위하여 무엇을 검사하는가?

a. 유리형 T_4 b. TSH c. T_4 d. T_3

정답: b

해설: 미국 갑상샘협회에서 추천하는 갑상샘 기능 선별 검사는 TSH 검사이다.

218. 선천적인 갑상샘 저하증에 대한 선별 검사는 무엇을 검사하는가?

a. 신생아의 TSH 수준
b. 신생아의 갑상샘-결합 글로불린 수준
c. 신생아의 아이오딘 수준
d. 신생아의 총T_4 수준

정답: d

해설: 신생아에서 T_4를 검사한다.

219. 원발성 갑상샘 저하증(예, Hashimoto 갑상샘염)에서 나타나는 검사 결과는?

결과	TSH	T_4	항마이크로솜성 항체
결과 A	저하	저하	양성
결과 B	상승	상승	양성
결과 C	정상	저하	음성
결과 D	상승	저하	양성

정답: d

해설: 하시모토 갑상샘염(Hashimoto thyroiditis)은 가장 흔한 갑상샘 저하증이다.

220. 68세 여성이 항상 한기를 느끼며, 최근에 식사는 변화가 없는데 체중이 늘었다. 의사는 TSH 측정을 요구했고, 검사결과는 8.7 μU/mL (8.7 IU/L)였다. TSH의 기준범위는 0.5~5.0 μU/ml (0.5~5.0 IU/L)이다. 환자의 질환과 상관이 가장 큰 것은?

a. 원발성 갑상샘 저하증 b. 그레이브병
c. TSH-분비 종양 d. 원발성 갑상샘 항진증

정답: a

해설: TSH 상승과 함께 나이, 성별, 육체적 이상의 호소는 원발성 갑상샘 저하증을 가리킨다.

221. 태반에서 분비되는 것으로 임신의 조기 검출에 이용되는 것은?

a. 여포 자극 호르몬(FSH)
b. 사람 융모 생식샘 자극 호르몬(hCG)
c. 황체 형성 호르몬(LH)
d. 프로제스테론

정답: b

해설: hCG는 그 효과가 LH와 동일하여 시간이 경과하면서 퇴화될 상태에 있는 황체를 그대로 유지시킨다. 따라서 에스트라디올과 프로제스테론의 분비가 유지되고 월경은 정상적으로 방지된다. 수정란이 자궁에 착상하면 태반에서 hCG를 분비하기 시작한다. hCG 농도는 임신 며칠 후부터 10~12주까지 지속적으로 상승한다. 따라서 소변과 혈청의 hCG를 검사하면 임신 유무를 판단할 수 있다.

222. 임신 동안에 소변에서 측정되는 에스트로젠의 형태는 대부분이 무엇인가?

a. 에스트라디올 b. 에스트리올
c. 에스트론 d. 프레그나네디올

정답: b

해설: 난소의 성숙 여포는 E_2(estradiol), E_1(estrone), E_3(estriol) 같은 에스트로젠을 분비한다. 이들 세 호르몬 중 에스트라디올이 모체이고 가장 활성적이다. 나머지 두 호르몬은 에스트라디올로부터 유도된다. 에스트리올은 임신한 여성의 소변과 태반에서 발견되는 주요 에스트로젠이다. E_3는 임신 제3기(7~10개월) 동안 비교적 대량으로 생성된다.

223. 다음 그래프는 hCG의 농도를 나타낸 것이다.

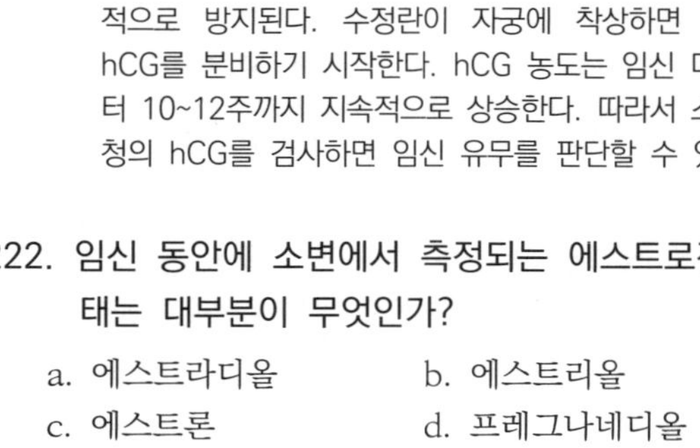

이러한 변화가 가리키는 것은?

a. 4개월에 유산에 따른 포상기태(hydatidiform mole)
b. 정상 임신
c. 포상기태 발달
d. 2개월에 유산

정답: b

해설: hCG는 마지막 월경 후 8-10주에 최고치를 나타낸다.

224. 양수(amniotic fluid)에서 신생아의 용혈성 질환을 검출하기 위해 시행하는 검사는?

a. 450 nm에서 흡광도 측정
b. 크레아티닌
c. 레시틴/스핑고마이엘린 비율
d. 에스트리올

정답: a

해설: 태아신생아용혈성 질환(hemolytic disease of fetus and newborn, HDFN)을 검출하기 위해 450 nm에서 양수의 흡광도 변화를 측정한다.

225. 정상적인 임신 동안, 최종 월경 후 hCG의 농도는 몇 째 주에 최고치를 나타내는가?

a. 2~4 b. 8~10 c. 14~16 d. 18~20

정답: b

해설: 혈청 hCG는 8~10주에 최고치를 나타낸다.

226. "A 검사실"은 태아 질환을 선별하기 위해 임신 16-18주에 모성 혈청 알파-태아단백질(maternal serum alpha-fetoprotein, MSAFP)을 측정한다. A 검사실의 16주 MSAFP의 중앙값은 32 μg/L이다. 37세 여성의 16주 MSAFP 값은 34 μg/L이다. 이 결과가 가리키는 것은?

a. 임신 16주 동안 MSAFP 값은 정상이다.
b. 척추 갈림증(spina bifida)을 포함한 신경관 결함의 가능성이 있다.
c. 다산(쌍둥이 등)의 가능성이 있다.
d. 다운 증후군을 비롯한 세염색체증(trisomy) 질환의 가능성이 있다.

정답: a

해설: MoM calc = 34/32 = 1.06(혹은 〈2)

227. 다음 호르몬 중 부신 피질에서 생성되는 스테로이드 호르몬은?

a. 안지오텐시노젠 b. 알도스테론
c. 에피네프린 d. 성장 호르몬

정답: b

해설: 안지오텐시노젠은 간에서 합성되며 453개의 아미노산으로 구성된 α_2-글로불린 분획에 속하는 단백질이다. 에피네프린은 노르에피네프린과 함께 부신 수질(속질)에서 생성되는 타이로신 유도체 호르몬이다. 성장호르몬은 뇌하수체 전엽에서 생성되는 폴리펩타이드 호르몬이다.

228. 안드로젠과 에스트로젠을 포함하여 부신 스테로이드 호르몬을 생성하는 데 사용되는 기질은?

a. cortisol b. catecholamine
c. progesterone d. cholesterol

정답: d

해설: 콜레스테롤로부터 만들어지는 호르몬을 스테로이드 호르몬(steroid hormone)이라고 한다. 부신 피질 호르몬인 알도스테론, 코르티솔과 성 호르몬인 테스토스테론, 에스트로젠, 프로제스테론은 스테로이드 호르몬이다.

229. 생물학적으로 가장 활성적이며, 자연에 나타나는 안드로젠은?

a. androstenedione b. cortisol
c. epiandrosterone d. testosterone

정답: d

해설: 테스토스테론은 배아기에 생물학적으로 가장 활성적인 안드로젠이며, 이후에는 정자 생성과 이차 성징을 촉진시킨다.

230. 혈장 코르티솔 측정을 위한 혈장은 기상 후 오전 7시와 오후 10시에 채혈한 것을 사용한다. 아침 샘플의 코르티솔 농도는 저녁 샘플보다 더 높았다. 왜 그럴까?

a. 정상적인 현상 b. 쿠싱 증후군
c. 애디슨 병 d. 뇌하수체 저하증

정답: a

해설: 코르티솔은 일내변동이 있으며 오전 8시에 높고, 오후 4시에 낮다.

231. 야맹증(night blindness)은 어느 비타민의 결핍에 의해 초래되는가?

a. A b. C c. 나이아신 d. 티아민

정답: a

해설: 비타민 A의 결핍은 야맹증을 일으키며, 길어지면 실명에 이른다.

232. 각기병(Beriberi)은 어느 비타민의 결핍에 의해 초래되는가?

a. A b. C c. 나이아신 d. 티아민

정답: d

해설: 비타민 B_1(thiamine)의 결핍은 만성 알코올 중독에서 볼 수 있다.

233. 괴혈병(scurvy)은 어느 비타민의 결핍에 의해 초래되는가?

a. A b. C c. 나이아신 d. 티아민

정답: b

해설: 비타민 C(ascorbic acid)의 결핍은 괴혈병을 일으킨다.

234. 구루병(rickets)은 어느 비타민의 결핍과 관련이 있는가?

a. B_1 b. C c. 나이아신 d. D

정답: d

해설: 소아에서 비타민 D의 결핍은 구루병을 일으킨다.

235. 펠라그라(pellagra)는 어느 비타민의 결핍과 관련이 있는가?

a. A b. B_1 c. 티아민 d. 나이아신

정답: d

해설: 나이아신(niacin)의 결핍은 피부가 비늘모양으로 벗겨지는 증상인 펠라그라를 보이며, 이것은 만성 알코올 중독에서 볼 수 있다.

236. 안지오텐신(angiotensin) II의 주요 작용은?

a. 뇌하수체에서 바소프레신의 분비 감소
b. 혈관 수축 증가
c. 부갑상샘에서 부갑상샘 호르몬의 분비 증가
d. 부신피질에서의 알도스테론 분비 감소

정답: b

해설: Angiotensin II는 1) 부신피질에 작용하여 알도스테론의 분비를 촉진시키고, 2) 뇌하수체 후엽에 작용하여 항이뇨 호르몬(ADH)의 분비를 촉진시키고, 3) 세동맥을 수축시키는 혈관수축제(vasoconstrictor)이며 , 4) 갈증을 일으켜 혈액량을 증가시키고, 5) 심장 및 혈관을 커지게 한다.

237. 에피네프린의 생성 지표로서 소변에서 측정하는 물질은?

a. Dopamine
b. Dihydroxyphenylalanine(DOPA)
c. Homovanilic acid
d. Vanillylmandelic acid(VMA)

정답: d

해설: VMA는 epinephrine과 norepinephrine의 분해산물로서 소변으로 배설되며, 이것의 증가는 이들 카테콜아민이 증가하는 것을 가리킨다. VMA는 부신 수질(속질) 크롬친화 세포의 종양(갈색세포종)과 신경모세포종(neuroblastoma)에서 증가한다.

238. 정상적인 혈액 칼슘치를 조절하는 호르몬?

a. Thyroxine b. Estriol
c. Parathyroid hormone d. Growth hormone

정답: c

해설: 저칼슘혈증(hypocalcemia)이 되면, 이것이 부갑상샘을 자극하여 부갑상샘 호르몬(parathyroid hormone, PTH)을 생성한다. PTH는 뼈에 작용하여 혈액으로 칼슘을 유리시켜(bone resorption) 혈액 칼슘치를 상승시킨다.

239. 선천성 부신 과형성증의 95%는 21-수산산화효소(hydroxylase)의 결핍으로 인해 발생하는데, 이때 혈장에는 어떤 성분이 증가하는가?

a. Cortisol b. Aldosterone
c. 17-OH-progesterone d. 11-deoxycortisol

정답: c

해설: Cortisol은 다음 과정을 통해 형성된다.
Cholesterol ➜ Pregnenolone ➜ 17-OH-Pregnenolone ➜ 17-OH-Progesterone ➜ 11-Deoxycortisol ➜ **Cortisol** ➜ Cortisone
여기서 "17-OH-Progesterone ➜ 11-Deoxycortisol"은 21 hydroxylase(수산화 효소)에 의해 촉매된다. 따라서 이 효소가 결핍되면 혈장 17-OH-progesterone이 증가한다.

240. 원발성 부신피질부전(adrenal insufficiency)을 가리키는 것은?

a. 소변에 17-케토스테로이드 및 17-하이드록시스테로이드의 감소
b. 코르티솔 생성 감소
c. ACTH 자극에 대한 반응 장애
d. Metyrapone 투여 후 소변으로의 코르티솔 배설 증가

정답: c

해설: 합성 ACTH를 사용하여 부신 피질 부전이 원발성(primary)인지 속발성(secondary)인지를 구분한다. 원발성 부전에서는 부신이 합성 ACTH에 반응하지 않는다. 메티라폰(metyrapone)은 시상하부와 뇌하수체 기능 시험에 사용하는 약물이다.

241. 부신 피질 기능항진(hyperfunction)을 선별하는데 가장 민감하고 특이성이 큰 검사는?

a. 24시간 소변 유리형 코르티솔
b. 혈장 코르티솔
c. 소변 17-하이드록시코르티코스테로이드(17-OHCS)
d. 혈장 코르티코스테론

정답: a

해설: 혈액으로 방출된 코르티솔의 90%는 코르티솔 결합 글로불린(cortisol binding globulin, CBG)이나 알부민과 결합해있으며 반감기는 약 90분이다. 코르티솔의 분비는 일내변동이 있으며, 오전 6시와 8시 사이에 최고치를 나타내며 오후 6시와 자정 사이에 저치를 나타낸다. 코르티솔은 아미노산, 젖산 등으로부터 글루코스를 합성하는 당신생(gluconeogenesis)을 촉진시키고 글루코스 이용을 억제시켜 혈당치를 상승시킨다. 혈장 코르티솔이 운반단백질인 CBG의 용량을 초과할 정도로 증가하면 유리형(free) 코르티솔이 소변으로 나온다. 24시간 소변 중의 코르티솔을 탠덤질량분석기로 측정하면 95-100%의 감도와 98%의 특이성을 나타낸다.

242. 환자가 말단비대증(acromegaly)이 의심되는 증상을 나타내고 있다. 확정 진단은 무엇으로 하는가?

a. 혈청 인산염의 증가
b. 혈청 GH-RH 농도의 감소
c. 경구로 글루코스 투여 후 90분에 혈청 성장 호르몬의 감소가 없음
d. 혈청 somatostatin의 증가

정답: c

해설: 공복 후 글루코스 100 g을 경구투여하면 정상인에서는 혈청 성장 호르몬이 많이 감소하는데, 말단비대증 환자에서는 억제되지 않는다.

243. 에스트로젠과 프로제스테론 수용체 측정은 어떤 질환이 내분비 요법에 유용한지를 알 수 있는 검사인가?

a. 난소암
b. 유방암
c. 자궁내막증(endometriosis)
d. 무월경(amenorrhea)

정답: b

해설: 유방암 환자의 50-60%는 에스트로젠 수용체(estrogen receptor)가 내분비 요법(endocrine therapy)에 잘 반응한다.

244. 코르티솔의 과다한 생성을 정확하게 측정할 수 있는 검체는?

a. Metyrapone을 투여하기 전과 투여 1시간 후의 혈장
b. 오전 8시에만 채취한 혈장
c. 유리형 코르티솔 측정을 위한 24시간 소변
d. 오전 8시와 다음 날 오전 8시 혈장

정답: c

해설: 코르티솔은 일내변동(diunal 또는 circadian variation)이 있기 때문에 혈액은 오전 8시와 오후 8시에 채취해야 한다. 따라서 정확한 측정을 위해서는 24시간 소변 유리형 코르티솔(UFC)을 측정해야 한다.

245. 원발성 코르티솔저하증(Addison병)은 속발성 코르티솔저하증(뇌하수체 기원)과 어떻게 다른가?

a. ACTH가 원발성에서는 저하하고 속발성에서는 상승한다.
b. ACTH가 원발성에서는 상승하고 속발성에서는 저하한다.
c. 속발성에서는 알도스테론이 저하하고 저혈당이다.
d. 원발성에서는 코르티솔치와 혈압이 정상이다.

정답: b

해설: 원발성 코르티솔저하증의 경우 1) 코르티솔 저하, 2) ACTH 상승을 나타내고, 속발성 코르티솔저하증의 경우 1) 코르티솔 저하, 2) ACTH 저하를 나타낸다.

246. 알도스테론은 무엇의 자극에 의해 부신 피질에서 방출되는가?

a. 레닌 b. 안지오텐시노젠
c. 안지오텐신 I d. 안지오텐신 II

정답: d

해설: 부신 피질은 안지오텐신 II 의 자극을 받아 알도스테론을 생성한다.

247. 정상인을 대상으로 새로운 EIA로 측정하여 CEA의 기준범위를 정하였는데 그 범위가 회사에서 발표한 것보다 더 넓었다. 대조군의 변이계수는 허용될 만큼 좁았다. 이렇게 범위가 넓어진 이유는 무엇인가?

a. 다른 하나의 종양 표지자에 의해 양성 간섭을 받았다.
b. 조사 대상이 젊은 층이었다.
c. 측정하는 동안 온도 조절이 부적절했다.
d. 조사 대상에 비흡연자와 흡연자가 포함되었다.

정답: d

해설: CEA는 간 손상, 중증 흡연자, 방사선 조사 후, 그리고 화학요법 시행 후 증가한다. 흡연자가 포함되어서 기준범위가 넓어졌다.

248. 종양 표지자(tumor marker)의 측정이 중요한 이유는?

a. 암의 존재를 선별하기 때문이다.
b. 알려진 암의 경과를 감시하기 때문이다.
c. 암이 없음을 확정하기 때문이다.
d. 암이 위험한 상태에 있는지를 알아낼 수 있기 때문이다.

정답: b

해설: 종양 표지자 검사는 치료를 감시하고, 재발을 검출하며, 예후를 아는 데 유용하다. 그러나 암환자를 선별하는 데는 유용하지 않다.

249. 고환암의 경과를 감시하는 데 유용한 검사는?

a. alpha-fetoprotein(AFP)
b. carcinoembryonic antigen(CEA)
c. prolactin
d. testosterone

정답: a

해설: 대부분의 고환암은 배 세포 종양으로써 혈청 AFP가 상승하는 것이 특징이다. CEA는 대장암 표지자이다. 프로락틴과 테스토스테론은 암에서 상승하지 않는다.

250. 성인에서 AFP 상승은 특징적으로 무슨 암과 관련이 있는가?

a. 간세포암 b. 알코올성 간염
c. 만성 활성 간염 d. 다발성골수종

정답: a

해설: AFP는 간염과 간경화증에서도 상승하지만 200 μg/dL 미만이다. 그렇지만 간세포암에서는 1,000 μg/dL 이상으로 상승한다.

251. CEA는 어떤 암에서 상승하는가?

a. 뇌 b. 고환 c. 뼈 d. 대장

정답: d

해설: CEA는 대장암, 위장관암, 폐암의 표지자이다. 그렇지만 혈청 CEA의 상승은 주로 대장암에서 볼 수 있다. 양성(benign) 상태에서도 상승할 수 있지만, 상승 수준은 대장암이 훨씬 크다.

252. 전립샘암을 검출하고 관리하는 데 유용한 표지자는 어느 것인가?

a. 총 전립샘-특이 항원(total prostate-specific antigen, tPSA)
b. 전립샘성 산성 포스파테이스(prostatic acid phosphatase, PAP)
c. 사람 융모막 성선 자극 호르몬(human chorionic g onadotropin, hCG)
d. 알파-태아단백질(alpha-fetopprotein, AFP)

정답: a

해설: 건강한 사람의 혈중 ACP의 1/3은 혈소판 라이소좀에서 유래하고, 2/3는 파골 세포에서 유래한다. PAP는 전립샘 상피 세포에서 생성되어 정액으로 분비되기 때문에 정액에는 혈청보다 약 30배 이상의 활성을 나타낸다.

253. 종양 표지자 측정의 이용에 관한 설명 중 옳은 것은?

a. 종양 표지자는 증상이 없는 암 환자를 선별하는 데 유용하다.
b. 종양 표지자는 특이성이 매우 높다.
c. 종양 표지자는 아마도 종양 발달의 단계를 가리킨다.
d. 종양 표지자는 치료의 효율성을 추적하는 데 유용하다.

정답: d

해설: 종양 표지자는 종양의 치료를 감시하고 재발을 검출하는데 유용하다.

254. 탄수화물 항원 125(CA 125)는 무엇과 관련된 종양 표지자인가?

a. 유방암 b. 대장암
c. 폐암 d. 난소 및 자궁내막암

정답: d

해설: CA(carbohydrate antigen) 125는 상피 세포 난소암의 80%에서 상승한다. 유방암에서는 CA 15-3이 상승한다. CA 19-9는 위장관 및 이자암에서 상승한다.

255. 전립샘암에서 PSA의 상승은 무엇에 의해 나타날 수 있는가?

a. 아스피린 요법 b. 스테로이드 사용
c. 양성 전립샘 증식 d. 스타틴 요법

정답: c

해설: PSA는 양성(benign) 전립샘 증식(prostatic hyperplasia, BPH)에서 상승할 수 있다. 스타틴(statin) 콜레스테롤을 낮추는 약물이다.

TDM 및 독물학 (TDM and Toxicology)

256. 디곡신 측정을 위한 검체는 약물 투여 후 8시간이 지난 다음에 채취해야 한다. 그 이유는?

a. 조직과 혈청 값이 평형에 도달하기 때문이다.
b. 혈청 디곡신 농도는 6시간 전에는 위음성을 나타내기 때문이다.
c. 디곡신 전체는 6시간 전에는 세포분획에 있기 때문이다.
d. 디곡신 단백질-결합 상호작용은 6시간 전에 최소이기 때문이다.

정답: a

해설: 디곡신의 장 흡수는 변동이 있다. 그리고 조직 섭취는 느리다. 그러므로 조직과 혈청 값이 평형에 이르려면 투여 8시간 후에 측정한다.

257. 어떤 약물의 반감기가 6시간이다. 만일 한 번 투여량을 6시간마다 투여하면 약물은 몇 시간 후에 항정상태에 이르는가?

a. 3~5시간 b. 10~12시간
c. 24~42시간 d. 48~50시간

정답: c

해설: 약물의 항정상태는 4~7회 투여 사이에 이를 것이다. 항정상태에 이르는데 많은 변동 요인들이 있다.

258. 유리 치료 약물 수준은 혈청 단백질 농도가 정상 이하일 때 더 높다. 다음의 어떤 상태가 여기에 해당되는가?

a. 급성 염증 b. 신증후군
c. 임신 d. 다발성골수종

정답: b

해설: 혈청 단백질이 저하하면 약물이 단백질에 덜 결합한다. 이러한 현상은 신증후군에서 나타난다. 신증후군에서는 사구체를 통해 알부민이 유의하게 소실되어 저알부민혈증이 된다.

259. 아미노글리코시드, 항생제, 반코마이신의 치료약물 농도 모니터링(TDM)과 관련이 없는 요소는?

a. 장 흡수 b. 콩팥 독성
c. 귀 독성 d. 콩팥 기능

정답: a

해설: 이러한 약물은 경구적으로 투여되지 않는다.

260. 프로카인아미드(procainamide)는 심부정맥을 치료하기 위해 처방된다. 프로카인아미드와 함께 동시에 자주 측정되는 생물학적으로 활성적인 간 대사물질은 무엇인가?

a. 페노바비탈 b. 키니딘
c. *N*-아세틸 프로카인아미드 d. 리도카인

정답: c

해설: *N*-acetyl procainamide(NAPA)는 procainamide의 활성적인 대사물질이다.

261. 코카인은 무엇으로 대사되는가?

a. 카바마제핀 b. 코데인
c. 하이드로코돈 d. 벤조일엑고닌

정답: d

해설: 코카인(cocaine)의 1차 대사물질은 벤조일엑고닌(benzoylecgonine)이며, 이것은 간에서 생성되고 소변으로 제거된다. 벤조일엑고닌은 코카인 남용을 선별하기 위해 측정된다.

262. 대사물질 11-nor-tetrahydrocannabinol-9-COOH는 무엇의 1회 사용 후 3-5일에 면역측정법으로 검출될 수 있는가?

a. methamphetamine(메트암페타민)
b. cocaine(코카인)
c. benzodiazepine(벤조다이아제핀)
d. marijuana(마리주아나)

정답: d

해설: 11-nor-tetrahydrocannabinol-9-COOH는 칸나비노이드(cannabinoid)(marijuana와 대마초)의 소변 대사물질이다. 마리주아나는 마리화나(marihuana)라고도 부른다.

263. 3살 아이가 의사에 의해 복통과 식욕부진에 대해 평가되었다. CBC에서는 헤모글로빈이 9.8 g/dL, 그리고 적혈구의 호염기적 점묘가 나타났다. 무엇의 중독을 체크하기 위해 검사 더 해야 하는가?

a. 비소 b. 철 c. 수은 d. 납

정답: d

해설: 납은 헴 합성을 저해한다. CBC 검사에서 적혈구의 호염기적 점과 함께 헤모글로빈의 감소가 나타날 것이다. 소아에서 이러한 발견은 납 독성을 가리킨다. 추천되는 검사는 전혈 납 검사이다. 그러나 소변 델타-아미노레불린산과 적혈구 아연 프로토포르피린 또한 유용하게 측정된다.

264. 아연 프로토포르피린 또는 유리 적혈구 프로토포르피린 측정은 무엇의 혈액 농도를 추정하는 데 유용한가?

a. 납 b. 수은 c. 비소 d. 베릴륨

정답: a

해설: 적혈구 아연 프로토포르피린(zinc protoporphyrin, ZPP)은 납 독성을 선별하는 데 유용하다. 헴 합성 동안 프로토포르피린과 철 대신 아연이 결합하여 형성된 정상적인 대사물질인 ZPP가 다른 하나의 포르피린으로서 측정될 수도 있다. 임상적으로 ZPP는 철 영양, 철 결핍성 빈혈 및 납 중독에 대한 선별 검사로서 이용되고 있다.

265. 조울증을 관리하기 위해 사용되는 탄산염은 어느 것인가?

a. 디곡신 b. 아세트아미노펜
c. 리튬 d. 페니토인

정답: c

해설: 탄산리튬(lithium carbonate)은 조울증을 치료하기 위해 사용된다.

266. 발작을 관리하기 위해 사용되는 항간질약(항경련제)은?

a. 디곡신 b. 아세트아미노펜
c. 리튬 d. 페니토인

정답: d

해설: 항간질약에는 페니토인(phenytoin), 페노바비탈(phenobarbital), 카바마제핀 (carbamazepine), 발프로산(valproic acid) 등이 있다.

267. 기관지의 평활근을 이완시키는 약물은?

a. 아세트아미노펜 b. 리튬
c. 페니토인 d. 테오필린

정답: d

해설: 기관지확장제는 테오필린(theophylline)이다.

268. 심근 수축력과 속도를 높여서 선천성 심부전과 심부정맥을 치료하는 데 사용되는 심장 글리코사이드(glycoside)는?

a. 디곡신 b. 아세트아미노펜
c. 리튬 d. 페니토인

정답: a

해설: 디곡신(digoxin)은 심근 수축과 리듬을 증진시키는 강심제이다.

269. 살리실산염 수준은 무엇의 과다한 섭취에 의해 일어나는 독성을 검출하기 위해 측정하는가?

a. 아세트아미노펜 b. 아스피린
c. 이부프로펜 d. 슈도에페드린

정답: b

해설: 살리실산염 수준은 아스피린 독성이 존재할 때 측정한다. 독성 혈청 및 혈장 수준은 일반적으로 300 μg/mL 이상이다.

270. 리튬은 무엇을 치료하는 데 널리 사용되는가?

a. 고혈압 b. 과다활동 c. 공격성 d. 조울증

정답: d

해설: 리튬은 조울증을 치료하는 데 사용된다.

271. 혈청과 소변 구리 검사 결과는 다음과 같았다. 관련이 있는 상태는?

	환자 값	기준범위
혈청 Cu	20 μg/dL	70-140 μg/dL
소변 Cu	83 μg/dL	〈40

a. 정상적인 구리 수준
b. 빌름즈 종양
c. 윌슨병
d. 애디슨병

정답: c

해설: 간에서 합성되는 세룰로플라스민은 구리 수송 단백질이다.

272. 아미트립틸린(amitriptyline)의 활성형은?

a. nortriptyline b. protriptyline
c. butriptyline d, norbutriptyline

정답: a

해설: 노르트립틸린(nortriptyline)은 아미트립틸린의 활성적인 대사물질이다,

273. 페노바비탈은 무엇의 대사물질인가?

a. 피리미돈 b.페니토인
c. 아모바비탈 d.세코바비탈

정답: a

해설: 프리미돈(primidone)은 페노바비탈(phenobar- bital)의 불활성형이다.

274. 소아의 납중독을 진단하기 위한 검사는??

a. 적혈구 프로토포르피린
b. 소변 델타-아미노레불린산
c. 전혈 납
d. 아연 프로토포르피린

정답: c

해설: 전혈의 납 측정은 소아에게 추천되고 있는 검사이다. 성인에서는 더 높은 납 수준이 의미가 있다. 그러므로 성인에서는 적혈구 프로토포르피린 및 델타-아미노레불린산 같은 것들이 측정될 수 있다.

질 평가 (Quality Assessment)

275. 혈액가스 측정용 혈액 검체를 접수할 때 어떤 조건에 부합해야 하는가?

a. 얼음 위에 있고, 가는 섬유소가 있고, 공기방울이 없음
b. 얼음 위에 있고, 혈병이 없고, 공기방울이 4개 미만임
c. 얼음 위에 있고, 혈병이 없고, 공기방울이 없음
d. 실온에 있고, 혈병이 없고, 공기방울이 없음

정답: c

해설: 혈액가스 측정용 검체는 얼음통에 넣어서 운반하고, 주사기 내에는 혈병(clot)과 공기방울이 없어야 한다.[Tietz 2006, pp1007-1008]

276. 정맥채혈이 어려워 지혈대를 오랫동안 매고 있었던 검체의 혈청 K^+이 6.8 mEq/L(6.8 mmol/L)이었다. 이러한 경우에 어떤 조치를 취해야 하는가?

a. 같은 검체로 반복 측정한다.
b. 혈청 Na^+을 근거하여 값을 조정한다.
c. 새로 채혈한 검체의 혈청으로 다시 측정한다.
d. 결과를 취소한다.

정답: c

해설: 지혈대(tourniquet)를 1-3분 동안 매고 있으면 단백질과 알부민, 칼슘(Ca), 칼륨(K) 및 헤모글로빈이 상승할 수 있다.

277. 전립선암 환자의 혈청을 응고 후 분리한 후 실온에 방치하였다. 검사 결과는 다음과 같았다.

	환자 결과	기준 범위
Ca^{2+}	10.8 mg/dL (2.7 mmol/L)	8.8~10.3 mg/dL (2.2~2.6 mmol/L)
LD	420 U/L	50~150 U/L
산성 포스파테이스	0.1 U/L	0~5.5 U/L

검사 담당자가 취해야 할 조치는?

a. 희석한 혈청을 사용하여 LD를 재검한다.
b. 새로 채취한 신선한 혈청으로 ACP를 재검한다.
c. 신선한 혈청으로 LD를 재검한다.
d. 혈장을 사용하여 재검한다.

정답: b

해설: 산성 포스파테이스(ACP) 측정을 위한 혈청은 실온에 보관하면 안 된다. 이러한 분석물질은 특수한 채혈(시트르산염 10 g/L)과 pH 6.2을 유지하면서 동결 보존을 필요로 한다.

278. 지질혈청을 분리하여 나중에 측정하기 위해 -20℃에 동결시켰다. 일주일 후 트라이글리세라이드(TG)를 측정하기 전에 어떤 조치를 취해야 하는가?

a. 37℃에서 가온한 후 철저히 혼합한다.
b. 15℃에서 가온한 후 원심분리한다.
c. 글리세르산염이 들어있는 시험관에 옮겨 담는다.
d. 버리고 새로운 검체를 채취한다.

정답: a

해설: 동결시켰던 지질혈청(lipemic serum)은 실온에서 천천히 녹이거나 37℃ 항온수조에서 녹인 후, 분석 전에 잘 혼합한다.

279. 적혈구와 혈장의 수분 함량의 차이로 인하여 전혈에서 참 혈당치를 구하는 데 무엇이 필요한가?

a. 적혈구용적률　　b. 백혈구수
c. 적혈구수　　d. 적혈구 지수

정답: a

해설: 수분 함량은 적혈구보다 혈장이 더 높다.

280. 혈장 글루코스 분석을 위해 채취된 검체에서, 플루오린화나트륨(NaF)은 어떤 기능을 하는가?

a. 헥소키네이스의 조효소로서 작용한다.
b. 글루코스 이외의 환원성 물질의 작용을 억제한다.
c. 단백질을 침전시킨다.
d. 해당을 억제한다.

정답: d

해설: 플루오린화나트륨(NaF)은 해당 과정에서 2-포스포글리세르산을 포스포엔올피루브산으로 전환시키는 에놀레이스(enolase)를 저해하여 해당을 억제한다.

281. 고지혈증을 선별하기 위한 검사에서 식후 6시간이 지난 25세 여성의 검사 결과가 다음과 같았다.

triglycerides: 260 mg/dL(2.86 mmol/L)
cholesterol: 120 mg/dL(3.12 mmol/L)

다음 중 결과를 가장 잘 해석한 것은?

a. 둘 다 정상이며, 음식의 영향을 받지 않았다.
b. 콜레스테롤은 정상이며, 트라이글리세라이드는 음식의 영향으로 상승했다.
c. 둘 다 상승했으며, 이는 공복 상태 외에도 대사에 문제가 있음을 가리킨다.
d. 식사에도 불구하고 둘 다 정상 이하이며, 대사에 문제가 있음을 가리킨다.

정답: b

해설: 고지방식이는 트라이글리세라이드(TG)의 농도를 상승시킨다. 밤 동안의 공복은 10-14시간이 적당하다.

282. 자정 이후로 공복 상태를 유지하고 아침 7시에 채혈하였다. 다시 채혈해야 하는 검사는?

a. 트라이글리세라이드　　b. 철
c. LD　　d. 나트륨

정답: a

해설: TG를 측정하기 위해서는 10-14시간 동안 밤새 공복을 유지해야 한다.

283. 헤파린으로 처리된 주사기에 동맥혈을 채취하였다. 그러나 실내 공기에 노출되었다. 이로 인한 검사 결과의 변동이 가장 일치하는 것은?

검체	PO_2	PCO_2	pH
A	상승	저하	상승
B	저하	상승	저하
C	변동 없음	상승	변동 없음
D	저하	저하	저하

a. 검체 A　　b. 검체 B
c. 검체 C　　d. 검체 D

정답: a

해설: 채혈한 혈액가스 측정용 주사기가 공기에 노출되면 공기 중 산소(PO_2)(159 mmHg)가 혈액(95 mmHg)으로, 이산화탄소(PCO_2)는 혈액(40 mmHg)에서 공기 중(0.003 mmHg)으로 확산에 의해 이동할 것이다. 이산화탄소의 감소는 pH를 상승(알칼리화)시킨다.

284. 혈액가스 측정용 검체를 채취하는 주사기에 들어있는 항응고제는?

a. 들어있지 않음　　b. 헤파린
c. EDTA　　d. 옥살산염

정답: b

해설: 혈액가스를 측정하기 위한 동맥혈 채혈 무균 주사기에는 액체 헤파린이나 동결건조된 헤파린이 들어있다.

285. 만일 채혈 후 혈액가스 측정을 곧바로 하지 않으면 혈액의 해당으로 인해 어떤 변화가 일어나겠는가?

a. pH와 PCO_2 상승
b. pH 저하와 PO_2 상승
c. pH 상승과 PO_2 저하
d. pH 저하 PCO_2 상승

정답: d

해설: 해당에 의해 CO_2가 상승하고 pH는 저하한다.

286. 만일 혈액 검체를 그대로 8시간 동안 실온에 방치할 경우 어떤 성분이 불안정해지는가?

a. 콜레스테롤

b. 트라이글리세라이드
c. 크레아티닌
d. 글루코스

정답: d

해설: 혈청을 분리하지 않고 전혈을 실온에 방치하면 시간당 5~7%의 글루코스가 해당에 의해 저하한다.

287. 혈액가스 측정용 동맥혈이 오전 8시 30분에 채취되었다. 그러나 오전 11시까지 검체가 검사실에 접수되지 않았다. 어떤 조치를 취해야 하는가?

a. 접수된 후 곧바로 측정한다.
b. 만일 검체가 얼음물에 잠겨있을 때만 검사를 수행한다.
c. 정맥혈을 요구한다.
d. 새로운 동맥혈을 요구해야 한다.

정답: d

해설: 검사가 너무 오래 지연되었거나 검체 채취나 부정확한 시험관을 사용한 경우는 다시 새로운 검체를 요구해야 한다.

288. 사구체 기능의 모니터링에 가장 민감한 검사는?

a. 소변 나트륨
b. BUN/크레아티닌 비
c. 크레아티닌 클리어런스
d. 요소 클리어런스

정답: c

해설: 사구체 기능을 평가하는 데 가장 좋은 검사는 크레아티닌 클리어런스이다. 이것의 값이 사구체여과율(glomerular filtration rate, GFR)이다.

실험수학 (Laboratory Mathematics)

289. pK_a 6.1, CO_2 함량 25 mM/L, PCO_2 40 mmHg일 때 pH는?

a. pH=6.1+log[(40-0.03)/0.03]
b. pH=6.1+log[(25-0.03)/0.03]
c. pH=6.1+log[(25-1.2)/1.2]
d. pH=6.1+log[1.2/(1.2-25)]

정답: c

해설: 약산의 pH를 구하는 Henderson-Hasselbach식은 pH $= pKa + \log \frac{[HCO_3^-]}{[PCO_2 \times 0.03]}$

290. 24시간 소변량이 1,136 mL인 검체의 단백질 값이 52 mg/dL일 때 하루에 배설된 단백질량은?

a. 591 mg b. 487 mg c. 220 mg d. 282 mg

정답: a

해설: 52 mg/dL = 0.52 mg/mL. 따라서 0.52 mg/mL × 1,136 mL = 590.72 mg

291. 다음의 결과를 갖고 크레아티닌 클리어런스(mL/min)를 구하라.

소변 크레아티닌	90 mg/dL
혈청 크레아티닌	0.90 mg/dL
환자 체표면적	1.73 m^2
총소변량	1,500 mL/24hr

a. 104 b. 124 c. 144 d. 150

정답: a

해설: 크레아티닌 클리어런스(mL/min) = $\frac{90\,mg/dL \times 1.04 mL/\min}{0.9 mg/dL} \times \frac{1.73m^2}{1.73m^2}$ = 104 mL/min

292. 평균 키와 체중을 가진 45세 남성의 다음 결과를 갖고 크레아티닌 클리어런스(mL/min)를 구하라.

소변 크레아티닌	120 mg/dL
혈청 크레아티닌	1.5 mg/dL
총소변량	1,800 mL/24 hr

a. 100 b. 144 c. 156 d. 225

정답: a

해설: 크레아티닌 클리어런스(mL/min)= $\frac{120\,mg/dL \times 1.25mL/\min}{1.5mg/dL} \times \frac{1.73m^2}{1.73m^2}$ =100 mL/min

293. 효소 활성의 국제단위는 일정한 온도와 pH에서 기질 얼마를 생성물로 변화시키는 효소량으로 결정하는가?

a. 1 mol/min b. 1 mmol/min
c. 1 μmol/min d. 1 nmol/min

정답: c

해설: 효소의 국제단위는 일정한 온도와 pH에서 1분 동안에 기질 1 μmol/L을 생성물로 변화시키는 효소량을 1 국제단위(U/L)로 한다.

294. 탄산수소 이온(중탄산염, HCO_3^-)과 탄산(H_2CO_3)의 비율에 의한 pH를 구하는 계산식은?

a. Siggard-Andersen
b. Gibbs-Donnan
c. Natelson
d. Henderson-Hasselbach

정답: d

해설: Henderson-Hasselbach식

$$pH = pKa + \log\frac{[HCO_3^-]}{[H_2CO_3]}$$

295. ^{125}I의 물리적 반감기는 60일이다. 현재 10,000 cpm/mL이다. 1250 cpm/mL로 되는데 걸리는 시간은?

a. 60　b. 180　c. 240　d. 1250

정답: b

해설: "10,000 $\xrightarrow{60일}$ 5,000 $\xrightarrow{60일}$ 2,500 $\xrightarrow{60일}$ 1,250"

296. 분광분석법에서 용액의 흡광도를 계산하는 식은?

a. (흡광계수 × 광로 길이)/농도
b. (흡광계수 × 농도)/광로 길이
c. 흡광계수 × 광로 길이 × 농도
d. (광로 길이 × 농도)/흡광계수

정답: c

해설: "흡광도(absorbance) = 몰 흡광계수(molar absorptivity coefficient) × 광로 길이(light path) × 농도" 따라서 "몰 흡광계수 = 광로 길이 × 농도/흡광도"이다.

297. 용액의 퍼센트 투과율(T%)로부터 흡광도를 계산하는 식은?

a. 1-log(T%)　b. log(T%)÷2
c. 2×log(T%)　d. 2-log(T%)

정답: d

해설: A(흡광도) = 2 - log(T%). 따라서 투과율 10%의 흡광도는 "A=2-log10=2-1=1"이다.

298. Henderson-Hasselbalch식은?

a. pK_a = pH + log([산]/[염기])
b. pK_a = pH + log([염기]/[산])
c. pH = pK_a + log([산]/[염기])
d. pH = pK_a + log([염기]/[산])

정답: d

해설: 289번 문제 해설 참조

299. 크레아티닌 클리어런스를 구하는 식은?

a. 소변 크레아티닌(mg/dL)/[소변량(mL/min) ×혈장 크레아티닌(mg/dL)]
b. 소변 크레아티닌(mg/dL)×소변량(mL/min) ÷혈장 크레아티닌(mg/dL)
c. 소변 크레아티닌(mg/dL)÷[소변량(mL/hour) ×혈장 크레아티닌(mg/dL)]
d. 소변 크레아티닌(mg/dL)×소변량(mL/hour) ÷혈장 크레아티닌(mg/dL)

정답: b

해설: 크레아티닌 클리어런스(mL/min)

$$= \frac{\text{소변 크레아티닌 농도}(mg/dL) \times \text{소변량}(mL/\min)}{\text{혈장 크레아티닌 농도}(mg/dL)}$$

300. 콩팥 합병증을 가진 성인 당뇨병 환자의 검사 결과는 다음과 같았다.

나트륨	133 mEq/L(133 mmol/L)
글루코스	487 mg/dL(26.8 mmol/L)
BUN	84 mg/dL(30.0 mmol/L)
크레아티닌	5 mg/dL(442.0 μmol/L)

이 결과를 근거로 혈청 오스몰랄 농도를 구하라.

a. 266 mOsm/kg　b. 290 mOsm/kg
c. 323 mOsm/kg　d. 709 mOsm/kg

정답: c

해설: 비해리성 분자 1 mol/L은 1 Osm/L(osmolarity) 또는 Osm/kg(osmolality)이며, 해리성 분자의 오스몰은 "Osm = M × 해리 후 입자수"로 구한다. 따라서 글루코스, 요소, 크레아티닌은 "26.8 + 30.0 + 0.442"이며, 나트륨은 이온화된 상태에서는 음이온과 함께 존재하므로 "133×2"이다. 이들을 다 더하면 "266 + 26.8 + 30 + 0.4 = 323.2"이다. 삼투 농도(삼투압)의 단위는 Osm/kg을 사용한다.

301. 다음 그림은 기질 농도에 따른 효소 활성도를 나타낸 것이다. 설명으로 옳은 것은?

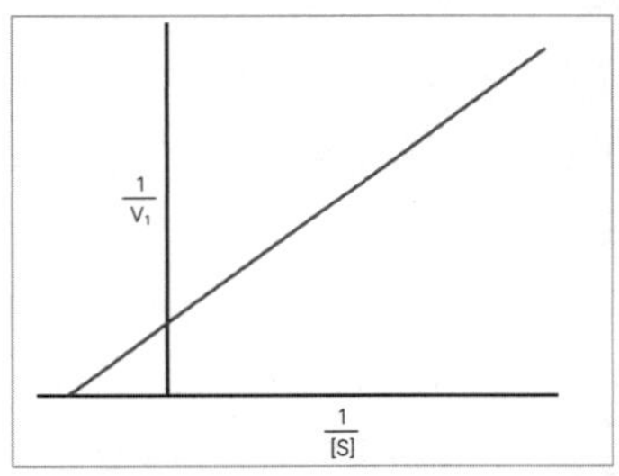

a. X축과의 교차점은 V_{max}를 구하는 데 사용된다.
b. 직선은 효소 반응이 0차 반응으로 진행되는 것을 가리킨다.
c. X축과의 교차점은 Michaelis-Menten 상수를 구하는 데 사용된다.
d. 기질 농도가 0을 기준으로 양쪽에 있는 것은 반응이 가역적임을 가리킨다.

정답: c

해설: 이 그림은 효소의 활성도를 나타내는 Lineweaver- Burk 식을 나타낸 도표이다. x축과 교차점은 Michaelis-Menten 상수인 K_m을 나타낸다. K_m은 효소와 기질의 친화성을 나타내는 지표이다.

302. 다음 결과를 이용하여 크레아티닌 클리어런스를 구하라.

소변 크레아티닌	84 mg/dL
혈청 크레아티닌	1.4 mg/dL
환자 체표면적	1.60 m^2
총소변량	1,440 mL/24hr

a. 6 b. 22 c. 60 d. 65

정답: d

해설: 크레아티닌 클리어런스(mL/min)

$$= \frac{84mg/dL \times 1mL/\min}{1.4mg/dL} \times \frac{1.73m^2}{1.60m^2} = 64.87 \text{ mL/min}$$

303. 요소 질소 농도가 28 mg/dL이다. 이것을 국제단위 요소 농도로 전환하면? 단, 요소의 분자식은 NH_2CONH_2이고, 원자량은 N=14, C=12, O=16, H=1로 한다.

a. 4.7 mmol/L b. 5.0 mmol/L
c. 10.0 mmol/L d. 20.0 mmol/L

정답: c

해설: 먼저 요소 질소 농도를 요소 농도로 전환하기 위해 요소 질소 농도에 분자량비 60(요소 분자량)/28(질소량)=2.14를 곱한 후 %농도를 몰 농도로 전환한다. 따라서 28×10×2.14÷60=10.08 mmol/L

304. 요소 질소 농도 15 mg/dL를 요소 농도로 전환하면 몇 mg/dL인가? 단, 요소의 분자식은 NH_2CONH_2이고, 원자량은 N=14, C=12, O=16, H=1로 한다.

a. 15 b. 24 c. 32 d. 40

정답: c

해설: 요소 질소 농도(15 mg/dL) × 2.14(요소 분자량 60/요소 질소량 28) = 32.1 mg/dL

305. 오스몰 갭은 측정 Osm/kg에서 계산 Osm/kg을 뺀 값이다. 정상적으로 이 값은 얼마 미만인가?

a. 10 b. 20 c. 40 d. 60

정답: a

해설: 실제 측정된 오스몰랄 농도와 계산된 오스몰랄 농도의 차이를 오스몰 갭(osmol gap)이라고 하며, 정상적으로 이 값은 10 mOsm/kg 미만이다.[Tietz 2006, p1292]

306. 탄산수소 이온 농도가 24 mmol/L이고, 탄산 농도가 1.2 mmo/L이다. pK_a=6.1, log 20=1.3으로 할 때 pH는 얼마인가?

a. 7.28 b. 7.38 c. 7.40 d. 7.42

정답: c

해설: Henderson-Hasselbalch식

$$pH = pKa + \log\frac{[HCO_3^-]}{[H_2CO_3]}$$ 에 대입하면

pH=6.1+1.3=7.4

기기분석(Instrumentation)

307. 분광광도계에서 미광을 제거하기 위해 사용하는 것은?

a. 수은 증기 램프 b. 산화홀뮴 유리
c. 중크롬산칼륨 용액 d. 컷 필터

정답: d

해설: 미광(stray light)을 제거하기 위해 사용하는 것은 컷 필터(cut filter)이다.

308. 칼슘 측정을 위한 원자흡광분석법에서 란타넘은 무엇에 이용되는가?

a. 내부표준물질 b. 칼슘 결합
c. 단백질 간섭 제거 d. 인산염 간섭 억제

정답: d

해설: 원자흡광분석에서 란탄(lanthanum)은 인산염을 결합하기 위해 첨가된다. 이로 인해 인산칼슘염(calcium phosphate)의 형성에 의한 간섭을 억제한다.

309. 용매 치환에 민감하여 전해질의 위음성을 초래하는 것은?

a. 간접 이온선택전극 b. 직접 이온선택전극
c. 분광광도분석 d. 형광

정답: a

해설: 전해질 배제 효과는 오직 간접 이온선택전극에만 적용된다. 이것은 시료에 있는 고농도의 지질과 단백질의 용매 치환 효과에 의해 일어나며 위음성을 초래한다.

310. 박층 크로마토그래피에 의한 약물 분석에서 모든 약물 반점이 용매와 함께 앞으로 이동하였다. 이러한 현상의 가장 가능성 있는 원인은?

a. 실내온도가 너무 덥다.
b. 수용성과 비수용성 용매의 혼합이 부정확하다.
c. 너무 많은 시료가 도포되었다.
d. 크로마토그램이 너무 빨리 건조되었다.

정답: b

해설: 박층 크로마토그래피(thin layer chromatography, TLC)는 흡착과 선택성의 원리이다.

311. 소변 검체를 분석하여 바르비투르산염(barbiturate) 남용을 검출하기 위하여 면역측정법이 선별검사로 이용되고 있다. 확정을 방법은?

a. 네펠로메트리
b. 박층 크로마토그래피
c. 가스 크로마토그래피/질량분석
d. 자외부 흡광 분석

정답: c

해설: 실제로 면역측정법에 의한 바르비투르산염 선별검사가 양성으로 나오면 GC/MS에 의해 확정한다. GC: gas chromatography, MS: mass spectro- metry

312. 역상 HPLC가 치료약물 모니터링에 사용이 급증하고 있다. 역상은 칼럼 용출물이 무엇인 것을 의미하는가?

a. 칼럼에 고압펌프의 적용
b. 정지상보다 더 극성임
c. 항상 비극성임
d. 정지상보다 덜 극성임

정답: b

해설: 정지상이 극성(polar)이고 이동상이 비극성(non- polar)인 것이 정상상(normal phase)이고, 정지상이 비극성이고 이동상이 극성인 것을 역상(reverse phase)이라고 한다.

313. pH 8.6의 베로날 완충 용액을 사용하고 셀룰로스 아세트산염막 전기영동으로 혈청 단백질을 전기영동할 때 β 글로불린의 이동은?

a. 알부민보다 더 빠르다.
b. 감마 글로불린보다 더 느리다.
c. 감마 글로불린보다 더 빠르다.
d. 알파-2 글로불린보다 더 빠르다.

정답: c

해설: pH 8.6 베로날(또는 바르비탈) 완충 용액을 사용하고 셀룰로스 아세트산염막을 지지체로 사용하여 혈청 단백질을 전기영동하면 양극(+)으로 "알부민〉α_1-글로불린〉α_2-글로불린〉β-글로불린〉γ-글로불린" 순서로 빨리 이동한다.

314. 헤모글로빈 S를 헤모글로빈 D로부터 분리할 수 있는 방법은?

a. pH 5.9에서 아가 젤 전기영동
b. 박층 크로마토그래피
c. 알칼리 변성
d. 암모늄 침전

정답: a

해설: 헤모글로빈 D로부터 S의 분리는 아가 젤 전기영동으로 한다.

315. 혈청 단백질을 전기영동하는 데 사용되는 완충 용액의 pH는?

a. 5.6 b. 7.6 c. 8.6 d. 9.6

정답: c

해설: 혈청 단백질 전기영동에 사용하는 바르비탈(barbital, 상품명 베로날veronal) 완충 용액의 pH는 8.6이다.

316. 전기영동에서 음극으로 이동하게 하는 데 가장 적당한 완충 용액의 pH는?

a. 4.5 b. 7.5 c. 8.6 d. 9.5

정답: a

해설: 단백질이 음극으로 이동하려면 단백질은 양성(+) 전하를 띠어야 한다. 단백질은 완충용액의 pH가 등전점(pI)보다 산성일 때 양성 전하를 띤다. pH 4.5는 모든 단백질의 등전점보다 산성이다.

317. 전기영동에서 일시적으로 알부민 분획이 2개의 피크를 나타내거나 넓어졌다. 무엇과 관련이 있는가?

a. 도포기 손상
b. 혈청에 치료 약물의 존재
c. 전기삼투
d. 트레이서 염료에 의한 사전 염색

정답: b

해설: 알부민과 결합한 약물에 의해 일어날 수 있다.

318. pH 8.6에서 셀룰로스 아세트산염막 전기영동 시 베타-글로불린 분획으로 이동하는 것은?

a. 세룰로플라스민 b. 헤모글로빈
c. 합토글로빈 d. C_3 보체

정답: d

해설: 세룰로플라스민은 α_2-글로불린, 합토글로빈은 α_2-글로불린, C_3 보체는 β-글로불린 분획으로 이동한다. 헤모글로빈은 혈청 단백질이 아니다. 적혈구 용혈 용액으로 HbA를 전기영동하면 양극 쪽으로 빠르게 이동한다.

319. 전극의 양극은 은/염화은, 음극은 백금으로 구성되어있고, 내부는 염화칼륨으로 채워져 있으면서 선택적 투과성 막에 의해 혈액으로부터 특정 성분을 분리한다. 그러한 전극은 무엇을 측정하는 데 사용되는가?

a. pH b. PCO_2 c. PO_2 d. HCO_3^-

정답: c

해설: 양극이 은/염화은, 음극이 백금(platinum)으로 구성된 전극은 PO_2를 측정하는 Clark 전극이다.

320. 혈액에 있는 수소 이온 농도는 어떤 전극으로 측정하는가?

a. 은 b. 유리 c. 백금 d. 백금-젖산염

정답: b

해설: pH 전극은 얇은 유리막으로 고안되어 있다. 유리막은 이산화실리콘, 산화물 및 여러 가지 금속으로 구성된다. 막은 수소 이온에만 선택적으로 감응한다.

321. 반응에서 은 이온을 발생시켜 염화물을 측정하는 데 이용되는 자동분석법은?

a. 전량분석법　　b. 질량분석법
c. 크로마토그래피　　d. 전기영동

정답: a

해설: 피검물질을 완전히 전기분해하거나 적정분석 시약을등전점에 도달할 때까지 발생시켜 이때까지의 전기량으로부터 피검물질의 양을 구하는 분석법이 전량분석법(coulometry)이다. 이 분석법은 염화물 측정에 응용되고 있다.

322. 전량분석법은 종종 무엇을 측정하는 데 사용되는가?

a. 땀 염화물　　b. 타액 pH
c. 소변 중탄산염　　d. 혈장 암모니아

정답: a

해설: 염화물을 측정하는 염화물측정기(chloridometer)는 전량분석법을 원리로 하고 있다.

323. pH 미터의 기준 전극에 포함되어 있는 것은?

a. 은-염화은　　b. 퀸하이드론
c. 수산화물　　d. 수소

정답: a

해설: 기준 전극은 은/염화은 전극이나 수은/염화수은(칼로멜 전극)으로 구성되어 있다. 내부는 포화 염화칼륨 용액이 들어있다.

324. 전류분석법을 이용하는 것은?

a. PCO_2 전극　　b. PO_2 전극
c. pH 전극　　d. 칼슘 이온 전극

정답: b

해설: PO_2 전극은 전류분석법(amperometry)을 이용한 전류계이다.

325. 혈액가스 분석기로 직접 측정하는 것은?

a. pH, HCO_3^-, 산소포화율
b. pH, PCO_2, PO_2
c. HCO_3^-, PCO_2, PO_2
d. pH, PO_2, 산소포화율

정답: b

해설: 혈액가스 분석기로 직접 측정하는 3가지는 pH, PCO_2, PO_2이다.

326. 혈액 PCO_2의 측정은?

a. 용존 CO_2의 직법 전량 측정
b. 내부에 포함된 전압 전극
c. CO_2 포화 헤모글로빈 측정
d. 음극에서 소비된 CO_2 측정

정답: b

해설: PCO_2 전극은 전위차를 측정하는 전압계이다.

327. 발리노마이신 무엇을 측정하는 전극에 사용되는가?

a. 나트륨　b. 염화물　c. 칼륨　d. 칼슘

정답: c

해설: 발리노마이신은 선택적으로 K^+과 결합한다.

328. 은/염화은 기준 전극과 유리로 구성된 혈액가스 전극은?

a. PO_2　b. pH　c. PCO_2　d. HCO_3^-

정답: c

해설: Ag/AgCl로 구성된 기준 전극과 유리로 구성된 혈액가스 전극은 PCO_2 전극이다.

329. 단백질 측정에 가장 많이 이용되는 반응은?

a. 몰리브덴 블루　　b. 철-페리시안화물
c. 레조시놀-HCl　　d. 뷰렛

정답: d

해설: 뷰렛법은 구리(II) 이온과 펩타이드 결합이 반응하여 자색의 킬레이트 화합물을 형성하는 반응으로 대표적인 단백질 측정법이다.

330. pH 5.2에서 브롬크레졸 퍼플은 무엇을 측정하기 위한 비색법에 사용되는가?

a. 알부민　　b. 글로불린
c. 벤스-존스 단백질　　d. 면역글로불린

정답: a

해설: 브롬크레졸 글린과 브롬크레졸 퍼플은 알부민 측정법에 사용되는 지시약이다.

331. 탄산마그네슘은 TIBC 측정에서 어떤 용도로 사용되는가?

a. 색깔 형성　　b. 단백질 침전
c. 헤모글로빈 철 결합　　d. 과잉의 비결합 철 제거

정답: d

해설: 탄산마그네슘($MgCO_3$)은 TIBC 측정에서 과잉의 철을 첨가하여 트랜스페린에 결합시키고 남은 철을 제거하는 데 사용된다.

332. 글루코스 측정 방법 중 가장 특이적인 방법은?

a. 헥소키네이스
b. 글루코스 산화 효소
c. 글루코스-6-포스파테이스
d. 글루코스 탈수소 효소

정답: a

해설: 헥소키네이스(hexokinase)법은 글루코스 측정의 기준법이다.

333. 글루코스만 측정하는 특이적 비색법은?

a. 알칼리성 페리시안화물　　b. 글루코스 산화 효소
c. 헥소키네이스　　d. *o*-톨루이딘

정답: b

해설: 글루코스와만 반응하는 것은 절대 특이성을 지닌 글루코스 산화 효소이다.

334. 글루코스 측정법 중 아스코르브산에 의해 위음성을 나타내는 방법은?

a. 페리시안화물
b. *o*-톨루이딘
c. 글루코스 산화 효소-과산화 효소
d. 헥소키네이스

정답: c

해설: 글루코스 산화 효소에 의해 생성된 과산화수소는 환원제인 아스코르브산에 의해 감소한다.

335. 글루코스 측정법인 헥소키네이스법에서 실제로 측정되는 반응산물은?

a. 과산화수소
b. NADP의 환원으로부터 생성된 NADPH
c. 브롬크레졸 퍼플과 결합한 글루코스
d. 방향족 아민과 글루코스의 축합물

정답: b

해설: glucose + ATP $\xrightarrow{HK}$ G-6-P + ADP

G-6-P + NADP $\xrightarrow{G6PDH}$ 6-Phosphogluconate + NADPH

336. 간섭물질을 제거하기 위해 염화란탄을 이용하는 칼슘 측정법은?

a. *o*-크레졸프탈레인 콤플렉손
b. 클로라닐산에 이한 침전법
c. EDTA 킬레이트법
d. 원자흡광분석법

정답: d

해설: 원자흡광분석(AAS)로 칼슘을 측정할 때 인산염이 존재하면 칼슘과 인산칼슘을 형성하여 중공음극램프로부터 나오는 빛을 흡수하지 않는다. 이러한 간섭을 방지하기 위해 염화란타넘(lanthanum chloride)를 첨가하면 간섭이 방지된다. 염화란탄은 인산염을 위해 경쟁한다.

337. 비결합형 빌리루빈 측정에서는 에를리히 시약과 반응시키기 전에 무엇을 첨가해야 하는가?

a. 아세톤
b. 에테르
c. 증류수
d. 카페인

정답: d

해설: 비결합형 빌리루빈은 알부민과 비공유적으로 결합해 있기 때문에 에를리히 시약을 넣기 전에 카페인이나 메탄올 같은 반응촉진제를 넣어 단백질을 제거한다.

338. 빌리루빈 측정법은 Malloy-Evelyn법에서 빌리루빈과 반응하여 홍색 아조빌리루빈을 생성하는 시약은?

a. 묽은 황산
b. 황화디아조늄
c. 설포브롬프탈레인
d. 디아조 설파닐산

정답: d

해설: 빌리루빈과 반응하여 아조빌리루빈(홍색, 540 nm)을 형성하는 것은 디아조 설파닐산(sulfanilic acid)이다.

339. 혈청 빌리루빈 측정법인 Jendrassik-Grof법에서는 무엇에 의해 형성된 녹색을 측정하는가?

a. 아조빌리루빈
b. 빌리루빈 글루쿠로나이드
c. 우로빌린
d. 우로빌리노젠

정답: a

해설: Jendrassik-Grof법은 카페인과 디아조 술파닐산과 혈청이 첨가되면 아조빌리루빈이 형성된다. 이 반응 용액에 아스코르브산, 알칼리성 타르타르산, 묽은 염산을 첨가하면 청색-녹색의 아조빌리루빈이 형성된다.

340. 총빌리루빈 측정을 위한 Jendrassik-Grof 반응에서 빌리루빈은 디아조 설파닐산과 반응하여 무엇을 형성하는가?

a. 디아조 빌리루빈
b. 빌리버딘
c. 아조빌리루빈
d. 빌리루빈 글루쿠로나이드

정답: c

해설: 339번 문제 해설 참조

341. 젖산 탈수소 효소 측정에서 실제로 측정되는 반응산물은?

a. NADH b. ATP c. 젖산 d. 피루브산

정답: a

해설: 젖산 + NAD^+ $\overset{LD}{\rightleftharpoons}$ 피루브산 + NADH

342. 효소 반응의 경쟁적 저해는?

a. 저해제와 기질이 효소의 같은 활성 부위에 결합한다.
b. 저해제가 기질과 다른 효소 부위에 결합한다.
c. 반응 활성은 기질 농도의 증가에 따라 감소한다.
d. 반응 활성은 온도 감소에 따라 증가한다.

정답: a

해설: 경쟁적 저해(competitive inhibition)에서는 기질이 결합하는 효소의 활성 부위(active site)에 저해제가 경쟁적으로 결합한다.

343. 국제임상화학연맹에서 추천하는 알칼리성 포스파테이스(ALP) 측정법인 Bessey-Lowry-Brock법에서 사용하는 기질은?

a. 모노인산염 b. 페닐인산염
c. 페닐인산이나트륨 d. *p*-니트로페닐인산염

정답: d

해설: IFCC 추천하는 ALP 측정법에서 사용하는 기질은 *p*-nitrophenylphosphate이다.

344. 혈청 트라이글리세라이드를 측정하는 대부분의 방법에서 측정되는 물질은?

a. 인지질 b. 글리세롤
c. 지방산 d. pre β-지질단백질

정답: b

해설: 대부분의 방법은 트라이글리세라이드(TG)가 라이페이스(lipase)에 의해 분해될 때 생기는 글리세롤을 반응시킨다.

345. 화학발광 EIA는?

a. 빛 흡수를 측정한다.
b. 동위원소 반응보다 덜 민감하다.
c. 감마 카운터를 사용한다.
d. 반응에 의해 생성된 빛의 양을 측정한다.

정답: d

해설: 화학발광분석법은 화학 반응에 의해 생성된 빛을 측정하며, 감도는 10^{-18} mol/L로 매우 높다.

346. 소변이나 혈청의 오스몰랄 농도 측정에서 가장 많이 이용되는 원리는 무엇의 변화를 측정하는 것인가?

a. 빙점 b. 비등점
c. 증기압 d. 삼투압

정답: a

해설: 오스몰랄 농도 측정에서는 용액의 입자수가 증가함에 따라 빙점(어는점)이 저하하는 것을 가장 많이 이용한다. 비해리성 물질 1몰은 빙점을 1.86℃ 저하시킨다.

HK Textbook of
CLINICAL CHEMISTRY

2015년 06월 29일 초판 발행
2016년 07월 29일 초판 2쇄발행
2016년 10월 10일 2판 발행
2017년 06월 10일 3판 발행
2018년 10월 10일 4판 발행
2020년 03월 20일 5판 발행
2022년 03월 20일 5판 2쇄발행

지은이 : 임상화학연구회
펴낸이 : 이상태
펴낸곳 : 청구문화사
주 소 : (03706) 서울특별시 서대문구 성산로11길 15
전 화 : 02) 332-0541(代) FAX : 02) 337-9577
등 록 : 1990년 11월 2일 제9-247호

정가 15,000원

ISBN 978-89-5616-835-7 93510